"十二五"普通高等教育本科国家级规划教材

国家卫生健康委员会"十四五"规划教材

全国高等学校教材

供八年制及"5+3"一体化临床医学等专业用

医学遗传学
Medical Genetics

第4版

主　　编　陈　竺　张　学

副 主 编　傅松滨　顾鸣敏

数字主编　顾鸣敏

数字副主编　孙文靖　黄　雷

人民卫生出版社
·北 京·

图书在版编目（CIP）数据

医学遗传学 / 陈竺，张学主编. -- 4 版. -- 北京 ：
人民卫生出版社，2024. 7. --（全国高等学校八年制及
"5+3" 一体化临床医学专业第四轮规划教材）. -- ISBN
978-7-117-36538-3

I. R394

中国国家版本馆 CIP 数据核字第 20249661RS 号

人卫智网	www.ipmph.com	医学教育、学术、考试、健康，购书智慧智能综合服务平台
人卫官网	www.pmph.com	人卫官方资讯发布平台

医学遗传学
Yixue Yichuanxue
第 4 版

主　　编：陈 竺 张 学
出版发行：人民卫生出版社（中继线 010-59780011）
地　　址：北京市朝阳区潘家园南里 19 号
邮　　编：100021
E - mail：pmph @ pmph.com
购书热线：010-59787592　010-59787584　010-65264830
印　　刷：人卫印务（北京）有限公司
经　　销：新华书店
开　　本：850×1168　1/16　　印张：22　　插页：8
字　　数：651 千字
版　　次：2005 年 8 月第 1 版　　2024 年 7 月第 4 版
印　　次：2024 年 8 月第 1 次印刷
标准书号：ISBN 978-7-117-36538-3
定　　价：79.00 元

编 者

（按姓氏笔画排序）

马长艳（南京医科大学）

王侃侃（上海交通大学）

朱宝生（昆明理工大学）

邬玲仟（中南大学）

李卫东（天津医科大学）

张　学（哈尔滨医科大学）

张　锋（复旦大学）

张灼华（南华大学）

张咸宁（浙江大学）

陈　竺（上海交通大学）

赵红珊（北京大学）

赵彦艳（中国医科大学）

顾鸣敏（上海交通大学）

徐湘民（南方医科大学）

黄　雷（上海交通大学）

龚瑶琴（山东大学）

彭鲁英（同济大学）

蒋玮莹（中山大学）

韩　骅（空军军医大学）

傅松滨（哈尔滨医科大学）

秘　书

倪萦音（上海交通大学）

数字编委

（数字编委详见二维码）

数字编委名单

融合教材阅读使用说明

　　融合教材即通过二维码等现代化信息技术，将纸书内容与数字资源融为一体的新形态教材。本套教材以融合教材形式出版，每本教材均配有特色的数字内容，读者在阅读纸书的同时，通过扫描书中的二维码，即可免费获取线上数字资源和相应的平台服务。

本教材包含以下数字资源类型

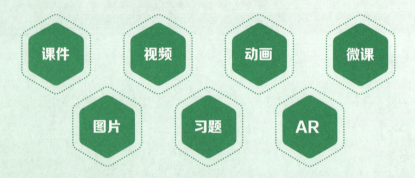

课件　视频　动画　微课　图片　习题　AR

本教材特色资源展示

获取数字资源步骤

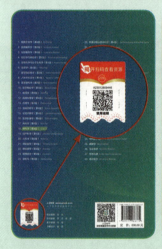

①扫描封底红标二维码，获取图书"使用说明"。

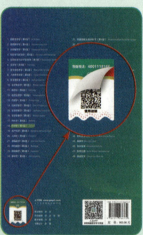

②揭开红标，扫描绿标激活码注册/登录人卫账号获取数字资源。

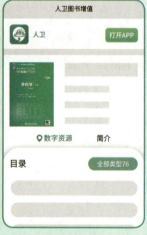

③扫描书内二维码或封底绿标激活码随时查看数字资源。

④登录 zengzhi.ipmph.com 或下载应用体验更多功能和服务。

APP 及平台使用客服热线　　400-111-8166

读者信息反馈方式

　　欢迎登录"人卫e教"平台官网"medu.pmph.com"，在首页注册登录（也可使用已有人卫平台账号直接登录），即可通过输入书名、书号或主编姓名等关键字，查询我社已出版教材，并可对该教材进行读者反馈、图书纠错、撰写书评以及分享资源等。

全国高等学校八年制及"5+3"一体化临床医学专业第四轮规划教材 修订说明

为贯彻落实党的二十大精神,培养服务健康中国战略的复合型、创新型卓越拔尖医学人才,人卫社在传承 20 余年长学制临床医学专业规划教材基础上,启动新一轮规划教材的再版修订。

21 世纪伊始,人卫社在教育部、卫生部的领导和支持下,在吴阶平、裘法祖、吴孟超、陈灏珠、刘德培等院士和知名专家亲切关怀下,在全国高等医药教材建设研究会统筹规划与指导下,组织编写了全国首套适用于临床医学专业七年制的规划教材,探索长学制规划教材编写"新""深""精"的创新模式。

2004 年,为深入贯彻《教育部 国务院学位委员会关于增加八年制医学教育(医学博士学位)试办学校的通知》(教高函〔2004〕9 号)文件精神,人卫社率先启动编写八年制教材,并借鉴七年制教材编写经验,力争达到"更新""更深""更精"。第一轮教材共计 32 种,2005 年出版;第二轮教材增加到 37 种,2010 年出版;第三轮教材更新调整为 38 种,2015 年出版。第三轮教材有 28 种被评为"十二五"普通高等教育本科国家级规划教材,《眼科学》(第 3 版)荣获首届全国教材建设奖全国优秀教材二等奖。

2020 年 9 月,国务院办公厅印发《关于加快医学教育创新发展的指导意见》(国办发〔2020〕34 号),提出要继续深化医教协同,进一步推进新医科建设、推动新时代医学教育创新发展,人卫社启动了第四轮长学制规划教材的修订。为了适应新时代,仍以八年制临床医学专业学生为主体,同时兼顾"5+3"一体化教学改革与发展的需要。

第四轮长学制规划教材秉承"精品育精英"的编写目标,主要特点如下:

1. 教材建设工作始终坚持以习近平新时代中国特色社会主义思想为指导,落实立德树人根本任务,并将《习近平新时代中国特色社会主义思想进课程教材指南》落实到教材中,统筹设计,系统安排,促进课程教材思政,体现党和国家意志,进一步提升课程教材铸魂育人价值。

2. 在国家卫生健康委员会、教育部的领导和支持下,由全国高等医药教材建设研究学组规划,全国高等学校八年制及"5+3"一体化临床医学专业第四届教材评审委员会审定,院士专家把关,全国医学院校知名教授编写,人民卫生出版社高质量出版。

3. 根据教育部临床长学制培养目标、国家卫生健康委员会行业要求、社会用人需求,在全国进行科学调研的基础上,借鉴国内外医学人才培养模式和教材建设经验,充分研究论证本专业人才素质要求、学科体系构成、课程体系设计和教材体系规划后,科学进行的,坚持"精品战略,质量第一",在注重"三基""五性"的基础上,强调"三高""三严",为八年制培养目标,即培养高素质、高水平、富有临床实践和科学创新能力的医学博士服务。

4. 教材编写修订工作从九个方面对内容作了更新:国家对高等教育提出的新要求;科技发展的趋势;医学发展趋势和健康的需求;医学精英教育的需求;思维模式的转变;以人为本的精神;继承发展的要求;统筹兼顾的要求;标准规范的要求。

5. 教材编写修订工作适应教学改革需要,完善学科体系建设,本轮新增《法医学》《口腔医学》《中医学》《康复医学》《卫生法》《全科医学概论》《麻醉学》《急诊医学》《医患沟通》《重症医学》。

6. 教材编写修订工作继续加强"立体化""数字化"建设。编写各学科配套教材"学习指导及习题集""实验指导/实习指导"。通过二维码实现纸数融合,提供有教学课件、习题、课程思政、中英文微课,以及视频案例精析(临床案例、手术案例、科研案例)、操作视频/动画、AR 模型、高清彩图、扩展阅读等资源。

全国高等学校八年制及"5+3"一体化临床医学专业第四轮规划教材,均为国家卫生健康委员会"十四五"规划教材,以全国高等学校临床医学专业八年制及"5+3"一体化师生为主要目标读者,并可作为研究生、住院医师等相关人员的参考用书。

全套教材共 48 种,将于 2023 年 12 月陆续出版发行,数字内容也将同步上线。希望得到读者批评反馈。

全国高等学校八年制及"5+3"一体化临床医学专业第四轮规划教材　序言

"青出于蓝而胜于蓝",新一轮青绿色的八年制临床医学教材出版了。手捧佳作,爱不释手,欣喜之余,感慨千百位科学家兼教育家大量心血和智慧倾注于此,万千名医学生将汲取丰富营养而茁壮成长,亿万个家庭解除病痛而健康受益,这不仅是知识的传授,更是精神的传承、使命的延续。

经过二十余年使用,三次修订改版,八年制临床医学教材得到了师生们的普遍认可,在广大读者中有口皆碑。这套教材将医学科学向纵深发展且多学科交叉渗透融于一体,同时切合了"环境-社会-心理-工程-生物"新的医学模式,秉持"更新、更深、更精"的编写追求,开展立体化建设、数字化建设以及体现中国特色的思政建设,服务于新时代我国复合型高层次医学人才的培养。

在本轮修订期间,我们党团结带领全国各族人民,进行了一场惊心动魄的抗疫大战,创造了人类同疾病斗争史上又一个英勇壮举!让我不由得想起毛主席《送瘟神二首》序言:"读六月三十日人民日报,余江县消灭了血吸虫,浮想联翩,夜不能寐,微风拂煦,旭日临窗,遥望南天,欣然命笔。"人民利益高于一切,把人民群众生命安全和身体健康挂在心头。我们要把伟大抗疫精神、祖国优秀文化传统融会于我们的教材里。

第四轮修订,我们编写队伍努力做到以下九个方面:

1. 符合国家对高等教育的新要求。全面贯彻党的教育方针,落实立德树人根本任务,培养德智体美劳全面发展的社会主义建设者和接班人。加强教材建设,推进思想政治教育一体化建设。

2. 符合医学发展趋势和健康需求。依照《"健康中国2030"规划纲要》,把健康中国建设落实到医学教育中,促进深入开展健康中国行动和爱国卫生运动,倡导文明健康生活方式。

3. 符合思维模式转变。二十一世纪是宏观文明与微观文明并进的世纪,而且是生命科学的世纪。系统生物学为生命科学的发展提供原始驱动力,学科交叉渗透综合为发展趋势。

4. 符合医药科技发展趋势。生物医学呈现系统整合/转型态势,酝酿新突破。基础与临床结合,转化医学成为热点。环境与健康关系的研究不断深入。中医药学守正创新成为国际社会共同的关注。

5. 符合医学精英教育的需求。恪守"精英出精品,精品育精英"的编写理念,保证"三高""三基""五性"的修订原则。强调人文和自然科学素养、科研素养、临床医学实践能力、自我发展能力和发展潜力以及正确的职业价值观。

6. 符合与时俱进的需求。新增十门学科教材。编写团队保持权威性、代表性和广泛性。编写内容上落实国家政策、紧随学科发展,拥抱科技进步、发挥融合优势,体现我国临床长学制办学经验和成果。

7. 符合以人为本的精神。以八年制临床医学学生为中心,努力做到优化文字:逻辑清晰,详略有方,重点突出,文字正确;优化图片:图文吻合,直观生动;优化表格:知识归纳,易懂易记;优化数字内容:网络拓展,多媒体表现。

8. 符合统筹兼顾的需求。注意不同专业、不同层次教材的区别与联系,加强学科间交叉内容协调。加强人文科学和社会科学教育内容。处理好主干教材与配套教材、数字资源的关系。

9. 符合标准规范的要求。教材编写符合《普通高等学校教材管理办法》等相关文件要求,教材内容符合国家标准,尽最大限度减少知识性错误,减少语法、标点符号等错误。

最后,衷心感谢全国一大批优秀的教学、科研和临床一线的教授们,你们继承和发扬了老一辈医学教育家优秀传统,以严谨治学的科学态度和无私奉献的敬业精神,积极参与第四轮教材的修订和建设工作。希望全国广大医药院校师生在使用过程中能够多提宝贵意见,反馈使用信息,以便这套教材能够与时俱进,历久弥新。

愿读者由此书山拾级,会当智海扬帆!

是为序。

中国工程院院士
中国医学科学院原院长　　刘德培
北京协和医学院原院长
二〇二三年三月

主 编 简 介

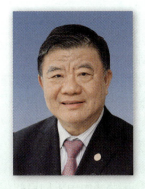

陈 竺

　　第十二届、十三届全国人民代表大会常务委员会副委员长,中国红十字会会长,上海交通大学医学院教授。中国科学院院士,发展中国家科学院院士,英国皇家学会外籍会员,英国医学科学院荣誉院士,美国科学院、美国医学科学院、欧洲科学院、法国科学院外籍院士。

　　陈竺教授在血液学和医学遗传学领域30余年的教学、研究中取得诸多突破性成果。他的研究团队创建了全反式维甲酸和砷剂协同靶向治疗急性早幼粒细胞白血病的理论体系,实现了临床转化研究的重大突破,使该类白血病的5年无病生存率达到90%以上,成为第一个被治愈的急性髓系白血病。参与我国人类基因组研究计划的运筹、组织和管理,组建了国家人类基因组南方研究中心,为人类基因组测序、基因发现、疾病相关基因识别和日本血吸虫等病原体全基因组测序作出了贡献。曾任国家973计划项目首席科学家,863计划"十一五"期间生物领域首席科学家。在国内外学术期刊发表论文500多篇,引证数达30 000余次。获得国家自然科学奖二等奖、国家科技进步奖二等奖、长江学者成就奖一等奖和法国全国抗癌联盟卢瓦兹奖、全美癌症研究基金会圣捷尔吉癌症研究创新成就奖、美国血液学会欧尼斯特·博特勒奖、瑞典皇家科学院舍贝里奖等国内外奖项。

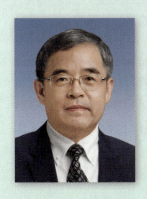

张 学

　　医学遗传学专家,一级教授,中国工程院院士,中国医学科学院学部委员。现任哈尔滨医科大学星联讲席教授、中国医学科学院基础医学研究所/北京协和医学院基础学院长聘教授、疑难重症及罕见病全国重点实验室PI;兼任中国遗传学会副理事长、中国医师协会医学遗传医师分会会长、《中华医学遗传学杂志》主编。曾先后担任原国家卫生计生委罕见病诊疗与保障专家委员会主任委员、中华医学会医学遗传学分会主任委员、Am J Hum Genet等8家国际杂志编委。曾任中国医科大学基础医学院细胞生物学教研室主任、原卫生部细胞生物学重点实验室主任、北京协和医院临床遗传学实验室主任、首都儿科研究所医学遗传室主任。

　　主要从事罕见病致病基因研究,发现家族性反常性痤疮和Marie Unna型稀毛症等单基因病的致病基因以及先天性全身多毛症和家族性多发基底细胞癌综合征等基因组病的致病DNA重排,在Science和Nature Genetics等杂志发表系列高水平论文。2011年获谈家桢生命科学创新奖,2014年"遗传病致病基因和致病基因组重排的新发现"项目获国家自然科学二等奖(第一完成人),2017年获全国创新争先奖和何梁何利基金科学与技术进步奖(医学药学奖)。

副主编简介

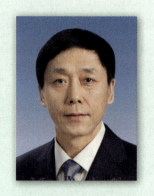

傅松滨

现任哈尔滨医科大学遗传学科学术带头人,中国遗传资源保护与疾病防控教育部重点实验室主任,博士研究生导师。目前兼任中国遗传学会常务理事、中国遗传学会教育教学委员会主任委员、黑龙江省遗传学会理事长、《国际遗传学杂志》主编。1999年入选国家"百千万"人才工程,2000年获国务院批准享受国家特殊津贴,2001年获教育部优秀青年教师和国家模范教师称号,2021年荣获国家"万人计划"教学名师。

目前主要从事"中国人类遗传资源保存与应用研究""实体肿瘤双微体的结构与功能研究"和"人类恶性肿瘤相关基因的结构与功能研究"。其中参加的《实体瘤细胞遗传学研究》获2001年度国家科技进步奖二等奖;《中国不同民族永生细胞库的建立和中华民族遗传多样性的研究》获2005年度国家自然科学奖二等奖。

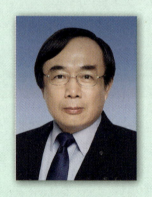

顾鸣敏

上海交通大学医学院遗传学教授。现任虚拟仿真实验创新教学联盟基础医学类专业工作委员会委员兼秘书长,主持国家级虚拟仿真实验教学一流本科课程1门。曾任教学处副处长、医学遗传学教研室副主任和基础医学实验教学中心常务副主任。

从事医学遗传学教学与研究工作40余年,主讲医学遗传学等课程,主持多项国家自然科学基金面上项目和上海市级研究项目;曾先后在《遗传学报》《遗传》及 *Am J Hum Genet*,*Hum Mol Genet* 等杂志上发表论文或综述120余篇,发现的2个新的遗传病致病基因已被收录入OMIM。主编或副主编教材、专著12部;曾获国家级教学成果奖一等奖1次,上海市高等教育教学成果一等奖1次、二等奖3次,上海市自然科学奖三等奖1次。曾获宝钢优秀教师奖和上海市教育科研工作先进个人等荣誉。

前　言

自 2015 年 7 月由人民卫生出版社出版发行以来,《医学遗传学》(第 3 版)印数已突破 2 万册,除作为 8 年制及 7 年制临床医学专业的教科书外,其他医学相关专业的师生也将其作为教材或教学参考用书,在使用过程中深得广大师生的好评,这使我们备受鼓舞,也激励我们以更大的热情投入第 4 版教材的编写工作中去。

在第 4 版教材的编写过程中,我们广泛采纳广大师生的意见和建议,同时又吸取了国外同类教材的有益经验,在内容选择、编排体系等方面均对原有第 3 版教材做了较大的改动。新版教材分为纸质教材与数字资源 2 个部分。纸质教材共 18 章,其中新增遗传与发育一章,将原临床遗传一章拆分为 3 章,分别为遗传病的诊断、遗传病的治疗和遗传病的预防。为了使各章章名更贴切,新版教材将原单基因遗传病一章的名称改为单基因病,多基因遗传病一章的名称改为多基因病,还将生化遗传病的章名改为遗传病的代谢与分子基础、肿瘤遗传改为遗传与肿瘤、免疫遗传改为遗传与免疫、药物反应的遗传基础改为药物基因组学。另外,新版教材还在每章的开头增加了学习要点,在每章的结尾增加了英文小结(Summary)和思考题。数字资源包括由编委会组织撰写的 4 个思政案例,还包括各章的授课内容(PPT)、练习题、微课和拓展阅读资源等。通过纸质教材与数字资源的有机整合,以期使教材内容更丰富、定义表述更准确、插图表格更清晰、重点要点更突出,也能更体现医学遗传学的"三基"要求和学科前沿,更好地培养学生解决复杂问题的综合能力和高级思维。

值得一提的是,自第 3 版教材问世以来,生命科学领域的发展突飞猛进,而作为其核心学科,遗传学的发展更为迅猛。在完成人类基因组全部序列的测定后,以基因组学为龙头,生命科学的各分支学科相互交叉,而生物医学又与物理、化学、数学、纳米、信息、工程学及其他学科相互交叉,相互融合,极大地推动了生命科学的发展。在医学遗传学领域里,随着功能基因组学的研究进展,新的致病基因不断地被发现,极大地拓展了我们对遗传病本质的认识。在表观遗传学的研究方面也不断有新的发现,如非编码小 RNA 分子在调节真核基因组表达和功能中所起的关键作用等,极大地丰富了我们在遗传学研究方面的知识。此外,随着医学遗传学研究的不断深入,一些新的研究成果逐渐进入临床应用,转化医学正成为医学发展的新亮点。我们也不断面临伦理学的问题,如何在遗传学研究和遗传服务过程中正确地把握伦理的尺度始终是需要密切注意的问题。我们在新一版的教材中对以上问题均有涉及,以使相应的教学能紧跟国际研究的前沿。

参加第 4 版教材编写的 20 位教授、专家来自国内 16 所著名的大学,他们长期工作在医学遗传学教学和科研的第一线,具有很深的学术造诣和丰富的教育经验。在教材编写过程中,大家充分发扬学术民主,各抒己见,对全书的编排和内容的安排提出了许多有益的意见和建议,并以认真负责的精神对待教材的编写,使本书能在规定的时间内高质量地完稿,对他们的敬业精神和负责态度表示衷心感谢。

由于年龄原因,在第 3 版教材中分别负责人类染色体和染色体病、单基因遗传病、多基因遗传病、群体遗传和临床遗传的吴白燕教授、左伋教授、王一鸣教授、罗泽伟教授和孙树汉教授不再参加本版教材的编写工作,在此,谨向这 5 位教授表达我们崇高的敬意和衷心的感谢,感谢他们长期以来对医学遗传学教材建设的关心和支持。

因学识与水平的限制,本教材难免有不足之处,希望使用本书的师生们对教材内容、编排形式等方面多提宝贵意见,使它能更好地推动医学遗传学教学和学科发展。

陈竺　张学

2024 年 5 月

目　录

扫码获取
数字内容

第一章
遗传学与医学

遗传学（genetics）是研究生物的遗传和变异的学科。该学科的研究内容包括遗传物质的本质、遗传物质的传递和遗传信息的实现三个方面。遗传学研究的对象包括微生物、植物、动物和人类等四种类型，由此派生出微生物遗传学（microbial genetics）、植物遗传学（plant genetics）、动物遗传学（animal genetics）和人类遗传学（human genetics）四大分支。人类遗传学是生物学与医学的交叉学科，主要研究人类形态、结构、生理、生化、免疫、发育、认知、行为等性状的遗传与变异，人群中遗传性状和变异的组成、分布及变化规律，人类不同遗传病的发病、传递、诊疗和预防的共性机制、规律、原则和策略等。医学遗传学（medical genetics）是人类遗传学在临床上的应用，侧重遗传病的具体诊疗和预防。因此，人类遗传学应该同人体解剖和组织胚胎学、免疫学、病原生物学等学科一样被纳入基础医学学科范畴，医学遗传学则属于临床医学下的独立专科。

第一节　健康与疾病的遗传基础

各种生物体包括人体在内，都以其独特的代谢方式利用从周围环境获得的物质，将其改造成为自身可利用的物质，并借此取得能量，维持生命，而将代谢废物排出体外。独特的代谢方式决定于生物体独特的遗传结构。人体独特的遗传结构是进化历程的产物。那么，何谓健康与疾病呢？健康（health）是受人体遗传结构控制的代谢方式与人体的周围环境保持平衡。遗传结构的缺陷或周围环境的显著改变，都能打破这种平衡，这就意味着疾病（disease，disorder，illness）。在不同疾病的病因中，遗传因素和环境因素所占比重各有不同。外伤、中毒、营养性疾病和感染性疾病显然是由环境因素引起，但另有一些疾病则主要是遗传因素造成的，如由基因突变引起的半乳糖血症、苯丙酮尿症等单基因病和由染色体畸变引起的 Down 综合征、Turner 综合征等染色体病。这些疾病只发生于有基因异常或有染色体数目或结构异常的个体。还有一些基因异常虽然改变了个体的代谢，但在一般生活条件下仍可为个体所耐受，只在接触特殊环境条件时才发病，如葡萄糖-6-磷酸脱氢酶（G-6-PD）缺乏者在食用蚕豆或服用伯氨喹等药物后发生溶血危象。许多常见病如糖尿病、高血压、肿瘤、风湿病、消化性溃疡和先天畸形如幽门狭窄等介于两者之间，也称为多基因病或多因素病。这些疾病有一定的遗传因素，家族发病率高于人群发病率，但其发病都以一定的环境条件为其诱因，遗传因素在其中所起作用程度各异。这些疾病的遗传因素是由若干基因微小作用的累加效应所致（图 1-1）。

因遗传因素而罹患的疾病统称为遗传病（genetic disorder）。遗传因素可以是生殖细胞或受精卵内遗传物质的结构和功能的改变，也可以是体细胞内遗传物质结构和功能的改变。大多数遗传病为先天性疾病（congenital disease）。所谓先天性疾病是指婴儿出生时即显示症状，如尿

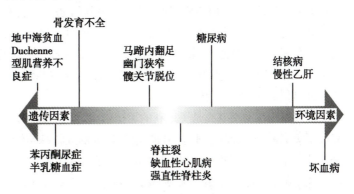

图 1-1　遗传因素和环境因素在人类疾病发生中的作用

黑酸尿症、Down 综合征等。但先天性疾病不一定都是遗传病,如胎儿在宫内感染天花造成出生时脸上有瘢痕,母亲怀孕早期感染风疹病毒致使胎儿患有先天性心脏病,孕妇服用反应停(thalidomide)引起胎儿先天畸形。同样,有不少遗传病出生时毫无症状,要到一定年龄才发病,如肌营养不良症大多儿童期发病,亨廷顿病一般发病于 25~45 岁,痛风好发于 30~35 岁。遗传病往往表现为家族性疾病(familial disease),在亲代和子代中均有患者,或在正常父母所生同胞中出现一个以上的患者。遗传病也可能呈散发性,这是正常亲代的生殖细胞发生基因突变或染色体畸变而使子代得病。有些遗传病还可能有不外显的亲代,患者的出现也可呈散发性。同样,家族性疾病也不一定就是遗传病。一个家族有多个成员患同一疾病(如结核病、肝炎)可能系由共同的生活环境所引起。夜盲也常有家族性,但它显然并非遗传病,而仅为维生素 A 缺乏所致。

已知群体中的遗传病约有 6 000~8 000 种,包括一些发病率低于 1‰ 的少见病或罕见病,也包括一些发病率接近 1% 的常见病或多发病,故遗传病是严重降低人类生活质量的一类疾病。如加拿大不列颠哥伦比亚省曾历时 25 年对 100 余万活产新生儿进行了遗传流行病学调查,结果显示约 53.5‰ 的新生儿所患疾病与遗传相关。其中 3.6‰ 患有单基因病,1.8‰ 患有染色体病,46.4‰ 患有多因素或多基因病,而原因不明的遗传相关疾病约为 1.7‰。中国虽无全国范围的遗传流行病学调查数据,但各省、自治区、直辖市均曾开展若干遗传病的调查或新生儿筛查,获得了相关遗传病发病率的数据。如中国 580 万新生儿苯丙酮尿症和先天性甲状腺功能减退症的筛查结果显示,新生儿苯丙酮尿症的发病率为 1∶11 144,先天性甲状腺功能减退症的发病率为 1∶3 009。广东省广州市葡萄糖-6-磷酸脱氢酶(G-6-PD)缺乏症的发生率约为 3.6%,湛江地区为 4.66%。上海市先天性肾上腺皮质增生症 21 羟化酶缺乏症约为 1∶16 866。此外,广西壮族自治区对地中海贫血进行了群体调查,发现 α-地中海贫血基因携带者的频率为 26.9%,β-地中海贫血基因携带者的频率为 19.9%。可见遗传病和先天畸形已成为影响儿童健康的重要原因之一。另一方面,随着中国群体平均寿命的延长,人群中老年人所占的比例快速上升,由遗传和环境因素综合作用引起的高血压、心血管疾病、关节炎、恶性肿瘤等老年性疾病的比重也在逐年增加。无疑,随着传染病得到控制,我国人群的疾病谱(disease spectrum)已经改变,在各个年龄组中,遗传病的重要性越来越显著。

还应注意的是,各种遗传病的发病率在不同人群中存在差异。如在地中海沿岸的意大利人和希腊人中,β 地中海贫血、地中海型 G-6-PD 缺乏症和家族性地中海热的发病率较高。在中国和其他东方人中,则是 α 地中海贫血、G-6-PD 缺乏症和成年型乳糖酶缺乏的发病率较高。

第二节　医学遗传学发展简史

一、遗传病的早期认识

关于遗传的概念至少可追溯到古希腊 Hippocrates 时代之前,当时人们就已经认识到某些疾病可能在家庭中传播。大约 1 500 年前,犹太教法典(Talmud)就有对"易出血者"的某些男性家属免除割礼的规定,证明人们已经认识了血友病的遗传规律。18 世纪 Maupertuis 研究了多指(趾)及皮肤和毛发缺乏色素者(白化症)的家系,指出这两种症状有各自不同的遗传方式。1914 年 Adams 发表论文,指出先天性疾病、家族性疾病和遗传性疾病之间存在差别。1859 年 Boedeker 首先确诊尿黑酸尿症,这是最早报道的先天性代谢病。

现代遗传学的奠基人是奥地利的孟德尔(Gregor Mendel)。他历经 10 年,选择观察 7 对独立形状,完成了著名的豌豆杂交实验。例如,他发现黄豌豆植株与绿豌豆植株杂交,子代都是黄豌豆,黄对绿是显性。子代自花授粉时,子代豌豆有黄有绿。孟德尔根据实验结果认为,遗传性状是由成对的遗传因子决定的。在生殖细胞形成时,成对的遗传因子要分开,分别进入两个生殖细胞中。这被后人称为孟德尔第一定律或分离率(law of segregation)。孟德尔同时认为,在生殖细胞形成时,不同对的遗传因子可以自由组合,这就是孟德尔第二定律或自由组合律(law of independent assortment)。这两个定律是孟德尔遗传因子学说的中心内容。此后,无数实验都证明了此学说的正确性。但是,孟德尔的工作直到1900年才被发现,随即有人试图把孟德尔遗传因子学说应用于人类。Farabee(1903)指出短指(趾)为显性性状,这是人类显性遗传的第一例。1901年Garrod描述了4个尿黑酸尿症家系,共有11个患者,其中至少有3个患者的父母为表亲,他们看来都是正常的。遗传学家Bateson提示Garrod,尿黑酸尿症属隐性性状。Bateson认为,表亲由于有共同的外祖父母,他们更有可能具有同样的遗传因子,因此在具有两个隐性因子患者的父母中,预期近亲婚配的频率较高。Garrod发现的尿黑酸尿症正是如此。此后发现人体许多遗传性状都符合孟德尔遗传定律,但当时不少学者试图把各自的观察结果套到孟德尔的显隐概念中去,这就显然把事情过于简单化了,以至不得不提出各种补充假设。例如Davenport坚信智力缺陷一般为隐性遗传性状。这显然是片面的,因为智力缺陷有多种类型,其中有些是按孟德尔性状遗传的,但大多数属多因子效应。实际上,对大多数疾病来说,遗传因素和环境因素都有作用。

1903年Sutton和Boveri分别注意到孟德尔遗传因子的行为跟生殖细胞形成和受精过程中染色体的行为完全平行,于是两人分别提出,遗传因子就在染色体上,这就是染色体遗传学说。1909年Johannsen将遗传因子改称为基因(gene)。

在1905年以前,大多数遗传学实验是在植物身上进行的。1905年Castle用果蝇(Drosophila)进行了遗传学实验,这是因为果蝇容易饲养,一年可繁殖20~25代。此外,果蝇只有4对染色体,研究方便。1910年左右,美国哥伦比亚大学的Morgan和他的学生Sturtevant、Bridges和Muller开始研究果蝇性状的遗传方式,发现果蝇的性状可分为4个遗传连锁群(linkage group),这恰和果蝇的染色体对数相一致。为此,他们提出染色体是遗传的传递单位,换言之一条染色体上的连锁基因是一起传递给子代的,这就是连锁律(law of linkage)。但是连锁不是绝对的。在生殖细胞形成过程中,同源染色体之间有时可交换一个片段,使连锁基因发生重新组合,这就是交换律(law of crossing-over)。

Johannsen不仅首先将遗传因子改称为基因,而且还是区别基因型(genotype)和表现型(phenotype)的创始人。基因型指个体的遗传结构;表现型(现多称"表型")系指环境条件与基因型相互作用而使该个体呈现的性状。不过对于人体而言,早在1875年,Galton就已区分了先天(nature)与后天环境(nurture)的影响。Galton认为,由于一卵双生而有相同的遗传结构即有同样的基因型,但在不同的环境中生长可有不同的表现型。他对体质和才能的遗传特别感兴趣。他把回归系数这一统计概念引进遗传学,借此估计各种亲属间的相似程度。Galton的工作为以后人类遗传学中涉及数学问题的研究奠定了基石。

二、医学遗传学的兴起与发展

医学遗传学是临床医学与遗传学相互渗透的一门交叉科学,是人类遗传学的一个重要组成部分。医学遗传学揭示了人类纷繁的变异库,为人类遗传学研究提供了丰富的素材。20世纪50年代以来,医学遗传学有了迅猛的发展,这主要是由于生物化学、细胞遗传学、免疫学、分子遗传学和基因组学技术的发展起了推动作用。

(一)医学遗传学与生物化学实验技术的发展

前已述及,Garrod研究尿黑酸尿症并推测患者体内的尿黑酸是酪氨酸的降解产物,由于先天性酶缺乏而不能被进一步氧化,因而在体内累积并随尿排出。此后,La Du等(1958)发现患者活检肝组织中缺乏尿黑酸氧化酶,从而证实了Garrod的假设。1908年Garrod首先使用了先天性代谢缺陷(inborn error of metabolism)这一术语,现已检出许多由各种遗传性酶缺乏引起的代谢病。20世纪50年代以来,生化实验技术和分析方法的发展,提高了对先天性代谢病的研究和临床诊断的水平。例如由层析法检出尿液中的异常代谢产物,由电泳技术检出异常血红蛋白分子,淀粉凝胶电泳可检出包括酶在内的蛋白质的结构异常。这就使医学遗传学在理论研究和实际应用两方面都向前跨出了一大步。

在理论研究上,最引人注目的进展是对血红蛋白的研究。Pauling等(1949)在研究镰状细胞贫血时发现患者有一种异常血红蛋白分子 Hb S,其电泳性质不同于正常的 Hb A,从而提出了分子病（molecular disease）的概念。1954 年 Ingram 创立"指纹法",查明 Hb S 的 β 链第 6 位氨基酸是缬氨酸而不是正常的谷氨酸,由此展开了对血红蛋白分子病的深入研究。

在实际应用上,开辟了治疗某些遗传病的有效途径。苯丙酮尿症的治疗标志着这方面的重大进展。1953 年 Bickel 等提出,通过控制新生儿的苯丙氨酸摄入量,有效地防止苯丙酮尿症的发展,并取得治疗效果。此项工作对开展早期检出遗传病的研究以及寻找防治和控制先天性代谢病的有效方法起了推动作用。

20 世纪 50 年代中期,发现乙酰胆碱敏感是由于血清胆碱酯酶缺乏所致,伯氨喹引起药物性溶血是由于 G-6-PD 缺乏所致。这些发现说明,药物反应有受遗传控制的代谢基础。1959 年 Vogel 提出药物遗传学（pharmacogenetics）一词。进入 20 世纪 70 年代后,这一概念进一步扩展,不仅药物反应要考虑遗传基础,而且对一切环境因子的反应,包括食物反应在内,也必须考虑遗传基础。1971 年 Brewer 提出生态遗传学（ecogenetics）这一术语。对食物、药物和毒物的反应都必须从遗传基础加以认识。

（二）医学遗传学与细胞遗传学染色体实验技术的发展

1956 年 J. H.Tjio（蒋有兴）和 Levan 观察人胎肺组织培养细胞,首先正确地鉴定了人体体细胞的染色体数目为 46 条。同年 Ford 和 Hamerton 观察到人的精原细胞有丝分裂中期的染色体,从而证实了上述结果。但是染色体分析之所以能够普遍开展,还要归功于细胞培养和制片技术上的一系列突破。1952 年 T. C.Hsu（徐道觉）发现,分裂细胞经低渗处理,可使细胞膨胀,染色体分散,便于观察。1956 年蒋有兴等利用秋水仙碱（colchicine）阻止细胞进入分裂后期,使分裂中期图形增多。1960 年 Nowell 等应用植物血凝素（phytohaemagglutinin,PHA）使体外培养的人体淋巴细胞母细胞化而进入分裂。同年,Moorhead 等综合应用各项新技术,建立了人体外周血体外培养和染色体制片等一整套实验技术,从而有了使染色体研究简便可靠的方法。

在人体染色体数目得到正确鉴定之后,染色体分析技术即被迅速应用于临床。1959 年就有三大发现:Lejeune 等发现 Down 综合征患者有 47 条染色体,即多 1 条小型近端着丝粒染色体（第 21 号染色体）;Ford 发现 Turner 综合征妇女只有 1 条 X 染色体;Jacobs 和 Strong 发现 Klinefelter 综合征男子的性染色体是 XXY。1960 年美国费城（Philadelphia）研究小组在慢性粒细胞性白血病（chronic myeloid leukemia,CML）患者的细胞里第一次发现了特定的染色体结构畸变,称之为费城染色体或 Ph1 染色体。随后又发现了其他染色体综合征和一些肿瘤的标记染色体。20 世纪 60 年代末 Caspersson 等发现,植物染色体在用荧光染料氮芥喹吖因（quinacrine mustard）染色时,染色体的不同区域显示强弱不等荧光。1970 年再将此技术应用于人体染色体,揭示了人体各条染色体独特的荧光带型。由此提高了染色体分析的精确性,并发现了不少新的染色体综合征。

（三）医学遗传学与免疫学实验技术的发展

免疫学实验技术的发展扩大了遗传病的概念,并为疾病防治带来了新的方法。1900 年 Landsteiner 发现了 ABO 血型。在此后的半个世纪中,利用红细胞凝集试验先后发现了十几个血型系统,为临床输血配型奠定了基础。1941 年 Levine 等提出,胎儿红细胞增多症（新生儿溶血症）系由胎母红细胞抗原不相容引起同种免疫（alloimmunization）所致。1952 年,Dausset 和 Nenna 在多次输血患者的血液中发现白细胞凝集素,1958 年检出第一个人类白细胞抗原 Mac（HLA-A2+A28）。1964 年 Terasaki 和 McClelland 设计微量淋巴细胞毒试验以取代白细胞凝集试验。此后,免疫遗传学研究揭示了人体高度多态性的 HLA 系统,使器官移植供、受体配型有了可能。1950 年 Glanzmann 和 Rinicker 描述了严重联合免疫缺乏综合征。1952 年 Bruton 报道了单纯为体液免疫缺乏的低丙种球蛋白血症。现已揭示了一系列遗传方式各异、临床表现多样的原发性免疫缺陷疾病,统称为先天性免疫缺陷（inborn error of immunity）。

（四）医学遗传学与分子遗传学 DNA 实验技术的发展

20 世纪 70 年代初,随限制性内切酶的发现及 DNA 分子杂交技术的建立,分子遗传学进入基因工程阶段,并为解决临床问题提供了新的手段。Y. W. Kan（简悦威）等（1976）、Wong 等（1978）及

Dozy 等（1979）应用 DNA 实验技术，就胎儿羊水细胞 DNA 作出 α 地中海贫血出生前诊断。由于限制性内切酶在消化 DNA 时其切割部位的核苷酸顺序有严格的特异性，因此在突变导致 DNA 的核苷酸顺序发生改变时，原有的内切酶切割部位可能消失，也可能出现新的切割部位。Kan（简悦威）等（1978）据此就胎儿羊水细胞 DNA 作出镰状细胞贫血的出生前诊断。20 世纪 80 年代始，苯丙酮尿症、血友病等遗传病都能在 DNA 水平上作出诊断。

综观 20 世纪 50 年代以来医学遗传学的发展，人们研究与疾病发生有关的各种生物学变异，从表现型变异，蛋白质变异，进而到 DNA 变异。历届国际人类遗传学大会清楚地反映了研究水平的不断深入。20 世纪 70 年代中期兴起的分子遗传学，极大地促进了医学遗传学的发展，揭示癌基因（oncogene）和/或肿瘤抑制基因（tumor suppressor gene）的突变是肿瘤发生的分子基础，从而确定肿瘤是一种体细胞遗传。体细胞突变也可能是自身免疫性疾病和衰老过程的分子基础。

随着分子遗传学的发展，20 世纪 90 年代初，基因治疗（gene therapy）进入了临床试验阶段。所谓基因治疗就是将某个正常基因导入患者体内细胞中使之表达，对患者缺乏的或异常的某种蛋白质提供其正常表达产物，从而起到治疗作用。近年来，通过应用基因编辑等新技术可实现对突变基因的定点矫正，开辟了基因治疗的技术领域。迄今为止，在由腺苷脱氨酶（adenosine deaminase，ADA）缺乏引起的重症联合免疫缺陷病（severe combined immunodeficinecy，SCID）和由 SMN1 基因突变引起的脊髓性肌萎缩症（spinal muscular atrophy，SMA）等多种严重单基因病，基因治疗的临床应用都已得到令人鼓舞的疗效。

分子遗传学的发展导致了反向遗传学（reverse genetics）的新趋势。这就是在不知道某种遗传病蛋白质异常的情况下，直接寻找致病的 DNA 变异，进而揭示这种 DNA 变异所导致的蛋白质异常。这就使遗传学研究从表型到基因型这条经典路线转变成为从基因型到表型的反向路线。20 世纪 80 年代以来，在反向遗传学思路指导下，遗传学家们对一些不明原因的遗传病进行了 DNA 标记连锁分析，使 DNA 标记逐渐逼近，最终找到致病基因。遗传学家们借助这种定位克隆（positional cloning）策略找到了进行性假肥大性肌营养不良的致病基因（DMD）和囊性纤维化的致病基因（CFTR）等。

遗传病的分子遗传学研究，正在使医学遗传学走向 21 世纪的大发展。1986 年，诺贝尔生理学或医学奖获得者 Dulbecco 提出，如果我们希望对肿瘤有更多的了解，这就必须集中于细胞的基因组，最有用的是从细胞的基因组测序开始。经过学术界几年的争论，1990 年美国国会批准 15 年（1991—2005）拨款 30 亿美元的人类基因组计划（human genome project，HGP）。计划通过三部曲，即连锁图（遗传图）、物理图和基因组测序，揭示人类基因组 DNA 30 亿碱基对的全序列。HGP 是生物医学领域的阿波罗登月计划，它将给 21 世纪的生物医学科学带来一场遗传学革命。由于 HGP 意义重大而影响深远，它引起各国政府高度重视，纷纷投入大量资金推进 HGP 研究，使其研究进展一再超前。2000 年 6 月 26 日美国总统克林顿和英国首相布莱尔宣布人类基因组序列工作草图诞生。2001 年 2 月 15 日中、美、英、日、法、德六国国际人类基因组测序联合体在《科学》上发表了根据人类基因组 94% 序列草图作出的初步分析。2004 年 10 月 21 日，《自然》杂志公布了人类基因组的完成序列（表 1-1）。这个人类分子遗传学的登峰之作正在引导 21 世纪的生物医学科学结出丰硕成果，进一步造福于人类。人类基因组计划及后基因组计划详见第二章第四节。

值得一提的是，自 20 世纪 90 年代以来，中国学者在遗传病研究方面取得了引人注目的成就。比如，夏家辉等率先报道了一个新发现的耳聋基因（GJB3）。贺林等不仅阐述了 A-1 型短指（趾）症发生的分子机制，而且发现 IHH 基因可能参与指骨的早期发育调控。沈岩、孔祥银等确定 DSPP 基因突变可导致遗传学乳光牙和耳聋，孔祥银等还发现 HSF4 基因突变可导致板层状白内障。陈义汉和黄薇等合作证明了 KCNQ1 基因突变与心房颤动相关。张学军等确定 CYLD1 基因突变可导致多发性毛发上皮瘤和圆柱瘤。张学等先后发现 Marie Unna 遗传性少毛症和家族性反常性痤疮等遗传病的致病基因。陈竺、陈赛娟等首次发现并证明了急性早幼粒细胞白血病（APL）发生与 t（11;17）易位所产生 PLZF-RARa 融合基因有关；首次阐明了 APL 经典易位 t（15;17）所致 PML-RARa 变异型转录本的形成机制；揭示了三氧化二砷直接靶向结合癌蛋白 PML-RARα 的分子机制和三氧化二砷降解癌蛋白

NOTES

表 1-1　医学遗传学大事记

年份	重大事件	主要学者
1866	孟德尔豌豆杂交实验结果发表	Mendel
1900	重新发现孟德尔遗传规律	De Vries，Correns，Tschermak
1905	首报短指(趾)畸形(AD)的大家系	Farabee
1908	"先天性代谢缺陷"概念的提出	Garrod
1908	遗传平衡律的建立	Hardy，Weinberg
1909	基因概念的提出	Johanseen
1919	遗传距离及厘摩概念的提出	Haldane
1927	证明 X 射线可诱发基因突变	Muller
1944	证明遗传信息是 DNA 而不是蛋白质	Avery
1953	揭示 DNA 双螺旋结构	Watson，Crick
1955	LOD 积分方法的建立	Morton
1956	确定人类体细胞染色体数为 46 条	Tjio，Levan
1957	开设医学遗传学专科	McKusick，Motulsky
1959	发现 21-三体可引起先天愚型	Lejeune
1960	发现人类肿瘤中的染色体异常	Nowell，Hungerford
1962	首次证明存在 DNA 限制性内切酶	Arber
1966	阐明 DNA 遗传密码	Nirenberg，Ochoa，Khorana
1966	Mendelian Inheritance in Man 出版	McKusick
1967	发现 DNA 连接酶	Gellert
1970	首例试管内合成基因	Khorana
1971	人类常染色体 Q 带技术的建立	Caspersson
1971	肿瘤发生的两次打击假说提出	Knudson
1973	DNA 克隆技术的建立	Boyer，Cohen，Berg
1975	凝胶转移杂交检测特异性 DNA 序列	Southern
1975	单克隆抗体技术的建立	Kohler，Milstein
1975—1977	快速 DNA 测序技术的建立	Sanger，Barrell，Maxam，et al
1977	首例人类基因克隆	Shine
1976—1978	首例 RFLP 和首例 DNA 诊断	Kan(简悦威)
1981	人类线粒体 DNA 完成测序	Anderson
1984	首例 DNA 指纹图	Jeffreys
1985	发明聚合酶链反应(PCR)	Mullis
1986	提出肿瘤问题有待人类基因组测序	Dulbecco
1990	首例腺苷脱氨酶缺乏症作基因治疗	Anderson
1991	人类基因组研究规划启动	Waston，Collins
1994	人类基因组连锁图完成	Murray，Weissenbach，et al
1997	发现孕妇外周血中存在胎儿 DNA	卢煜明
1998	人类基因组物理图完成	Deloukas，Schuler，et al
2001.2.15	根据人类基因组 94% 序列草图作出初步分析	国际人类基因组测序联合体(6 国组成)
2004.10.21	人类基因组完成序列，该序列覆盖了约 99% 的常染色质区域	中、美、英、日、法、德六国国际人类基因组测序联合体
2010	全外显子组测序用于遗传病诊断	Shendure，Bamshad，Ng
2022—2023	人类完整基因组测序完成	中、美、英等国
2023	中国人泛基因组参考图谱发表	徐书华，叶凯

PML-RARα 的分子机制;还利用第二代测序技术确定 DNA 甲基转移酶(*DNMT3A*)基因在急性髓细胞白血病 M5 亚型(AML-M5)中存在高频突变,研究还表明 DNMT3A 突变很可能在单核细胞系受累的急性白血病的发病机制中发挥重要作用。此外,中国学者还利用全基因组关联分析(GWAS)法定位了精神分裂症、糖尿病等数十种多基因病的易感基因,为遗传病的防治奠定了基础。

人类和医学遗传学发展至今,已形成细胞遗传学(cytogenetics)、生化遗传学(biochemical genetics)、分子遗传学(molecular genetics)、发育遗传学(developmental genetics)、免疫遗传学(immunogenetics)、肿瘤遗传学(cancer genetics)、药物遗传学(pharmacogenetics)和临床遗传学(clinical genetics)等分支学科。在欧美发达国家,医学遗传学早已成为与内、外、妇、儿并列的临床独立学科;同时,美国已不再使用"medical genetics"传统学科名称而改用"medical genetics and genomics"新学科名称。

第三节　遗传病的分类及特征

一、遗传病的分类

遗传病的分类目前大多采用 McKusick 的分类法,即将遗传病分为五大类。在分析一种疾病的遗传基础时,首先要确定它属于这五大类中的哪一类。

(一)染色体病

人类正常体细胞具有二倍体数 46 条染色体。如果在生殖细胞发生和受精卵早期发育过程中发生了差错,就会产生整条染色体或染色体节段超过或少于二倍体数的个体,表现为种种先天发育异常。Down 综合征即由于第 21 号染色体多了 1 条,成为 21-三体性。染色体病(chromosomal disorders)通常不在家系中传递,但也有可传递的。已知的染色体病有 300 多种。出生时染色体病发生率约为 7‰。在妊娠前 3 个月的自发性流产中,染色体畸变大约要占到一半。详见第五章人类染色体和染色体病。

(二)单基因病

单基因病(single-gene disorders)起因于单个基因座上的基因突变。在一对同源染色体上,可能其中一条带有突变等位基因,也可能两条染色体上一对等位基因都发生突变。单基因病通常呈现特征性的家系传递格局,即遵循孟德尔遗传方式在家族内传递,故又称孟德尔病(Mendelian disorders)。几乎每种单基因病都属于罕见病,但发现的单基因病种越来越多,单基因病作为一类疾病来说并非罕见。据加拿大不列颠哥伦比亚省的遗传流行病研究显示约 3.6‰ 的新生儿患有单基因病,其中常染色体显性遗传病约占 1.4‰,常染色体隐性遗传病约占 1.7‰,X 连锁显性或隐性遗传病约占 0.5‰。截至 2023 年 9 月 15 日,在线人类孟德尔遗传数据库统计共收录 8 243 种孟德尔性状或疾病和 1 745 种疑似孟德尔遗传的性状或疾病(表 1-2)。详见第六章单基因病。

表 1-2　在线人类孟德尔遗传数据库统计资料

类型	常染色体	X 连锁	Y 连锁	线粒体遗传	总计
基因描述	16 226	767	51	37	17 081
基因和表型一同描述	21	0	0	0	21
分子基础已知的表型描述	6 295	379	5	34	6 713
分子基础不明的表型描述	1 393	112	4	0	1 509
其他疑似孟德尔遗传的表型描述	1 640	102	3	0	1 745
总计	25 575	1 360	63	71	27 069

(三)多基因病

多基因病(polygenic disorders)亦称复杂疾病(complex disease),起因于遗传素质和环境因素,包括一些先天性发育异常和一些常见病。多基因病有家族聚集现象,但无单基因病那样明确的家系传递格局。详见第七章多基因病。

（四）线粒体遗传病

线粒体 DNA 为呼吸链部分肽链及线粒体蛋白质合成系统 rRNA 和 tRNA 编码。这些线粒体基因突变可致线粒体遗传病（mitochondrial disorders），随同线粒体传递，呈细胞质遗传或母系遗传。需要强调的是，线粒体病既可以由线粒体基因突变所致，也可以由核基因组异常引起的线粒体蛋白异常所致。详见第十章线粒体遗传病。

（五）体细胞遗传病

正常情况下，体细胞基因突变是免疫系统实现抗体多样性的遗传基础。在各种家族性肿瘤综合征和散发肿瘤中都存在与肿瘤发生发展直接相关的体细胞基因突变和染色体异常，故肿瘤属于体细胞遗传病（somatic cell genetic disorders）。详见第十三章遗传与肿瘤。此外，有些先天畸形和单基因病也是体细胞基因突变的结果。

二、遗传病的特征

（一）遗传病的传递方式

一般而言，显性遗传病常以"垂直传递方式"出现，不延伸至无亲缘关系的个体；隐性遗传病常出现在近亲婚配的子代中，患者要么呈水平分布格局、要么以斜行分布为特征；由线粒体基因突变所致的线粒体病常呈母系遗传；染色体病往往是散发的、无家系传递的特征，而多基因病和体细胞遗传病虽有家族聚集倾向，但一般没有明确的传递规律。

（二）遗传病的分布格局

单基因病往往为质量性状的变异，呈现多峰性的特征（包括患者、正常人和携带者）；多基因病往往为数量性状的变异，呈现单峰性的特征，通过阈值可将人群分为正常与患者；由线粒体基因突变所致的线粒体病的基因突变类似单基因病，但该突变需要达到一定的数量才会得病，存在阈值效应；体细胞遗传病中肿瘤的发生需要经历多个步骤的遗传改变，最后才会癌变和转移。染色体病只是散发性的，没有明显的分布格局。

（三）遗传病的其他特征

1. 遗传病中既有少见病，也有常见病。单基因病、线粒体病及染色体病属于少见病或罕见病，这类遗传病的单病种发病率大多在 1‰ 以下，但群体中总体患病人数并不低。据估计，中国约有 2 000 余万这类遗传病的患者。多基因病和体细胞遗传病属于常见病或多发病，患病人数更多。如 2023 年中国心血管病报告显示，中国有 2.9 亿心血管病人，其中高血压病人 2.7 亿，脑卒中病人 1 300 万，冠心病病人 1 100 万，心力衰竭病人 450 万，先天性心脏病病人 200 万，故这类疾病是目前严重危害人类健康的重要原因之一，值得关注。

2. 染色体病患者往往有一些特征性临床表现，如智力障碍和生长发育延迟；单基因病的临床表现往往与缺陷基因有关，但也存在基因的多效性；线粒体病由于影响能量代谢故往往导致多脏器病变；

3. 在排除环境因素作用的前提下，亲属中有一定比例的患者被诊断为同一种疾病，且有特征性的发病年龄和病程变化；

4. 同卵双生的同病率明显高于异卵双生的同病率；近亲婚配子代的发病率显著高于随机婚配群体的发病率；患者亲属的发病率也显著高于群体的发病率。

第四节　医学遗传学的任务和展望

一、医学遗传学的任务

医学遗传学的任务在于揭示各种遗传病的遗传规律和发病机制，同时为遗传病患者提供临床服务,包括遗传病的诊断、治疗、筛查、预防、咨询等。其最终目的在于尽可能减少遗传病患者的痛楚,使他们尽可能享有平安的幸福人生。详见第十五至十七章。20世纪80年代以来,中国大城市的医院结合计划生育逐步建立起婚前检查门诊和遗传咨询门诊,有的还设立了临床遗传科。临床其他科室的遗传医学服务也日益受到重视。

二、后基因组时代医学遗传学的发展方向

人类基因组有2万余个编码蛋白质的基因,仅占人类基因组全序列的1%左右,每个人类基因组约有 3.5×10^6 单核苷酸多态性(single nucleotide polymorphism,SNP)。以单基因病致病基因研究为例,人类基因组计划理论、技术和信息成果的应用,特别是全外显子组测序(whole exome sequencing,WES)和全基因组测序(whole genome sequencing,WGS)技术的日趋成熟和应用,已发现近三分之二的单基因病的致病基因。可以预计,在不久的将来,所有单基因病的致病基因将全部得到识别和鉴定。21世纪医学遗传学研究的重点将是多基因复杂病和肿瘤,它们涉及多个遗传和环境因素之间的相互作用。 1.42×10^6 SNP是研究复杂病和肿瘤的极好的多态性遗传标志。多基因复杂病和肿瘤无疑也涉及基因组的调控机制。这也是21世纪医学遗传学必须研究的课题。

在功能基因组时代,医学需要了解遗传、表观遗传的因素以及环境因素在生理和病理过程中的作用,并对其总体信息进行表征。蛋白编码基因序列的揭示,为利用转基因动、植物生物学反应器制备相应蛋白质提供了条件。结构基因组学(structural genomics)自然已向功能基因组学(functional genomics)和蛋白质组学(proteomics)发展。人类基因组DNA序列绝大多数均为非编码序列。这些非编码序列究竟有何生物学意义,也是21世纪人类与医学遗传学必须面对的问题。值得欣慰的是,近年来对非编码RNA的研究取得了较大的进展,已知的数百个微小RNA(micro RNA,miRNA)可调节大约30%的人类基因的表达。同样,长片段非编码RNA(long non-coding RNAs,lncRNA)也已成为这一领域研究的热点,这是因为lncRNA既能通过转录调节序列(如启动子)阻止自身的功能,还能通过顺式作用激活或沉默近邻基因的表达(详见第三章表观遗传)。

人类基因组这本生命天书的揭露,正引领着21世纪的医学发生革命性的变化。新世纪的医学将是循证的、个体化的系统医学。对人体健康和病理状态的充分了解,需要对人体的系统结构和动力学进行深入的研究;对重要人类疾病的控制和预防,需要发展新的、系统的模式,包括从机制性研究到临床诊断、治疗,这些正是转化医学(translational medicine)和精准医学(precision medicine)不可或缺的内容。

高科技的遗传学和基因组学技术在为患者做好事的同时,无疑也存在个人遗传信息泄密或被误用的风险。因此,临床医师必须注意为患者保守机密,维护患者知情同意的权益,反对基因增强(gene enhancement)和胎儿选择以防止滑向反科学和反人道的新优生运动。详见第十八章遗传服务的伦理问题。

医学正在进行一场影响深远的遗传学和基因组学革命。临床医师必须掌握发展中的医学遗传学和医学伦理学,才能为患者、为社会真正做好事。

三、医学遗传学是转化医学模式的重要体现

转化医学(translational medicine)是21世纪国际医学科学领域出现的崭新概念,其核心是通过建立生命医学基础研究与临床医学和预防医学实践的有效联系,将从临床实践中发现的问题凝练成基础生物医学命题,组织多学科合作研究与攻关,从而建立从实验台到病床(bedside to bench)以及从实验室/病床到社区(bench/bedside to community)的快速转化通道,及时把生物医学基础研究取得的理论成果转化为疾病诊断、治疗和预防的医学技术和实用方法。

日新月异的分子遗传学技术如PCR技术、基因芯片技术、高通量测序技术的发展为医学遗传学的研究和临床应用提供了强有力的工具。采用上述技术开展的基因组学、表观基因组学、癌症基因组

学等组学研究以及大人群队列研究已积累了大量的生物学数据。而这些技术和数据也为未来基于分子遗传学的疾病诊断、分型、预后等奠定了基础。医学遗传学除了要发现各种遗传病基于分子发病原理的潜在药物靶点以开发新药及治疗方法外，还要开发和利用各种组学方法以及分子生物学数据库，筛选各种生物标志物，用于疾病危险度估计、疾病诊断与分型、治疗反应和预后的评估。因此，医学遗传学能完美实践转化医学范式。具体而言，主要包括下列 4 个方面。

1. 药物靶标和疾病分子标志物的鉴定和应用　药物靶标的确立，有助于针对性地探寻新的药物和治疗方法，提高药物筛选的成功率，并缩短药物研究从实验室到临床阶段的周期，提高研究效率；而基于各种组学方法筛选出早期诊断疾病、预测疾病（个体疾病敏感性预测）、判断药物疗效和评估患者预后的生物标志物，则将对疾病预防和诊断及治疗发挥有效的指导作用。与此相关联的产品开发也将会形成很大的产业。

2. 基于分子分型的个体化治疗　恶性肿瘤、心脑血管病及糖尿病等慢性病是多基因病，其发病机制复杂且遗传异质性很大。因此，对这些疾病不能采用单一方法（如同一药物和相同的剂量）来进行诊治，而须根据患者的表型和基因型等疾病基本特征进行精细分型，并以此为基础实施个体化医疗，合理选择治疗方法和药物（包括剂量），达到有效、经济和减少毒副作用的目的。分子医学和个体化医学都是转化医学研究的核心内涵。

3. 疾病治疗反应和预后的评估与预测　由于遗传、营养和免疫等因素的差别，同一种疾病的患者，对同一种治疗方法或同一种药物的效果和预后可表现出较大的差异。在分子遗传学研究的基础上，利用经评估有效的生物标志物（如患者的基因分型和各种生化表型指标等）对患者的药物敏感性和疗效进行预测，以选择药物或治疗方案和改善预后。

4. 疾病的预防　人类基因组学的完成大大推动了环境基因组学与群体基因组学的发展。这两门学科相辅相成，不仅为环境易感基因与环境暴露的相互作用提供了分子机制，同时在大样本量队列研究的基础上，可能与疾病发生有关的环境因素也不断被揭示。这些信息对发现特定环境因子致病的风险人群，制定相应的预防措施和环境保护策略提供了理论基础。

总之，医学遗传学是转化医学的重要组成部分，未来将在遗传病的早期诊断、高风险人群的预警、新型药物和治疗技术的开发、药物敏感性的预测、治疗反应和预后的评估中扮演非常重要的角色。医学遗传学只有紧跟转化医学发展的步伐，才能在构建具有中国特色的医学遗传服务体系中作出应有的贡献。

本章小结

健康是受人体遗传结构控制的代谢方式与人体的周围环境保持平衡。疾病则是由于遗传结构的缺陷或周围环境的显著改变打破上述平衡所致。分析人类疾病谱会发现一个有趣的现象，即在不同疾病的病因中，遗传因素和环境因素所占比重各有不同。

因遗传因素而罹患的疾病称统为遗传病。遗传因素可以是生殖细胞或受精卵内遗传物质的结构和功能的改变，也可以是体细胞内遗传物质结构和功能的改变。遗传病通常分为 5 种类型，即染色体病、单基因病、多基因病、线粒体遗传病和体细胞遗传病。

医学遗传学是人类遗传学的重要组成部分，主要探讨人类遗传病发生、发展的规律，研究遗传病的诊断、治疗和预防等。因此，医学遗传学是遗传学与医学相互交叉、渗透的产物，属于临床医学独立学科。

医学正在进行一场影响深远的遗传学和基因组学革命，医学遗传学的理论创新与技术应用不断为转化医学和精准医学提供范例。临床医师必须掌握发展中的医学遗传学和医学伦理学，才能为患者、为社会作贡献。

（陈竺　张学）

第二章
DNA 与人类基因组

要点

1. DNA 是遗传物质，由戊糖、磷酸和碱基组成的双螺旋结构。

2. 基因是有功能的 DNA 片段，由外显子、内含子和侧翼序列组成；基因表达是经转录和翻译生成蛋白质的过程，在不同水平受到严格的调控。

3. 基因突变包括点突变、移码突变和动态突变等不同类型。

4. 人体全部 DNA 构成人类基因组，人类基因组计划及其相关计划对人类基因组学的发展起到了关键的推动作用。

5. 基因组学的研究包括结构基因组学、功能基因组学、表观基因组学等多个层面，生物信息学和生物大数据的重要性与日俱增。

6. 基因组学研究对人类疾病相关基因的识别、疾病的诊断、靶向治疗和预防具有重要意义。

第一节　人类基因组组成与遗传规律

人类基因组是指人体细胞内的全部脱氧核糖核酸（deoxyribonucleic acid，DNA）序列，由核基因组（nuclear genome）和线粒体基因组（mitochondrial genome）组成。核基因组由细胞核内 24 条不同染色体（22 条常染色体和 2 条性染色体 X、Y）所对应的 24 个不同的 DNA 分子组成，约有 32 亿个碱基对（3.2×10^9bp）。线粒体基因组是存在于线粒体中的闭环双链 DNA，即线粒体 DNA（mitochondrial DNA，mtDNA）。1944 年，Avery、MacLeod 和 McCarty 等科学家通过肺炎球菌转化实验证实，DNA 是遗传物质。

一、DNA 分子结构

DNA 是由戊糖（脱氧核糖）、磷酸基团和 4 种不同碱基组成，碱基包括腺嘌呤（adenine，A）、鸟嘌呤（guanine，G）、胞嘧啶（cytosine，C）和胸腺嘧啶（thymine，T）；1953 年，Watson 和 Crick 通过对 DNA 分子 X 射线衍射数据的分析，建立了 DNA 分子的双螺旋结构模型。如图 2-1 所示，每个戊糖、磷酸基团和碱基组成一个核苷酸（nucleotide），核苷酸之间通过磷酸二酯键连接成一条多核苷酸链；两条多核苷酸链反向平行，嘌呤和嘧啶互补配对，构成 DNA 双螺旋大分子。

（一）DNA 双螺旋结构的特征

1. DNA 分子的两条链围绕一个假设的共同轴心形成右手螺旋结构，双螺旋的螺距为 3.4nm，直径为 2.0nm。

2. 多核苷酸链的骨架由亲水性脱氧核糖和磷酸构成，位于双螺旋的外侧。

3. 疏水性碱基位于双螺旋的内侧，两条多核苷酸链的嘌呤和嘧啶以氢键相结合，称为碱基互补配对或碱基对（base pair，bp），A 与 T 互补配对形成两个氢键（A＝T），G 与 C 互补配对形成三个氢键（G≡C）。

4. DNA 双螺旋的两条多核苷酸链反向平行，一条多核苷酸链为 5′→3′ 方向，另一条多核苷酸链为 3′→5′ 方向，双链在空间上构成一条大沟（major groove）和一条小沟（minor groove）。

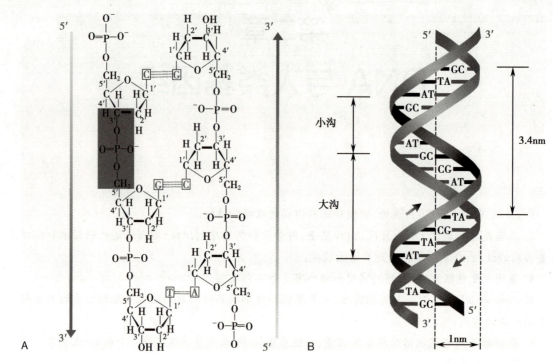

图 2-1　DNA 的双螺旋结构

（二）DNA 双螺旋结构的生物学意义

1. DNA 分子的碱基序列储存着大量的遗传信息。长度为 n 个碱基的 DNA 分子可能呈现 4^n 种排列顺序,相邻 3 个碱基构成一个遗传密码,共有 $4^3=64$ 个遗传密码。因此,生物体的全部遗传信息以碱基不同排列顺序蕴藏在全部 DNA 序列之中。

2. DNA 分子的碱基互补结构是 DNA 复制和修复的基础。DNA 复制时,双链的每条多核苷酸链都可作为合成新链的模板,生成的子代 DNA 包含一条模板链和一条新生链,故称为半保留复制(semi-conservative replication)。当 DNA 分子受损时,可在 DNA 修复酶的作用下,以互补链为模板,按碱基互补原则进行修复,替代受损的碱基。

3. DNA 分子的双链互补性是分子杂交技术原理的基础。单链 DNA 通过碱基互补从复杂的分子混合物中找到其互补链。诸多 DNA 检测和基因功能分析技术,如 DNA 印迹(Southern blotting)、RNA 印迹(Northern blotting)、PCR、DNA 测序、DNA 人工合成、DNA 芯片等技术,都是依据碱基互补配对的原理而实现分子识别。

4. DNA 双螺旋结构中的大沟是 DNA 与蛋白质相互作用的结构基础。两条多核苷酸链相互缠绕的双螺旋分子形成大沟和小沟,在基因转录时,转录因子的基序(motif)识别并结合于 DNA 分子的大沟而发挥调节作用。

二、人类基因组 DNA 序列特征

在细胞核内的 DNA 构成核基因组,每个体细胞有两套核基因组,每个核基因组的 DNA 约长 3.2×10^9bp。在线粒体中线粒体基因组的 mtDNA 全长 16 569bp。人类基因组 DNA 序列不同决定了其不同的功能,主要有如下特征性序列(图 2-2)。

（一）基因序列

人类基因组 DNA 序列中约 2% 为编码蛋白质的基因序列,约 98% 为非编码序列。编码蛋白质的基因序列由起始密码子(ATG)开始,到终止密码子(TAA、TGA 或 TAG)结束。起始密码子和终止密码子之间的 DNA 序列称为可读框(open reading frame,ORF)。一个 ORF 相当于一个基因,其长短视不同的基因而异。非编码序列超过 80% 可转录为非编码 RNA,包括结构 RNA,如 tRNA、rRNA、

NOTES

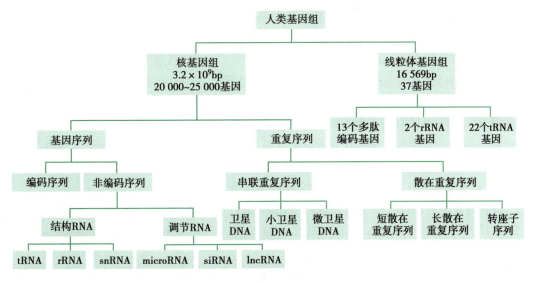

图 2-2 人类基因组的组成

snRNA（small nuclear RNA），以及调节 RNA，如微小 RNA（microRNA）、小干扰 RNA（small interfering RNA，siRNA）、长链非编码 RNA（long non-coding RNA，lncRNA）等。这些序列可位于其他基因的内含子中，或重叠于基因序列和调控元件序列。许多基因序列的转录是可变剪接的，从而导致相同基因可产生不同的蛋白质产物。基因序列在染色体上的密度和分布随不同染色体而异，有些染色体上富含基因，例如 19 和 22 号染色体；有些染色体上的基因很少，例如 4 和 18 号染色体；没有基因的"沙漠"序列占人类基因组 20%。

（二）重复序列

DNA 序列可以按照其在基因组中出现的次数分为单拷贝序列（single-copy sequence）和重复序列（repeat sequence）。单拷贝序列系指在基因组中只出现一次的 DNA 序列，占人类基因组大约 45%。多数基因为单拷贝序列，有些基因为多个拷贝数；非基因序列中也有单拷贝序列。重复序列系指在基因组中重复出现的 DNA 序列，占人类基因组大约 55%。重复序列依其在人类基因组中重复频率和分布特征可分为串联重复序列（约占 10%）和散在重复序列（约占 45%）。

1. 串联重复序列（tandem repeat sequence） 这是人类基因组中一类分布特征显著的重复序列，占基因组 8%~10%，多集中在着丝粒、端粒以及近端着丝粒染色体的短臂，是以不同长度核苷酸序列为重复单位，按头尾相接方式串联在一起的高度重复序列。一般长度为 2~200bp，根据重复单位大小可分为三个主要亚类：卫星 DNA，小卫星 DNA 和微卫星 DNA。

（1）卫星 DNA（satellite DNA）：由较大的串联重复序列排列组成，分布在 100kb 至数个 Mb 范围内。重复单位可以是一个简单的短核苷酸序列或中等重复核苷酸序列。卫星 DNA 一般聚集于染色体着丝粒的异染色质区，多数不发生转录。DNA 经氯化铯密度梯度离心时，由于卫星 DNA 中 GC 含量低于主带，可以与总基因组 DNA 分开，形成 DNA 主带之外的小卫星带。卫星 DNA 的确切功能尚不十分清楚，目前已知 α 卫星（又称 α-DNA）由 171bp 重复单位串联组成，存在于所有染色体上，构成着丝粒异染色质的主体，重复单位通常含有一个着丝粒蛋白的特异性结合位点。

（2）小卫星 DNA（minisatellite DNA）：由重复单位为 6~64 个核苷酸的串联重复序列组成，约 0.1~20kb，通常位于或靠近染色体的端粒，绝大多数不转录。由于人群中小卫星的串联重复变化导致多等位基因，故又称为可变数目串联重复（variable number tandem repeats VNTRs），多数 VNTR 只是作为遗传标记（genetic marker），对人体健康没有影响，某些 VNTR 可能与疾病有关。染色体的端粒 DNA 是小卫星 DNA 序列家族的主要成员，为六核苷酸重复单位 TTAGGG 组成的 3~20kb 的串联序列，其长短与特异性端粒酶活性有关，而端粒功能与细胞衰老及肿瘤发生密切相关。另外，高可变小卫星

DNA（hypervariable minisatellite DNA）的重复单位长短可变，但常共享一个核心序列：GGGCAGGAXG（X为任意核苷酸），其作用不详，有报道认为与人类细胞的同源重组有关。

（3）微卫星DNA（microsatellite DNA）：由重复单位为2~6个核苷酸的串联重复序列组成，常小于1kb，又称短串联重复（short tandem repeat，STR）。STR数量多，分散于基因组中，一般构成染色体着丝粒、端粒和Y染色体长臂的异染色质区，大多通过复制滑脱产生。二核苷酸重复是最常见的STR类型，出现频率依次是：CA/TG重复为1/36kb，AT/TA重复为1/50kb，AG/CT重复为1/125kb，CG/GC重复为1/10Mb；CpG双核苷酸易于甲基化并继之去氨基。STR具有较高的多态性，可作为遗传学研究的遗传标记。某些位于基因编码区的微卫星DNA常为突变热点，与家族性疾病有关，如（CAG）$_n$三核苷酸重复的动态突变是Huntington病等某些神经肌肉系统疾病的病因。

2. 散在重复序列（interspersed repeat sequence）　是指重复序列散在分布于基因组内，又分为短散在核元件（short interspersed nuclear element，SINE）、长散在核元件（long interspersed nuclear element，LINE）和转座子（transposon）。

（1）短散在核元件（SINEs）的长度为100~400bp，重复拷贝数可达10^6次以上。人类基因组中SINEs之间的平均距离为2.2kb，分散于基因内、基因间或基因簇内，甚至内含子中，但未见于编码区外显子内。Alu序列是SINEs的典型代表，由282bp序列构成，因含有限制性内切酶AluⅠ的识别序列AGCT而得名。Alu序列有50万~70万拷贝，占人类基因组10%，是含量最丰富的重复序列。Alu序列存在于人和某些灵长类的基因组中，因而可作为人和这些动物基因组的重要标记。

（2）长散在核元件（LINEs）的长度为5 000~7 000bp，重复拷贝数10^2~10^4次，占人类基因组约20%。如Kpn Ⅰ家族可由限制性内切酶Kpn Ⅰ切割，分散在基因组中。

（3）转座子序列的长度小于5 000bp，具有自我复制和插入到新位点的能力，因此能够从基因组的一个位置转移到另一个位置。人类基因组上的大多数转座子是没有功能的，只有极少数还存在活性；有些转座子通过外显子化（exonisation）具有编码基因序列作用，有些转座子具有非编码基因序列作用，如调控元件、microRNA、反义转录本等。

随着人类基因组学研究的不断深入，其他类重复序列也有新的注释。片段重复或低拷贝数重复（segmental duplications or low copy number repeats）约占基因组的5%，代表染色体内或染色体间的重复。这类重复往往是个体间拷贝数目变异（copy number variations，CNV）的频发点，通过不等交换易发生微缺失和微重复，在常见复杂疾病如孤独症、精神分裂症、癫痫中起重要作用。

（三）线粒体DNA

线粒体是真核细胞的能量代谢中心。1963年Nass首次在鸡卵母细胞中发现线粒体上存在DNA分子，同年，Schatz分离到完整的线粒体DNA（mtDNA），1981年Anderson发表了完整的人类mtDNA序列。mtDNA是独立于核基因组之外的遗传物质，被称为"人类第25号染色体"。细胞中的mtDNA含量取决于该细胞对能量的需求，大部分体细胞含有约500~10 000个mtDNA。mtDNA不与组蛋白结合，是裸露的闭合环状双链DNA分子（图2-3）。根据其转录产物在氯化铯密度梯度离心中密度的不同分为重链（H链，heavy chain）和轻链（L链，light chain），外环的H链富含鸟嘌呤G，内环的L链富含胞嘧啶C。双链中有一小段三链的D-loop 7S

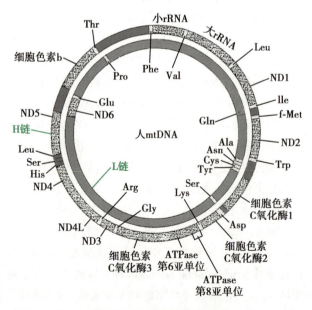

图2-3　线粒体DNA结构

DNA,是 mtDNA 复制和转录的起始点。mtDNA 全长 16 569bp,共有 37 个基因:13 个编码氧化磷酸化酶亚基多肽链的基因、2 个编码线粒体核糖体的 rRNA 基因、22 个编码线粒体 tRNA 的基因。mtDNA 的基因密度大,结构紧凑(与细菌 DNA 相似),没有内含子,也不含重复序列,无结合的蛋白质,缺少蛋白的保护,且线粒体内缺乏 DNA 损伤修复系统,因此 mtDNA 易于突变。已发现 mtDNA 的 100 多种不同的重排和 100 多种不同的点突变可导致人类疾病,常累及中枢神经系统和肌肉组织。由于线粒体具有母系遗传、复制分离及异质性等特点,造成这些疾病的遗传表型各异(参见第十章)。

三、DNA 复制

DNA 复制就是 DNA 合成过程,DNA 通过复制把储存的遗传信息随着细胞的分裂传递给子细胞。DNA 复制有以下主要特点。

(一)半保留复制

半保留复制是指 DNA 复制过程中,双链被解旋酶分成两条单链,每条单链都能指导合成一条互补链,形成两个子 DNA 双链。由于每个子 DNA 的两条核苷酸链一条来自亲代 DNA,另一条是新合成的 DNA,因此复制过程是半保留的(图 2-4)。

(二)半不连续复制

在复制过程中,DNA 以脱氧三磷酸核苷(dATP、dCTP、dGTP、dTTP,统称 dNTP)为原料,在 DNA 聚合酶催化下合成新链。由于 dNTP 原料只能连接在多核苷酸链游离的 3′ 端碳原子的羟基 OH 上,所以 DNA 复制方向按 5′→3′ 进行。DNA 复制是从特异复制起点开始,进行双向复制。以 3′→5′ DNA 链为模板,按 5′→3′ 方向连续复制,速度较快,复制较早完成,合成的链称为前导链;以 5′→3′ DNA 链为模板,按 5′→3′ 方向进行复制,先合成一段 DNA 片段,约 100~1 000 碱基,称为冈崎片段(Okazaki fragment),DNA 连接酶将这些冈崎片段连接起来,形成完整单链,这个复制过程完成较晚,合成的链称为后随链。DNA 复制是一条链(前导链)为连续复制,另一条链(后随链)为不连续复制,因此复制是半不连续的(图 2-5)。

(三)复制子和复制装置

真核细胞在 S 期开始 DNA 复制,在染色质上有许多复制起点,在一个复制起点上进行的 DNA 复制区段为一个复制单元称为复制子(replicon)。相邻的复制起点相距约 30~50kb,在复制过程中,许多复制子同时进行复制,从起点开始双向进行,在两侧形成复制叉(replication fork),相邻复制叉移动至汇合处相连,复制终止。参与 DNA 复制的 DNA 聚合酶有多种;DNA 聚合酶 δ 和 DNA 聚合酶 α 参与前导链和后随链的合成,DNA 聚合酶 β 和 DNA 聚合酶 ε 参与 DNA 的修复,DNA 聚合酶 γ 参与线粒体 DNA 的复制和修复。

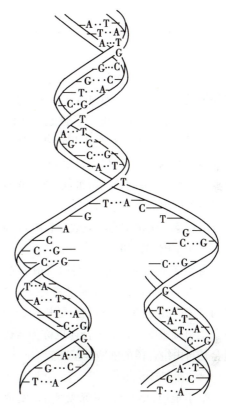

图 2-4　DNA 半保留复制

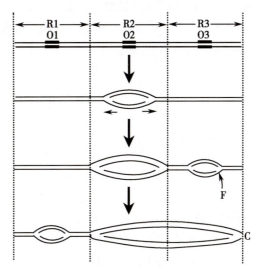

图 2-5　DNA 的双向复制

此外,拓扑异构酶(topoisomerase)、引发酶(primerase)、连接酶(ligase)、单链结合蛋白(single-stranded binding protein)等都参与了 DNA 的复制,因此 DNA 复制装置是复杂的。

四、遗传的基本规律

孟德尔(Mendel G,1822—1884)是遗传学的奠基人,1857 年开始应用豌豆进行实验,通过 8 年的杂交实验研究,发现了生物性状在杂交中传递的特点以及遗传因子(现在称为基因)在亲代和子代之间的传递规律,1865 年孟德尔提出了遗传因子的分离律和自由组合律;1910 年摩尔根(Morgan TH,1866—1945)在孟德尔的理论基础上,利用果蝇进行杂交实验,发现了遗传因子的连锁和交换律。孟德尔提出的分离律和自由组合律以及摩尔根提出的连锁和交换律被称为遗传学的三大基本规律,奠定了遗传学的理论基础。这三大规律不仅适合于动植物,也适用于人类。

(一) 分离律

在自然状态下,豌豆是自花授粉植物,产生同型子代,因此观察到的每种性状都是纯种的。孟德尔根据豌豆这一特性,通过人工授粉,进行豌豆杂交实验,观察了 7 对相对性状在杂交后代中的传递规律,并应用测交实验进行了验证,从而提出了分离律(law of segregation),也称为孟德尔第一定律。即生物的每对相对性状是由相对基因控制的,成对的基因一个来自父源,一个来自母源;在形成配子时成对的基因彼此分离,各自分到不同的配子中。换言之,人类的生殖细胞形成过程中,同源染色体分离,分别进入不同的生殖细胞,位于同源染色体上的等位基因也随之分离,即每个生殖细胞只有亲代成对的同源染色体中的一条,只含有两个等位基因中的一个。因此对于亲代的相对性状,在子代中有分离现象。生殖细胞的减数分裂中,同源染色体彼此分离是分离律的细胞学基础。

(二) 自由组合律

孟德尔通过豌豆杂交实验,同时观察两对或两对以上相对性状,发现了自由组合律(law of independent assortment),并通过测交实验进行了验证。即生物在生殖细胞形成过程中,非同源染色体之间是完全独立的,可分可合,随机组合到一个生殖细胞中;位于染色体上的等位基因也随之组合到一个生殖细胞中。自由组合律也称为孟德尔第二定律。生殖细胞的减数分裂时,非同源染色体随机组合是自由组合律的细胞学基础。

(三) 连锁和交换律

摩尔根通过对果蝇的杂交实验,发现了连锁和交换律(law of linkage and crossing-over),被称为遗传学第三定律。即同一条染色体上的基因彼此间是连锁在一起的,构成了一个连锁群(linkage group);同源染色体上的基因连锁群并非固定不变。在生殖细胞形成过程中,同源染色体在配对联会时发生交换,使基因连锁群发生重新组合,这就是连锁和交换律。同源染色体上的两对等位基因之间的交换和连锁与基因间的距离有关,相距愈远,发生交换的机会愈大。基因在染色体上的距离用厘摩(centiMorgan,CM)为单位表示,交换率为 1% 时,距离为 1CM。

第二节　基因及其表达与调控

一、基因的基本结构

基因是具有功能的 DNA 序列片段。大多数真核细胞的基因与原核细胞的基因不同,不是连续编码序列,而是由编码序列和非编码序列两部分构成,非编码序列将编码序列隔开,因此这种基因又称为割裂基因(split gene)。真核基因主要由外显子、内含子和侧翼序列组成(图 2-6)。

(一) 外显子和内含子

外显子(exon)多数是基因内的编码序列,内含子(intron)是基因内的非编码序列;在基因转录过程中内含子被剪切掉,因此成熟的 mRNA 没有内含子序列。基因一般由若干外显子和内含子组成,

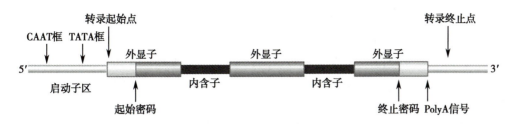

图 2-6　割裂基因结构模式图

编码序列的外显子平均长度 145bp,非编码序列的内含子平均长度为 3 000bp 左右,所以基因序列主要由内含子组成,没有内含子的基因一般较小,较大的基因一般有较大的内含子;由于内含子长的序列在转录时会耗费时间和能量,因而,对于高表达的基因来说,自然选择较短的内含子。在割裂基因的每个外显子与内含子的接头部位,都有一高度保守的共有序列,为剪接识别信号,即每个内含子 5′ 端的两个核苷酸都是 GT,3′ 端的两个核苷酸都是 AG,这种连接方式称为 GT-AG 法则(GT-AG rule),是真核细胞中基因表达时剪切内含子和拼接外显子的共同机制。不同基因的外显子和内含子的数目和大小各不相同,一般是基因越大,外显子越多。例如,目前已知的人类最大的基因是进行性假肥大性肌营养不良(Duchenne muscular dystrophy,DMD)基因,DNA 全长 2.5Mb,由 80 个外显子和 79 个内含子组成,cDNA 全长约 14kb,其所编码的蛋白质分子量为 427kD,DMD 基因转录形成一条完整的 mRNA 需要大约 16 小时。

割裂基因中外显子和内含子的关系并不是固定不变的,即一段 DNA 序列在作为某一多肽链编码基因的结构中是一个外显子,而在另一种多肽链编码基因的结构中则可能是一个内含子,这是由于基因不同的转录剪接方式所造成的。结果使同一基因可以产生两种或更多的基因产物,这是真核割裂基因表达的一个重要特点。割裂基因的内含子中还可能存在若干小基因,即基因内基因。例如,人神经纤维瘤Ⅰ型(neurofibromatosis type 1,NF1)基因中的内含子含有三个基因,它们转录与 NF1 基因相反,功能也截然不同;核仁小 RNA(small nucleolar RNA,snoRNA)也是由内含子编码的基因内基因,参与 rRNA 生物合成,指导 snRNA、tRNA 和 mRNA 转录后修饰等。

真核生物基因组中有很多来源相同、结构相似、功能相关的基因,称为基因家族(gene family),但基因家族各成员之间的相似程度和组织方式不同,它们可以分散地分布在多条或同一染色体上,也可以成簇地分布。当基因家族的成员集中的成簇分布在某染色体上的特殊区域时,称为基因簇(gene cluster)。这些基因可能同时发挥作用,或在不同发育阶段表达,合成某些蛋白。例如人 α 和 β 珠蛋白基因簇,α 珠蛋白基因和附近的 ζ 基因排列在 16 号染色体,共同组成 α 珠蛋白基因簇;β 珠蛋白基因和附近的 ε、Gγ、Aγ 和 δ 四个基因排列在 11 号染色体上,共同组成 β 珠蛋白基因簇;它们在胚胎发育不同阶段表达(详见第九章生化遗传病)。有一些基因编码相似功能的蛋白,成簇地分布在几条不同的染色体上,又称为基因超家族(gene superfamily),如 HOX 基因是由 39 个相关基因组成的四个基因簇,分布在 2、7、12 和 17 号染色体上。此外,在基因家族中还存在一些假基因(pseudogene),是与某些有功能的基因结构相似而不能表达基因产物的基因;假基因初始也可能具有一定功能,在进化中可能由于基因复制时,编码序列或调控元件发生突变,或插入了 mRNA 逆转录的 cDNA,一般缺少基因表达所需的启动子序列,故而不能进行转录。例如 α 珠蛋白基因簇中的假基因 ψα 与 α 基因相比,只是没有内含子,可能是 cDNA 插入所致。假基因可与有功能的基因连锁,也可以通过染色体易位或作为转座子转座到新的部位。现在大多数真核生物中都发现了假基因,如干扰素、组蛋白、肌动蛋白及人的 rRNA 和 tRNA 基因家族中均存在假基因。

(二) 侧翼序列

每个真核基因的 5′ 和 3′ 端两侧,即第一个外显子和最后一个外显子外侧都有一段不转录的 DNA 序列,称为侧翼序列(flanking sequence),包括启动子、增强子、沉默子和终止子等。启动子在 5′ 端,终止子在 3′ 端;增强子可能在 5′ 或 3′ 端。这些 DNA 序列是与基因转录有关的重要作用元件,对基因的转录表达起重要调控作用。

1. 启动子　启动子（promoter）是基因 5′ 端一段特异的 DNA 序列，一个启动子由一组短序列元件簇集在一个基因编码序列的上游所构成，一般位于基因转录起始点上游 100~200bp 范围；转录因子与启动子结合后，激活 RNA 聚合酶，在特定位置起始 RNA 合成。启动子中的元件可分为核心启动子元件和上游启动子元件。

核心启动子元件（core promoter element）是 RNA 聚合酶起始转录所必需的最小的 DNA 序列，包括转录起始点和 TATA 框（TATA box）。TATA 框是位于转录起始点 5′ 端上游 −25~−30bp 处的一段高度保守序列，由 7 个碱基组成，即 TATAA（T）AA（T），其中两个碱基可以变化。TATA 框能与转录因子 TFⅡ 结合，再与 RNA 聚合酶Ⅱ形成复合物，准确识别转录起始点，启动基因转录。核心启动元件单独起作用时只能确定转录起始点和产生基础水平的转录。

上游启动子元件（upstream promoter element）包括 CAAT 框（CAAT box）、GC 框（GC box）和距离转录起始点更远的上游元件。这些元件可与相应的转录因子结合提高或改变转录效率。CAAT 框是位于转录起始点 5′ 端上游 −70~−80bp 的一段保守序列，由 9 个碱基组成，即 GGC（T）CAATCT，其中有一个碱基可以变化。CAAT 框能与转录因子 CTF 结合，提高转录效率。有一些基因没有 TATA 框和 CAAT 框，但是存在富含 G 和 C 核苷酸的序列；GC 框是由 GGCGGG 组成，能与转录因子 Sp1 结合，促进转录过程。不同基因的上游启动子元件不同，其位置也不同，从而使得不同基因的表达调控也各不相同。

2. 增强子　增强子（enhancer）是一个短序列元件，特异性地与调节蛋白结合，在启动子和增强子之间形成 DNA 环，使得增强子的结合蛋白与启动子的结合蛋白或者与 RNA 聚合酶相互作用，增强基因的转录活性。增强子通常 100~200bp 长，由若干组件构成，基本核心组件常为 8~12bp，可以单拷贝或多拷贝串联形式存在。增强子与启动子有所区别，启动子位于基因上游，起始点相对恒定；增强子可以在基因的任何位置，而且其功能与位置和序列方向无关，可以是 5′→3′ 方向，也可以是 3′→5′ 方向。但增强子必须与启动子共同存在才能发挥作用，没有启动子，增强子不能表现活性。但增强子对启动子没有严格的专一性，可以影响不同类型启动子的转录。

3. 沉默子　沉默子（silencer）是一种负性调控顺式元件，其与增强子具有很多相似的性质，如它的作用不受序列方向的影响，也可远距离发挥作用，并可对异源基因的表达起调控作用，但其功能是同反式抑制因子结合从而阻断增强子及反式激活因子的作用，并最终抑制基因的转录活性。

4. 终止子　终止子（terminator）是由特定序列 AATAAA 和一段回文序列组成，AATAAA 是多聚腺苷酸（PolyA）附加信号，回文序列转录后形成发夹结构，阻碍 RNA 聚合酶继续移动，转录终止。

二、基因的表达

基因表达（gene expression）是 DNA 序列的遗传信息通过转录（transcription）产生 mRNA，再经翻译（translation）最终生成蛋白质的过程。基因表达遵循同线性原理（colinearity principle），即 DNA 的线性核苷酸序列以碱基三联体（base triple）形式被转录为 RNA 的线性核苷酸序列，RNA 以密码子（codon）形式被解码形成特定多肽的线性氨基酸序列，这种 DNA→RNA→蛋白质的信息传递原则称为中心法则。由于发现了逆转录酶，能够以 RNA 序列为模板合成 DNA，因此遗传信息并非单方向传递，可以是 DNA⟷RNA→蛋白质（图 2-7）。

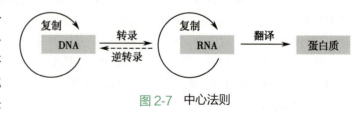

图 2-7　中心法则

（一）转录

转录（transcription）是指以 DNA 双链中的一条链为模板，以 ATP、CTP、GTP、UTP 作为原料，在 RNA 聚合酶催化下,按碱基互补方式合成 RNA 单链的过程。转录发生在细胞核中,转录方向为 5′→3′,转录产物 RNA 的碱基序列与 DNA 模板链互补,同非模板链一致,只是把 T 换成了 U。因此经常把非模板链称为有义链(sense strand),模板链称为反义链(antisense strand)。

真核细胞中只有一小部分 DNA 依其需要而被转录,DNA 转录单位无规律地分布在基因组 DNA 中。转录产物有三种,信使 RNA(messager RNA,mRNA),核糖体 RNA(ribosomal RNA,rRNA)和转运 RNA(transfer RNA,tRNA),它们分别是由 RNA 聚合酶 II,RNA 聚合酶 I 和 RNA 聚合酶 III 催化合成的;只有 mRNA 将遗传信息传递给蛋白质。RNA 转录的过程分为识别、起始与延伸、终止三个阶段。

1. **识别** 转录是从 DNA 分子上的特定部位,即启动子开始的,这是 RNA 聚合酶识别并结合 DNA 分子的部位,即转录起始点的过程。真核生物 DNA 转录起始比原核生物复杂,其三种 RNA 聚合酶均有自己的特异性启动子类型。

2. **转录起始和延伸** 真核生物三种 RNA 聚合酶需要先分别与不同的转录因子结合形成转录起始复合物(initiation complex)才能开始转录活动。RNA 链的延伸是在核心酶的催化下进行的。转录起始复合物形成后,聚合的第一个三磷酸核苷的 3′-OH 与第二个和 DNA 模板配对的三磷酸核苷反应形成磷酸二酯键,聚合进去的核苷酸又产生一个游离的 3′-OH 与下一位的三磷酸核苷形成磷酸二酯键,这样就按照与模板 DNA 互补的原则,一个一个地加入三磷酸核苷,其合成方向按照 5′→3′ 的原则。

3. **终止** 与转录起始相似,转录终止也需根据 DNA 模板某一特定序列,即终止信号才能终止。原核生物 DNA 模板上的终止信号有两种,一种是不依赖于蛋白质因子的终止,另一类是依赖蛋白质辅助因子才能实现的终止,这种辅助因子称为释放因子,通常称 ρ 因子。然而,目前对真核生物的转录终止过程了解并不多。一个主要原因是由于转录后得到的前体 RNA 很快就被加工和修饰,因此很难确定初级转录产物的 3′ 末端在哪里。

(二) 转录后加工

经过上述转录过程得到的 RNA 是初级转录本,需要经过一系列的加工形成成熟的 mRNA 才能成为合成多肽链的模板。加工一般包括剪接、加帽、加尾等过程(图 2-8)。

1. **剪接(splice)** 基因的外显子和内含子转录成的原始 RNA 转录本又称为不均一核 RNA(heterogenous nuclear RNA,hnRNA)。剪接是将内含子的 RNA 序列切掉,将外显子的 RNA 序列拼接起来的过程。剪接发生在外显子和内含子交接处的 GT 和 AG;剪接起始的 GT 和相邻的保守序列组成了剪接供体位点(splice donor site),剪接终止的 AG 和相邻的保守序列组成了剪接受体

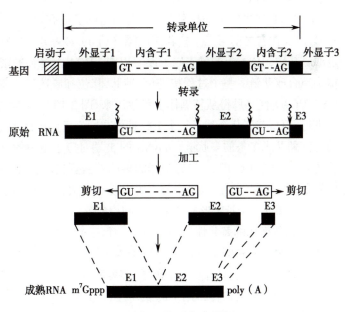

图 2-8 RNA 加工图解

位点(splice receptor site)。在接近内含子末端有一个保守序列称分支部位(branch site),一般位于 AG 上游 40 核苷酸处,这些序列构成了剪接信号(图 2-9),被细胞核内小核糖核酸蛋白(small nuclear ribonucleoprotein,snRNP)识别并结合,形成剪接体(splicesome),并切除内含子。snRNP 是由小核 RNA(主要包括 snRNAU$_1$、snRNAU$_2$、snRNAU$_4$、snRNAU$_5$ 和 snRNAU$_6$)和特定蛋白质组成,snRNP 和 RNA 转录本的 RNA-RNA 碱基配对,决定了剪接反应的特异性。

2. **加帽（capping）**　是指在 RNA 转录本 5′ 端连接上一个 7-甲基鸟苷酸，封闭 RNA 的 5′ 端，称为加帽。加帽的作用在于保护 RNA 转录本避免被磷酸酶和核酸酶消化，从而增强 mRNA 的稳定性，有利于 mRNA 从细胞核运送到细胞质，以及被细胞质中的核糖体所识别。

3. **加尾（tailing）**　是指在加帽的同时，RNA 转录本 3′ 端在腺苷酸聚合酶作用下，经多聚腺苷酸化（polyadenylation）附加大约 200 个腺苷酸的长链，即多聚腺苷酸（polyA）尾。加尾是在 3′ 端非编码区一个 6 核苷酸信号 AAUAAA 的下游 15~30bp 的部位加上 polyA。polyA 促进 mRNA 从细胞核向细胞质的转运，稳定细胞质中 mRNA 分子，并有利于核糖体识别 mRNA 而促进翻译。

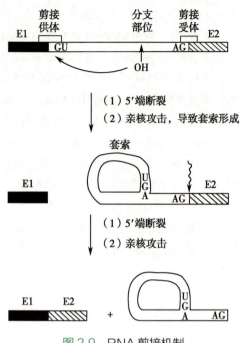

图 2-9　RNA 剪接机制

（三）翻译

翻译（translation）是指 mRNA 转译成氨基酸序列的过程。成熟的 mRNA 从细胞核进入细胞质，由核糖体阅读 mRNA 所携带的信息，指导特异的多肽合成。通常 mRNA 的中间序列被翻译成氨基酸，而 5′ 端和 3′ 端是非翻译区（5′ UTR 和 3′ UTR），多数为第一和最后外显子序列，其中包括 5′ 端的加帽和 3′ 的加尾序列。

1. **翻译过程**　多肽链的合成是在 mRNA、tRNA 和核糖体协同作用下进行的。真核细胞的核糖体是一个 rRNA-蛋白质复合物，由 60S 和 40S 两个亚基组成。核糖体的小亚基识别 mRNA 5′ 端的"帽子"，沿着 mRNA 序列移动到第一个起始密码子 AUG；然而 AUG 只有嵌入在起始密码子识别序列 GCCPuCCAUGG 时，才能够作为一个起始密码子被有效识别；此序列中最重要的是 AUG 密码子之后的 G，以及在它之前第三个核苷酸的嘌呤（Pu），最好是 A。在识别起始密码子后，多种 tRNA 携带特定的氨基酸，tRNA 上的反密码子逐一识别 mRNA 上互补的密码子，核糖体的大亚基结合小亚基开始精确地合成肽链。整个过程按进位、转肽、移位和脱落等步骤不断重复进行直到终止密码子（UAA、UAG、UGA），使多肽链从核糖体上释放出来（图 2-10）。翻译过程并非单个核糖体在一个 mRNA 分子上进行，而是有好几个甚至几十个核糖体在同一条 mRNA 分子上进行翻译，形成多聚核糖体，可按不同进度翻译成多条的多肽链。mRNA 的 5′ 端对应于蛋白的氨基末端（NH₂），而其 3′ 端则对应于蛋白质的羟基末端（COOH）。初始翻译的多肽链需要进一步加工修饰，才能形成具有一定空间结构和活性的蛋白质。翻译后的修饰主要有脱甲酰基、乙酰化、磷酸化、糖基化和链切割等，以及两条以上肽链间的连接和进一步折叠形成特定的空间构象等。

2. **遗传密码的兼并性**　DNA 分子的每三个碱基组成一个遗传密码，对应于 RNA 分子的密码子。核酸分子中有 4 种碱基，可以组成 64（4³）个密码子。而氨基酸只有 20 种，每个氨基酸平均有三个密码子编码；蛋氨酸只有一个密码子，亮氨酸和丝氨酸分别有 6 个密码子，这种不同密码子编码同一氨基酸的特性称为遗传密码子的兼并性（degeneracy）（表 2-1）。mRNA 的密码子有 64 个，而细胞质 tRNA 的反密码子有 30 个，线粒体 tRNA 的反密码子有 22 个，但是在翻译过程中 tRNA 仍然有效地运送氨基酸。关于密码子和反密码子的互补配对有一个摇摆假说（wobble hypothesis），即第一和第二碱基遵循 A-U 和 G-C 规律，第三碱基可以发生"摇摆"出现 G-U 配对。

（四）翻译后修饰

蛋白质翻译后修饰的类型多种多样，一般分为三种：切除加工，二硫键的形成以及化学修饰。

1. **切除加工**　蛋白质的 N-端甲硫氨酸被氨肽酶（amino peptidase）水解切除，该过程有时发生在肽链合成过程中，有时发生在肽链从核糖体上释放以后。有些蛋白要切除信号肽序列和部分肽段才

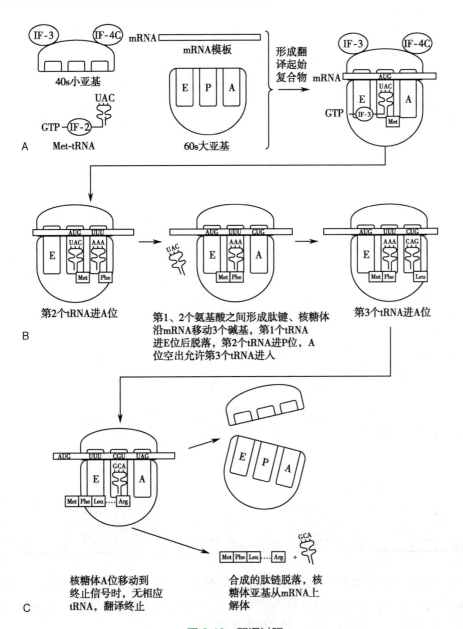

图 2-10　翻译过程
A. 翻译起始阶段；B. 延伸；C. 终止。

能将无活性的前体转变为活性形式。例如胰岛素，它是一种分泌蛋白，具有信号肽。新合成的前胰岛素原（preproinsulin），在内质网中切除信号肽变成胰岛素原（proinsulin），它是单链的多肽，弯曲成复杂的环形结构。分子由 A 链（21 个氨基酸）、B 链（31 氨基酸）和 C 链（33 氨基酸）三个连续的片段构成。当转运到胰岛细胞的囊胞中，C 链被切除，生成由 A 和 B 两条链构成的胰岛素。

2. 二硫键的形成　两个半胱氨酸相距较远的硫氢基可以氧化成二硫键，产生原来 mRNA 中没有相应密码子的胱氨酸。二硫键对一些蛋白质的折叠和保持稳定性具有重要作用。二硫键通常只发现于分泌蛋白（如胰岛素）和某些膜蛋白中，细胞质中由于有各种还原性物质（如谷胱甘肽），所以细胞质蛋白很少有二硫键。在真核生物细胞中，二硫键一般是在粗面内质网内生成。

3. 化学修饰　化学修饰是蛋白质翻译后加工的重要方式，修饰的类型很多，包括糖基化（如各种糖蛋白）、磷酸化（如核糖体蛋白的丝氨酸 Ser、酪氨酸 Tyr 和色氨酸 Trp 残基常被磷酸化）、羟基化（如胶原蛋白）和泛素化等。糖基化是真核细胞中特有的加工，是指在糖基转移酶作用下将糖基转移至蛋白质，和蛋白质上的氨基酸残基形成糖苷键的过程。糖基化是对蛋白的重要修饰，具有调节蛋白质

表 2-1 遗传密码

第一个核苷酸	第二个核苷酸								第三个核苷酸
	U		C		A		G		
U	UUU	Phe 苯丙	UCU	Ser 丝	UAU	Tyr 酪	UGU	Cys 半胱	U
	UUC		UCC		UAC		UGC		C
	UUA	Leu 亮	UCA		UAA	终止密码	UGA	终止	A
	UUG		UCG		UAG		UGG	Trp 色	G
C	CUU	Leu 亮	CCU	Pro 脯	CAU	His 组	CGU	Arg 精	U
	CUC		CCC		CAC		CGC		C
	CUA		CCA		CAA	Gln 谷胺	CGA		A
	CUG		CCG		CAG		CGG		G
A	AUU	Ile 异亮	ACU	Thr 苏	AAU	Asn 天胺	AGU	Ser 丝	U
	AUC		ACC		AAC		AGC		C
	AUA		ACA		AAA	Lys 赖	AGA	Arg 精	A
	AUG 起始	Met 甲硫	ACG		AAG		AGG		G
G	GUU	Val 缬	GCU	Ala 丙	GAU	Asp 天	GGU	Gly 甘	U
	GUC		GCC		GAC		GGC		C
	GUA		GCA		GAA	Glu 谷	GGA		A
	GUG		GCG		GAG		GGG		G

功能的作用,这些蛋白常和细胞信号的识别有关,如受体蛋白等。泛素化是指泛素(ubiquitin)分子在一系列酶作用下,对靶蛋白进行特异性修饰的过程。被泛素化修饰的蛋白经泛素-蛋白酶体途径而降解;有些泛素化会改变蛋白质的活性,导致其他的生物效应。

三、基因表达的调控

除了成熟的红细胞外,人体所有细胞都含有完整的基因组,但在特定组织中只有部分基因表达,而不同基因是在不同的时空进行表达的。细胞类型的区别并非所含基因组的不同,而是基因表达差异所致。基因若在不当的时空表达或其产物量的异常都能引起疾病。因此,认识基因表达调控对了解人类生命本质以及疾病发生机制都是十分重要的。在多数细胞中都表达的基因称为持家基因(housekeeping gene),例如核糖体、染色体、细胞骨架的相关蛋白基因。基因表达的调控主要指从转录水平、转录后水平和翻译后水平分别调节基因转录的速率,RNA 的加工,mRNA 的稳定以及蛋白质翻译后的修饰等生物学过程。

(一) 转录水平调控

基因表达可能涉及多种调控机制,然而初始转录水平的调节是最为关键的。基因的转录调控主要是通过顺式作用元件(cis-acting element)和反式作用因子(trans-acting factor)的相互作用而实现的。

1. 顺式作用元件 基因启动子中有一些保守序列能与转录因子特异性结合,调节基因转录,这些元件称为顺式作用元件。其功能的发挥限于基因 5′ 端侧翼序列的所在位置,调节邻近基因的表达。真核细胞中除了启动子中的 TATA 框,CAAT 框外,还有其他一些顺式作用元件,通过 DNA-蛋白质相互作用,特异性地调控基因表达。例如类固醇激素对基因的表达调节是由该基因启动子中的激素反应元件与激素-激素受体复合体的特异性结合决定的。

2. **反式作用因子**　真核细胞中的 RNA 聚合酶本身不能启动转录,必须有许多转录因子特异结合在基因上游的顺式作用元件后才激活 RNA 聚合酶,从转录起始点开始合成 RNA。通常把转录因子称为反式作用因子,"trans" 意味着转录因子转移到它们作用的位置,对应于 "cis"。在已知众多转录因子的结构中都有一些相似的结构域基序,这些基序就是蛋白质与 DNA 顺式作用元件特定序列相结合的部位(图 2-11)。转录因子根据与 DNA 结合的结构域基序分为四种,最常见的是螺旋-转角-螺旋(helix-turn-helix)蛋白,由一个氨基酸短链连接两个 α 螺旋结构构成,其他三种为锌指蛋白(zinc finger)、亮氨酸拉链蛋白(leucine zipper)和螺旋-环-螺旋蛋白(helix-loop-helix)(图 2-12)。转录因子不仅与 DNA 靶序列相互作用,而且它们之间也相互作用,正是这些作用决定了人类发育过程中所必须而复杂的组织特异性基因表达。

3. **染色质重塑**　基因表达大多是在转录起始时受开放染色质控制,染色质中组蛋白的重新定位和释放过程称之为染色质重塑。细胞核中的染色质可以分为无转录活性和有转录活性两种,无转录活性的染色质通常呈高密度,在细胞周期的 S 期晚复制,与组蛋白紧密结合,DNA 甲基化程度高。有

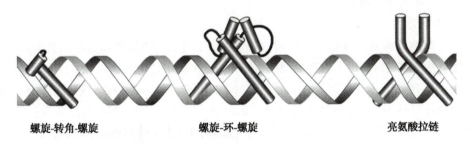

螺旋-转角-螺旋　　　　　　螺旋-环-螺旋　　　　　　亮氨酸拉链

图 2-11　转录因子与 DNA 的结合

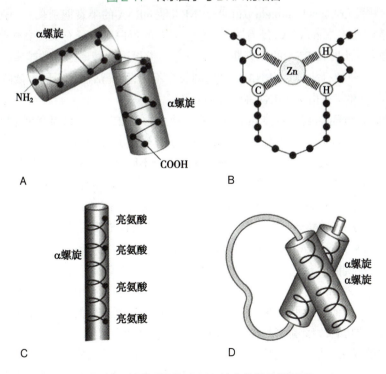

图 2-12　转录因子与 DNA 结合的结构域基序
A. 螺旋-转角-螺旋;B. 锌指;C. 亮氨酸拉链;D. 螺旋-环-螺旋。

转录活性的染色质较松散,在 S 期早复制,与组蛋白结合较弱,组蛋白乙酰化,DNA 甲基化相对少,特别是基因启动子区域。组蛋白乙酰化的程度是影响基因转录的一个重要因素,组蛋白乙酰转移酶将乙酰基加在组蛋白 N 端的赖氨酸上,使 N 端形成一个尾巴,突出在核小体外;由于组蛋白的乙酰化可中和组蛋白的正电荷,从而降低其与带负电荷的 DNA 的亲和力,形成较为开放的染色质结构,更适合基因表达。组蛋白的去乙酰化与基因启动子中 CpG 岛的甲基化相关,抑制基因转录。当甲基化的 CpG 序列与甲基化 CpG 结合蛋白(MeCP2)结合后,可以被转录抑制因子和组蛋白去乙酰酶组成的复合体识别,使染色质呈紧密结构。

(二) 转录后水平调控

1. 剪接调控　哺乳动物所表达的 90% 以上的基因是可以发生可变剪接(alternative splicing),即一种基因可产生多种 mRNA 序列。因此,一个基因转录本的剪接改变可以形成许多异构蛋白,例如组织特异性的异构蛋白,膜结合的和可溶性的异构蛋白等。参与剪接调控的主要调节因子是 RNA 结合蛋白,它们能够识别外显子和内含子中邻近可变剪接位点的 RNA 元件,如 SR 蛋白结合于外显子剪接增强子,hnRNP 的 A 和 B 家族结合于外显子剪接沉默子,还有其他 RNA 结合蛋白能作为剪接调节因子,通过与内含子剪接增强子或沉默子结合而发挥作用。在许多基因中,3' UTR 可能有两个或更多的多聚腺苷酸信号,不同多聚腺苷酸化的转录本表现了组织的特异性,例如降钙素基因(CALC)在甲状腺组织表达为降钙素,是一个与循环钙离子稳定有关的激素;但在下丘脑组织中却表达为降钙素相关肽(CGRP),具有神经调节和营养活性。

2. mRNA 稳定性的调控　基因表达的转录后水平调控以 mRNA 为中心。mRNA 稳定性,即 mRNA 的半衰期的微弱变化可能在短时间内使 mRNA 的丰度发生 1 000 倍甚至更大的变化,因此 mRNA 的稳定性变化会对基因表达产生调控作用。mRNA 稳定性受内外环境多种因素影响,主要包括以下四类:①mRNA 自身的序列元件(5' 端帽结构、5' 端非翻译区、编码区、3' 端非翻译区、poly(A)尾、5' 和 3' 末端的相互作用);②mRNA 结合蛋白 RBP(5' 端帽结合蛋白、编码区结合蛋白、3' 端非翻译区结合蛋白、poly(A)结合蛋白);③mRNA 的翻译产物(自主调控);④核酸酶、病毒等因素。

真核细胞 mRNA 进入细胞质以后,并不立即作为模板进行蛋白质合成,而是与一些蛋白质结合形成核糖核蛋白颗粒(ribonucleoprotein particle,RNP),使 mRNA 的半衰期延长。因此 mRNA 的稳定性除与 5' 端帽结构和 3' 端 poly(A)尾有关外,还与 RNP 的蛋白质组分有关。真核细胞中 mRNA 的平均半衰期通常为 3 小时,mRNA 的半衰期越长,以它为模板进行翻译的次数越多,mRNA 的半衰期控制着翻译活性。不同发育时期,mRNA 半衰期的长短不同,翻译活性也不同。微阵列研究显示,如果 mRNA 丰度改变,50% 是由于 mRNA 的稳定性所致。

3. MicroRNAs(miRNAs)调控　miRNAs 是一种大小约 21~23 个碱基的单链小分子 RNA,是由具有发夹结构的约 70~90 个碱基大小的单链 RNA 前体经过 Dicer 酶加工后生成,属于短链非编码 RNA(参见本章第五节)。人类基因组至少编码 2 500 多个不同序列 miRNAs,调节至少三分之一的编码蛋白基因。在不同组织、不同发育阶段中 miRNA 的水平有显著差异,这种 miRNAs 表达模式具有分化的位相性和时序性(differential spatial and temporal expression patterns);miRNA 主要通过序列互补结合到靶向 mRNA 的 3' 非编码区(3' UTRs),抑制该 mRNA 翻译成蛋白质。每一种 miRNA 可拥有数百种靶向 mRNA,而某种 mRNA 可能是数种 miRNAs 的靶标。

(三) 翻译后水平调控

真核细胞蛋白质翻译的错误概率极低,各类蛋白质的半衰期几乎恒定,结构蛋白的半衰期长,代谢酶类蛋白的半衰期短而不断更新;然而蛋白质翻译后修饰对蛋白质的结合、催化、调节及物理性质等方面都赋予了新的功能,因此翻译后修饰调控尤为重要、复杂和精细。

1. 蛋白质的磷酸化　是指蛋白质激酶催化 ATP 的磷酸基转移到底物蛋白质氨基酸残基上的过程。蛋白质磷酸化是翻译后修饰的重要内容,是调节和控制蛋白质活性和功能的最基本、最普遍和最重要的调控机制。蛋白质磷酸化主要发生在两种氨基酸上,一种是丝氨酸(包括苏氨酸),另一种是酪氨酸。催化这两类氨基酸磷酸化的酶不同,功能也不同。丝氨酸磷酸化的主要作用是变构蛋白质以激活蛋白质(酶)的活性;而酪氨酸磷酸化除了在变构以及激活该蛋白的活性外,更重要的功能是结合蛋白,以促进和其他蛋白质相互作用而形成多蛋白复合体。蛋白复合体再进一步促进蛋白质的磷酸化,使蛋白质信号转导下去,最终导致 DNA 复制、细胞分裂、增殖和生长。

2. 蛋白质的泛素化　泛素(ubiquitin,Ub)是一个由 76 个氨基酸组成的多肽链,通过特异性泛素连接酶 E3 结合于蛋白质的赖氨酸残基,该过程称为蛋白质的泛素化,是蛋白质翻译后修饰调节蛋白质功能的主要方式之一。泛素化的蛋白质可以通过溶酶体介导的自噬,或蛋白酶体介导的泛素化降解;这两种降解途径对维持细胞内蛋白质功能和动态平衡有着重要意义。蛋白质的泛素化修饰是通过 Ub 激活酶 E1、Ub 结合酶 E2 和 Ub 连接酶 E3 的级联反应,其中泛素连接酶 E3 种类繁多,是特异性识别靶蛋白的关键调节因子;此外,细胞内还存在众多去泛素化酶,其活性直接影响细胞内蛋白质的周转率、活性、再生以及定位。

第三节　基因突变及其生物学效应

人类基因组既要保持相对稳定又要有所变化,基因组的 DNA 若一成不变,也就不会有进化,因此,在人类进化过程中基因组发生可遗传的变异即基因组变异(genome variation)。变异产生的性状是进化过程中自然选择的对象,可以说变异是进化的原材料,选择是进化的动力。遗传变异既包括发生在细胞水平上染色体数目及结构的异常,即染色体畸变(chromosome aberration),也包括发生在分子水平上基因组 DNA 序列的变化,即基因组病(genome disease)。如果变异发生在 DNA 编码序列,即基因突变(gene mutation)。突变不仅发生于生殖细胞,也可发生于体细胞。发生于生殖细胞的突变能够传递给后代个体,称为种系突变(germline mutation)。自然界中会发生 DNA 自发突变,但突变率很低,高等生物的自发突变率为 $1 \times 10^{-10} \sim 1 \times 10^{-5}$,即在 10 万~100 亿个配子中可能有一个突变。人类的突变率约为百万分之一,大多数会自发进行 DNA 复制和修复。

一、基因突变类型

常见的突变是单个碱基的替换、缺失或插入。也可出现多个碱基的变化,如大小不同片段的缺失和插入;突变类型如下(图 2-13)。

(一) 点突变

点突变(point mutation)是指一个碱基被另一个碱基所替代,又称碱基替换(substitution);这是最常见的突变。嘧啶之间或嘌呤之间的替换称为转换(transition);嘌呤和嘧啶之间的替换称为颠换(transversion),转换突变多于颠换突变。

正常	AGT	CAG	CAG	CAG	TTT	TTA	CGT	AAC	CCG	… DNA
	Met	Gln	Gln	Gln	Phe	Leu	Arg	Asn	Pro	氨基酸
同义突变	AGT	CAG	CAG	CAG	TTT	TT**G**	CGT	AAC	CCG	… DNA
	Met	Gln	Gln	Gln	Phe	Leu	Arg	Asn	Pro	氨基酸
错义突变	AGT	CAG	CAG	CAG	TTT	T**C**A	CGT	AAC	CCG	… DNA
	Met	Gln	Gln	Gln	Phe	Ser	Arg	Asn	Pro	氨基酸
无义突变	AGT	CAG	CAG	CAG	TTT	T**G**A	CGT	AAC	CCG	… DNA
	Met	Gln	Gln	Gln	Phe	终止	Arg	Asn	Pro	氨基酸
移码突变 (一个碱基缺失)	AGT	CAG	CAG	CAG	TTT	TAC	GTA	ACC	CG	… DNA
	Met	Gln	Gln	Gln	Phe	Tyr	Val	Thr	Arg	氨基酸
动态突变 (三核苷酸重复)	AGT	CAG	CAG	CAG	CAG	CAG	CAG	CAG	CAG	… DNA
	Met	Gln	Gln	Gln	Gln	Gln	Gln	Gln	Gln	氨基酸

图 2-13　突变类型

碱基替换可以发生在基因组 DNA 序列的任何部位。当碱基替换发生在基因外 DNA 序列时,一般不会产生效应;如果发生在基因的调控区域,如转录因子结合的顺式作用元件,可能造成基因表达的改变;如果碱基替换发生在基因的编码序列,导致 mRNA 的密码子改变,对多肽链中氨基酸序列的影响,可能出现不同的突变效应,常见的点突变包括以下几种。

1. 同义突变(same sense mutation)　是指碱基替换后,一个密码子变成另一个密码子,但是所编码的氨基酸没有改变,因此并不影响蛋白质的功能。这是由于遗传密码的兼并性所致,同义突变常发生在密码子的第三个碱基,例如密码子 GCA、GCG、GCC 和 GCU 均编码苯丙氨酸,它们的第三碱基发生突变并不改变所编码的苯丙氨酸。

2. **错义突变(missense mutation)** 是指碱基替换后使 mRNA 的密码子变成编码另一个氨基酸的密码子,改变了氨基酸序列,影响蛋白质的功能。这种突变常发生在密码子的第一或第二碱基。例如 DNA 序列中 TCA 的 T 突变为 G,使 mRNA 的密码子 UCA 变成 GCA,结果是丝氨酸被苯丙氨酸替换,可能使产生的蛋白质无活性或活性降低。

3. **无义突变(nonsense mutation)** 是指碱基替换后,使一个编码氨基酸的密码子变为不编码任何氨基酸的终止密码子(UAG、UAA、UGA),使多肽链的合成提前终止,肽链长度缩短,而成为无活性的多肽片段。例如正常血红蛋白 β 珠蛋白基因的第 145 密码 TAT 突变为 TAA,mRNA 上 UAA 为终止密码子,其结果是翻译提前终止,产生缩短的 β 珠蛋白链而形成了异常血红蛋白 Hb Mckee-Rock。

4. **终止密码突变(terminator codon mutation)** 如果因为碱基替换的发生,而使得 DNA 分子中某一终止密码变成了具有氨基酸编码功能的遗传密码子,此种突变形式即为终止密码突变。与无义突变相反,终止密码突变会使本应终止合成的多肽链,非正常地延长。其结果也必然形成功能异常的蛋白质分子。

(二)移码突变

移码突变(frame shift mutation)是指在 DNA 编码序列中插入或丢失一个或几个碱基,造成插入点或缺失点下游的 DNA 编码框架全部改变,其结果是突变点以后的氨基酸序列都发生改变。例如异常血红蛋白 Hb W,是由于 α 珠蛋白基因的第 138 密码子 TCC 中的 C 缺失,造成该突变点以后的编码全部改变,最终的 α 链从第 138 氨基酸以后的序列不同于正常,而且没有终止于第 141 密码子,而是延长至第 147 密码子。

(三)动态突变

人类基因组中的短串联重复序列,尤其是基因编码序列或侧翼序列的三核苷酸重复,在一代代传递过程中重复次数发生明显增加,从而导致某些遗传病的发生,称为动态突变(dynamic mutation)。例如,Huntington 病是于 *huntingtin* 基因 5′ 端 CAG 重复序列的拷贝数增加所致。在正常人群中 CAG 拷贝数在 9~34 之间,患者拷贝数多在 36~120 之间。动态突变可能的机制是姐妹染色单体的不等交换或重复序列中的断裂错位。

二、基因突变的生物学效应

基因突变可对蛋白质的功能产生不同的影响,主要包括功能丢失、功能获得、新特性获得以及异时表达(heterochronic expression)或异位表达(ectopic expression)四种(图 2-14)。

(一)功能丢失

功能丢失的突变(loss-of-function mutation)是最常见的突变形式。无论是编码区突变,还是调控区突变,多数都会导致蛋白质失去正常功能或表达水平。同时,由于突变蛋白的稳定性较差,往往也使其在细胞内的含量相应下降。

(二)功能获得

在某些情况下,突变也有可能因增强了突变蛋白的活性而改变机体的生化表型,这种现象称为功能加强的突变(gain-of-function mutation)。

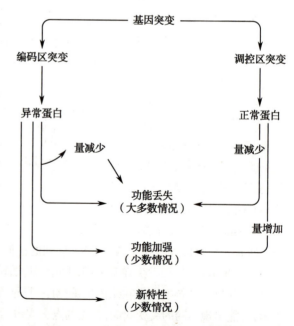

图 2-14　基因突变对蛋白质功能的效应

造成突变蛋白活性增加的主要原因之一是蛋白质结构的改变使蛋白质活性增强;另一个是调节区域突变,使该蛋白质合成数量增加,活性也相应增强。然而,蛋白功能的加强同样可以导致疾病的发生。例如,一种常染色体显性遗传病——von Willebrand 病是由于编码 von Willebrand 因子(von Willebrand factor,vWF)的基因突变造成的。vWF 基因存在多种突变,当突变造成 vWF 活性增强时,它与血小板的结合能力相应增强。当个体因损伤而出血时,带有 vWF 的血小板不能与血管内皮接触和依附而发挥止血的作用。

(三) 新特性获得

新特性突变(novel property mutation)是一种不常见的突变类型。这种突变使蛋白质产生新的特性,并导致疾病的发生。例如一种常染色体隐性遗传病——镰状细胞贫血是由于 β 珠蛋白链基因突变形成异常的血红蛋白 Hb S,它具有相对正常的运氧能力,但却因为在缺氧的情况下产生了相互聚集的新特性,使红细胞变形能力下降,从而易受损并造成溶血性贫血的发生。

(四) 异时表达或异位表达

异时表达是指基因突变导致基因在错误的时间进行表达,异位表达是指基因突变导致基因在错误的地点进行表达。最常见例子是癌症,即在正常细胞中一般不表达或低表达的癌基因发生突变导致上述异常表达,形成恶性肿瘤。又如,某些血红蛋白调控元件的突变造成只在胎儿时期高度正常表达的 γ-珠蛋白基因在成年期继续表达,由此引起遗传性胎儿血红蛋白持续症(参见第九章)。

三、基因突变的诱变因素

根据基因突变发生的原因,可分为自发突变和诱发突变。自发突变(spontaneous mutation)是在自然条件下,没有人为干涉而发生的突变。诱发突变(induced mutation)则是指在人为的干涉下,经过特殊的人工处理所产生的突变。然而,无论是自发突变还是诱发突变,都是一定的内外环境因素作用于遗传物质的结果。凡是能够诱发基因突变的各种内外环境因素均称为诱变剂(mutagen)。按照诱变剂的性质和对遗传物质的作用方式可分为物理因素、化学因素和生物因素三种主要类型。

(一) 物理因素

辐射是诱发基因突变的主要物理因素。紫外线(ultraviolet,UV)辐射是由于波长 280~320nm 的 UVB 容易被 DNA 碱基吸收,使 DNA 链相邻嘧啶残基形成二聚体,当 DNA 复制或 RNA 转录进行到这一区域时,造成碱基互补配对的错误,可能与皮肤癌的发生相关。电离辐射包括电磁辐射(X-射线和 γ-射线)和特殊辐射(α-粒子、β-粒子、原子和中子)。一定强度或剂量的射线或电磁波辐射引发遗传物质内部的化学反应,导致染色体和 DNA 分子多核苷酸链的断裂性损伤,断裂的染色体或 DNA 序列片段发生重排,进而造成染色体结构的畸变。

(二) 化学因素

最常见的化学诱变剂是亚硝酸类化合物,其基本反应是氧化脱氨基作用。当腺嘌呤(A)被脱氨基后即衍生为次黄嘌呤(H);H 将不能与胸腺嘧啶(T)正常配对,而与 C 的互补结合。一些碱基类似物(如 5-溴尿嘧啶)、羟胺类、烷化剂类以及芳香族化合物等都有可能使核苷酸发生配对错误,导致突变的发生。

(三) 生物因素

常见的生物诱变因素有流感病毒、麻疹病毒、风疹病毒、疱疹病毒等,无论是 DNA 病毒还是 RNA 病毒均具有诱发基因突变的作用。细菌和真菌所产生的毒素或代谢产物往往具有强烈的诱变作用。例如,花生、玉米等作物中的黄曲霉菌产生的黄曲霉素,就具有致突变作用,并被认为是肝癌发生的重要诱发因素之一。

四、DNA 损伤的修复

细胞内的 DNA 会受到各种各样的损伤,一部分可归因于细胞外因素,但大部分是由于内源性机制,包括自发性化学水解,细胞内活性氧基团攻击嘌呤和嘧啶环以及复制与重组错误等。DNA 修复(DNA repairing)指生物体可能使损伤的 DNA 得以复原,以维持正常的功能,这种能力对于维持生物体的稳定和生存具有重要意义。常见的 DNA 损伤修复包括以下几种方式。

1. 直接修复　光复活作用(photoreactivation)是 DNA 损伤直接修复的一个例子,它能直接逆转紫外线辐射造成的嘧啶二聚体。在这一过程中,DNA 光解酶从光线中捕获能量并将其用于断开嘧啶二聚体之间的共价键,这样使受损碱基直接被修复。直接修复的另一个例子是通过 O^6 甲基鸟嘌呤 DNA 甲基转移酶除去不恰当的甲基化鸟嘌呤上的甲基,从而直接逆转 DNA 的损伤。

2. 碱基切除修复(base excision repair)　清除 DNA 受损碱基最普遍的方法就是通过修复系统将受损的碱基切除并替换为正确的碱基。在碱基切除修复过程中,一种糖基化酶(glycosylase)识别并通过水解糖苷键除去受损的碱基;随后核酸内切酶把产生的脱碱基戊糖从 DNA 骨架上去除。受损核苷酸从骨架上完全去除后,DNA 聚合酶和 DNA 连接酶用未受损的 DNA 链作为模板,根据碱基互补配对修复受损的链(图 2-15)。目前已知人体内至少有 8 种不同 DNA 糖基化酶,每种酶负责识别和除去特定种类的碱基损伤。

3. 核苷酸切除修复(nucleotide excision repair)　不像碱基切除修复酶(即糖基化酶)那样区分不同的损伤,而是识别双螺旋结构上的扭曲,如胸腺嘧啶二聚体或碱基上存在大的化学加合物时造成的扭曲结构。这种扭曲结构在蛋白复合体的作用下,使含有损伤的一段单链序列被切除,产生的单链缺口处在 DNA 聚合酶的作用下,以未受损的链为模板进行修复,从而恢复正确的核苷酸序列(图 2-16)。

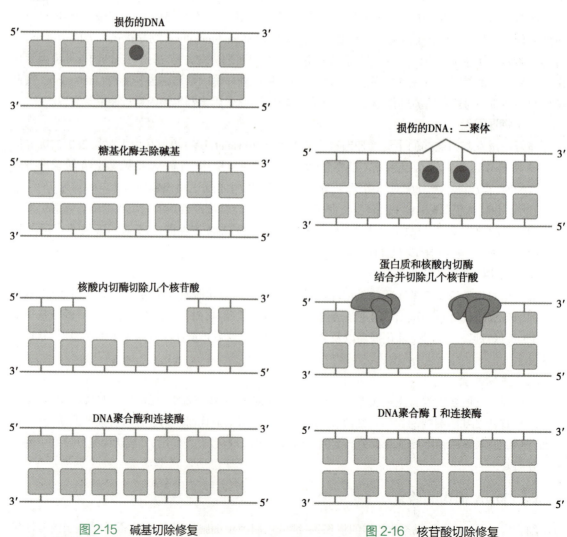

图 2-15　碱基切除修复　　　　　图 2-16　核苷酸切除修复

4. 重组修复（recombination repair）　这是一种修复 DNA 双链断裂的方式，又称复制后修复。损伤的 DNA 链复制时，产生的 DNA 子链在受损部位会出现缺口，这时同源染色体上正常的母链 DNA 与有缺口的母链 DNA 进行重组交换，两条子链形成双链，有缺口的子链以正常子链为模板进行缺口填补；两条母链形成的双链 DNA 可以通过其他方式修复，或不经过修复而继续存在，随着 DNA 的多次复制，损伤的 DNA 所占比例逐渐降低。

5. 错配修复（mismatch repair）　能纠正 DNA 复制错误所引起的错配的碱基对；这个修复系统也能识别插入/缺失环，即当某序列存在于其中一条链，而不存在互补链时，会以环状结构出现；修复系统会偏向选择新合成链进行校对修复。

综上，除直接修复外，所有这些系统均需要核酸外切酶及内切酶、解旋酶、聚合酶以及连接酶，它们通常以具有共同组件的多蛋白复合体形式发挥作用。DNA 损伤修复系统的缺陷与多种人类疾病相关，例如核苷酸切除修复系统的缺陷就是一种常染色体隐性遗传病——着色性干皮病的发病原因。

第四节　人类基因组学

"基因组"（genome）一词是德国科学家温克勒（H.Winkler）在 1920 年最早提出，即"基因"和"染色体"的混合体，基因组表示的是一组完整的染色体和基因。之后的数十年间，人类对于基因的认识逐渐深化，1944 年 Avery 证明了 DNA 是遗传物质，1953 年 Watson 和 Crick 发现了 DNA 的双螺旋结构。紧接着，科学家们开始试图破译人类全部遗传信息。1986 年，美国遗传学家 T. H. Roderick 正式提出了基因组学（genomics）的概念。人类基因组学（human genomics）是研究人类基因组组成，基因组内各基因的精确结构、相互作用关系以及表达调控的科学。人类基因组计划（Human Genome Project，HGP）是一项规模宏大，跨国跨学科的科学探索工程，与原子弹计划、阿波罗登月计划并称为三大科学计划，也被称为生命科学界的"登月计划"。中国、美国、英国、日本、法国、印度等国家联合参与了这一项具有历史意义的跨国合作计划。人类基因组计划于 1990 年 10 月 1 日启动，2001 年 2 月 12 日首次公布"人类基因组图谱"；2003 年 4 月 15 日，国际人类基因组组织正式宣布人类基因组计划全部完成。至此人类对基因组的研究进入了新的时代，很多延伸的基因组计划也开展起来，本章将对人类基因组计划以及其他生命科学的研究计划展开介绍。

一、人类基因组计划（HGP）

人类基因组计划旨在测定人类基因组 DNA 中长达 32 亿个碱基对的序列，从而绘制出人类基因组图谱。这项计划最早是由美国科学家于 1986 年提出。1990 年 10 月 1 日，美国国家卫生研究院和能源部宣布，人类基因组计划正式启动。随后，该计划的规模进一步扩大，英国、日本、法国、德国、中国等国家先后加入，形成了国际基因组测序联盟。为了协调各国基因组计划的实施，由国际科学家小组牵头的人类基因组组织（Human Genome Organization，HUGO）也于 1988 年成立，人类基因组计划逐步成为一项跨国合作的科学探索计划，这一计划被称为生命科学界的"登月计划"。HGP 是人类历史上首次由世界各国科学家紧密合作、不同的学术派别共同发展的全球性科学共同体。

人类基因组计划由美国能源部和国家卫生研究院投资，最初的计划是在 15 年内投入至少 30 亿美元，进行人类全基因组的分析，破译全部遗传信息。同时计划还将完成一些模式生物的基因组的测定以用于辅助医学研究，例如果蝇、大肠埃希菌、酵母菌、线虫、小鼠等五种生物的基因组序列。此外，大约 5% 的预算被用于研究新知识的伦理和社会影响。2000 年 6 月 26 日，时任美国总统克林顿宣布，人类基因组草图绘制完成。这 32 亿个碱基对的 DNA 序列最终达到草图要求，测序所用的克隆能够代表常染色体的基因组结构，序列错误率低于万分之一，95% 常染色质区域被测序，每个 Gap 小于 150kb。2001 年 2 月，国际人类基因组计划团队和美国某公司分别在《自然》和《科学》杂志上公布了人类基因组精细图谱。本次公布的人类基因组图谱是在一年前公布的草图基础上，经过归纳整理、分类排列之后绘制的,其中包含基因的数目、分布特点等分析结果,这也被认为是人类基因组计划的一个里程碑。这张工作草图覆盖了人类基因组的97%,其中至少92%的序列准确无误。2003年,美国科学家宣布人类基因组序列图绘制成功,这也标志着人类基因组计划的所有目标得以实现。

通过该计划,科学家们对人类基因组有了全新的认识,发现了人类基因组的以下特征:①人类基因组中包含20 000~25 000个编码蛋白质的基因,仅相当于低等生物线虫和果蝇基因数的两倍左右。但是基因还存在可变剪切,这使得基因的编码产物变复杂。②许多特征在基因组上分布不均:基因、转座子、GC含量、CpG岛和重组率等。③人类基因组所编码的蛋白质组要远比无脊椎动物复杂,与脊椎动物特性相关的蛋白质结构域和基本结构模块占了总量的7%左右。④大部分转座子活性明显下降,但是长散在核元件(LINE1)和ALU单元件却成为优势家族。⑤在染色体末端重组率较高,着丝粒附近则相反,重组率在不同性别之间有差别。⑥鉴定出了超过1 400 000个单核苷酸多态性位点。⑦科学家还发现与蛋白质合成有关的基因约占整个基因组的2%。这些知识的更新,推动了人们对于基因组的认知,也促使科学家们更进一步去解析基因组的奥秘。

人类基因组计划的完成,无疑是人类科学史上的又一次重大突破,对医疗卫生行业和生物行业产生了一次变革。通过对基因组的测序,发现了许多单基因遗传病的致病基因,并能够进一步研究其致病机制。对于多基因疾病如心血管疾病、肿瘤等,也探索和发现了潜在的治疗靶点,不少靶向药物被研发出来并逐步应用于临床,进一步实现了基因诊断和基因治疗的发展。同时,随着人类基因组计划的完成,测序技术也有了飞跃式的发展,高通量测序技术使得测量一个人的基因组的时间和成本得到了巨大的降低。近年来,第三代、第四代测序技术也开始走上历史舞台,在疾病诊断、基因识别与分析等方面展开应用。

中国在人类基因组计划中起到了至关重要的作用。我国作为世界人口数量第一的大国,其丰富的人口资源和人口结构的多样性为人类基因组计划提供了宝贵的样本。1993年12月,国家自然科学基金委批准了"中华民族基因中若干位点基因结构研究"的重大项目,这也标志着中国人类基因组计划(CHGP)的正式启动。在1997年的"重大疾病相关基因的定位、克隆、结构与功能研究"项目启动后,次年我国分别在上海和北京成立了国家人类基因组南、北两个中心。1998年8月,中国科学院遗传研究所人类基因组中心在北京揭牌成立。1999年9月,由三人中心联合组成的中国基因组研究团队正式加入国际人类基因组计划,中国成为参与HGP的唯一发展中国家。在人类基因组计划中,我国承担了人类3号染色体短臂上约3 000万碱基对的测序任务,这1%的测序任务也被称为国际人类基因组计划中的"中国部分",体现了我国为世界基因组学发展作出的卓越贡献,也标志着中国科学家开始在国际基因组学研究项目中占据一席之地。

虽然人类基因组计划取得了重大的成果,但仍然存在很多的未知问题等待解析。随着技术和知识的革新,与人类基因组相关的多种计划正在逐步进行中。人类基因组计划现在已被人类变异组计划(The Human Variome Project)所取代,该计划旨在揭示全世界人类DNA序列的巨大变异,并将数据进行开放共享。此外,随着全外显子组测序(whole exon sequencing,WES)和全基因组测序(whole genome sequencing,WGS)的发展和在人群研究中的普及,英国的100 000 Genomes等计划以及其他地方的基因组研究项目都仍在进行中。下文将对后基因组计划时代的其他研究计划展开介绍。

二、人类基因组单倍型图谱(HapMap计划)

尽管人类基因组计划较好地完成了对全人类基因组的测序,但对于基因组学的研究和探讨才刚刚起步。作为遗传物质的DNA,不仅决定了不同物种之间的差异性,同时也决定了同一物种不同个体之间的变异。人类基因组拥有32亿对碱基,既往的研究表明,其中大约99.9%的DNA序列都是相同的,而正是剩下这0.1%左右DNA序列的差异,导致了人类不同个体之间遗传性状的多态性。换言之,若想研究个体性状的差异性,就要将目光投向基因组水平上的单核苷酸多态性(single nucleotide polymorphism,SNP)。单核苷酸多态性指在DNA水平上由单个核苷酸碱基的变异导致的基因序列多态性,是基因多态性当中最常见的一种可遗传变异,广泛存在于人类基因组中。

　　为了测定不同人群当中 SNP 发生的频率以及识别不同单倍型,并且将这些数据免费加以公开,人类基因组单体型图计划(The International HapMap project)应运而生。2002 年 10 月 29 日,来自中国、美国、加拿大、日本、尼日利亚、英国六个国家的代表们在华盛顿召开了国际人类基因组单体型图计划的第一次会议,这也标志着 HapMap 计划的正式启动。会议决定由中国、日本提供亚裔样本,尼日利亚提供非裔样本,美国提供欧裔样本。HapMap 计划对这些来自东亚、西非和欧洲的 270 个样本进行了大规模基因分型鉴定,构建出单体型图。2005 年通过这项研究,发现了超过 300 万个 SNP,在此基础上,全基因组关联分析(Genome-wide association study,GWAS)得以诞生。GWAS 分析通常是利用 SNP 为遗传标记,进行全基因组水平的对照分析,根据 SNP 位点的等位基因频率与疾病之间的连锁关系,运用统计分析方法筛选出与疾病相关的 SNP 位点,进一步确定与疾病相关联的基因。2005 年,Science 杂志报道了年龄相关性黄斑变性的 GWAS 研究,这也是世界上第一篇 GWAS 研究。由于 GWAS 研究方便快捷而又具有高精准度,非常适用于对高等真核生物的大基因组进行研究,它迅速成为科学家关注的研究方法。目前,全世界范围内已开展了 4 000 多项 GWAS 研究,发现了超过 10 万个与各种疾病(如冠心病、高血压、恶性肿瘤、2 型糖尿病、精神分裂症等)以及重要生理性状关联的基因位点。

　　HapMap 计划同样是一个跨国合作的科学计划,我国科学家为此作出了不可忽视的贡献。中国仍由此前参与完成国际 HGP 的三大中心(华大基因中心、国家人类基因组南方研究中心、国家人类基因组北方研究中心)牵头联合海峡两岸暨香港、澳门科学家组成中国团队,承担 3 号、21 号和 8 号染色体短臂的单体型图构建工作,约占总计划的 10%。

三、人类 DNA 元件百科全书计划(ENCODE 计划)

　　科学家在人类基因组计划中发现仅占人类基因组 2% 的核苷酸序列编码蛋白质不足以完整地解释高等生物复杂的生命活动。于是,2003 年在美国国家人类基因组研究所(NHGRI)和欧洲生物信息研究所(EMBL)的牵头下,投资近 3 亿美元,DNA 元件百科全书(The Encyclopedia of DNA Elements,ENCODE)计划正式启动,旨在识别人类基因组的所有功能元件,其中一个主要目标就是分析人类基因组中 98.5% 的非编码序列的功能。这张人类基因组元件的图谱中包括基因、与基因调控相关的生化区域以及转录本亚型等内容。其中作为候选的顺式调控元件的位点可能会在基因表达调控方面发挥作用。来自美国、中国、英国、日本、西班牙、新加坡等国家的 440 余名科学家参与了这项计划。

　　该计划主要分为三个阶段:试点阶段对 1% 人类基因组进行研究,选择寻找具有功能元件区域的最优方案,然后推广运用于全基因组研究。2007 年,科学家们开始了第二轮技术开发阶段,通过引入基于高通量测序的技术如染色质免疫沉淀测序技术(ChIP-seq)和 RNA 测序技术(RNA-seq)等,对 147 种不同类型细胞开展了实验,发现至少 80.4% 的人类基因组具有生物学活性。这些功能元件在物理上相互关联,并进一步形成网络或三维构象影响基因表达。第三阶段是从 2012 年开始,到 2017 年初步完成,主要是以人和小鼠为研究对象,扩展了对细胞和组织库中 RNA 转录、染色质结构和修饰、DNA 甲基化、染色质环化以及转录因子和 RNA 结合蛋白的分析,鉴定出数万个蛋白质编码基因和非编码基因,并且注释出了人类基因组中的 90 万个以及小鼠基因组中的 30 万个调控元件信息。在 ENCODE 计划的早期阶段,进行的主要是针对人类细胞系的分析,但随着技术的发展,至 ENCODE 第三阶段结束时,实验已经扩展到动物细胞系,共进行了 9 000 多次覆盖 1 000 多种疾病的大规模高通量实验。

　　ENCODE 这一宏大的 DNA 元件百科全书计划将为人类基因组的研究开启新纪元,其成功完成对生物医药等多个领域产生了重要的影响。

　　1. 为基因组研究提供了强大的数据库　ENCODE 计划针对基因组的各种调控元件开展了广泛

的研究,主要包括:①研究 DNA 甲基化和组蛋白修饰等表观遗传学因素对 DNA 转录成 RNA 的影响,提供了大量 RRBS 数据和组蛋白修饰相关的 ChIP-seq 数据;②研究染色质在空间的相互作用,获得了一批 ChIA-PET 等数据;③研究转录因子对基因表达的调控功能,获得了多种细胞里多种关键转录因子的 ChIP-seq 数据;④分析了 DNase Ⅰ超敏感位点,获得了多种细胞的 DNase-seq 数据;⑤对多种不同组织来源的细胞系进行 RNA 测序,获得了多种细胞系的 RNA-seq 数据。该计划提供的相关信息远远超出了人类基因组计划提供的 DNA 序列信息。

2. 更新了人们对于基因表达控制的认知　ENCODE 计划在基因组调控层面,提出很多新的观点,识别出许多调控元件。例如 DNase Ⅰ超敏感位点(DHS)和转录因子在基因组上的结合位点。ENCODE 计划公布的信息显示,每个细胞有 20 多万个 DHS,远远超过基因组中启动子数量,而且在不同类型细胞所含的 DHS 存在非常大的差异,这提示了基因组调控的复杂性和多样性。

3. 发现了大量非编码 RNA　以往的知识认为人类基因组的大部分 DNA 序列不编码蛋白质,仅有 2% 的序列是编码蛋白质,其余的都是垃圾 DNA。但是 ENCODE 计划的研究结果显示,基因组超过 80% 的序列是可以被转录的,而且大部分被转录出来的都是非编码 RNA。这些非编码 RNA 大多数通过与蛋白质和 RNA 分子结合,调节编码蛋白的基因的功能和表达水平。ENCODE 计划绘制了详细的非编码 RNA 序列的目录,这些研究意味着在今后的研究中,除了编码基因参与疾病的发生,很多非编码区域也可能潜在调控关键编码基因,因而在疾病发生发展过程中也发挥非常重要的作用。例如,在解释全基因组关联研究(GWAS)结果时,需要考虑非编码区域,那些只是聚焦于编码区序列的研究有可能漏掉了重要部位,从而难以识别出真正的致病变异。

4. 提供了一系列算法和数据阅读平台　人类基因组计划、ENCODE 计划产生了前所未有的海量数据,对这些高通量数据的分析是一个重大的难题,也产生了各种计算和数据分析的挑战,这也是驱动基因组学中计算方法发展的主要动力。ENCODE 数据多而复杂,对于不同来源的数据,其方法不尽相同,因此也促进了和基因组调控元件相关的多种高通量数据分析的发展。

四、人类表观基因组计划(HEP)

表观遗传学是遗传学中的一个重要分支。与传统的 DNA 序列遗传信息不同,表观遗传指的是由非 DNA 变异引起基因表达水平以及个体表型改变的一种遗传方式。常见的表观遗传修饰有:DNA 的甲基化(DNA methylation)、基因组印记(genomic imprinting)、母体效应(maternal effects)、X 染色体失活(X chromosome inactivation)、基因沉默(gene silencing)、核仁显性(nucleolar dominance)和 RNA 编辑(RNA editing)等。这些表观遗传修饰并不改变 DNA 序列,但却能影响基因的表达水平,进而引起可遗传的变异。其中 DNA 甲基化则是最为常见的一种表观遗传方式。

甲基化是唯一可以在外源影响下改变基因组功能的基因组参数。因此,甲基化就成为遗传学、疾病和环境之间的主要桥梁以及亟待证实的联系手段,人们普遍认为甲基化在几乎所有疾病的病因学中都起着决定性作用。甲基化发生在 CpG 序列的胞嘧啶碱基上,并参与控制基因的正确表达。而差异甲基化的胞嘧啶能够产生针对组织类型和疾病状态的不同模式。这种甲基化可变位置(Methylation variable position,MVP)是常见的表观遗传标记,指的是不同组织类型或疾病状态下,甲基化胞嘧啶在基因组 DNA 序列中的分布和发生频率。MVP 能够反映基因活性、组织类型和疾病状态,在表观基因组水平上对 DNA 甲基化进行精确定量分析,是揭示基因组动态状态的有用的表观遗传标记。与单核苷酸多态性(SNP)类似,认识 MVP 并在基因组水平绘制其图谱有望显著提高对人类疾病的认识和诊断能力。

2003 年 10 月,欧洲人类表观基因组协会(Human Epigenome Consortium,HEC)宣布启动由英、法、德三国参与实施的、为期五年的"人类表观基因组计划(Human Epigenome Project,HEP)"。人类表观基因组计划(HEP)旨在识别、分类和解释人类主要组织中全部基因的全基因组 DNA 甲基化模式,研究内容是利用 5 年时间在基因组水平绘制人类基因组甲基化可变位点图谱。HEP 完成了对大约 200

个正常人体组织样本中 6、13、20 和 22 号染色体中所有基因(不包括非编码区)甲基化图谱的绘制工作。对 DNA 甲基化的认识和研究为肿瘤、心血管疾病、精神分裂症以及其他多基因病的致病机制研究提供了新思路,同时也为靶向药物研发奠定了基础。

这项始于欧洲的计划掀起了世界各国对于表观遗传学的研究热潮。为了深入研究表观基因组,国际上在 HEP 之后还成立了一系列和表观研究相关的合作研究组织,并开展了一系列相关的基因组计划。2004 年,由欧洲 6 个国家 25 个研究所组成了“表观基因组学”先进研究网络。这一研究网络计划用 5 年时间,建立欧洲科研合作平台。2006 年,中国、日本、韩国、新加坡的研究人员召开了第一届亚洲表观遗传学联盟(Asian Epigenome Alliance)年会,成为亚洲表观遗传学研究发展的重要交流和合作平台。2007 年,美国国立卫生研究院(NIH)也启动了表观基因组学研究计划(Roadmap Epigenomics Project),宣布在之后的 5 年里投资 1.9 亿美元,加速生物医学研究新兴领域表观遗传学研究。2010 年,国际人类表观遗传学合作组织成立,该组织计划在第一阶段的 10 年内标记出 1 000 个参考表观基因组。2011 年 10 月,欧盟委员会(European Commission)卫生研究部门投资 3 000 万欧元启动了项目名为“蓝图”(BLUEPRINT)的研究计划,用来研究表观基因影响健康及疾病的机制。2015 年,*Nature* 杂志发布了涉及 100 多种人类细胞和组织的第一张表观基因组图谱。目前,表观基因组学领域仍然是研究的热点。

五、环境基因组学计划(EGP)

1997 年 10 月,美国国立环境卫生科学研究所(NIEHS)提出了环境基因组学计划(Environmental Genome Project,EGP)的概念。1998 年 4 月,NIEHS 投资 6 000 万美元,正式启动了 EGP 计划,预期是在 2004 年之前完成对与环境相关疾病的遗传易感性的研究,并且寻找对环境变化敏感的基因。根本目的则是在认识某些环境相关基因变异信息的基础上,改善和促进人类健康。

环境暴露的遗传易感性是 EGP 的研究主题之一。遗传易感性是指不同个体由于遗传结构不同,在外界环境影响的条件下呈现出易患多基因病的倾向。EGP 通过来自对不同年龄、性别、种族的 10 个群体的 1 000 个个体样本进行研究,探讨个体对环境因素的易感性有何不同,以及这种易感性是否随时间、暴露程度而变化,并筛选出敏感人群。单核苷酸多态性(SNP)被认为是人们对各种药物或环境毒物反应不同的核心原因,EGP 通过对 SNP 的研究鉴定出环境相关疾病易感基因的等位片段多态性,揭示出引起环境暴露下致病危险性差异的遗传学因素。进而通过人群流行病学调查,准确预测出导致疾病的不良环境因素,并通过制定一系列政策加以干预、防治疾病。

环境基因组学计划是后基因组计划的组成部分之一,也在人类基因组计划的基础上进行了延续和发展。EGP 得到了一批和环境相关的基因多态性位点,并将这些信息建立为数据库,这些位点信息的获悉可以帮助人们对疾病进行早期预防。疾病与环境因素的关系是复杂的,对于很多遗传疾病,其环境暴露的遗传易感性仍未得到明确揭示,亟待科学家们进一步探索。

六、癌症基因组学(TCGA)

作为危害人类健康的主要疾病之一,癌症一直受到全世界的广泛关注,也是生物、医药等行业的研究热点。目前广泛认为癌症的发生是由正常细胞的致癌突变驱动的。但由于这种突变复杂且难以预测,且肿瘤具有异质性,因此攻克癌症仍是一大难题,人类对癌症的认识依然有很长的路要走。

2005 年 12 月,美国国立卫生研究院斥资 1 亿美元,启动了癌症基因组图谱(The Cancer Genome Atlas,TCGA)计划,最初预计在三年内完成对肺鳞状细胞癌、卵巢癌、脑胶质瘤三种癌症的基因组图谱研究,旨在精确绘制出 10 000 个肿瘤基因组的图谱。癌症基因组图谱计划同样是后基因组计划的一部分,TCGA 的目标是通过对多种肿瘤中多个病人的肿瘤组织和正常组织进行基因组测序,在全基因组范围绘制癌症基因组图谱。它涉及的领域非常广泛,不仅包括癌症基因组的测序,还包括转录组、甲基化等表观组学测序以及最终的整合分析等。

NOTES

经过多年的发展，TCGA 已经成为国际肿瘤基因组协作组（ICGC）研究计划中最大的组成部分，完成了 33 种不同癌症类型的数据，总数据量达到 2.5PB。在 2015 年初，TCGA 最终宣告完成。这项计划的完成，从分子层面揭示了不同组织来源的肿瘤所具有的生物学相似性以及肿瘤细胞的异质性，得到了丰富的基因组学数据，这些数据促进了计算生物学的发展，从客观上推进了包括基因组测序在内的不少生物学技术的进步。更重要的是，科学家们将这些组学数据应用于临床，从而对癌症进行更为精确的分期、预后预测，提供药物靶点，为人类攻克癌症迈出了坚实的一步。

七、三维基因组计划

染色质结构和功能之间的密切关系促进人们研究染色质结构的形成机制和生物学功能。真核生物的基因组都是在细胞核的三维空间中发挥功能。人类 DNA 序列连接起来的线性长度大约为 3m，但细胞核半径仅约 $3.5\mu m$。如何将超长的染色质存放在非常小的细胞核中是一个非常有趣的问题。在进行了人类基因组计划、ENCODE 计划等计划后，人们获得了线性的基因组序列信息和相关的注释。然而在细胞核内部，DNA 以三维立体的形式形成高度复杂的结构，离散的调控元件并不能有效地解释很多基因的调控结果和机制，正确的基因表达需要染色体折叠成复杂的三维结构，形成连接基因与增强子的染色质环、更大的染色体结构域和细胞核隔室。

在线性基因组测序过程中，我们发现很多没法解释的现象，可能是和基因组的空间构象使得调控变得复杂相关的。例如，有很多的疾病相关的多态性位点处于不重要的区域，但是它们可能在三维结构中，由于空间构象中通过折叠和交错使得它们影响了线性距离非常远但空间距离非常靠近的基因。因此，如果要全面解析细胞的内部调控，科学家们需要将基因组的研究扩展到三维结构的基因组信息解读中。

人类基因组测序已经完成十多年了，但是基因组信息是如何指导空间和时间上的基因表达，目前还处于非常初级的阶段。这一知识不仅对理解人类的发育机制至关重要，也是研究人群中表型变异和许多人类疾病病因的关键。全面绘制染色质的相互作用图谱，并了解基因组三维图景是如何约束和促成这种作用的，将可能揭示细胞如何存储、阅读和编译遗传信息等问题。因此为了进一步解密基因遗传和调控的机制，2014 年美国国立卫生院提出了一个新的基因组计划叫做三维核小体计划（3DN）旨在探究细胞核结构和基因三维调控方式。预期项目指南内容包括：可探测细胞核结构和在正常与病理条件下调节基因表达的新一代工具；细胞分裂间期细胞核结构的参考图谱；可以解释基因组结构与功能关系的预测模型；通过细胞核结构的实验修饰进行模型确认。计划的实施将更新人们对于基因转录调控的认知。

八、人类表型组计划

随着人类基因组计划的顺利完成，对于人类表型组的研究成为重要方向。与基因组相比，表型是基因和环境共同作用的结果，对于人类表型组的研究能够揭示基因与表型之间的关联、导致健康与疾病的规律，全面解读健康"密码"。因此，人类表型组计划（Human Phenome Project）在国际范围内广泛开展起来。"英国生物样本库研究计划"（UK biobank）最早于 1999 年被提出，这项计划在英国全国范围内的 40~69 岁人群中收集了 50 万志愿者的 DNA 样本，旨在探究某些特定基因、生活方式以及环境暴露与多发疾病之间的复杂关联。2012 年，美国国家生物技术信息中心（NCBI）推动建设 ClinVar 公共数据库，这是一个与疾病相关的人类基因组变异数据库，主要进行人类遗传变异与表型关系的研究。2015 年 1 月，美国在总结人类基因组计划成果的同时，又提出了"精准医学计划"（Precision Medicine Initiative），目的在于建立国家队列、招募 100 万人进行研究并建立健康数据库。2019 年，由莫道克大学牵头成立的澳大利亚国家表型组中心（Australian National Phenome Centre，ANPC）旨在探索人类代谢健康中基因、环境和生活方式之间的相互作用，对癌症、糖尿病、孤独症等常见疾病中的代谢相关表型进行了测量和研究。2020 年，在欧洲分子生物学实验室、德国癌症研究中心等机构的牵头下,德国人类基因—表型档案(German Human Genome-Phenome Archive)也正式启动。如今,表型组研究已经成为世界范围内的研究热点,除了上述国家之外,日本、冰岛、卢森堡、芬兰、法国、加拿大、瑞典、荷兰等国也开展了基于国内大型人群队列的表型组研究项目。以谷歌为首的国际企业也投身于此,开展了一系列表型组研究计划。

中国由 56 个民族组成,人类遗传资源的丰富性和多样性不言而喻,因此我国基于大型人群队列的表型组研究更具有代表性和战略意义。我国在人类表型组领域的研究起步较早,在 20 世纪 80 年代就已启动了相关研究。2015 年,在科技部基础性工作专项的支持下,全球首个大规模人类表型组研究项目——“中国各民族体质人类表型特征调查”正式启动。同年,在以“国际人类表型组学研究”为主题的香山科学会议上,来自国内外各个学科领域的专家学者经过讨论达成了共识,一致建议揭开人类表型组计划的帷幕。2016 年,经国务院批准,“国际人类表型组计划”被列入需布局的重大科学基础工程。2018 年 10 月,人类表型组计划国际协作组(IHPC)和中国人类表型组研究协作组(HPCC)正式成立,这也标志着由中国科学家牵头的人类表型组国际研究计划进入了新的发展时期。

第五节　基因组学研究

一、结构基因组学

结构基因组学研究的是基因组的组织结构、基因组成及基因定位等结构信息,目标是进行全基因组的测序。结构基因组学的概念是伴随着基因组测序技术的不断进步而产生的。在人类基因组计划进行之初,对基因组的测序主要是通过作图来进行的。近年来,随着测序技术的不断进步,又出现了二代测序、三代测序以及最新的四代测序技术等。发展至今三十多年时间,测序技术已取得了相当大的发展,从第一代到第四代,测序读长从长到短,再从短到长。虽然就当前形势看来第二代“边合成,边测序”测序技术在全球测序市场上仍然占有着绝对的优势位置,但三代、四代测序技术也正在迅速发展当中。

随着人类基因组计划的完成,我们已经进入了后基因组时代,传统的第一代测序技术已经不能适应大规模基因组测序的需求,这促使了新一代测序技术的产生。

(一)人类基因组计划的策略

1977 年,美国科学家 Frederick Sanger 及其同事发明了最早的 DNA 测序技术,即 Sanger 测序法,又称双脱氧链终止法。该方法以待测 DNA 为模板,加入四种 dNTP,从而复制出大量 DNA 片段。接着用一种“终止核苷酸”ddNTP,由于 ddNTP 缺乏 3′-OH 基团,因此无法继续复制,实现链终止,最终就可以测定碱基位置,获得待测序列的碱基顺序。到目前为止,Sanger 测序依然是基因组测序的“金标准”,具有读长长、用时短、准确性高的优点。

人类基因组计划在进行人类全基因组的 DNA 测序时主要是基于第一代测序的原理。人类基因组计划的目的是测定人类全基因组的 DNA 序列,并绘制基因组图谱。由于人类染色体中的基因组无比庞大,片段数丰富、结构复杂且存在大量重复序列,因此无法直接对染色体进行测序。人类基因组计划采用“作图”(mapping)的方式,将庞大的基因组先按一定条件“碎片化”,再将其拼接成一张完整的“拼图”。常见的作图方式分为两种,即遗传图谱和物理图谱。

1. 遗传图谱(genetic map)　又称连锁图谱(linkage map),是指采用遗传学分析方法绘制出基因组中基因以及专一的多态性标记之间相对位置的图谱。在遗传作图中,将具有遗传多态性的遗传标记作为“路标”(landmarker),标记之间的重组率作为“图距”,确定不同的基因或遗传标记之间的相对位置。图距的单位为厘摩(cM),每单位厘摩表示每次减数分裂的重组率为 1%,图距越大则表示两者之间相对距离越远。与基因在染色体上的特定物理位置相区别,图距是基因或遗传标记在遗传图谱中的相对距离,表示遗传中的关系紧密度和连锁程度。

遗传图谱常用的多态性标记也经历了变革和发展。在 20 世纪 80 年代中期,最早应用的标志是限制性酶切片段长度多态性(restriction fragment length polymorphism,RFLP)。此类标志的数量较少,多态性信息也较低。20 世纪 80 年代后期发展的短串联重复序列(short tandem repeat,STR)又称微卫星(microsatellite,MS)标志,主要是二核苷酸重复序列如(CA)$_n$,其染色体分布和信息含量明显优于 RFLP,成为遗传连锁分析极其有用的标志。1996 年,法国和美国科学家共同发表了由 5 264 个 MS 标志组成的、分辨率高达 0.6cM 的遗传图谱,提前和超额完成了原定的分辨率为 2~5cM 的遗传作图计划。同时,MS 也成为物理图谱上的标志,从而促进了遗传图谱与物理图谱的整合。同年,第三代多态性标志,即 SNP 标志被大量鉴定,其意义已超出了遗传作图的范围,而成为研究基因组多样性和识别、定位疾病相关基因的一种重要手段。

2. 物理图谱(physical map)　由于遗传图谱的分辨率较低,需要进一步测定基因或标记间的物理距离,故需要绘制物理图谱,又称限制性核酸内切酶图谱。物理图谱通常是利用限制性核酸内切酶将染色体切成片段,再根据重叠序列确定片段间连接顺序,以及遗传标志之间物理距离的图谱。物理距离以碱基对的个数表示,单位有:碱基对(bp)、千碱基(kb)、兆碱基(Mb)等。限制性内切酶法在物理作图中非常常用,但仅适用于分子量较小的 DNA 分子。此外,构建物理图谱的方法还包括荧光原位杂交(fluorescent in situ hybridization)法、序列标签位点(sequence tagged site,STS)法等。荧光原位杂交法可直接显示标记序列在染色体或伸展 DNA 分子上的位置,但在使用中期染色体只能进行低分辨率作图,操作较为烦琐。序列标签位点法是一种精确度较高的物理作图方法。STS 又称为序列靶位点,是指一段长度较短的、已知核苷酸序列的 DNA 片段,通常是染色体定位明确,且可用 PCR 扩增的单拷贝序列。利用这一已知 STS 序列作为探针,与 DNA 杂交,即可较为精准地绘制出物理图谱。

在成功构建出遗传图谱和物理图谱后,就完成了将难以处理的人类染色体进行"碎片化"分析的工作,使大规模测序具备了可能性。接下来,测序就成了人类基因组计划的重中之重。关于全基因组的序列测定,人类基因组计划采用了以下两种策略。

一是克隆重叠群法,这是一种比较传统的方法,在绘制出的物理图谱基础上,先构建片段 DNA 克隆,并把克隆依染色体排序,这就是"染色体的克隆图",依片段 DNA 克隆在染色体上的位置排序,可以得到相互重叠的一系列克隆,即克隆重叠群。片段 DNA 克隆通常以酵母菌人工合成染色体(yeast artificial chromosome,YAC)或细菌人工染色体(bacterial artificial chromosome,BAC)为载体,而公共领域测序计划的策略决定,在人类基因组计划中选用 BAC,对连续克隆系中排定的 BAC 克隆逐个进行亚克隆测序并进行组装。但在人类基因组计划进行的过程中,又提出了工作草图(working draft)的概念,其定义为:通过对染色体位置明确的 BAC 重叠群 4~5 倍覆盖率的测序(在 BAC 克隆水平的覆盖率不应低于 3 倍),获得基因组 90% 以上的序列,其错误率应低于 1%。工作草图虽然离最终完成图还有相当大的距离,但是已具有很高的科学价值,对于基因组模体结构的认识、基因的识别、疾病基因的定位克隆、SNP 的发现、基因基本结构的解析等都非常有用。

二是全基因组鸟枪法(whole genome shotgun)测序,这种测序方法最早是由美国研究人员 J. Craig Venter 发明的。全基因组鸟枪法测序是将全基因组随机打断,产生数以百万计 2kb 左右的小片段 DNA,并构建质粒文库,实行分段同时测序,再利用超级计算机的算法将片段的序列信息进行组装的测序过程。2000 年,人类基因组计划联盟联合使用克隆重叠群法和全基因组鸟枪法完成了人类基因组草图的绘制。这是一种非常具有突破性的测序方法,并不依赖于遗传和物理图谱信息,且处理速度快。然而,由于较大基因组中重复序列较多,在序列组装这一复杂的过程中容易引起错误装配。因此,许多科学家认为鸟枪法在测定重复序列较多的基因组时存在一定的缺陷。

(二)新一代测序技术的策略

在人类基因组计划中,以 Sanger 测序为代表的一代测序技术大放异彩。除双脱氧链终止法之外,一代测序还包括化学降解法、荧光自动测序技术、杂交测序技术等。尽管一代测序技术测序精度高很高,并且具有 1 000bp 的读长,但缺点是成本高、通量低,也就是说在单位时间内产生的数据较少,无法适应后基因组计划时代高通量的测序要求。

自从人类基因组计划完成之后,测序技术也在日新月异的发展。2005 年,Roche 454 平台的推出宣告第二代测序技术正式走上历史舞台。第二代测序技术又称下一代测序技术(next generation sequencing,NGS),主要包括 454 技术、Solexa 和 HiSeq 技术以及 SOLiD 等。二代测序有两个重要特点:①高通量,二代测序能一次并行对几十、几百万条 DNA 分子进行测序;②读长短,测序过程随着读长增长,基因簇复制的协同性降低,会导致测序质量下降,因此二代测序的读长不超过 500bp。二代测序技术的步骤主要是建库、桥式 PCR 扩增以及边合成边测序,"边合成边测序"是二代测序技术的核心。

在二代测序基础上,近年来又产生了第三代测序,即单分子测序技术。第三代测序技术又称从头测序技术,不需要经过 PCR 扩增,实现了对每一条 DNA 分子的单独测序。第三代测序技术主要包括 PacBio SMRT 技术等。与二代测序相比,三代测序的读长更长,且可以直接检测到 DNA 甲基化等表观修饰。但目前三代测序的准确率仅为 85% 左右,精度仍不及二代测序。第四代测序技术又称纳米孔测序,是最近几年刚刚兴起的一种测序技术。目前主流的平台有 MinION 等,但与主流的二代测序相比,其准确率仍不尽如人意,仍处于发展初期。

随着测序技术的不断更新换代,越来越多的人也开始受益于此。在 20 世纪 80 年代,对一个人基因组的进行测序无论在技术上还是经济成本上都颇有难度。数据显示,在 1990 年对人类基因组进行测序需要的成本是 10 亿美元,而到了 2005 年,测序的成本已经下降到了 2 200 万美元。随着二代测序技术的兴起,到了 2008 年这一数字已经下降到 100 万美元。近年来,测序技术不断更新完善,在 2018 年对一个人的基因组进行测序已经只需要花费不到 1 000 美元,所需的时间也大大缩短。单个碱基测序费用降低的速度,已经远远超过了信息学上著名的摩尔定律,真正实现了"超越摩尔定律"。

在二代测序技术问世并成为主流之后,除基因组测序外,更多的功能基因组测序也得以实现,如研究转录组的 RNA-seq 技术、研究蛋白质与 DNA 相互作用的 ChIP-seq 技术、研究 DNA 甲基化的 MeDIP-seq 和 Bisulfite-seq 技术、研究 3D 基因组的 ChIA-PET 和 Hi-C 等技术。关于这些技术下面会作简要介绍。这些技术极大丰富了基因组数据库的数据维度,可以使研究者通过多维度的数据来解析生物体运行的奥秘和发现疾病的发病原因。

二、功能基因组学

随着包括人类基因组计划在内的各种基因组计划的实施以及高通量测序技术的发展,人们对基因组的结构特征有了一个相对全面的认识,但是基因组所蕴含的巨大的功能信息却远远没有研究清楚。接下来面临的挑战就是解析这些包括 DNA、RNA 和氨基酸等遗传信息的功能,这就是功能基因组学的研究范畴。这一部分就将对功能基因组学的研究内容、研究手段以及基因组多样性和比较基因组学进行介绍。

(一) 功能基因组的研究内容

随着人类基因组计划的完成,我们认识到在人类基因组约 32 亿碱基对中,仅有约 2% 的序列编码蛋白,而另外 98% 的非编码序列的功能却知之甚少。通过 ENCODE 计划等功能基因组学的实施,我们进一步了解到这些非编码蛋白的基因组区域存在着大量其他的功能元件,如非编码 RNA 和顺式调控元件等,这些功能元件与蛋白编码序列一起,共同参与了细胞的生物学功能。同时,基因会由于可变剪切转录出不同的转录本。这些都使得基因组的功能调控复杂而又精密。功能基因组的研究内容主要为功能基因组的研究、非编码 RNA、顺式调控元件和反式转录因子以及可变剪切等。

1. 蛋白编码基因　确定人类基因组中的全部基因是人类基因组研究的重要目标。随着人类基因组计划的发展,估算出的基因数量在不断改变。1990 年前后,大多数科学家认为人类基因组包含了 100 000 个蛋白编码基因;但在 2001 年发表的人类基因组工作草图中,科学家们认为人类基因组大概有 30 000~40 000 个蛋白编码基因;而人类基因组完成图的分析结果表明人类只有 20 000~25 000

个蛋白编码基因。目前,根据三大基因注释数据库(Refseq、UCSC、Ensembl)和 ENCODE 计划的基因注释结果(GENCODE)显示,人类大约有 20 000 个蛋白编码基因。这一数据并没有比鱼或者大米等其他生物的基因组编码基因数量多,说明基因组的复杂性并不与基因的数量成正比。同时,也说明除了蛋白质编码区域之外其他功能元件区域的重要功能。

2. **非编码 RNA** 根据 ENCODE 计划的结果,超过 80% 的人类基因组会在某些细胞中被检测到发生转录,这说明除编码蛋白的 mRNA 之外,细胞内还存在着很多非编码蛋白的 RNA 序列。从广义上讲,tRNA 和 rRNA 也属于非编码 RNA。按照 RNA 序列的长度,人们大致可以将非编码 RNA 分为长链非编码 RNA(200bp 以上)和短链非编码 RNA(200bp 以下)两类。需要强调,200bp 只是科学研究过程中的惯例,并没有特殊的生物学意义。其中短链非编码 RNA 又包括 microRNA、siRNA 和 piRNA 等。目前,根据 GENCODE 的注释结果显示,人类基因组存在超过 10 000 个长链非编码 RNA 和大约 10 000 个短链非编码 RNA。尽管无法确定具体有多少比例的非编码 RNA 对细胞有生物学功能,但是研究人员已经发现了众多非编码 RNA 的功能,包括对基因转录的调控,介导蛋白质与蛋白质、蛋白质与 DNA 之间的相互作用,参与表观遗传学等。目前人们已经开始针对非编码 RNA 开发新药,相信随着对非编码 RNA 的进一步研究,会有更多的生物学功能和医学应用被人们发现和实现。

3. **调控元件** 在基因组的非编码区还包含了许多顺式调控元件,如启动子、增强子、沉默子等,它们参与调控大部分基因的表达。在这些顺式调控元件上往往有反式作用因子等蛋白的结合,从而发挥基因调控功能。例如,启动子是指能起始特定基因转录的一段 DNA 序列,一般位于基因转录起始位点附近。RNA 聚合酶和细胞特异性的转录因子结合在启动子区,对基因转录进行起始和调控。研究显示,这些顺式调控元件的突变往往会导致反式转录因子无法结合,从而导致相关基因的异常表达。目前已经知道人类的某些疾病是由基因的顺式调控元件突变导致的。因此,这些顺式调控元件及与之结合的反式转录因子的研究对于理解生物体的生理功能和疾病的发生机制等是非常重要。

4. **可变剪切** 虽然人类基因组含有约 20 000 个蛋白编码基因,但是由于一个基因往往可以转录出不同的 mRNA。因此,基因编码的蛋白要远远多于 20 000 个。这一过程主要是由可变剪切导致的,它是指在基因转录成 mRNA 的过程中,前体 mRNA(pre-mRNA)需要经历剪切内含子,拼接外显子的过程,这一过程就会存在不同的 mRNA 被同一基因转录出来。可变剪切包括外显子跳跃、内含子保留、转录起始位点变化等。目前,人们已经发现可变剪切是一种普遍存在的现象,而且也有证据说明在疾病和正常组织中许多基因的剪接模式或不同剪接本的比例会有差异,提示这些差异可能与疾病相关。

5. **基因组的三维结构特征** 真核生物的基因组都是在细胞核的三维空间中发挥功能。掌握了基因组的一维线性结构特征后,下一个重要的研究方向就是基因组如何将超长的染色质存放在非常小的细胞核并协调转录调控。目前,人们已经获知了很多基因组的三维结构特征。例如:①基因组高维的结构会影响基因的表达,但不起决定性作用;②基因组的高维结构中存在结构基本单元,被称为拓扑结构,拓扑结构之间存在明显的界限,不同的拓扑结构之间的三维相互作用明显低于拓扑结构内的三维相互作用;③基因组上,顺式反应元件之间的三维相互作用会影响组织特异性的细胞转录表达;④顺式反应元件之间的三维相互作用由转录因子和其他蛋白(如 CTCF 蛋白、Cohesin 蛋白、Mediator 蛋白等)介导并维持。在这些研究的基础上,三维核小体计划也于 2015 年正式启动。

(二) 功能基因组的研究手段

功能基因组研究的对象或者直接编码蛋白、发挥生物学功能;或者对基因的表达进行调控,那究竟如何在全基因组的层面开展研究呢? 随着基因表达谱、新一代测序等技术的飞速发展,人们开发出了众多高通量的技术和工具,具备了研究整个基因组表达 RNA 的策略,即转录组研究;同时也具备了研究整个转录组翻译的蛋白质产物的策略,即蛋白质组研究。本部分就将对功能基因组的研究手段进行介绍。

1. **基因表达谱的研究** 基因表达谱,又称基因芯片,是利用碱基互补配对原理,将成千上万个已知基因的 DNA 片段固定在芯片上,每个 DNA 片段为一个探针,这些探针与细胞的 mRNA 样本或者是 cDNA 样本进行杂交,通过检测不同探针的荧光强度来检测转录组上不同基因 mRNA 的表达水平。目前,表达谱芯片在科学研究和临床检测等领域上有着广泛的应用。人们可以用来检测特定条件下细胞内基因表达的模式,帮助人们发现细胞特异性或者特定环境的表达基因。在临床上,表达谱芯片可以用来快速检测具有特定疾病分子标记功能的基因的表达量,从而在疾病预防、检测和治疗等方面有着广泛应用。表达谱芯片相比二代测序技术要更早、更成熟,然而由于探针的设计是固定的,因此没办法发现新的基因或者转录本。

2. RNA-seq 研究　RNA-seq 技术是除表达谱技术外的另一种高通量检测转录组的技术。主要步骤是将细胞中 RNA 分离出来,根据不同的研究目的,采用包括 polyA 富集或者核糖体 RNA 去除等不同的策略,来提取所要研究的 RNA,再经过反转 cDNA,长度筛选,添加接头等步骤后,加入测序仪对样本进行测序。测序得到的核酸序列可以利用生物信息的方法比对到参考基因组序列上,当更多的核酸序列比对到特定基因序列上时,就代表该基因拥有更高的表达量。尽管 RNA-seq 与基因表达谱都可同时检测蛋白编码基因和非编码 RNA,但相比于基因表达谱,RNA-seq 因不需要提前制定探针,故可以捕获转录组上更多的信息,发现新的基因或者可变剪切,还可以用于研究染色质异常所形成的融合基因、RNA-editing 等其他内容。

3. 基因的功能富集研究　由于细胞会同时表达多个基因,而且一个细胞功能往往由多个基因的表达协同完成,因此,人们需要对具有同样基因表达变化特征的一群基因进行功能富集分析。基因的功能富集研究往往需要利用现有的数据库,这些数据库会对基因的名称、编号、描述、功能等资料进行系统整理,并统一分类。常用的数据库有基因本体论数据库(Gene Ontology,GO)和 KEGG 数据库等。GO 是一种目前已经被广泛应用的基因分类方案。GO 正在建立有序的、可控制的词汇表(vocabulary)来描述真核生物的所有基因,对每个基因分别从三个角度(即三个最高节点)进行描述:分子功能(molecular function)、生物学过程(biological process)和细胞组分(cellular component),每个节点下又包含子节点,例如分子功能节点包括催化活性、转录调控活性、信号转导活性等。这样,所有的基因都可以按照特定的规则进行归类。而 KEGG 数据库是通过信号通路的角度对基因进行归类的。另外,研究人员往往不需要自行下载或者查找这些数据库,DAVID、GSEA 等基因功能富集软件为研究人员提供了很好的接口,方便人们调用这些数据库。

4. 转录因子对基因转录调控的研究　传统的生化试验中有多种研究 DNA 和蛋白质相互作用的方法,例如凝胶阻滞(EMSA)和染色质免疫沉淀(chromatin IP,ChIP)实验。结合表达谱芯片技术,人们开发出了基于芯片的染色质免疫沉淀(ChIP on chip)技术。而结合高通量测序技术,人们开发出很多更加强健的鉴定调控元件的方法。如结合染色质免疫沉淀和高通量测序技术的 ChIP-seq 技术以及结合 DNaseI 酶切和高通量测序技术的 DNaseI-seq 技术等。

ChIP-seq 技术,即染色质免疫共沉淀-测序技术,主要步骤是将细胞中的转录因子与 DNA 先用甲醛固定,然后用超声或其他方法将 DNA 片段打断,通过特异性的抗体富集出特异性蛋白结合的 DNA 片段,解交联后即可测序。获得的 DNA 片段利用生物信息学的方法,比对到参考基因组上,即可知道转录因子在全基因组上的结合位点。ChIP-seq 每次实验都采用一种抗体,研究一种蛋白的结合位点。而 DNaseI-seq 技术,主要是利用了结合转录因子的位点往往比不结合转录因子的位点更难以被 DNaseI 酶切割的原理,因此,在 DNaseI 酶切全基因组后,留下了有转录因子结合的 DNA 片段,对这些片段再进行测序,即可获得能够被转录因子结合的位点信息。虽然目前可以对获得的基序进行扫描,确定该结合位点的转录因子,但此种方法由于受到基序准确性等原因,因此 DNaseI-seq 无法准确获得结合在特定位点上的转录因子具体是哪一个。

5. 三维基因组的研究　近年来,将染色体构象捕获技术(chromosome conformation capture,3C)及其衍生技术与二代测序相结合,人们开发了很多研究基因组三维结构的方法,其中主要有两大类:Hi-C 技术和 ChIA-PET 技术。

Hi-C 和 ChIA-PET 技术都首先使用甲醛溶液将细胞核内的 DNA 和蛋白质进行固定,然后将 DNA

片段打断,将同一个大分子中空间距离较近的 DNA 片段进行交联,最后上机进行双末端测序,统计所得的交互频率即反映了三维距离近而线性距离远的 DNA 片段间的情况。所不同的是,Hi-C 产生的数据是所有蛋白质参与的三维基因组的情况,而在 ChIA-PET 实验,会使用识别特异性蛋白的抗体对 DNA 片段进行富集,所以 ChIA-PET 产生的数据是某个蛋白参与的三维基因组的情况。

6. 蛋白质组学　与基因组的概念类似,蛋白质组学(proteomics)是指在生命体或细胞的整体水平研究蛋白的表达和修饰状态的学科。尽管人们可以通过转录组的数据来间接获得蛋白质的表达量和氨基酸序列,然而由于并不是所有的 mRNA 都会翻译成蛋白质,因此蛋白质组的研究将会给我们提供更直接的证据。同时,不仅蛋白质的表达量,蛋白质的共价修饰、三维结构、定位以及与其他蛋白质之间的相互作用也会影响蛋白质的功能,这些都是蛋白质组的研究范畴。

与基因研究技术相比,蛋白质研究技术要更为复杂,其中包括四类主要的技术:

1. 二维电泳　由于细胞中含有大量的不同种类的蛋白质,而且蛋白质的表达会受到细胞种类、细胞状态、环境等因素影响,因此将细胞中成千上万的蛋白分离是研究蛋白质的关键步骤,而这一步骤往往通过二维电泳(two-dimensional gel electrophoresis)技术来实现。该技术主要利用蛋白质在等电点和分子量上的差异,将不同等电点和不同分子量的蛋白通过电泳分开。

2. 质谱　人们需要将对分开的凝胶点上的蛋白质进行鉴定,这就用到了第二种技术——质谱(mass spectrometry)。它是在这个领域里应用比较广泛的一项技术,可以检测多肽片段的分子量,并通过与已知蛋白质的数据库进行比对,实现对蛋白质的识别。此外质谱还可以用来研究蛋白质的测序、翻译后修饰以及表达水平差异等。目前,二维电泳——质谱技术路线已经成为蛋白质组学的常规方法。

3. 基于微阵列的蛋白质组学　主要是把合成的多肽、抗原、抗体甚至细胞点在芯片上进行杂交的方法。这类方法可以用于研究蛋白质与蛋白质或其他分子(包括脂类、核酸和其他小分子)的相互作用,以及翻译后修饰的研究,同时它在药物发现和临床诊断上也有很好的应用前景。

4. 结构生物学　结构生物学的方法应用于蛋白质组学,包括 X 射线晶体衍射、磁共振等技术,主要用于解析蛋白复合体的结构以及不同亚基之间的关系。

除了这几类关键技术以外,蛋白质组学的一个特点就是更加依赖生物信息学。蛋白质组学产生的大量数据需要计算机来处理,得到的结果要以数据库的方式进行存储。蛋白质组学数据库范围很广,包括蛋白序列数据库、质谱数据库、二维电泳图谱数据库、结构数据库以及相互作用数据库等。

(三) 基因组多样性的研究

人类是一个具有多态性的群体。不同群体和个体在生物学性状以及在对疾病的易感性/抗性上的差别,反映了进化过程中基因组与内、外环境相互作用的结果。开展人类基因组多样性的系统研究,无论对于了解人类的起源、进化和迁徙,还是对于生物医学均会产生重大影响。已知人类基因组 DNA 序列中最常见的变异形式是 SNP,在全基因组中估计有(3~10)× 10^6 个。与罕见的单核苷酸变异所不同的是,SNP 等位基因的频率应不低于1%。当 SNP 位于基因的编码序列中即称为 cSNP。若 cSNP 引起蛋白质重要部位氨基酸的变异,可导致其功能改变;位于基因调控序列中的 SNP 则可能影响基因表达的剂量。所以这两种 SNP 的生物学意义更为显著,是基因组中决定人类表型多样性的核心信息。另一方面,SNP 因连锁不平衡(linkage disequilibrium,LD)所形成的单倍型也可用于关联研究(association studies)来确定与之连锁的生物学性状相关序列。目前,已发展了多种自动化和批量化检测 SNP 的技术,其应用范围十分广泛,包括连锁分析与基因定位、疾病的关联研究、多基因疾病的基因定位、个体识别和亲子鉴定、发病机制的研究以及研究生物进化、物种间相互关系等研究。该计划的目标是构建整个人类基因组 DNA 序列中多态位点的常见模式,对至少 100 万 SNP 进行全基因组规模的基因分型检测。

值得指出的是,目前已发现的大多数 SNP 属于全球人群中随机频率较高的变异,因而也就是人类进化早期阶段(约 10 万~20 万年前"走出非洲"的时刻)的"老"的 SNP(约占全部 SNP 的85%),这些 SNP 的 LD 程度较低。已知不同人群间的 SNP 频率可以有相当大的差别,某些 SNP 甚至呈现群体转移性(两者相加约占全部 SNP 的 15%)，选择这些更为"年轻"的，具有群体特异性的 SNP，可能更适合基于 LD 的关联分析。

　　在基因组多样性研究方面，一个备受医学界和制药工业界关注的新领域是药物基因组学(pharmacogenomics)。药物的疗效和副作用受到机体多种因素的影响，尤其是药物代谢酶、转运体、受体和其他药物靶点蛋白，而编码这些蛋白的基因在不同个体间存在着遗传多样性，其基本形式也是 SNP。药物基因组学就是要阐明个体间在药物代谢和效应方面发生差别的遗传基础，促进新药的发现，并根据个体的遗传背景来优化药物治疗方案，亦即"个体化治疗"。这一研究同时也能使某些药物找到合适的治疗人群。本书第十章将深入论述药物基因组学的基本原理和具体应用。

(四) 比较基因组学

　　比较基因组学(comparative genomics)是基于基因组图谱和测序基础上，利用某个基因组研究获得的信息推测其他生物类群中基因的功能、表达水平、作用机制和物种进化的学科。它是对基因组进行功能注释的主要方法之一。基因组内的功能区域处于进化选择的压力之下，被标上了特殊的"记号"。例如，阴性选择(negative selection)使它们的进化速度低于平均水平；阳性选择(positive selection)使它们的进化速度高于平均水平。物种间比较基因组序列可以找到这些记号从而推测这些区域是有功能的。

　　比较基因组学的应用非常广泛。种间比较基因组学研究是通过对不同物种的基因组序列进行比较，来分析物种之间的亲缘关系。研究表明，亲缘关系越近的物种，在基因组上的相关性就越高。根据进化理论的相关原理，对于亲缘关系较近的两种生物，可以通过已知基因组的信息来定位未知基因组中的基因，从而揭示基因的功能、内在结构以及物种进化关系。种内比较基因组学研究则是通过研究同一种群不同个体之间基因组的变异，通常着眼于单核苷酸多态性(SNP)和基因拷贝数多态性，从而发现个体基因组之间的差异，有助于探索疾病发生发展机制及寻找有效的药物作用靶点。

　　比较基因预测(comparative gene prediction)是应用比较基因组学的一个例子。如前所述，通过比较基因组学进行基因预测是一种重要的基因预测方法。在进化关系比较接近的物种(例如人和小鼠)之间，蛋白编码基因的外显子的变化速率远远低于周围的内含子和其他非编码区域，同时基因的结构也非常相似。这些规律使我们可以从基因组上确定基因的位置。相似的方法也被用来寻找顺式调控元件。很多启动子、增强子具有较高的保守性。目前已经有许多报道应用大规模的基因组比较来寻找和分析这些调控元件。其他的调控元件，如沉默子(silencer)、隔离子(insulator)或边界元件(boundary element)缺乏明确的特征，所以很少在保守区域中被发现。

　　在人类基因组中，大部分基因(外显子)受到阴性选择的压力而变化速度较慢(实际上，受到阴性选择影响的不仅包括基因，还包括其他功能元件；据估计，至少有 5% 的人类基因组受到阴性选择的压力，远远高于外显子的总量)。但是，仍然有少数的基因受到阳性选择的影响，它们进化的速度要快于基因组的平均水平。这些基因让人更感兴趣，因为它们可能在一定程度上代表了人类区别于其他哺乳动物的特征。IHGSC 通过对人类基因组完成图进行的比较基因组学分析找到了 1 183 个这样的基因，它们在小鼠中没有直向同源物。有趣的是，这些基因中的相当一部分与免疫、嗅觉和生殖功能有关，提示人类在这些方面可能与啮齿类动物有较大差异。作者又分析了 32 个在小鼠中依然有活性的人类的假基因，又发现其中 10 个是嗅觉受体。所以在人类进化过程中嗅觉受体基因产生得多，退化得也多。但是人类的嗅觉功能似乎仍然不如小鼠，可能是因为人类有功能的嗅觉受体的数量比不上小鼠。

三、表观基因组学研究

　　近年来，表观遗传学已经成为生物医学界研究的热点领域。表观遗传指的是由非 DNA 变异引起基因表达水平以及个体表型改变的一种遗传方式。这种表观遗传修饰包括 DNA 甲基化、组蛋白修饰、基因组印记、RNA 编辑、基因沉默等，它们虽然不改变基因组中的 DNA 序列，但能够调节基因表达水平、影响个体表型，同样是一种可遗传的变异。表观基因组代表除基因组序列之外的保持细胞特

NOTES

异性基因表达模式的第二维信息。有关表观遗传学的详细内容将在第三章中进一步介绍。

四、生物信息学及生物大数据

20 世纪末期以来,生物科学领域迎来了迅速的发展。各种组学的蓬勃发展必然产生海量数据,而计算机行业的迅速发展则为数据的处理、分析、储存等提供了可能性。在此背景下,一门新兴的交叉学科——生物信息学(bioinfomatics)应运而生。它包括了生物信息的获取、加工、存储、分配、分析、解释等在内的所有方面,并且综合运用数学、计算机科学与生物学的各种工具来阐明和解释大量数据所包含的生物学意义。生物信息学领域有许多常用的数据库,对生物大数据进行处理、分析和存储,我们也将在本节中加以介绍。

(一) 生物信息学

生物信息学是一门集数学、计算机科学和生物学的工具以及技术于一体的涵盖生物信息的获取、处理、存储、分配、分析和阐述等各个方面以理解海量的生物学数据为目的的学科。

在 20 世纪 80 年代末期,林华安博士认识到生物学与计算机科学的结合可能具有重要意义,于 1987 年以 "Bioinformatics" 一词命名了这门交叉学科,并且在 1990 年发起第一届国际生物信息学学术会议,自此掀起了世界各国对生物信息学的研究热潮。他也因此被称为 "生物信息学之父"。

生物信息学是一门多学科交叉的新兴学科。要研究生物信息学,首先需要一定的生物学与生命科学基础,对生物体和生命活动的发生、发展规律有所了解。同时,生物信息学的研究者需要涉及计算机科学领域,对算法、编程、数据库、机器学习等有所涉猎。在生物信息学的研究与应用当中,编程语言占有非常重要的地位。无论是常用的 Java、C 语言、C++,还是 Perl、Python、R 语言等编程语言,都有其实用性。此外,生物信息学还涉及数学、统计学、概率论等学科。

生物信息学所涵盖的领域也是非常广泛的。虽然生物信息学的兴起与人类基因组计划的启动和发展有一定联系,但从广义上讲,生物信息学并不仅仅包括基因组学。与分子生物学的中心法则类似,生物信息学也有类似的 "中心法则",即基因组→转录组→蛋白质组。此外,代谢组学、系统生物学、比较基因组学等也是研究的重要内容。生物信息学在生命科学研究领域具有广泛的应用,例如序列比对、基因芯片分析、基因功能注释、蛋白质结构分析、SNP 多态性分析等。

生物信息学是当前的研究热点领域,但它仍然是一门年轻的学科,需要大量的时间来完善和发展。基因组学的研究已经进入后基因组计划时期,但蛋白质组学、代谢组学等新兴学科仍处于蓬勃发展的时期。生物信息学将对遗传学中各组学的发展起到重要的引领作用,有利于帮助人类更好地认识细胞的生命活动和生物大分子的功能,探讨遗传和进化的机制。21 世纪是生命科学的世纪,生物信息学的探索和进步对于对生物学、医学、计算机科学等各个行业都有着重要的战略意义,发展前景远大。

(二) 生物大数据

生物信息学的兴起必然伴随着海量生物大数据的产生,如何将这些数据合理地收集和储存好,并加以分析和处理,是生物信息学发展的重中之重。在此基础上,许多生物数据库被建立起来。按照数据来源,生信数据库可以分为一级数据库和二级数据库。其中一级数据库直接来源于实验获得的原始数据,只经过简单的归类、整理和注释,常见的 GenBank、EMBL、DDBJ、UniProt、PDB 等数据库都属于一级数据库。而二级数据库指的是在一级数据库、实验数据和理论分析的基础上,针对不同研究内容和需要进一步整理得到的数据库。人类基因数据库 Entrez Gene、人类基因组图谱库 GDB、转录因子库 TRANSFAC 等都属于二级数据库。按照功能,又可以分为核酸、蛋白质、基因图谱、结构、功能、文献等不同类型的数据库。

DNA 序列数据库是最为常用的生信数据库。迄今,国际上三大生物信息中心均已经建立了包含数百种生物的 DNA 序列的大型数据库。即美国的国家生物技术信息中心(National Center for Biotechnology Information,NCBI)的 GenBank 数据库、欧洲生物信息学研究所(European Bioinformatics Institute,EBI)的 EMBL(European Molecular Biology Laboratory Nucleotide Sequence Database)数据库

和日本 DNA 数据库（DNA Data Bank of Japan，DDBJ）。我国的国家基因组科学数据中心（National Genomics Data Center，NGDC）作为中国国家生物信息中心的一部分，也于 2019 年正式成立，通过提供对一系列资源的开放访问来促进生命科学的发展。

为了使世界各地的科学工作者能够方便地浏览人类基因组的信息和抽取有价值的数据，HGP 组织还开发了各种免费供大家使用的基因组浏览器。例如位于 Santa Cruz 的加州大学开发的 UCSC 人类基因组浏览器和桑格中心（Sanger Center）创建的 Ensembl 基因组浏览器。这些基于网络的计算机工具，允许使用者浏览基因组序列和注释信息，目前的信息包括：核苷酸序列、序列重叠群、克隆重叠群、序列的覆盖度及完成的状况、局部的 GC 含量、CpG 岛、从遗传图谱和物理图谱得到的 STS 标记、重复序列、已知基因、mRNA 和 EST、预测的基因、SNP、与其他物种基因的序列相似性以及众多其他基因组计划的相关数据。而且这些浏览器随着基因组序列的修正及注释的发展而不断更新。

另外的一些著名的数据库还有：关于氨基酸序列的 Swiss-Prot（Swiss protein database）、PIR（Protein Information Resource）、Genpept（GenBank 数据库中的 DNA 序列翻译的多肽序列）和 TrEMBL（EMBL 数据库中的 DNA 序列翻译的多肽序列）数据库，Uniprot 蛋白质数据库、关于蛋白质三维结构的 PDB（Protein Data Bank）数据库，与基因表达相关的 GEO（Gene Expression Omnibus）数据库等。

第六节　基因组学与人类健康

一、疾病相关基因的识别

在遗传学领域中，遗传性疾病指的是发生有一定的遗传基础，并且将这种遗传因素按一定的方式传给后代所引起的疾病。遗传病是由遗传物质发生改变所引起的，是由致病基因控制的。因此，要研究疾病的发生和作用机制，并进一步进行预防和治疗，首先要识别致病基因。遗传病的种类非常多，每年新发现的遗传性综合征就多达 100 种。常见的遗传性疾病包括单基因病、多基因病、染色体病以及线粒体遗传病等。本节将分别从单基因和多基因病两方面来展开介绍。

（一）单基因病相关基因的识别

单基因病指的是由一对等位基因控制的遗传病，其传递方式遵循孟德尔遗传定律，这也是传统意义上的遗传病。对于单基因遗传病，通常采用连锁分析（linkage analysis）的方式确定致病基因。在真核生物基因组当中，基因位于染色体上，生殖细胞在减数分裂中会发生同源染色体重组。同一条染色体上相邻的基因由于位点相距较近，因此不太可能发生分离，重组机会较少，即可能存在连锁。连锁分析则是通过这种原理，将未知的致病基因定位于某个较小的染色体区域，通过染色体步移、染色体区带显微切割等技术，获得基因所在区段的 DNA 片段叠连群，绘制出精确的染色体图谱，从而识别出致病基因。换言之，一旦某个疾病位点被定位，即可从局部的序列中遴选出结构、功能相关的基因进行分析。这种方式也被称为"定位克隆"，定位克隆的核心是连锁分析技术。这种方法目前已经得到广泛应用，推动了包括囊性纤维变性、亨廷顿病在内的多种单基因遗传病致病基因的发现。

（二）多基因病相关基因的识别

相比单基因病，多基因病更为常见，对人类的危害也更大，相应地，多基因病相关基因的识别也要比单基因病复杂得多。多基因病是受 2 对或更多对等位基因所控制的疾病，由于每一对等位基因对于疾病的发展产生的作用微小，又被称为微效基因。与单基因遗传不同的是，多基因遗传并不遵循孟德尔遗传定律。微效基因的作用经过累积，可以形成明显的"累积效应"（additive effect）。并且，多基因病的遗传性状很容易受到环境因素的作用。综合这些因素，多基因病难以用连锁分析的方法识别致病基因。

近年来，受累同胞对分析、关联分析和连锁不平衡分析、基于家系背景的连锁不平衡分析等多种方法得到发展，结合单核苷酸多态性（SNP）等高度多态性标志的应用，对家系和人群进行疾病相关位点的识别和定位。随着后基因组计划时代的到来以及测序计划的不断发展，人类也能够更好地从基因结构、基因表达水平、转录调控等多个层面进行测序和关联分析，确定与疾病高度相关的致病基因。

1. 从基因结构层次发现疾病相关基因　随着人类基因组单体型图计划（HapMap）、1 000 Genomes 等基因组计划的启动和进行，对 SNP 的研究数据也得到了更新。SNP 具有遗传稳定性，对于疾病作用机制的代表性强，这些特性决定了对 SNP 进行分析在基于群体的基因识别中可以发挥重要作用。在此基础上，全基因组关联分析（genome-wide association study，GWAS）得以诞生，GWAS 是利用 SNP 为遗传标记，根据 SNP 位点的等位基因频率与疾病之间的连锁关系，运用统计分析方法，确定与疾病相关联的基因或基因组区域。GWAS 目前已经成为研究复杂性状和疾病遗传变异的主要手段之一，为全面系统地研究复杂疾病的遗传因素开拓了新的方法。近年来，研究人员通过 GWAS 对多种多基因病进行了研究，在精神分裂症、阿尔茨海默病、乳腺癌、糖尿病、冠心病等疾病中都发现了与发病相关的易感基因。以精神分裂症为例，研究人员应用 GWAS 分析已经确定了 100 多个与精神分裂症相关的位点，并基于此识别出了 *DRD* 基因等易感基因。

2. 从基因表达层次发现疾病相关基因　除了测定基因内在结构之外，还可以立足于转录水平，通过基因的差异化表达分析出致病基因。通过基因芯片（DNA microarray）技术进行基因表达谱的测定就是一种常用手段，已经发现了许多复杂疾病（如癌症、糖尿病、精神分裂症等）中表达异常的基因。例如，生长因子受体 Her2 在乳腺癌中的过表达通常预示着预后差。转录组测序技术（RNA-seq）同样有助于发现罕见的基因变异。RNA-seq 通过在转录组水平上分析差异基因表达，可以同时检测编码蛋白基因及非编码 RNA，从而揭示转录本的表达和疾病发病的关联。最新研究表明，RNA-seq 技术在一种罕见肌肉遗传疾病当中帮助确定了致病基因，但在其他疾病当中的适用性还需要观察。

3. 从基因转录调控层次发现疾病相关基因　疾病相关基因的概念不应仅仅包括已知的蛋白编码基因，基因组中其他的功能元件也与疾病的发生有关。2003 年启动的 DNA 元件百科全书（ENCODE）计划大大丰富了我们对基因组中功能元件的认知，为寻找疾病相关基因提供了新的研究对象。这些功能元件的异常，通过转录调控层面影响了疾病相关基因的表达。2005 年开始，第二代 DNA 测序技术开始走上历史舞台。二代测序的普遍应用大大推动了疾病相关调控元件的研究。结合了染色质免疫共沉淀和二代测序技术的 ChIP-seq 技术富集目的蛋白，并对其结合的 DNA 片段进行高通量测序，在全基因组范围内检测了组蛋白、转录因子等与 DNA 片段的相互作用，从而揭示了功能元件对疾病相关基因表达的调控机制。

4. 从表观遗传层次发现疾病相关基因　表观遗传包括 DNA 甲基化、组蛋白修饰、基因组印记等常见的表观修饰手段，这些表观遗传水平的基因改变同样也可能导致疾病的发生、发展。2003 年启动的人类表观基因组计划完成了对多条染色体上甲基化图谱的绘制工作，这也推动了我们从表观遗传学水平寻找疾病相关基因。例如：在一些癌症中，肿瘤抑制基因（如 p53 或 p16）5′ 端的 CpG 岛甲基化，引起基因表达关闭，从而导致肿瘤抑制基因失活从而促进肿瘤发生。又如，*MLL* 基因编码一种组蛋白甲基转移酶，染色体易位后形成的 MLL 融合蛋白通过异常的表观调控模式引起全基因组转录表达的紊乱，从而导致白血病的发生。

二、基于基因组的诊断学

遗传病通常是由遗传物质的改变引起的，进行基因检测，识别出与疾病相关的基因，就能对疾病的诊断和选择适当的治疗方式提供帮助。随着全外显子组测序和全基因组测序发展的加快以及成本的降低，与传统的单基因检测相比，如今获取基因诊断信息已经变得更加容易，经济成本也相对更低。这种基于基因组的诊断手段尤其对单基因遗传病的诊断意义重大。在遗传病的几种分类中，单基因病所涵盖的种类最多，如何精准快速地诊断一种单基因遗传病就显得非常重要。目前，在线人类孟德尔遗传数据库（OMIM）收录的人类单基因疾病总数已经有约 7 000 种，其中一半以上的疾病基因已经被识别，而且新发现的疾病基因正在不断增长。目前常用的基因诊断方法有：基于 PCR 技术的聚合酶链式反应 DNA 扩增法、基于分子杂交技术的 Southern 印迹杂交法、限制性片段长度多态性（RFLP）连锁分析法、基因芯片技术等。近年来，随着基因组测序成本的不断下降，高通量测序技术也成为了主流的基因诊断方法。在此基础上，全外显子测序（WES）、全基因组测序（WGS）等新技术也投入应用，使得许多疾病能够更快、更准确地得到诊断。相对于单基因遗传病，多基因病其实更为常见。肿瘤、心血管疾病、糖尿病等都属于多基因病，由于受到许多对等位基因共同调控，因此单对微效基因与疾病的关联性可能并不显著，加上环境因素的影响，这也让很长一段时间内多基因病的诊断十分困难。

在基因芯片技术问世之后，这种困境得到了部分解决。基因芯片又称 DNA 微阵列（DNA microarray），其测序原理是将样本与已知序列的核酸探针进行分子杂交，在碱基互补配对后通过确定荧光强度最强的探针位置，获得一组序列完全互补的探针序列，据此重组出靶核酸的序列。基因芯片的问世是科学史上的一大重要事件，1998 年底美国科学促进会将基因芯片技术列为当年自然科学领域十大进展之一。在基因诊断领域，基因芯片有着不可或缺的地位。基因芯片是一种高效、高通量、快速、精确的基因检测方法，能够检测基因的差异表达，发现新基因，以及定位染色体上的致病基因。目前，基因芯片的应用已经相当广泛。例如在产前诊断中，能够很好地分析胎儿染色体的变异，相比起传统的核型分析有着很大优势。如今基因芯片也已经广泛应用于肿瘤的诊断当中，包括脑癌、卵巢癌、肺癌、结肠癌、肾癌、前列腺癌、胃癌和白血病。

除了基因芯片之外，基因组测序技术对于遗传病的诊断也有着重要意义。在人类基因组计划进行的初期，测序技术因为极高的成本，往往只能用于科研领域，普通人无法承担其昂贵的费用。随着人类进入后基因组计划时代，测序技术的成本也开始不断下降。近年来，高通量测序技术开始成为主流手段，其成本也已经下降到几千元人民币，这使得测序技术开始广泛应用于临床的疾病诊断，更加造福于人类。二代测序目前不仅应用于单基因病的诊断，还能够对多基因病的突变位点进行检测，有助于疾病的分型。此外，二代测序还能够有效诊断染色体结构变异引起的疾病，还能够进行肿瘤标志物的检测。在血液学的研究中，与急性髓系白血病发病相关的基因，如 *FLT3*、*NPM1*、*IDH*、*DNMT3A* 等的突变相继被发现，其中一些突变已经与疾病的预后建立了密切联系。可以说，高通量测序技术凭借其相对低廉的成本以及方便、快捷、高精度的检测模式，不仅将基因诊断推向了新的时代，而且对于患者的分型、分期、预后判断以及治疗方案的选择都有着指导意义。

除了通过基因、蛋白来判断疾病进程，表观遗传型的检测也已在肿瘤等疾病的早期诊断中发挥着重要的作用。研究表明，肿瘤发生发展的各个阶段都伴随着表观调控的异常改变；同时，表观修饰还参与了多种免疫系统疾病、神经系统疾病、代谢病的发生。目前，甲基化特异性 PCR（methylation-specific PCR，MSP）技术已广泛应用于人类肿瘤甲基化分析，通过检测血清、血浆 DNA 样本中肿瘤分子标志物的甲基化水平对肿瘤的发生作出判断，例如，*CDKN2A*、*CDKN2B* 是肝癌、胃癌等的甲基化标志，而 *APC* 基因的异常甲基化则与食管癌、肺癌的发生有关。

三、基于基因组的靶向治疗

以疾病相关基因或蛋白作为药物靶点，是开发新药的有效手段。了解人类基因组，将会大大地扩展药物靶点的范围。人类基因组包含 20 000~25 000 个蛋白编码基因，而蛋白的数量要远多于此，就算只有很少一部分蛋白可以作为药物靶点，预期它们的数目也会有数千个。然而，目前只有不到 500 个蛋白成为小分子药物的靶点，也就是说，还有大约 90% 的蛋白可以作为潜在的药物靶点。当然，除了蛋白以外，各种 RNA 以及基因组内的调控元件都有可能成为药物的靶点。目前，已经具备了可以大幅度加快药物开发速度的几个条件：第一，人类基因组计划以及功能基因组学研究提供了大量的潜在的药物靶点；第二，合成化学技术提供了高质量的化合物文库；第三，自动化技术和信息学的发展使得大规模、高通量的药物筛选成为可能。

人类基因组对靶向治疗的另外一个贡献是可以产生更好的药物。首先，基于疾病机制的治疗策略比原始的基于表型的治疗方法具有更好的效果。几种用于治疗肿瘤的药物就是很好的例子：转移性乳腺癌治疗药物 trastuzumab,作为一种重组 DNA 衍生的人源化单抗,特异性抑制过度表达的生长因子受体 Her2/Neu;Imatinib 是一种 Bcr-Abl 酪氨酸激酶抑制剂,广泛用于慢性粒细胞性白血病(CML)的治疗;Bortezomib 作为一种蛋白酶体的抑制剂,在多种骨髓瘤中抑制异常激活的 NF-κB 信号通路。这几种药物在临床上都显示了明显的疗效。其次,基因芯片技术用于确定新药的特异性和作用机制,可以更为精确地评价药物在分子水平的效果。美国食品药品监督管理局(FDA)已经联合制药和生物技术公司开始制定阵列数据发布的标准,目的是加快这些数据在药物开发上的应用。

随着表观基因组学知识的不断积累,表观修饰与疾病发生发展的关系越来越受到研究者的关注。表观修饰对基因的异常调控在疾病进程中发挥着重要作用,如组蛋白乙酰化与去乙酰化平衡的失调与白血病、骨髓增生异常综合征等肿瘤关系密切。当前,组蛋白去乙酰化酶(HDAC)抑制剂如 vorinostat、panobinostat、belinostat 等已在体外和临床试验中显示出治疗皮肤癌、淋巴瘤等疾病的潜力,部分药物已经过 FDA 批准上市。

四、基因组与环境的相互作用

经典的遗传学往往认为遗传性疾病是完全由遗传物质改变所引起的。随着科学的不断发展,科学家开始认识到环境因素对于疾病的重要影响。基因遗传因素与环境因素的相互作用及其对疾病的影响,一直是科学界研究的热点问题。

在人类基因组计划启动之后,基因组对于生命活动的意义已经得到了深刻揭示。为了探究环境相关疾病的遗传易感性、寻找对环境变化敏感的基因,1998 年环境基因组学计划(Environmental Genome Project,EGP)正式启动。EGP 利用人类基因组计划研发的新技术并收集了其测定的遗传数据,掌握了一些与环境疾病有关基因的等位基因变异。在此基础上进行了环境暴露和疾病关联性的分析。EGP 的实施也推动了环境基因组学这一新兴学科的发展。近年来,利用 DNA 微阵列、基因表达序列(SAGE)分析等手段,研究者对环境中污染物影响基因表达水平的方式开展了研究,进一步阐明了环境和基因组的相互作用方式。

目前的主流观点认为,环境暴露在达到一定剂量之后会通过细胞内信号转导的方式启动胞内的环境应答机制,导致基因组发生一系列改变,进而启动正向应答机制,或导致疾病的产生。绝大多数人类疾病是基因组信息与环境因子相互作用的结果,我们应当从两个方面来看待这一观点。首先,环境中的污染物例如霉菌、化学毒物、变质的食物、烟雾、空气中的有害成分在达到剂量累积后,均可以启动机体调控机制,对基因的表达产生负面影响,体现了环境对基因组的作用。反之,不同个体暴露于相同的环境中,其患病的风险并不相同,且导致环境相关疾病的机制也可能不同。这是由于人与人之间基因组之间有差别,体现了基因组对环境因素的作用。

综上所述,我们应当合理地认识基因组与环境因素之间的关系,两者都是引起可遗传性疾病的重要因素,同时它们又可通过互作,改变疾病的发生发展规律。目前环境基因组学的研究已经取得了重要进展,对环境暴露的遗传易感性分析有助于我们更好地认识环境相关疾病,从而规避风险。对暴露危险度开展人群研究也有利于制定相关法律,保护高危人群免受环境暴露风险。

Summary

DNA is the genetic material and consists of a pentose sugar, a phosphate group and four types of nitrogenous bases including adenine (A), thymine (T), cytosine (C), and guanine (G). DNA has a double helix structure with complementary base pairing (A with T, C with G). This facilitates storage of genetic information, DNA replication and repairing, DNA hybridization, and DNA-protein interaction. All of the DNA in human constitutes human genome including nuclear genome and mitochondrial genome. The nuclear genome is characterized by single-copy DNA with gene sequences and repeated DNA with tandem repeat sequence and dispersed repeat sequence. The tandem repeat sequence is subdivided into satellite DNA, minisatellite DNA, and microsatellite DNA. The dispersed repeat sequence includes short interspersed nuclear element (SINE) and long interspersed nuclear element (LINE). DNA semiconservative and semi discontinuous replication maintains the genetic information from generation to generation, and human heredity follows the law of segregation, law of independent assortment, and law of linkage and crossing-over.

Gene is a functional DNA sequence and is composed of exons, introns and flanking sequences including promoter, enhancer, silencer, and terminator. Gene expression is the process of transcription of DNA into mRNA and translation of RNA into proteins. In the process of transcription, RNA polymerase II recognizes a promoter site near the 5′ end of a gene, through initiation, elongation, and termination, to copy the DNA information into RNA. After RNA processing with splicing, capping, and tailing, mRNA codons correspond to particular amino acids assemble a protein named translation. Gene expression is regulated by transcription factors, acetylation, methylation, microRNAs, ubiquitination in transcriptional, posttranscriptional, or posttranslational level. Humans display a substantial amount of genetic variation which originates from the change in DNA sequence known as mutation. There are three principal types of gene mutation, one important type of mutation is point mutation caused by base-pair substitutions, such as same sense mutation, missense mutation, nonsense mutation, and terminator codon mutation; a second major type of mutation is frameshift mutation resulting from deletions or insertions of one or more base pairs, and the final type of mutation is dynamic mutation which affects tandem repeated DNA sequences. The consequences of mutation can produce loss-of-function, gain-of-function, novel property, or heterochronic/ectopic expression of the protein product. Because of exposure to the large number of physical, chemical or biological mutagens, DNA repair takes place promptly in all normal cells of higher organisms. The repair mechanisms such as photoreactivation, base excision repair, nucleotide excision repair, recombination repair, or mismatch repair are estimated to correct at least 99.9% of initial errors.

The Human Genome Project (HGP) has ushered in a new era of genomics. With the completion of HGP, the international Haplotype Map Project (HapMap), the Encyclopedia of DNA Elements (ENCODE), the Human epigenome project (HEP), the Environmental Genome Project (EGP), the Cancer Genome Atlas (TCGA), 3D Nucleome (3DN) and the Human Phenome Project have been successively conducted. Meanwhile, high-throughput genomics research methods are increasingly developed. For example, next generation sequencing technologies have greatly enriched the data dimension of genome databases. The establishment of microarray, ChIP-seq, exome and whole-genome sequencing technologies provide fast and high-throughput means to quantitatively measure gene expression and its regulation. Bioinformatics has become an emerging hot field, and biological big data is particularly important in today's era. Human genomics research is of great significance for the identification of human disease-related genes, disease diagnosis, targeted therapy and prevention.

（赵彦艳　王侃侃）

思考题

1. 简述 DNA 分子的结构特点及生物学意义。
2. 请比较结构基因组与功能基因组的区别。
3. 请举出 2~3 个治疗肿瘤的靶向药物，并指出其治疗哪种肿瘤？作用于哪一靶点？

第三章

表观遗传学

要点

1. 表观遗传是一种不涉及 DNA 序列改变,基因功能发生了可遗传的变化,并最终导致了表型变化的遗传现象。

2. 表观遗传的修饰机制涉及 DNA、组蛋白、非编码 RNA、染色质以及核小体多个层面。

3. 表观遗传调控着多种疾病的发生过程以及细胞发育、衰老等生物学进程。

4. 表观遗传的发展丰富了经典遗传学的内容,并为临床治疗、检测和分析技术的发展提供了重要的理论依据。

一个多细胞生物机体不同类型细胞的基因型是完全一样的,然而它们的表型是各不相同的,这是由于不同类型的细胞之间存在着基因表达模式(gene expression pattern)的差异。也就是说,决定细胞类型的不是基因本身,而是基因表达模式。通过细胞分裂来传递和稳定地维持具有组织和细胞特异性的基因表达模式对于整个机体的结构和功能协调是至关重要的。

基因表达模式在细胞世代之间的可遗传性并不依赖细胞内 DNA 的序列信息。基因表达模式的信息标记,或者称之为表观遗传修饰(epigenetic modification)主要有两类:一是 DNA 分子的特定碱基的结构修饰(如胞嘧啶的甲基化);二是由于组蛋白特定氨基酸残基的化学修饰(如赖氨酸的乙酰化修饰)。

通过有丝分裂或减数分裂来传递非 DNA 序列信息的现象称为表观遗传(epigenetic inheritance)。表观遗传学(epigenetics)则是研究不涉及 DNA 序列改变的基因表达和调控的可遗传的变化,或者说是研究从基因演绎为表型的过程及其机制的一门新兴的遗传学分支。表观遗传的异常会引起表型的改变,机体结构和功能的异常,甚至导致疾病的发生。表观遗传学正在成为医学遗传学的一个重要组成部分。

第一节　表观遗传修饰机制

一、DNA 甲基化修饰

DNA 甲基化(DNA methylation)主要表现为基因组 DNA 上的胞嘧啶第 5 位碳原子和甲基间的共价结合,胞嘧啶由此被修饰为 5-甲基胞嘧啶(5-methylcytosine,5-mC)。哺乳动物基因组 DNA 中 5-mC 约占胞嘧啶总量的 2%~7%,绝大多数 5-mC 存在于 CpG 二联核苷酸(CpG doublets)。哺乳类动物基因组中的 CpG 二联核苷酸出现的频率远低于 4 种碱基随机排列所预期的频率,但对蛋白质编码基因而言,CpG 二联核苷酸并不呈现基因组总 DNA 中的低频率。在结构基因的调控区段,CpG 二联核苷酸常以成簇串联的形式排列。结构基因 5' 端附近富含 CpG 二联核苷酸的区域称为 CpG 岛(CpG islands)。

在哺乳类基因启动子中,约 40% 含有 CpG 岛。CpG 岛中的 5-mC 会阻碍转录因子复合体与 DNA 的结合,所以 DNA 甲基化一般与基因沉默(gene silence)相关联;而非甲基化(non-methylated)一般与基因的活化(gene activation)相关联。去甲基化(demethylation)则往往与一个沉默基因的重新激活(reactivation)相关联。

基因的甲基化型(methylation pattern)通过DNA甲基转移酶(DNA methyltransferases,DNMTs)来维持。DNMT将S-腺苷甲硫氨酸(S-adenosylmethionine,SAM)上的甲基转移至胞嘧啶核苷酸的5位碳原子(图3-1A)。在哺乳动物细胞中,已经发现了三种具有催化活性的DNMTs,即Dnmt1、Dnmt3a和Dnmt3b。当一个甲基化的DNA序列复制时,新合成的DNA双链呈半甲基化(hemimethylated),即只有母链有完整的甲基化标记,而另一条链会经Dnmt1的催化在与母链上5-mC对称的位置上使相应的胞嘧啶甲基化(图3-1B)。因此,Dnmt1主要在DNA复制中维持DNA甲基化型的存在,Dnmt3a和Dnmt3b则是不依赖半甲基化DNA分子中的甲基化模板链而从头开始合成5-mC的从头甲基化酶(de novo methylase)。这些DNMTs以及DNA去甲基化酶(DNA demethylase)在DNA甲基化型的建立、维持和改变

中相互协调,是基因表达表观遗传调节的重要基础之一。

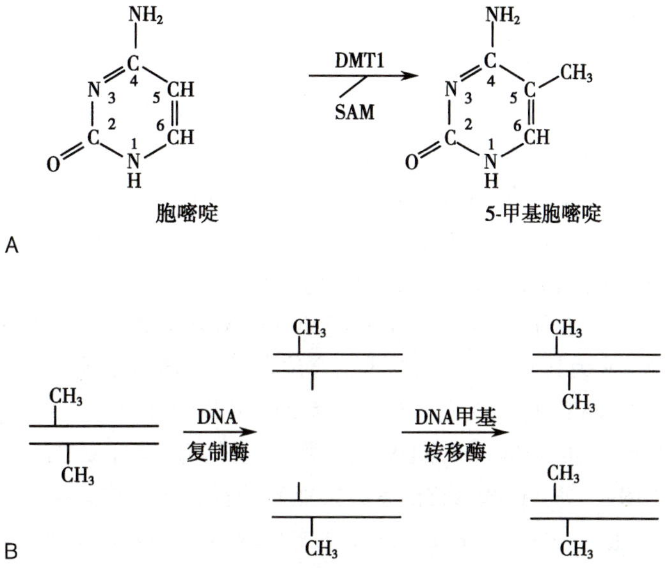

図 3-1　胞嘧啶甲基化及甲基化型的维持机制
A. 胞嘧啶甲基化反应;B. DNA复制后甲基化型的维持。

2009年Rao等人发现:在DNA甲基化和脱甲基化之间存在中间表观遗传标记,即5-羟甲基化(5-hydroxymethylation,5-hmC)修饰形式。5-hmC是由TET(ten-eleven translocation)蛋白TET1-3对5-mC羟基化修饰产生的。5-羟基化是脱去5-mC级联化学反应的第一步。全基因组分析揭示5-mC和5-hmC在基因组内分布不同:5-mC主要存在基因间和基因内区域以及大多数沉默基因中,而5-hmC主要局限在基因的5′端,与转录密切相关。在机体内,脑组织5-hmC的水平最高,显示这种修饰对神经功能的重要性。在染色质的分布上,5-hmC和5-mC表现为相互排斥的定位模式:即着丝点及其附近区域存在高浓度的5-mC,而5-hmC则在染色体臂上富集。高分辨的基因作图证明:5-mC和5-hmC在调节元件存在反向相关关系。5-hmC在DNA酶Ⅰ超敏感位点富集,也即调节蛋白结合的基因组区域;而5-mC一般在DNA-蛋白质相互作用位点缺失。但是在转录活性的基因内,5-mC和5-hmC均呈现富集状态。

二、组蛋白修饰

构成核小体的组蛋白氨基端可以被多种酶进行各种修饰,如磷酸化、乙酰化、甲基化和泛素化等,组蛋白的这类修饰可以改变DNA-组蛋白的相互作用,使染色质的构型发生改变,称为染色质构型重塑。组蛋白中不同氨基酸残基的乙酰化通常预示着开放的常染色质(euchromatin)构型以及转录活性区域;而组蛋白的甲基化既与浓缩的异染色质(heterochromatin)以及基因转录受抑相关,也可以出现在转录活性区域。组蛋白的修饰可以相互影响,并和DNA甲基化相互作用。组蛋白氨基端的大量修饰形成不同的组合,构成了可被转录复合物识别的组蛋白密码(histone code)。例如,组蛋白H3的第9位赖氨酸残基(H3K9)在组蛋白乙酰化转移酶(histone acetyltransferase,HAT)作用下被乙酰化修饰,与基因表达活性相关,一旦经组蛋白脱乙酰酶(histone deacetylase,HDAC)催化脱去乙酰基,再经组蛋白甲基转移酶(histone methyltransferase)作用在同一位置加上甲基,就会形成一个异染色质蛋

NOTES

白（heterochromatin protein 1，HP1）或其他抑制性染色质因子的结合位点。HP1 的结合会导致 DNA 上特定 CpG 岛的甲基化和稳定的基因沉默。但是，组蛋白 H3 第 4 位赖氨酸残基（H3K4）或第 36 位赖氨酸残基（H3K36）的甲基化修饰则与基因转录激活相关。所以，组蛋白的修饰对基因表达的影响展示了生物系统的复杂性；染色质蛋白也并非只是一种包装蛋白，而是在 DNA 和细胞其他组分之间构筑了一个动态的功能界面。

三、染色质重塑

染色质重塑是染色质结构动态变化过程，牵涉到染色质的组装和浓缩，受到 DNA 修饰（胞嘧啶甲基化和胞嘧啶羟甲基化修饰）、组蛋白翻译后修饰（包括乙酰化、甲基化、磷酸化和泛素化修饰）、组蛋白变异体的结合（H2A.Z 和 H3.3）、ATP 依赖的染色质重塑因子以及非编码 RNA 介导的调节。染色质修饰和重塑在细胞许多生物过程中具有重要调节作用，其中包括 DNA 复制和修复、细胞凋亡、染色体分离、干细胞多能性、细胞分化以及发育等。

组蛋白翻译后修饰是染色质重塑调节的主要机制之一。这种修饰或直接影响染色质浓缩和组装，或为其他效应蛋白提供结合位点。已知绝大部分组蛋白翻译后修饰是可逆的，参与修饰的酶除了 HTATs、HDACs 外，还包括赖氨酸甲基转移酶（lysine methyltransferases，KMTs）、赖氨酸脱甲基酶（lysine demethylases，KDMs）、激酶、泛素化酶（包括 E1、E2 和 E3 酶等）以及脱泛素酶（deubiquitylases，DUBs）等。这些修饰酶常以多亚基的复合物形式共存，可以特异修饰氨基端尾巴上的残基或核心组蛋白（H2A、H2B、H3 和 H4）球状域内的残基。例如，在两个抑制性多梳基团（polycomb group，PcG）蛋白复合物中，多梳抑制复合物 1（polycomb repressive complex 1，PRC1）包含环指蛋白 1A（ring finger protein 1A，RING1A）或 RING1B，两者均可催化组蛋白 H2A 第 119 位赖氨酸残基的单价泛素化（H2AK119ub1）；而 PRC2 含有 EZH2（enhancer of zeste homolog2）甲基转移酶，可以催化 H3K27 三价甲基化（H3K27me3）。另外，一些含 Trithorax 基团的染色质调节蛋白复合物是 KMTs 的混合系谱白血病（mixed-lineage leukaemia，MLL）家族，主要催化具有转录活性的 H3K4me3 标记形成。除了受这些组蛋白翻译后修饰的调节，组蛋白浓缩还受 ATP 依赖的染色质重塑复合物的调节。这类复合物可以利用 ATP 水解的能量交换组蛋白，从而使核小体重定位或被移出。迄今，已经在哺乳类动物中鉴定了大约 30 个编码染色质重塑复合物亚基的基因。依据序列和结构特征，这些 ATP 酶复合物分为 4 个主要家族：即 SWI/SNF（switching defective/sucrose non-fermenting）、ISWI（imitation switch）、CHD（chromodomain-helicase DNA-binding protein）/NuRD（nucleosome remodelling and deacetylation）以及 INO80（inositol requiring80），这些复合物在真核生物中非常保守。SWI/SNF 复合物最初是从酵母中纯化出来，由 8~14 个不同的亚基构成，其核心亚基具有 ATP 酶活性，其他保守的亚基具有广泛的染色质重塑功能，可以在多种生物过程中滑动或弹出核小体，从而正性或负性调节转录，但不参与染色质组装；重塑子 ISWI 复合物首先在果蝇胚胎中纯化，其特征是 C-末端 SAND-SLIDE 功能域形成核小体识别模块，并与未修饰的组蛋白尾巴结合。ISWI 复合物还含有其他附属蛋白，提供了额外的功能域。ISWI 调节核小体间距和有序排列，有助于转录抑制，在染色质组装中起重要作用。

染色质重塑复合物与组蛋白修饰酶相互作用可以协同调节表观遗传过程，而染色质重塑因子类似于"守门者"，可以整合细胞信息给基因组，从而维持细胞的稳态。

第二节　表观遗传调节

一、非编码 RNA 分子的调节

在真核细胞中存在一类大量转录的 RNA 分子，既不被翻译成蛋白质，也缺 tRNA 和 rRNA 的功能，但能够在各个水平调节基因表达，如转录、剪接、mRNA 稳定和翻译等，被称为调节型非编码 RNA （non-coding RNAs，ncRNAs）。ncRNAs 包括小 ncRNAs 和长链 ncRNAs（long ncRNAs，lncRNAs）。其中，大约由 20~30 核苷酸（nt）构成的小 ncRNAs 分子已被广泛研究。根据小 ncRNAs 分子的起源、结构、所结合的效应子蛋白以及功能作用，可以分为三类：short interfering RNAs（siRNAs）；microRNAs（miRNAs）和 piwi-interacting RNAs（piRNAs）。siRNAs 和 miRNAs 的前体是双链分子，其中 siRNA 前体是较长且完全配对的双链分子，miRNA 的前体分子呈现为不完全配对的发夹结构，而 piRNAs 的前体则是单链分子。siRNAs 和 miRNAs 主要和 Argonaute 蛋白家族 Ago 成员结合，而 piRNAs 则与 Piwi（P-element-induced wimpy testis）蛋白结合。miRNAs 主要表现为内源性基因的调节子，siRNAs 则表现为维护基因组完整性的防卫者，主要针对外源或入侵的核酸起作用，如病毒，转座子和转基因等。piRNAs 主要存在于动物细胞中，并集中在生殖细胞中行使基因组防御的功能（表 3-1）。lncRNAs 是指大于 200 个核苷酸并缺乏明显蛋白编码功能的转录子。大多数 lncRNAs 和 mRNAs 来源类似，可产生于相同的转录复合物，需要 RNA 聚合酶 Ⅱ 以及与转录起始和延长相关的组蛋白修饰参与。lncRNA 也具有 5′ 端的甲基化鸟苷帽，并常被剪接和多聚腺苷化修饰。此外，lncRNAs 还可以从 RNA 多聚酶 Ⅲ 的启动子表达或来源于剪接过程的切除和小核仁 RNA（small nucleolar RNA，snoRNA）的产生过程。因此，广义上 lncRNAs 可以来自不同类型 RNA 的转录子。lncRNAs 主要存在细胞核内，平均表达水平较蛋白编码基因要低。

表 3-1　调节型小非编码 RNA 分子

类型	前体分子结构	效应子蛋白	主要功能
siRNA	双链	Ago	维系基因组完整性
miRNA	双链	Ago	调节内源基因
piRNA	单链	Piwi	生殖细胞基因组防御

Dicer 酶是特异识别双链 RNA（dsRNA）的核糖核酸酶 Ⅲ（Ribonuclease Ⅲ，RNase Ⅲ）家族成员之一，它能以 ATP 依赖方式将内源或外源 dsRNA 前体分子加工成典型的约 21nt 长的双链分子。然后这个双链产物经过解链，其中一条链作为指导链与效应子 Ago 蛋白稳定结合，形成不同种类的 RNA 诱导沉默复合体（RNA-induced silencing complex，RISC），另一条链（过客链）则被丢弃。根据 Watson-Crick 碱基配对原理，指导链识别靶向 RNA 分子，最终 RISC 可以分别通过抑制转录或翻译、促进异染色质形成以及加速 RNA 或 DNA 降解等机制，从而实现对各种靶基因的表达调控（见文末彩图 3-2）。

迄今已知 miRNA 调节大约 30% 人类基因的表达。miRNA 可以通过靶向 DNA 或组蛋白修饰酶等表观遗传复合物而实现调节作用。例如，在肺癌细胞中，一个包括 miR-29a、miR-29b 和 miR-29c 的 miRNA 家族（miR-29s）可以直接调节 DMNT3a 和 DMNT3b；当重新表达 miR-29s，可破坏从头 DNA 甲基化，从而导致肿瘤细胞的 DNA 普遍低甲基化。此外，miR-29s 可使肿瘤抑制基因（tumor suppressor genes，TSGs）启动子的 CpG 岛去甲基化，使该基因被激活，从而诱导肿瘤细胞凋亡和生长抑制。

miRNAs 也调节 HDACs 以及多梳抑制复合物（polycomb repressive complex，PRC）基因的表达。HDAC4 是 miR-1 和 miR-140 调节的直接靶点，而 miR-449a 可与 HDAC1 的 3′-UTR 区域结合。HDAC1 在几类肿瘤细胞中被上调，miR-449a 在前列腺癌细胞中重新表达，可使 HDAC1 水平降低，诱导细胞周期阻滞，细胞凋亡以及衰老表型。EZH2 是 PRC2 的催化亚基，通过使组蛋白 H3 第 27 位赖氨酸残基 3 甲基化（H3K27me3）可促使异染色质形成，导致几个 TSGs 沉默。

siRNA 通过诱导异染色质的形成，也可以实现对基因表达的调控。在裂殖酵母 Schizosac-charomyce pombe 中，含 Ago1 的效应子构成了 RNA 诱导转录沉默（RNA-induced transcription silencing，RITS）复合物，通过结合的 siRNAs 可被导向特异的染色体位点，例如，着丝点重复序列。RITS 复合物与 RNA 多聚酶 Ⅱ 的直接相互作用可加速新生转录物对 siRNA 的识别。在组蛋白甲基转移酶（HMTs）介导下，RITS 复合物的结合可促进组蛋白 H3 第 9 位赖氨酸的甲基化（H3K9），进而诱导募集具有染色质结构域的 Swi6 蛋白（HP1 在酵母中的同源蛋白），最终导致染色质浓缩。RITS 对新生转录物结合也可激活 RNA 依赖的 RNA 聚合酶复合物（RDRC），RDRC 利用其 RdRP 亚基（Rdp1）产生次级 siRNAs，进而加强和扩散沉默效应。

　　piRNA 主要以限定模式在哺乳类睾丸中表达，表现为在配子形成过程中对转座子元件的沉默作用，是生殖细胞发育所必需的。2008 年，K. Miyagawa 等人证实：缺失 piRNA 相互作用蛋白 MIL1 和 MIWI2 可导致雄性生殖细胞逆转座子从头 DNA 甲基化丧失。提示：在哺乳动物生殖细胞中存在着 RNA 指导的 DNA 甲基化机制，为基因表达的表观遗传调节通路提供了新的证据。这一系列实验揭示：真核细胞中存在着一个由小 RNA 分子调节，组蛋白结构修饰和 DNA 甲基化系统组成的一个表观遗传修饰网络，动态地调控着具有组织和细胞特异性的基因表达模式。机体的表观遗传模式的变化在整个发育过程中是高度有序并严格受控的。

　　lncRNA 通过几种方式对基因进行调节。第一，自我转录干扰调节。即 lncRNA 通过转录调节序列（如启动子）阻止自身的功能。例如，在哺乳类基因印记过程中，Air lncRNA 从父本染色体表达，然后可以沉默父本多个基因的等位基因。其中之一的 *Igf2r* 基因启动子可与 Air 转录子单位重叠，因此，通过转录干扰实现对该基因的沉默。第二，lncRNA 通过顺式（cis）作用激活或沉默近邻基因的表达。lncRNAs 可以进行等位基因特异的基因调节来差异控制一个细胞内同一个基因的两个拷贝。这种 lncRNAs 可以与募集的组蛋白修饰复合物相互作用进行基因调控，例如，Xist 可募集 PRC2 对 H3K27me3 进行修饰；RYBP-PRC1 则对 H2A 进行泛素化修饰。第三，lncRNAs 可反式调控远距离基因染色质状态去激活或沉默基因，这些 lncRNAs 结合相同的效应子染色质重塑复合物的其中一部分蛋白，但是可以靶向全基因组范围的位点。例如，人类的 *HOTAIR* lncRNA 结合 PRC2 和 LSD1 复合物，并耦合 H3K27 甲基化和 H3K4 脱甲基化活性到基因组几百个位点，从而影响基因的表达。lncRNAs 这些调节潜能以及丰富的表达量证明，其是参与广泛表观遗传调节网络的重要组成部分。

　　哺乳类细胞利用各种类型的 ncRNA 分子改变基因启动子的结合状态，从而调节基因的表达。这些机制可实现对目的基因表达的精细调节，以应对细胞环境条件的变化；此外，这种微调也可以作为一个发育程序的一部分，最终实现对一个相关基因的沉默。

二、基因组印记

　　基因组印记（genomic imprinting）是表观遗传调节的一种形式，是指两个亲本等位基因的差异性甲基化造成了一个亲本等位基因的沉默，另一个亲本等位基因保持单等位基因活性（monoallelic activity）。1956 年 A. Prader 和 H. Willi 等医师报道了一种因父源染色体 15q11-q13 区段缺失而引起的一种儿童早期发育畸形，特征是肥胖、矮小，并伴有中度智力低下，称为 Prader-Willi 综合征（Prader-Willi Syndrome，PWS）。1968 年 H. Angelman 医师又报道了因母源染色体同一区段缺失引起的一种在儿童期以共济失调，智力严重低下和失语等为特征的综合征，称为 Angelman 综合征（Angelman Syndrome，AS）。PWS 和 AS 这一对综合征表明父亲和母亲的基因组在个体发育中有着不同的影响，这种现象是典型的基因组印记。在有些 PWS 和 AS 患者中也观察到了该区段的多种微小染色体缺失，通过对小缺失的分析发现这段缺失集中的区域有成簇排列的富含 CpG 岛的基因表达调控元件，称为印迹中心（imprinting centers，ICs），也称为印记控制区（imprinting control regions，ICRs）或印记控制元件（imprinting control elements，ICEs）。在父源和母源染色体上，这些调控元件的 CpG 岛呈现甲基化型的明显差异，即父源和母源染色体上的 ICs 的甲基化呈现出分化状态，或者叫差异甲基化（differential methylation）。例如，在 15q11-q13 区有一段定名为 SNRPN 的长度为 430bp 的调整区段，它含有 23 个 CpG 二联核苷酸。在遗传自母源染色体上的 23 个 CpG 二联核苷酸完全被甲基化，而遗传自父源的染色体则全都为非甲基化。实验进一步表明，这种呈差异甲基化的 ICs 也是该区段邻接基因的表达调控元件。1997 年 T. Kishino 等的研究证实，位于该区段的泛素-蛋白连接酶（ubiquitin-protein ligase）的编码基因 *UBE3A* 突变或失表达（loss of expression）可以引起 AS。AS 患者中该基因的失表达是由于母源染色体上包括 ICs 在内的染色体片段缺失所致,而 PWS 患者是由于该区段的多个父源印记基因的错误表达(misexpression)所致。这种错误表达的后果是邻近基因启动子的从头甲基化和随后产生的基因沉默。PWS 和 AS 模型研究证实,这些疾病显示印记基因表达剂量在一个方向的改变(如完全丧失表达)能够导致异常的脑功能;值得关注的是当印记基因表达剂量细微的改变,特别是增加剂量的情况下,或许有助于改善行为和精神疾病。

　　Beckwith-Wiedemann 综合征(Beckwith-Wiedemann Syndrome,BWS)是一种过度生长综合征(overgrowth syndrome)常伴有肥胖和先天性脐疝等症状,并有儿童期肿瘤易患倾向。它起源于染色体 11p15.5 区段的多种能造成该区段印记基因表达失衡的遗传学和表观遗传学调节机制异常。在该区段的一个长约 1Mb 的片段中至少有 12 个成簇排列的印记基因(imprinted genes),其中有些呈父源等位基因表达模式,另一些呈母源等位基因表达模式,这些基因分属两个印记域(imprinted domain),它们的印记状态分别受控于两个 ICs。在第一个 IC 中,主要有胰岛素样生长因子(insulin-like growth factor 2,IGF2)基因、H19 基因和一个富含 CpG 岛的差异甲基化区域(differentially methylated region,DMR),三者的排列次序是:5′-IGF2-DMR-H19-3′。IGF2 是一种父源等位基因表达的胚胎生长因子,它的表达上调对 BWS 的病理过程非常重要。H19 是一种母源等位基因表达的 pol Ⅱ 转录子,是丰度高但功能不详的非编码 RNA。DMR 是一个印记调控区,它借助差异甲基化,以及它特有的染色体屏障调节蛋白 CTCF 结合位点,对 IGF2 和 H19 进行交互式的印记调节(reciprocal imprinting regulation)(图 3-3)。H19 和 IGF2 的表达要竞争位于 H19 基因 3′ 下游的一个增强子。在母源染色体上,DMR1 是非甲基化的,它允许锌指蛋白 CTCF 与它相结合,从而隔断了 IGF2 基因和位于 H19 基因下游的增强子,所以该增强子只活化 H19 的转录。在父源染色体上,DMR1 是甲基化的,它不仅使 H19 基因沉默,CTCF 也因此不能与之结合,结果是父源 IGF2 基因在增强子作用下活化表达。在这个印记调控区,相对增强子作用而言,DMR1 起了一个染色质屏障作用,被称为隔离子(insulator),在印记中起关键调控作用。此外,该区段的第 2 个印记调控区也对包括编码细胞周期素依赖的激酶抑制蛋白的基因 CDKNIC(p57KIP2)在内的多个与细胞分裂周期相关的基因进行类似的调节。这个印记调控区内基因的印记失调会导致细胞的恶性生长。此外,比较基因组学分析表明,在人染色体 14q32 区也有一个与 11p15 区的 IGF2/H19 印记域非常类似的印记基因 DLK1/GTL2 印记域。DLK1 编码一个含 6 个表皮生长因子重复序列(motif)的跨膜蛋白,也呈父源等位基因表达模式,位于 DLK1 下游的 GTL2 也编码不被翻译的 RNA,两者之间也有 CTCF 特异结合位点。所以 BWS 提供了一个具有一定典型意义的研究印记机制的模型,尽管印记的机制还有多种模式,如正义和反义 RNA 竞争模式,启动子特异性的交互印记模式和双印记中心模式等。但 IGF2/H19 模式或者说增强子/染色体屏障调控模式的确反

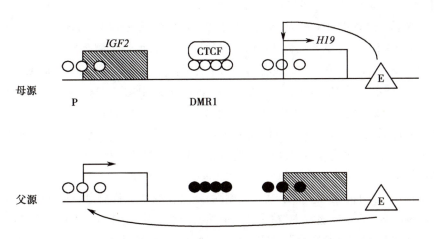

图 3-3　启动子(P)、差异甲基化区(DMR1)、锌指蛋白(CTCF)和增强子(E)对 IGF12 和 H19 的交互易换式印记调节模式示意图
○为非甲基化 CpG 岛　●为甲基化 CpG 岛。

映了基因表达的协调机制,在生长发育和抑制肿瘤发生中发挥着重要的作用。

迄今已在人类基因组中发现了 288 个印记基因,在小鼠中发现了 388 个。虽然多数印记基因的作用机制尚不清楚,但是几乎都与 DNA 甲基化型的异常相关联。值得注意的是,涉及不同亲本来源的印记基因的 DNA 甲基化型都是在生殖细胞成熟过程中建立的(图 3-4)。也就是说,基因组印记是性细胞系的一种表观遗传修饰,这种修饰由一整套分布于染色体不同部位的印记中心来协调,印记中心直接介导了印记标记的建立及其在发育全过程中的维持和传递,并导致以亲本来源特异性方式优先表达两个亲本等位基因中的一个,而使另一个沉默。研究表明,在哺乳动物中相当数量的印记基因是与胎儿的生长发育和胎盘的功能密切相关的。这对于胚胎发育中胚胎和胎盘组织的基因表达调控非常关键。哺乳动物孤雌生殖的不可能,以及通过哺乳动物体细胞核移植来克隆动物的实验频频失败的原因之一,很可能是缺乏来自精子和卵细胞的大量印记基因之间的协调表达。

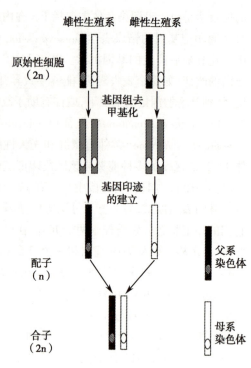

图 3-4　亲代基因组印记在生殖系的重新编程

三、基因表达的重新编程

发育是一个高度有序的生物学过程,是从一个全能的受精卵开始到建成一个由 200 多种具有组织和细胞特异性的、结构和功能各异的细胞组成个体的过程。组成机体的各个组分互相协同,能执行精细、复杂且协调的功能,如物质和能量代谢,对病原生物的抵御和免疫能力的获得,高级神经系统功能网络的建立,两性生殖细胞的发生、成熟和受精后的新生命孕育,以及与复杂多变环境之间的相互作用等。对于一个生物机体来讲,所有结构和功能各不相同的细胞虽具有完全一样的基因组,却有着很不一样的基因表达模式。与建立和维持组织和细胞特异性基因表达模式的相关细胞信息,必须是可以通过细胞分裂而遗传的,同时也应该具备被删除和重建的可能性。表观遗传修饰,如 DNA 甲基化和与 DNA 相结合的蛋白质复合物,对于稳定且可遗传的染色质构型的维持和基因表达的调控起着重要的作用。

1997 年,I. Wilmut 和 K.H. Campbell 等对一只 6 岁的成年母羊的乳腺上皮细胞进行了核移植实验,经过 277 次尝试,终于获得了哺乳动物体细胞克隆的第一次成功,结果使名为"多利"(Dolly)的克隆绵羊诞生。2006 年,S. Yamanaka 小组成功利用四个转录因子(Oct4、Sox2、Klf4 和 cMyc)将成熟的体细胞制备成诱导型多潜能干细胞(induced pluipotent stem cells,iPSCs)。这些事实雄辩地证明:在哺乳动物中,一个来自高度分化的体细胞仍然保持发育成为完整个体的能力,也就是说在分化过程中,施加在基因组的发育限制并不是永久的遗传改变,而是可逆的表观遗传修饰。哺乳动物细胞的分化是通过基因表达水平的一系列有序演化,以及细胞核和细胞质内环境的相互作用来实现的。

在自然条件下,早期原始生殖细胞(primordial germ cells,PGC)携有体细胞样的表观遗传型,在 PGC 进入性腺前后,原有的表观基因组开始被删除,随之在两性生殖细胞中建立性别特异性和序列特异性的表观遗传型。在受精过程中,精子进入成熟的卵细胞后,精卵融合形成的受精卵基因组在卵细胞质的生理环境中,会启动与胚胎发育相关且有严格时空特异性的基因表达程序,即删除在生殖细胞成熟过程中建立的,除印记基因以外的全部表观遗传修饰标记,重新建立胚胎发育特有的表观基因组(epigenome)(图 3-5)。也就是通过系统重建表观遗传修饰,为胚胎发育中的基因表达重新编程

（reprogramming）。只有经过重新编程的表观基因组才具有发育的全能性，满足胚胎所有细胞发育和专一性分化的需要，才能为胚胎发育和分化发出正确的指令。小鼠胚胎的重新编程在着床前就完成了。胚胎发育中表观基因组重新编程的误差将会导致多种表观遗传缺陷性疾病。然而，克隆动物的表观基因组更接近于来自成年动物的供核细胞，这很可能是体细胞核移植克隆实验成功率极低的主要原因，也就是说体细胞核的重新编程往往难以成功。

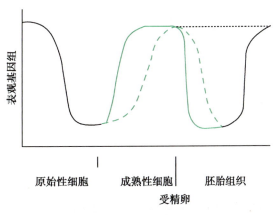

图 3-5　个体发育过程中表观基因组的重新编程
早期原始生殖细胞在沿着生殖系统管腔移行时，原属体细胞型的表观遗传修饰（包括基因组印记）会被删除。在生殖细胞发生与成熟过程中表观遗传标记重新建立（有色实线表示精子分化，有色虚线表示卵细胞分化）。受精后会进行除印记基因（由黑色虚线表示）以外的表观遗传修饰的删除与重建，重建后的表观基因组在组织特异性定型后被稳定地维持。

　　另一个值得注意的问题是表观遗传修饰的重新编程对环境变化非常敏感。例如，在动物实验中，改变胚胎培养液不但会引起异常甲基化和印记基因 IGF2 和 H19 的表达失调，甚至造成印记性疾病。基于此现象，有必要检查人工辅助生育后代的情况。因为辅助生育是在配子生成和胚胎发育早期干预了生殖，而这个时期正是表观遗传编程获得和维持的关键时期。K. H. Orstavik 等报道，经卵细胞质精子注射（intracytoplasmic sperm injection，ICSI.）辅助后出生的儿童中，存在 PWS/AS 和 BWS 发生率增高的现象，并在患儿中检测到包括 H19、IGF2 在内的多个印记基因的表达异常。这些结果提示，对经辅助生育技术孕育的孩子必须进行表观遗传学监测。

四、X 染色体失活

　　1961 年，M. F. Lyon 提出了关于雌性哺乳动物体细胞的两条 X 染色体中会有一条发生随机失活的假说，并认为这是一种基因剂量补偿的机制。近年来的研究表明，X 染色体失活是典型的表观遗传现象，而且是以整条染色体为靶标的表观遗传修饰的一个特例。

　　1996 年，G. D. Penny 等发现 X 染色体的 Xq13.3 区段有一个 X 失活中心（X-inaction center，Xic），X 染色体失活从 Xic 区段开始启动，然后扩展到整条染色体。Xic 长约 1Mb，包括 4 个已知基因：Xist、Xce、Tsix 和 DXPas34。X 染色体失活特异性转录因子（X-inactive specific transcript，Xist）基因，是 X 染色体上启动转录最早的基因，但它的转录产物没有开放阅读框（ORF）。两条 X 染色体的 Xist 基因都能从上游启动子启动 Xist RNA 的稳定转录，但随后只有一条 X 染色体产生的 Xist RNA 将这条染色体自身整体"包裹"，并启动异染色质化和失活过程，而另一条 X 染色体转录的 Xist RNA 会很快裂解，并且这条 X 染色质呈常染色质状态，整条染色体上的基因都具有表达活性。值得注意的是，Xist RNA 在失活的 X 染色体表面呈现锚钉样排列，提示它可能与染色体上特定的蛋白质相结合而形成稳定的结构（见文末彩图 3-6）。

　　Xce（X-chromosome controlling element）基因主要影响 X 染色体随机失活的选择。当 Xce 处于纯合状态时，体细胞中 X 染色体的失活是完全随机的，而在杂合状态时，失活就不是完全随机的。Tsix 基因是位于 Xist 下游的顺式调控元件，其中包含 CTCF 的结合位点，提示 CTCF 与 Tsix 可能协同起着 Xist 外源开关的功能。DXPas34 基因富含 CpG，包括一个 15kb 的微卫星重复序列，对 X 染色体失活有一定调控作用。失活 X 染色体有两个显著特点，一是组蛋白 H4 不被乙酰化；二是 CpG 岛的高度甲基化。

　　雌性体细胞 X 染色体的随机失活始于对 X 染色体的计数和对未来活性或失活 X 染色体的选择，并以即将失活 X 染色体的 Xist 基因转录上调为标志。任何 X 染色体被失活的概率随着 X 染色体对常染色体的比率增加而增加，提示 X 染色体编码的激活子参与了 X 染色体随机失活的计数过程。为

NOTES

了启动 X 染色体失活,*Xist* 必须超越 *Tsix* 参与设定的阈值。在抵消 *Tsix* 过程中,X 染色体编码的激活子对 *Xist* 表达具有剂量依赖性激活作用;常染色体编码的抑制子则表现为对 *Xist* 的剂量依赖性抑制作用。已有证据表明:在细胞核内,X 染色体编码的激活子浓度确实可以触发 X 染色体失活。2009 年,J. Gribnaul 等人发现:X 连锁基因 *Rnf12* 编码的 E3 泛素连接酶 RLIM 能依剂量依赖的特点反式激活 *Xist*。因此,雌性体细胞可以通过调节 RLIM 蛋白表达量去失活其中一条 X 染色体(见文末彩图 3-6A)。*Rnf 12* 位于 *Xist* 上游 550kb 处。作为激活子,RLIM 蛋白可以通过直接激活 *Xist* 或者间接干扰 *Tsix* 顺式调节位点以及其他调控元件(如 *Xce*)而起作用。当激活作用超越抑制作用时,Xist 的 RNA 被转录,从而启动 X 染色体失活,因此也顺式关闭 *Rnf12* 的一个等位基因。

在小鼠胚胎干细胞分化过程中(见文末彩图 3-6B),正负信号必须在 *Xist* 位点被整合,只有信号强度达到刺激阈(虚线)时 *Xist* 才能表达。在未分化的细胞中,Oct4 和 Nanog 等多潜能因子可以阻止 *Xist* 的表达;在分化早期阶段,多潜能因子被下调,整合的 *Xist* 刺激逐渐增强并仅在雌性细胞中超过激活阈值。此外,与雄性体细胞相比,雌性体细胞中还包含较多的 X 染色体连锁的 *Xist* 激活子;加之在该阶段发生的同源配对(灰色箭头)打破了 *Xist* 之间的对称。因此,阻止了 *Xist* 两个等位基因同时被激活的趋势。在分化晚期,Xist RNA 介导的顺式沉默下调 X 染色体连锁的激活子,导致刺激信号减弱,最终使得 X 染色体活性在雌雄个体细胞内达到平衡。尽管 X 染色体失活的分子机制还有待于进一步阐明,但无疑会成为今后表观遗传学研究的重要内容。

第三节　表观遗传功能

一、干细胞表观遗传

胚胎干细胞(embryonic stem cells,ESCs)来自早期囊胚的内细胞团,具有自我更新能力和分化多能性,可分化为机体三胚层来源的所有细胞类型。在 ESCs 分化过程中,干细胞自我更新的相关基因逐渐关闭,特定细胞谱系基因发生时空特异性表达。以转录因子 Oct4、Sox2、Nanog 和 Klf4 为核心的转录调控网络维持着 ESCs 的多能性状态,并负责应答 TGF-β、Wnt 和 Notch 等环境分子的信号。表观遗传调节在上述自我更新和分化多能性等多个层面决定着胚胎干细胞向各种细胞谱系的定向分化。大量研究证明,ESCs 通过 DNA 甲基化、组蛋白密码和转录因子间的交互作用,维持多能性相关基因的转录以及分化相关基因的沉默。诱导 ESCs 分化时,ESCs 内的分化相关通路被激活,从而建立起新的表观遗传特征,维持特异细胞类型的基因表达特征。组蛋白修饰和 DNA 甲基化等表观基因组在细胞分裂过程中的稳定遗传和维持,确保了干细胞在命运决定中实现准确的转录调控。每种特定细胞类型都具有特定的 DNA 甲基化模式,这一模式决定着特定细胞 10 000~20 000 多个基因表达的稳定性与准确性。

DNA 甲基化在细胞中作为一种长期记忆机制,在发育的过程中对细胞命运起到决定作用。在血清/白血病抑制因子(LIF)条件下培养的 ESCs 易自我分化,而通过 MEK1/2 和 GSK-3a/b 抑制剂(2i)阻断 MAPL/ERK 通路的激活能维持 ESCs 的干性。更重要的是,添加 2i 后 ESCs 的 DNA 甲基化图谱显著改变。在 2i 条件下,ESCs 中 DNMT3A 与 DNMT3B 下调,而去甲基化酶 TET1 和 TET2 上调,ESCs DNA 甲基化水平较低。ESCs 的多能性相关基因 *Oct4* 与 *Nanog* 的甲基化程度非常低,提示这一表观遗传图谱可维持 ESCs 的"多能基态"。正确的 DNA 甲基化修饰对 ESCs 的正确分化很关键,敲除三种 DNMT 酶不影响 ESCs 的生存,但是使其分化潜能受损。此外,DNA 甲基化与组蛋白密码间存在紧密联系。含有转录活性标志 H3K4me3 的基因的 DNA 甲基化程度往往低于 60 %,而含有转录抑制性标志 H3K27me3 的基因 DNA 甲基化程度常高于 70%。

组蛋白上一系列的修饰位点与修饰类型构成了组蛋白密码,这种密码的变换可影响染色质活性的改变。多能 ESCs 含有高丰度的乙酰化 H3K9(H3K9ac),致使其大部分染色质处于松弛状态。用

HDAC 抑制剂（HDACi）可诱导 ESCs 的 H3K9ac 水平上调,进而增强重编程能力。在分化的 ESCs 集落中会发生 X 染色体失活,从而使雄性和雌性连锁基因表达量达到平衡,在这个过程中,H3K27me 修饰是招募 X 染色体失活因子的重要标志。

表观转录组（epitranscriptome）反映了细胞内调控 RNA 转录本的各种动态且可逆的化学修饰,迄今已经发现 100 多种 RNA 的化学修饰。这些修饰的动态变化参与调控 RNA 的剪接、翻译、稳定性以及对外界刺激的响应。研究已证实:假鸟苷（pseudouridine,Ψ）、5-甲基胞嘧啶（5-mC）以及 6-甲基腺苷（m6A）等修饰构成的表观转录组在调控 ESCs 多能性维持、自我更新和细胞命运决定等方面具有重要作用。Ψ 是最丰富的一种 RNA 修饰,主要存在于 rRNA、tRNA 和 ncRNA 中,小部分存在于 mRNA 中,其正常催化修饰有助于端粒酶的稳定并维持 ESCs 的干性。5-mC 主要存在于 tRNA 和 rRNA 中,可提高 RNA 分子的稳定性和活性,参与 RNA-配体的相互作用。RNA 的 5-mC 修饰异常可导致 ESCs 增殖与分化过程中蛋白质翻译的准确性和效率降低。m6A 是 mRNA 上丰度最高的 RNA 修饰,影响着 mRNA 的核输出、折叠、剪接和稳定性。但是,m6A 在 ESCs 中的功能尚不完全明确。

正常组织的自我更新和稳态维持依赖于成体干细胞的增殖和分化。成体干细胞的转录或表观遗传失调会导致个体的早衰或细胞的恶性转化。由于机体不同组织更新速率的差异,每种组织对其驻留的成体干细胞的更新和分化能力要求不同。不同类型的成体干细胞需要不同的转录和表观机制调节其在静息和活跃增殖状态的切换、对称分裂和不对称分裂的比例,以满足组织器官的要求。近来多项研究表明,转录因子和染色质重塑因子的互作在调节成体干细胞的生物学功能方面至关重要。造血干细胞是机体内最活跃的一类成体干细胞,维系着造血系统的运转与稳态。染色质重构因子 PRC1 能增强造血干细胞的自我更新潜能,敲除 PRC2 则能增强造血干细胞的分化潜能,但是会导致造血干细胞池的过早耗竭。而缺乏 DNMT1 限制了造血干细胞向所有血液谱系细胞分化。此外,神经干细胞是一种异质性的成体干细胞群,需要一个缓慢的分化过程才能形成一个成熟的神经元。DNA 甲基化的调控机制在神经发生和神经干细胞生存中均起着重要作用。三种 DNA 甲基酶的缺失都会导致神经祖细胞和成熟神经元的数量减少。

二、记忆表观遗传

大脑记忆重建过程主要涉及两个方面,一是在记忆形成期间相关脑区转录与翻译控制的变化,二是表观遗传机制的参与帮助记忆再巩固或强化。通过这两个步骤,大脑对经验和信息进行整合和储存,调控神经元的行为反应。例如,情景性恐惧条件反射会引起海马区域的 DNMT3a 和 DNMT3b 表达增加,导致部分基因 DNA 的特异性高甲基化。在前脑中诱导 DNMT3a 的缺失会导致小鼠海马体积减小,长期空间记忆受损。提示 DNA 甲基化对大脑长期记忆形成的重要性。此外,组蛋白密码与大脑记忆形成也密不可分。在成人脑组织中,组蛋白的乙酰化是被广泛研究的翻译后修饰。与突触可塑性和记忆相关的转录因子 CBP（CREB-binding protein）也是 HAT,可催化组蛋白和转录因子的乙酰化修饰,抑制 CBP 的乙酰化活性导致小鼠对物体和空间的长期记忆受损。组蛋白磷酸化和甲基化也与学习和记忆的形成有关。例如,情景性恐惧条件反射会导致海马中 H3S10 和 H2K14 的磷酸化水平增加。药物成瘾是一种精神性疾病,患者大脑奖励回路结构发生了改变,终身易复发。研究小鼠大脑对可卡因的响应发现,小鼠大脑伏隔核区域的组蛋白修饰呈现了全面而广泛的改变,组蛋白 H4 乙酰化和组蛋白 H3 磷酸化显著增加,而抑制性标记 H3K9me2 减少,纹状体区域 H3S10 磷酸化增加,这些组蛋白修饰变化最终导致神经元的基因表达模式发生了改变。另有研究发现,幼年的创伤性经历或压力经历也会通过表观遗传组影响大脑,导致成年时期出现抑郁或焦虑等情绪和认知障碍。

三、衰老表观遗传

分化细胞的稳定性是高等生物的基本特征之一,无论是神经元这类特化的有丝分裂后细胞（post-mitotic cells）,还是成纤维细胞或成骨细胞这样处于不断分裂的细胞（dividing cells）,都具有稳定的特征性表型。然而，在衰老的过程中某些细胞会发生年龄相关的变化，例如某个 CpG 岛的从头甲基化会关闭一个基因，丧失与这个基因相关的生理功能；同样，甲基化的丢失也会激活正常情况下沉默的基因，造成不恰当的异位表达（ectopic expression）。虽然在一个组织中发生异常甲基化的细胞只占少数或极少数，但却能使组织或器官呈现出表观遗传上的异质性和镶嵌性，这种在衰老过程中获得的表观遗传镶嵌性正是许多年龄相关的局灶性疾病的一个重要病因。

动脉粥样硬化和肿瘤一样也是一种局灶性增殖疾病，有遗传学病因，也有表观遗传学病因。失控的平滑肌细胞增殖会使血管变窄，最终导致心脏缺血或脑缺血。在动脉粥样硬化患者的心肌组织、动脉粥样斑块和长期在体外培养的血管平滑肌细胞中，雌激素受体 α 基因（estrogen receptor alpha，ERα）的启动子区域出现年龄相关的甲基化改变。同样的变化会不会影响血管组织其他基因尚待研究。然而，从理论上讲，衰老相关的表观遗传镶嵌性在血管上皮细胞和平滑肌细胞中有可能促进动脉粥样硬化的发展。

随着基因组 5-mC 检测技术的进步，衰老相关的获得性疾病受到启动子甲基化影响的实验证据越来越多。例如，在结肠成纤维细胞中，ERα、MLH1（DNA 错配修复蛋白 1）、MYOD（生肌性转录调节因子）、PAX6（发育相关的成对框基因 6）、RARβ2（维甲酸受体 β2）和 IGF2（胰岛素样生长因子 2）等基因启动子甲基化程度改变和随后的基因功能下降。又如，在伴有胰岛素抵抗症状的糖尿病中，由于表观遗传异常等原因导致胰岛素受体信号途径相关的一系列基因功能下降，造成不同基因启动子的甲基化发生在同一组织的不同细胞中，大大增加了局灶性疾病的异质性，也反映了衰老组织的镶嵌性。实际上，类似的分析已经成为发现疾病相关基因的一条新途径。

认识到表观基因组在发育、生长和衰老过程中存在着一个动态变化的过程，以及体细胞的表观基因组有重新编程的可能性，不仅有助于我们以新的观点来探索老年病的病理机制，发展和建立新的诊断方法和药物干预的新途径，以及更加确切地评估老年病的发病危险性，还为通过环境和生活方式的改变来延缓老年病的发生和减轻老年病的严重程度提供了理论依据。将这些概念付诸实践之前还必须解决三个问题：一是确定表观遗传修饰与特定生理或病理指标的相关性；二是证实将这些指标作为鉴别诊断的潜在可能性和技术可行性；三是通过一定规模的流行病学调查来验证实验室内的表观遗传病理发现在人群中的真实性。

第四节　表观遗传与疾病

表观遗传修饰异常引起的疾病主要分为两大类，一类是在发育的重新编程过程中造成的特定基因表观遗传修饰的异常，有人称之为表观突变（epimutation）；另一类与表观遗传修饰的分子结构与功能相关的蛋白质编码基因有关，如 DNA 甲基转移酶基因或差异甲基化 CpG 岛结合蛋白 CTCF 基因的突变或表观突变。

表观修饰遗传对于控制基因转录和染色质稳定是十分重要的。表观遗传信号甚至可以通过阻遏特定基因转录的双链 RNA 分子在细胞间的传递来影响其他细胞的基因表达。虽然对于表观遗传修饰在疾病发生中作用的认识还很有限，但 R. Holliday 等人已经提出了表观遗传病（epigenetic diseases）的概念，其中包括多种复杂的遗传性综合征、免疫性疾病和中枢神经系统发育紊乱以及肿瘤等。

一、遗传性综合征和表观遗传

1983 年，B. Hagberg 等报道了一种遗传性进行性神经系统疾病——Rett 综合征，患者均为女性，在出生后 7~18 个月出现发育停滞，随后出现高级脑功能的迅速恶化和严重智障等症状。家系分析显示 Rett 综合征是一种 X 连锁基因突变所致的遗传病。近年来的研究揭示，Rett 综合征的致病基因是 X 染色体上编码 MeCP2 蛋白的基因。MeCP2 是一种甲基结合蛋白（methyl-binding proteins，MBPs），能专一性地识别甲基化 CpG 岛并与之结合，其功能是作为分子榫头将染色质修饰复合物（chromatin-modifying complex，CMCs）和 DNA 甲基化区域连接在一起以阻遏基因转录。Rett 综合征患者的

MECP2 基因突变集中在甲基化 CpG 结合域和转录阻遏域。显而易见,这类突变会严重干扰表观遗传修饰的正常功能。值得注意的是,*MECP2* 基因的表达谱比较广泛,然而突变所造成的病理作用为什么只局限于脑内神经细胞的机制还有待于研究。

D. J. Weathrall 等在 1981 年报道了地中海贫血和智力低下相关联,随后证实这并非患者同时患有两种疾病,而是一种 X 连锁病,称为 X 连锁 α-地中海贫血/智力发育迟滞综合征(X-linked alpha-thalassemia/mental retardation syndrome,ATR-X)。*ATR-X* 基因突变会引起特征性的发育异常,如严重的智力低下、异常面部表型、α-地中海贫血、泌尿生殖道畸形,甚至出现性反转表型。现已证实,*ATR-X* 基因编码一个含有植物发育同源结构域(plant homeodomain,PHD)的蛋白质,是一种转录调节因子,通过修饰染色质的局部结构来调节转录,该蛋白质的 C 末端还含有解旋酶 SNF-2 家族成员的标志性结构域。在细胞分裂间期和中期,该蛋白质定位在着丝粒附近的异染色质区。在 ATR-X 患者中发现一些高度重复序列的甲基化型发生了改变,包括编码核糖体 RNA 的 rDNA 重复序列,Y 染色体特异的卫星 DNA 和亚端粒区重复序列等。这些重复序列区域甲基化的严重减少,加上染色质重塑解旋酶 SNF-2 结构域的存在,提示 ATR-X 编码的蛋白质功能可能起着将 DNA 甲基化和染色质重塑这两类表观遗传修饰衔接的作用。一些植物和哺乳动物的实验观察也证实,SNF-2 样蛋白的突变会导致基因组甲基化的急剧丢失。

脆性 X 染色体综合征(fragile X syndrome)是一种以智力低下为主要症状的遗传性智力障碍综合征,致病基因是位于 Xq27.3 的脆性 X 智障基因(*fragile X mental retardation-1*,*FMR1*)。该基因最常见的突变是 5′ 端非翻译区中 CCG 三核苷酸重复序列的扩展。正常人的(CCG)n 重复序列为 6~50 拷贝,扩增至 52~200 拷贝时称为前突变(permutation),扩展至 200~2 000 拷贝时称为全突变(full mutation),这种(CCG)n 拷贝数的扩展是随着世代而不断进行的,又被称为动态突变(dynamic mutation)。分析表明(CCG)n 重复序列扩展会引起 CCG 中 CpG 二联核苷酸的甲基化,从而使 *FMR1* 基因沉默,这种沉默还涉及染色质型的改变,而染色质的浓缩进一步增加了扩展的(CCG)n 重复序列的遗传稳定性。

免疫缺陷、着丝粒区不稳定和面部异常综合征(immunodeficiency,centromeric region instability and facial anomalies syndrome,ICF)是一种罕见的常染色体隐性遗传病,它是一种变异性免疫缺陷,主要病症是不同程度的免疫缺陷,并伴以面部畸形和智力低下。在分子水平上,患者有典型随体序列 II 和 III 的低甲基化。多个研究小组发现,该病是催化 DNA 从头甲基化的 *DNMT3B* 编码基因的突变所致。患者至少有两种同型免疫球蛋白的减少或缺失,并造成细胞免疫缺陷。此外,淋巴细胞分裂时 1 号、9 号和 16 号等多条染色体的着丝粒区域不稳定性也明显增高。这些区域含一种通常被甲基化的卫星 DNA 序列,但在 ICF 患者中几乎完全是非甲基化的。这些序列被认为与着丝粒的功能和动基体(kinetochore)的装配有关。还有证据显示,ICF 患者失活 X 染色体的 CpG 岛和两个重复序列家族 D4Z4 和 NBL2 呈现去甲基化状态。这些变化与基因组中 5-mC 水平降低和某些染色体着丝粒周围区域重复序列的低甲基化相互吻合。基因芯片的表达分析还显示,患者淋巴细胞中部分与免疫功能调节相关的基因表达水平下调,但未观察到这些基因启动子区甲基化型的变化,提示 ICF 综合征中 *DNMT3B* 基因的突变可能通过降低转甲基活性而减少了对基因转录的阻遏作用,从而间接影响了淋巴细胞部分基因的表达模式。

二、免疫性疾病与表观遗传

早期研究显示,类风湿关节炎(rheumatoid arthritis,RA)滑膜成纤维细胞中存在普遍的低甲基化状态,其中包括 *CXCL12* 基因启动子和反转座子 LINE1 的低甲基化修饰。在此种条件下,丧失了抑制性 DNA 甲基化信号将导致基因表达。全基因组研究也揭示:RA 滑膜成纤维细胞存在许多高或低甲基化基因组区域。大多数受累基因涉及炎症、基质重塑、白细胞招募和免疫反应等过程。此外,关节炎组织中 HAT/HDAC 活性比例转至 HAT 为主导,有利于组蛋白乙酰化,最终导致基因转录增强。在适应性免疫系统也出现表观遗传改变。例如,在一种全基因组 DNA 的甲基化分析研究中发现:周围

NOTES

血单核细胞中的主要组织相容复合物基因座可呈现差异甲基化区域,使易患 RA 的遗传风险显著增加。一项结合 RA 病人和模式动物的研究对外周血单核细胞中的 B 细胞和 T 细胞的各种染色质修饰酶家族进行了观察分析,发现其中编码 Aurora 激酶 A 和 B 的基因表达显著上调,同时伴有 H3K10 的磷酸化修饰。这种类型的组蛋白磷酸化是招募转录因子核因子-κB(transcription factor nuclear factor-kappa B,NF-κB)至细胞因子启动子的关键表观遗传信号,从而引起一种细胞因子驱动的促炎反应。此外,HAT 家族的几个成员在 RA 患者和关节炎小鼠中也显著上调,其中编码 Esco2 的基因表达最强。Esco2 可建立姐妹染色单体连接,并促进与 DNA 复制耦合,从而确保只有姐妹染色单体可以相互配对。因此,可以推定 Esco2 是特定靶基因的选择性激活子。

由于 NF-κB 是炎症相关基因转录的主要调节因子,而表观基因组的修饰子可直接或间接地影响其活性,对于自身免疫和免疫疾病如 RA 而言,当有利于抑制信号的表观遗传因子下调,促进转录的表观因子上调时,这些活性的组合最终决定了免疫细胞促炎途径的加强和抗炎机制的弱化。

三、中枢神经疾病与表观遗传

亨廷顿病(HD)是一种中年发病的致命性遗传性神经退行性疾病,其特征是表现舞蹈样动作,精神异常,并伴有进行性认知下降。实验表明:HD 与表观遗传的"组蛋白密码"异常,进而诱导染色质重塑和神经元基因转录的失调有关。其中 DNA 甲基化异常改变是 HD 的致病机制之一。例如,腺苷 A2A 受体(adenosine A 2A receptor,A2AR)在 HD 病人中表达显著降低,原因是其编码基因 ADORA2A 的 5′-UTR 区的 5-mC 水平在纹状体中明显增加;利用转基因小鼠也证实了类似现象。此外,在 HD 病人、HD 动物模型以及 HD 细胞模型中均观察到组蛋白低乙酰化和高甲基化修饰的变化。例如,环单磷酸腺苷反应元件结合蛋白(cyclic adenosine monophosphate response element-binding protein,CREB)的结合蛋白(binding protein,CBP)具有 HAT 的功能,也是转录辅助因子。利用转基因小鼠证实:表达缺乏 HAT 活性的 CBP 将损害短期的稳定记忆转化为长期记忆,而采集新的信息和短期记忆的能力却不受影响;类似的研究也发现,缺乏羧基末端 HAT 活性域的 P300(CBP 同源体)突变小鼠损坏了长期识别记忆以及语言恐惧记忆。因此,CBP 分子功能的失调可能是 HD 患者认知功能障碍的病理表观机制。

脑源神经营养因子(brain-derived neurotrophic factor,BDNF)在维持神经元存活、发育和突触可塑性方面起着重要作用。BDNF 基因的表观遗传修饰与精神分裂症和情感障碍的病理生理密切相关。例如,精神分裂症患者脑内 BDNF 基因启动子甲基化水平升高,而 BDNF 表达降低。由于这种甲基化水平改变是包括脑和周围血液的整体性变化,因此,可以作为这类疾病的生物标志物。在培养的大鼠神经元中,已经证实甲基化修饰对 BDNF 表达的重要性。用氯化钾人工诱导膜去极化可导致 BDNF 第Ⅵ启动子 DNA 甲基化水平降低,增加该启动子的转录;进一步用小鼠皮层神经元发现,膜去极化可同时在启动子Ⅰ和Ⅳ导致 Dnmt1 和 Dnmt3a 基因表达水平降低;同样,DNA 甲基转移酶抑制剂 5-氮杂-2-脱氧胞苷可诱导小鼠神经元 2A 细胞的 Bdnf 启动子Ⅰ脱甲基化,从而上调 Bdnf 基因的表达。动物实验也证实,脑内 DNA 甲基化和 BDNF 表达的相关性在脊椎动物中呈现进化保守。

四、肿瘤发生与表观遗传

经典的遗传突变可以诱导肿瘤的发生,而表观遗传结合经典遗传的改变则协同决定着肿瘤的发展。DNA 甲基化的丢失是肿瘤组织中最早观察到的表观遗传改变之一。DNA 甲基化异常既可以影响基因组的稳定性,又可以通过 DNA 甲基转移酶表达和关键基因 CpG 岛甲基化异常而诱导肿瘤的发生发展。

(一) DNA 甲基化与肿瘤

在机体内,重复元件构成了基因组的 50%,正常时处于高度甲基化状态。而在肿瘤发生时,这些基因组区域,包括着丝粒串联重复序列、Alu 序列以及 LINE-1 序列等均处于低甲基化水平(5-mC 缺失）。已知这些在着丝粒附近的串联元件维持着 DNA 包装成异染色质，从而保证了染色体的稳定性。这些区域的低甲基化则可导致染色质去浓缩，并通过易位使染色体重排，进而诱导广泛的基因组不稳定。例如，体外实验显示：在小鼠胚胎干细胞中敲除 DNA 甲基转移酶基因 *DNMT1*，可以增加染色体易位；此外，异染色质的丢失可以影响与肿瘤发生相关的基因拷贝数。作为逆转座子，*Alu* 和 LINE-1 元件可以通过 RNA 中间体进行扩增，构成了基因组的 30%。这两种元件具有启动子序列，显示具有基因转录的能力。在正常组织中，*Alu* 和 LINE-1 均通过 DNA 甲基化被沉默，而在肿瘤中表现为低甲基化状态。例如，在结肠肿瘤发生早期，LINE-1 表现为低甲基化水平，阻断了基因表达的正常模式。*Alu* 和 LINE-1 还被发现在非小细胞肺癌早期的低甲基化水平与基因组不稳定密切相关，提示了在肺肿瘤发生中的潜在作用。这些元件的低甲基化和随后的激活可以促进肿瘤发生，因为低甲基化的元件能够诱导插入突变，即 L1 反转录酶可以通过对剪接的 mRNA 进行反转录，并重新插入到基因组中，从而潜在地形成假基因。当 LINE-1 元件分别启动其 3′ 和 5′ 端时，即可导致元件本身的移动，并插入到新的基因组位点，并潜在地导致基因组缺失和倒位，从而诱导重排的发生。这些结果最终可引起染色体异常、基因表达异常以及整个基因组的不稳定。

尽管整个肿瘤基因组显示低甲基化水平，但是基因组的某些区域仍处于高甲基化状态，其机制与 DNMT 过表达相关。DNMT 的过表达是肿瘤的常见特征。其机制被认为是由于这些酶可以在肿瘤细胞中相互配合起始和维持新建立的甲基化模式。DNMT1 和 DNMT3b 可与癌基因的转录因子形成复合体，在启动子区域的 CpG 岛诱导从头合成的甲基化修饰。例如，急性粒性白血病患者伴随 *DNMT3a* 突变与恶性预后密切相关。因此，DNMTs 在肿瘤细胞中 CpG 岛的超甲基化状修饰和后续下游作用中非常关键。

在肿瘤细胞基因组中，启动子区域的 CpG 岛则以超甲基化状态为特征。相比较而言，肿瘤组织基因间 CpG 位点的低甲基化水平常诱导基因组不稳定，CpG 岛的超甲基化则通过沉默肿瘤抑制基因的表达而促进肿瘤的发生和发展。例如，PTAN 是一种防止快速增殖的蛋白，在甲状腺肿瘤中处于高度甲基化状态；而涉及细胞周期调节、细胞黏附和细胞移动的蛋白 APC 则在肺癌、乳腺癌、结肠癌中通过超甲基化被抑制。细胞周期调节子 p16 在几乎所有的人类肿瘤中均处于抑制状态。这些肿瘤抑制因子的活性抑制使得细胞生物过程缺乏调控而直接促进肿瘤发生。

肿瘤中超甲基化和低甲基化似乎是两种相反的力量，但这种模式确实可在同一肿瘤组织中共存，仅发生在基因组不同区域而已。由于低甲基化或超甲基化引起的表观遗传异常以多种方式相互作用，从而产生不同亚型的肿瘤。这种模式是稳定的，但是并不是不可逆转，而是随着细胞环境的变化而改变，归咎于肿瘤细胞表观基因组的复杂性。

肿瘤中 DNA 甲基化模式的失调不会发生独立于表观遗传的改变。甲基化 DNA 结合蛋白可以被吸引结合到甲基化的胞嘧啶残基上，有助于基因沉默。这些蛋白还可以与其他参与表观遗传调节的伴侣分子相互作用，尤其是甲基化 DNA 结合蛋白被发现可以与参与调控的 DNA 和组蛋白以及参与 DNA 包装的蛋白发生相互作用。

（二）组蛋白修饰与肿瘤

组蛋白的甲基化修饰调节着基因的转录。在组蛋白尾巴特殊位点的甲基化修饰关系到转录的激活或抑制。涉及调控干细胞维持和分化的一个关键蛋白 EZH2 是赖氨酸甲基转移酶，可以催化 H3K27me3 修饰。在许多肿瘤中，EZH2 在转录和蛋白水平均呈现过表达状态。研究发现 EZH2 的过表达的重要性在前列腺癌中显而易见，表现为细胞核中的 EZH2 蛋白的染色从良性到转移逐渐增加。目前，EZH2 的过表达已经被认定为乳腺癌、淋巴瘤、胶质细胞瘤和其他肿瘤的关键特征。在癌细胞中，H3K27me3 可以不依赖基因启动子甲基化抑制基因表达，而正常细胞中，EZH2 通过与 DNMT 相互作用调控 DNA 甲基化。与沉默组蛋白修饰的 H3K27me3 相比，组蛋白甲基化也是转录激活的标记。

HATs 存在三个不同的家族，即 Gcn5 家族、p300/CBP 家族和 MYST 家族。来自每个家族的 HAT 均可通过异常靶基因激活或靶基因抑制而促进肿瘤发生。已知 Wnt 信号通路的失调与肿瘤发生有

NOTES

关,尤其与干细胞表型有关的 Wnt 通路在乳腺癌中通过 HAT Gcn5 介导而异常增强。CBP [cyclic AMP response element-binding(CREB)protein]和 p300 可以乙酰化修饰所有 4 种核心组蛋白以及其他非组蛋白,包括 P53、Rb、E2F 和 myb 等。在许多肿瘤细胞株存在着大比例的 *p300* 或 *CBP* 的杂合缺失,可分别达到 51% 或 35%,提示 *p300* 和 *CBP* 是重要的肿瘤抑制基因。MYST 家族的 HAT 具有重要的造血作用,已经发现其在急性髓细胞白血病中调节异常。在白血病 M4/M5 亚型病例中,一个稳定和复发的染色体易位 t(8;16)(p11;p13)可导致一个 MYST 家族乙酰转移酶 *MOZ* 基因与 *CBP* 发生融合,从而诱发异常的染色质乙酰化修饰。在急性单核白血病例中,随着 t(8;22)(p11;q13)易位的发生,也可以诱导 *MOZ* 与 *p300* 融合。HDACs 是催化去除组蛋白乙酰化基团的酶,主要与转录抑制相关。和 HATs 类似,HDACs 也可以将许多非组蛋白蛋白质作为潜在的底物,催化许多在肿瘤发生起重要作用的相关蛋白的去乙酰化,包括 p53、YY1 和 STAT3 等。

(三)染色质重塑与肿瘤

研究证实:核小体移动导致的染色质重塑在肿瘤抑制基因和原癌基因转化中具有关键作用。例如,Snf5(Ini1/Baf47/Smarcb1)是 Swi/Snf ATP 酶依赖的染色质重塑复合物的一个核心成员,也是一个潜在的肿瘤抑制因子,但在致死性儿童肿瘤中被特异灭活。正常情况下,Snf5 和 Swi/Snf 复合物可以调节细胞周期,并与 p53 相互作用而防止原癌基因的转化。这些复合物可以利用 ATP 水解提供能量去重定位核小体,因此可调控特异基因进入到转录复合物中。此外,染色质重塑复合物还参与染色质结构改变必需的其他过程,包括 DNA 修复、DNA 合成、有丝分裂和基因组稳定等。目前已知 ATP 酶依赖的染色质重塑复合物有 Swi/Snf、ISWI、CHD/Mi-2 和 INO80 等,其中 Swi/Snf 是从酵母到人类进化保守的复合物,由 8~12 个蛋白亚基构成,包含 ATP 酶、BRG1 和 BRM 等亚基。目前发现,在部分肺癌以及乳腺癌亚型、前列腺癌和胰腺癌中,均存在 Brg1 亚基被沉默。从原癌基因转化的角度出发,Swi/Snf 复合物涉及多个癌症相关通路。这个复合物可以直接与 Rb 结合,其亚基 Brg1 和 Brm 则是 Rb 介导细胞周期停滞所必需的。

(四)非编码 RNA 与肿瘤

在人类肿瘤中,miRNA 表达谱不同于正常组织,即使在不同类型的肿瘤之间也表现为特异的表达谱。miRNA 既可以行使原癌基因的作用,又可具有肿瘤抑制基因的作用。例如,miR-200 启动子 CpG 岛的超甲基化使得 miR-200 沉默,导致锌指 ZEB1[E-box-binding homeobox(HOX)1] 和 ZEB2 转录抑制子上调,进而诱导 ECDH1(E-cadherin)下调,促进肿瘤细胞上皮-间质转化。此外,一些遗传改变可以影响初级 miRNA 转录子的产生和成熟加工过程以及与靶向 mRNA 的相互作用,诱导肿瘤发生。例如,由于染色体 13q14 缺失导致 miR-15 和 miR-16 调节失常常见于大多数 B 细胞慢性淋巴细胞白血病。值得注意的是,位于染色体脆性部位的 miRNA 常与诱发卵巢癌、乳腺癌和黑色素瘤等有关。提示涉及 miRNA 加工机器的肿瘤特异的遗传缺陷与细胞转化通路密切相关以及相关 miRNA 在肿瘤中的失调。

从基因组超保守区域转录(transcribed from ultraconserved regions,T-UCRs)的 lncRNA 异常表达也涉及肿瘤的发生。许多人类肿瘤可以根据 T-UCR 异常表达谱进行区分。目前已经获得了慢性淋巴细胞白血病、结直肠癌以及肝癌的 T-UCR 表达谱。在肿瘤组织中,不同的 T-UCRs 既可以上调,也可以下调。类似于 miRNAs,在特异肿瘤中分化表达的 T-UCR 常常位于与此肿瘤相关的肿瘤基因组区域,例如,脆性位点、*HOX* 基因簇、微小杂合丢失域以及微小扩增域等。迄今发现 T-UCR 在肿瘤中表达的异常调节机制主要涉及两个途径,即改变与 miRNA 的相互作用和启动子 CpG 岛的超甲基化修饰。许多 T-UCRs 显示与 miRNAs 良好的互补性,提示可以像 miRNA 进行靶向调节。此外,在上皮癌细胞中,lncRNA-*HOTAIR* 表达增加可诱导基因组范围的多梳蛋白 PRC2 重新占位,并使 H3K27me3 涉及的靶基因沉默,这种改变进而增加肿瘤细胞的侵袭和转移。而当 *HOTAIR* 表达被抑制,癌症细胞的侵袭能力也降低。说明 *HOTAIR* 具有调节癌细胞表观遗传组和介导细胞转换的激活作用。最初在人类白血病鉴定的 p15 反义 lncRNA-*p15AS* 则可通过诱导基因位点异染色质形成,从而促使 *p15* 肿瘤抑制基因的沉默。

NOTES

第五节　表观遗传的生物学意义

一、环境因素对表观遗传的影响

2003 年, L.Jirtle 和 R.A.Waterland 用 Agouti 小鼠做了一个表观遗传学的经典实验。*Agouti* 基因(*A*)编码一种旁分泌的信号分子使毛囊黑色素细胞转为合成黄色素。在鼠毛生长的中间阶段, *A* 基因一过性的短暂表达在每根鼠毛的毛尖下方形成黄色条带, 使野生型 Agouti 小鼠呈现特征性的棕褐色。实验者在 *A* 基因 5′ 端上游插入了一个源自逆转座子(retrotransposon)的 IAP(intracisternal A particle)序列, 使 *A* 基因受隐含在 IAP 中的启动子调控而持续异位表达, 造成毛色变黄, 插入了 IAP 的 *A* 基因称为 *AVY*(agouti viable yellow gene allele)。然而, IAP 启动子区域 CpG 岛的甲基化又会使有些细胞中的 *AVY* 基因表达受抑, 甚至沉默。这种表观遗传差异往往发生在胚胎发育早期, 所以, 即使在近交系同窝仔鼠中, *AVY* 小鼠也会出现不同的表型, 从以黄色为主到混杂大小不等的棕褐色斑块。在造成毛色广泛变异的同时, 还造成同窝仔鼠在脂肪代谢、葡萄糖耐受和肿瘤易感性等方面的差异。

实验的对象是基因型为 *a/a* 的母鼠及其孕育的基因型为 *AVY/a* 的仔鼠。孕鼠分为两组, 实验组孕鼠除喂以标准饲料外, 从受孕前两周起还增加富含甲基的叶酸、乙酰胆碱等补充饲料, 而对照组孕鼠仅喂饲标准饲料。结果实验组孕鼠产下的仔鼠大多数在身体的不同部位出现了大小不等的棕色斑块, 甚至出现了以棕褐色为主要毛色的小鼠(见文末彩图 3-7)。而对照组孕鼠的仔鼠大多数为黄色, 并对肥胖、糖尿病和肿瘤易感。分析表明喂以富甲基饲料的孕鼠所产仔鼠的 IAP 所含 CpG 岛的甲基化平均水平远高于对照组, 转录调控区的高甲基化使原来呈异位表达的基因趋于沉默, 毛色也趋于棕褐色。当然, 由于种间差异, 小鼠实验不能简单地外推到人, 但这并不能降低这个实验的理论价值: 即诸如营养这样的环境因素并不会引起 DNA 序列的改变, 却可以通过改变基因的甲基化型而改变其表观遗传型, 造成明显的、可遗传的表型效应。

Agouti 小鼠的实验有着深刻的启示: ①表观遗传修饰的环境因子敏感性也许可以解释遗传学上完全一样的个体(如双生子)在不同的环境中可以产生明显的表型差异, 也提示表观遗传修饰的可遗传性在基因和环境的相互作用中起着重要的作用; ②小鼠基因组转座子插入位点的异常甲基化, 会引起小鼠在细胞水平上的表观遗传镶嵌性, 扩大了表型变化的范围。这一点对人类来讲也有深刻意义, 因为转座子这类在进化过程中由外来 DNA 演化而来的所谓"寄生因子", 占了人类基因组的 35% 以上组分。这些寄生 DNA 序列大多数是被甲基化的, 被沉默的。但也有一些处于低甲基化或非甲基化状态。现已在约 4% 的人类蛋白质编码基因中发现了转座子序列, 甚至还发现不少基因的转录也像 *AVY/IAP* 的异位表达那样起始于转座子隐含的启动子区域。所有这些都在暗示哺乳动物基因组中的转座子可能赋予机体相当大的表型可变性, 也就是说, 每一个哺乳动物个体都可能因此成为表观遗传的镶嵌体, 也因此更容易在保持基因组稳定的前提下, 提高机体对环境的适应能力。这对于个体发育和物种进化都具有十分重要的生物学意义。

二、表观遗传研究的技术发展

人类基因组和多种模式生物基因组测序计划的完成为诠释基因组功能奠定了基础, 也为对基因功能表达中起着某种决定作用的表观遗传学研究开拓了广阔空间。与高度稳定的基因组相比, 表观基因组是可遗传的, 在一定条件下又是可逆的, 处于亚稳定或准稳定状态。在个体发育和生殖细胞形成过程中需要经历重新编程, 即使高度分化的成年哺乳动物体细胞也有重分化或再分化的潜在可能。在表观遗传研究过程中, 还形成了表观遗传修饰、表观遗传突变、表观等位基因(epialleles)、表观基因组、表观基因组学(epigenomics)、表观遗传病和表观基因治疗(epigenetic therapy)等一系列科学概念。这些概念和思想已经成为哺乳动物克隆技术的进步和干细胞移植技术用于临床等应用性研究的理论

NOTES

先导。从技术上讲,表观遗传研究促进了一大批分析和监控技术的发展,如利用亚硫酸氢盐能选择性地使胞嘧啶核苷脱氨,而不作用于 5 甲基胞嘧啶的性质,发展和建立了基因组 DNA 的 5mC 测序技术和限制性标记基因组筛选技术(restriction landmark genomic scanning,RLGS),还有甲基化敏感的任意引物 PCR 技术(methylation sensitive arbitrarily-primed PCR,MS-AP-PCR)、差异甲基化杂交(differetial methylation hybridization,DMH)以及专门分析单个 DNA 分子上若干个 CpG 岛上呈串联状时完全甲基化的“甲光”(Methy Light)技术。甲光技术的最大优势是能够以万分之一的灵敏度在大量非甲基化和部分甲基化 DNA 序列的背景上检测出一连串 CpG 岛全甲基化的 DNA。

值得一提的是,甲基化型分析有两大优势可能发展为理想的检测或诊断对象。第一,甲基化型既能反映有关基因功能状态及与之相关的多种疾病相关的丰富信息,又具有简单的“二元化”性质,即令甲基化为“0”,非甲基化为“1”,就可以进行数字化处理,便于开展大规模和自动化监测分析。第二,DNA 分子十分稳定,有可能将它和 DNA 的 SNP 分析等置于同一个技术平台。同时它又比 RNA 和蛋白质更便于保存和运输,并可对已经石蜡、甲醛或乙醇预处理的样本进行分析,可以开发历史上贮备的大量病理学资源。此外,基于染色质免疫共沉淀(chromatin immunoprecipitation,ChIP)技术以及与基因组芯片串联使用的 ChIP-on-chip 技术也已开始用于染色质修饰因子和结合因子的高通量检测,发展和建立了以组蛋白结构重塑为靶标的表观遗传修饰分析系统。然而,表观遗传修饰相关酶系的发现、鉴定和功能研究仍是今后取得突破的关键。

最后必须指出,表观遗传研究丝毫没有降低遗传学或基因组学的重要性。恰恰相反,表观遗传学是在以孟德尔式遗传为理论基石的经典遗传学和分子遗传学母体中孕育而生的,是专门研究基因功能实现的一种特殊机制的遗传学分支学科。

Summary

Epigenetics is an advancing subject which has been defined as a stably heritable phenotype resulting from changes in a chromosome without alterations in the DNA sequence. The different modes of epigenetic regulation are involved in DNA modifications, such as 5-methylcytosine (5mC), post-translational histone tail modifications, energy-dependent chromatin remodeling, and noncoding RNA regulation of local chromatin structure and chromosomal organization. DNA or histone modifications are generally regulated by the enzymes that catalyze the particular modification (writers), proteins that recognize and bind the modification (readers), and the enzymes that remove the modification (erasers). These regulations mediate many biological process such as stem cell differentiation, aging and memory. In addition, abnormal epigenetic modes involve the development of many diseases such as hereditary syndrome, immunological diseases and tumor. More recently, with the growing understanding of histone-mediated chromatin remodeling, the complex interplay of different epigenetic modes is beginning to be revealed, which is going to provide potential targets for clinical application.

（彭鲁英）

思考题

1. 试分析衰老过程中,相关基因 CpG 岛获得新的甲基化或丧失甲基化可能造成的病理变化。

2. 试用 Agouti 小鼠的实验理解表观遗传的生物学意义。

第四章
医学遗传学研究技术

扫码获取
数字内容

要点

1. 染色体制备是指用秋水仙素等药物处理细胞,使细胞停留在细胞分裂中期,并制片获得染色体的方法。玻片上的染色体可用 G 显带技术和荧光原位杂交技术等进行核型分析或基因定位分析。

2. PCR 可以快速、特异地扩增目的 DNA 片段。基于 PCR 技术的遗传性疾病诊断方法有 STR-PCR、MLPA、PCR 产物测序及逆转录 PCR 等。

3. 第一代测序技术的基本原理是在测序体系中,掺入 2′,3′-双脱氧核苷三磷酸(ddNTP),根据 DNA 合成终止末端的 ddNTP 即可判断新生链的末端序列。第一代测序技术优点是阅读 DNA 片段长和精确度高,缺点是测序成本高和通量低。第二代测序技术的优点是快速、高通量、相对低成本,其不足是分析片段相对较短。

4. cDNA 克隆是指从基因的转录产物(如 mRNA 或总 RNA)开始,逆转录合成互补 DNA(cDNA);针对目的基因序列设计引物,以 cDNA 为模板,通过 RT-PCR 获取全长目的基因 cDNA 片段;然后重组入载体,复制 cDNA 分子或表达目的蛋白的技术。cDNA 克隆是基因表达、重组蛋白合成、转基因实验和基因功能分析的基础。

5. 基因沉默是指通过小 RNA 分子或 CRISPR/Cas9 技术导致基因表达的降低或抑制的过程。

6. 基因工程小鼠模型是在生物医学研究中应用最广的动物模型,常用的包括转基因小鼠模型、基因剔除小鼠模型及荧光示踪小鼠模型。

第一节　染色体分析技术

一、人淋巴细胞染色体制备和核型分析

染色体(chromosome)是遗传物质的载体。人体细胞染色体数目为 46 条。其中 22 对为男女所共有,称为常染色体(autosome);另外一对为决定性别的染色体,男女不同,称为性染色体(sex chromosome),女性为 XX,男性为 XY。为了更好、更准确地表达人体细胞的染色体组成,1960 年,在美国丹佛(Denver)市召开了第一届国际细胞遗传学会议,讨论并确立了世界通用的细胞内染色体组成的描述体系——Denver 体制。这个体制按照染色体的大小和着丝粒位置的不同将 22 对常染色体由大到小依次编为 1 至 22 号,并分为 A、B、C、D、E、F、G 共 7 个组,X 和 Y 染色体分别归入 C 组和 G 组。用 Giemsa 常规染色的染色体标本,由于染色体着色均匀,不能将各染色体的细微特征完全显现出来。即使是最熟练的细胞遗传学家也只能根据染色体的大致特征(大小、着丝粒位置)较准确地识别出第 1、2、3、16 号和 Y 等染色体,对 B、C、D、F 和 G 组的染色体,则只能鉴别出属于哪一组,而对组内各条染色体,特别是相邻序号的染色体,一般都难以区分。同时,对染色体发生的微小结构畸变,例如缺失、易位等均不能检出。20 世纪 60 年代后期发现荧光染料可使染色体显示明暗相间的结构。这种显示明暗条纹的染色体标本被称为显带染色体(banded chromosome)。后来发现用其他方法亦可使染色体显带。染色体显带技术不仅能使我们准确地识别常规染色所不易辨别的 B、C、D、E、F、G 组染色体,而且对某些染色体结构改变的确认也有重要作用(详见第五章人类染色体和染色体病)。

(一) 实验原理

外周血中的淋巴细胞几乎都是处在 G0 期或 G1 期,一般情况下是不分裂的。在植物血凝素 (phytohemagglutinin,PHA) 的作用下,小淋巴细胞转化为淋巴母细胞,进入细胞有丝分裂周期。短期培养后,用秋水仙素处理使有丝分裂期细胞停留在分裂中期,制片后获得可以观察与分析的染色体。染色体的化学成分是核酸和蛋白质两部分。核酸以 DNA 为主,蛋白质有组蛋白和非组蛋白两种。经特定蛋白水解酶类物质处理后,蛋白质被水解而使 DNA 分子中碱基暴露。DNA 中碱基 G/C 和 A/T 组合的比例不同,对染料结合的程度不一。Giemsa 染料易与 A/T 碱基含量高的 DNA 结合导致深染。相反,G/C 碱基含量高的 DNA,Giemsa 染料结合度低,形成淡染。由于不同染色体上 A/T 和 G/C 的分布不同,Giemsa 染色后染色体上呈现出深浅不一的条纹或者称带纹。这一 Giemsa 染色体显带技术,其带型称为 G 带。

(二) 实验步骤

脐带血由临床医师 B 超引导下抽取。外周血于肘静脉采血。全血在含 PHA 的人体外周血淋巴细胞培养基中培养 66~72 小时。培养终止前 3~4 小时加入秋水仙素。培养淋巴细胞离心收集。然后低渗溶液处理、固定、制片、显带染色(图 4-1)。常用显带技术包括 G 显带、Q 显带和 C 显带。最后在显微镜下分析。

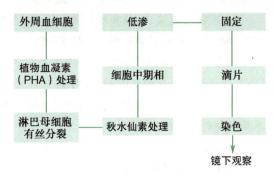

图 4-1　人淋巴细胞染色体制备技术路线图

(三) 核型分析

染色体是物种的标志,各种生物染色体数目和形态都是恒定的。核型(karyotype)是一个体细胞全部染色体所构成的图像。核型分析(karyotype analysis)是将待测细胞的染色体按照该生物固有的染色体形态特征和规定,进行配对、编号和分组的分析过程。G 显带是现今最常用的染色体显带技术(图 4-2)。由于 G 显带方法简单、廉价、易行、带纹清晰易辨,在普通显微镜下可以分辨,标本可以长期保存,通过 G 显带可以准确地识别每一号染色体,而且也可以发现染色体上微小的结构特征,为基因定位、区域制图、临床染色体病精确诊断和病因研究提供了必要的前提条件。

二、荧光原位杂交技术

荧光原位杂交(fluorescence in situ hybridization,FISH)是 20 世纪 80 年代末在放射性原位杂交技术的基础上发展起来的一种非放射性分子细胞遗传技术,该技术以荧光标记取代同位素标记。FISH 的基本原理是用生物素分子标记探针 DNA(或 RNA),然后将探针与玻片上的染色体或 DNA 纤维杂交,再用与荧光素分子偶联的单克隆抗体与探针的生物素分子特异性结合。FISH 是检测特定 DNA 序列在染色体或 DNA 纤维上的定性、定位或相对定量的分析方法,具有安全、快速、灵敏度高、探针能长期保存、能同时显示多种颜色等优点。同时,探针分子不仅能与有丝分裂中期染色体 DNA 分子杂交,而且能与分裂间期核中 DNA 分子杂交(图 4-3)。同时在荧光原位杂交基础上又发展了多彩色荧光原位杂交技术和染色质纤维荧光原位杂交技术。FISH 技术不仅用于细胞遗传学分析,而且广泛应用于肿瘤学研究、病理学诊断和传染病学研究。

(一) 实验原理

荧光原位杂交技术的原理是将荧光素或生物素(biotin)、地高辛(digoxigenin)等标记的核酸探针与标本中的靶核酸序列按照碱基互补配对原则进行杂交,经洗涤去除非特异性杂交探针后直接或通过免疫荧光信号扩增,再利用荧光显微镜检测,从而对靶目标中的待测核酸进行定性、定位或定量的研究。

(二) 标本制备

外周血淋巴细胞有丝分裂中期染色体和分裂间期核玻片标本的制备按前述人淋巴细胞培养及染

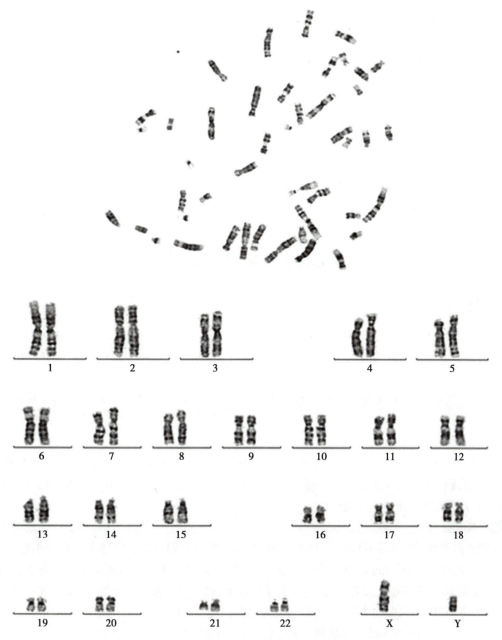

图 4-2 采用 G 显带技术所得的染色体核型

色体制备方法进行。组织或其他标本根据要求制备。

（三）探针标记

1. 直接标记探针 应用荧光分子偶联的 dNTP 标记探针，杂交洗涤后即可直接在荧光显微镜下检测。直接标记探针的优点是杂交后经过简单洗涤就可显示杂交信号，简单方便；可以使用多种不同荧光标记的探针。所以，多色 FISH，往往选择直接标记探针。缺点是荧光信号不能放大，信号相对较弱。

2. 间接标记探针 采用生物素或地高辛等分子偶联的 dNTP 标记探针，杂交洗涤后用偶联有荧光分子的高度特异性和亲和力的抗生物素或抗地高辛抗体进行免疫荧光扩增，

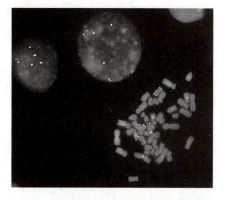

图 4-3 DNA 探针与分裂间期核中 DNA 分子杂交

NOTES

然后在荧光显微镜下观察分析。间接标记探针的优点是可进行多步骤信号放大,易于单拷贝信号观察。缺点是检测步骤烦琐,可引起较高背景,不能进行多种不同荧光探针的分析。

(四)实验步骤

首先是根据实验的要求选择探针 DNA。标记探针、探针变性、染色体或组织标本 DNA 变性、杂交、洗脱,然后荧光显微镜下观察。对于间接标记探针,在洗脱后进行免疫荧光扩增,再进行洗脱,然后在荧光显微镜下观察(图 4-4)。

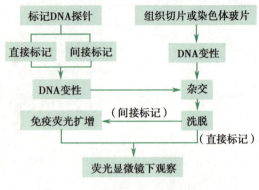

图 4-4　荧光原位杂交技术路线图

第二节　PCR 技术和遗传病的分子诊断

一、PCR 技术

PCR 是聚合酶链式反应(polymerase chain reaction,PCR)的简称,是 20 世纪 80 年代中期发展出来的一种简单方便的体外核酸扩增技术。在引物指导下,DNA 聚合酶催化对特定目的模板(克隆或分析的 DNA)的扩增。PCR 可以快速、特异地扩增目的 DNA 片段。该技术在分子生物学和分子诊断中广泛应用,例如目的 DNA 克隆、特定突变 DNA 的制备、基因表达分析、突变分析、传染病的诊断和其他分子诊断。

(一)实验原理

PCR 基本原理是以单链 DNA 为模板,4 种 dNTP 为底物,在模板 $3'$ 末端引物存在的情况下,用 DNA 聚合酶进行互补链的延伸,多次反复的循环能使微量的目的 DNA 得到极大程度的扩增,从而获得目的 DNA 进行下一步的克隆或分析。

(二)实验步骤

在微量离心管中加入带有目的 DNA 片段的模板,与模板 DNA 双链分别互补的两个引物、适量的缓冲液、四种 dNTP、耐热 Taq DNA 聚合酶、Mg^{2+} 等形成反应体系。反应开始时首先将反应体系加热至 95℃,使模板 DNA 在高温下变性,双链解开为单链状态;然后降低反应体系温度,使合成引物与其靶序列配对,形成部分双链,称为退火;再将温度升至合适温度,在 Taq DNA 聚合酶的催化下,以 dNTP 为原料,引物沿 $5' \rightarrow 3'$ 方向特异性延伸,形成新的 DNA 片段,该片段便是目的 DNA 片段并且可作为下一轮反应的模板,如此重复改变温度,由高温变性、低温复性和适温延伸组成一个周期,反复循环,使目的 DNA 片段得以迅速扩增(见文末彩图 4-5)。

(三)PCR 循环反应体系的关键组分

1. 模板(template)　可以是单或双链 DNA。在反应体系中,模板浓度一般为 1ng/μL。模板浓度过高会导致反应的非特异性增加。

2. 引物(primers)　是根据目的 DNA 片段的要求设计的与模板 DNA 互补的 DNA 片段。引物设计的基本原则是最大限度地提高扩增效率和特异性,同时尽可能抑制非特异性扩增。引物一般为 15~30bp,常用的是 18~27bp 寡核苷酸链。其 G+C 含量以 40%~60% 为宜,避免引物内部出现二级结构和引物间互补,特别避免 $3'$ 端的互补,否则会形成引物二聚体,使得 PCR 反应失败或产生非特异性的扩增条带等。

3. Taq DNA 聚合酶(Taq DNA polymerase)　是一种耐热 DNA 聚合酶,分子量为 94 000Da。具有 $5' \rightarrow 3'$ 的聚合酶活力,$5' \rightarrow 3'$ 的外切核酸酶活力,无 $3' \rightarrow 5'$ 的外切核酸酶活力,此酶的发现使 PCR 被广泛应用。

4. DNA 合成的原料　dNTP（包括 dATP、dTTP、dCTP 和 dGTP）是 DNA 合成的原料。浓度取决于扩增片段的长度。四种 dNTP 浓度应相等，浓度过高易产生错误碱基的掺入，浓度过低则降低反应产量。

此外，Mg^{2+} 是 DNA 聚合酶的激活剂。Mg^{2+} 浓度以 1.5~2.0mmol/L 为宜，Mg^{2+} 浓度过低会使 Taq 酶活性丧失、PCR 产量下降；Mg^{2+} 过高则影响反应特异性。Mg^{2+} 可与负离子结合，所以反应体系中 dNTP、EDTA 等的浓度也可能影响反应中游离的 Mg^{2+} 浓度。

二、PCR 技术在遗传性疾病诊断中的应用

（一）可变数目串联重复序列和短串联重复序列多态性分析

短串联重复序列（short tandem repeats，STR）是由 1~4 个核苷酸串联重复序列组成。已知 STR 在基因组中分布广泛、高度多态，形成一类分子标记。由于不同个体串联重复（tandem repeats）的次数不同，STR 在人群中呈现出高度多态性，因此可用于疾病的分子诊断。采用 STR 两侧的 DNA 引物进行 PCR 扩增时，其 PCR 产物由于 STR 结构和重复数目不同在聚丙烯酰胺凝胶电泳后迁移位置不同。电泳后 DNA 片段在聚丙烯酰胺凝胶中迁移的带型可帮助分析 STR 的重复次数。

（二）多重连接依赖式探针扩增分析

多重连接依赖式探针扩增（multiplex ligation dependent probe amplification，MLPA）技术是一种高通量、针对待测核酸中靶序列进行定性和定量分析的新技术，利用简单的杂合、连接及 PCR 扩增反应，于单一反应管内可同时检测 40 个不同的核苷酸序列的拷贝数变化。这一技术广泛应用于如染色体数目异常、遗传性疾病基因缺失重复、基因甲基化等基因检测及基因诊断领域。

（三）PCR 产物的序列分析

DNA/RNA 序列分析（DNA/RNA sequencing）是 DNA 突变定性分析和 DNA/RNA 定性和定量分析的最有效和可靠的技术。目前使用的 DNA/RNA 序列分析包括经典的 DNA 测序和高通量的二代 DNA 测序。DNA/RNA 序列分析与 PCR 技术的结合，不仅可以对特定片段中已知突变和新突变进行鉴定，而且可以对微量 DNA 或 RNA 的样本，包括单细胞中的基因突变和基因表达进行定性和定量分析。

（四）逆转录 PCR 分析

逆转录是以 mRNA 为模板在逆转录酶的作用下合成互补的 cDNA。再以此 cDNA 为模板进行 PCR 反应称之为逆转录 PCR（reverse transcription-PCR，RT-PCR）。RT-PCR 是目前 RNA 诊断的主要方法之一。RNA 诊断适合于基因表达水平，外显子的碱基变化、外显子的缺失和重复以及 RNA 剪切（RNA splicing）位点突变引起的 mRNA 加工错误等的分子诊断。RNA 诊断的其他常用方法包括差异显示 PCR（differential display PCR，DD-PCR）、RNA 长度分析和 RNA 测序（RNA-seq，见第四节转录组测序）等。

第三节　核酸杂交技术

一、核酸杂交的原理

核酸杂交（hybridization）是指具有互补序列的两条单链核酸分子，包括 DNA 与 DNA、DNA 与 RNA、RNA 与 RNA，按照碱基互补配对的原则形成非共价键、稳定的同源或异源双链分子的过程。核酸杂交的基本原理就是具有互补序列的核酸分子通过变性和复性的过程，结合形成特定的双链分子（见文末彩图 4-6）。核酸杂交是一种经典的核酸定性和定量技术。

核酸杂交可以分为液相杂交和固相杂交。液相杂交（solution hybridization）指使变性的待测核酸单链与探针在溶液中形成杂交复合物。液相杂交是一种研究最早且操作复杂的杂交类型，现在使用较少。其主要原因是杂交后过量的未杂交探针从溶液中除去较为困难导致误差较高。固相杂交（solid-phase hybridization）是将变性的待测 DNA 固定于固体基质（硝酸纤维素膜或尼龙滤膜）上，再与

NOTES

探针进行杂交,故也称为印迹杂交。由于固相杂交可防止靶 DNA 自我复性,未杂交的游离片段可有效地洗脱,而且可以结合限制性内切酶酶切技术,故该法最为常用。固相杂交主要包括 Southern 印迹杂交(Southern blot hybridization)、Northern 印迹杂交(Northern blot hybridization)和斑点杂交(dot blot hybridization),分别代表检测 DNA 片段的杂交、检测 RNA 的杂交和 DNA 或 RNA 半定性的定量杂交。原位杂交(in situ hybridization)也是固相核酸杂交中的一种,例如 FISH 就是分子诊断中最常用的一种原位杂交。

二、实验步骤

(一)探针制备

核酸杂交中的探针是已知序列的核酸片段。这些核酸片段通过一定的方法用同位素或非同位素(如生物素)进行标记以便于检测。

(二)样本制备

基于不同的实验目的,DNA 或 RNA 样本制备的方式较多。最常用的方法是利用限制性内切酶对 DNA 进行酶切后,再利用琼脂糖凝胶(agarose gel)分离不同大小的 DNA 片段。将变性后的 DNA 片段转移到尼龙膜上。同样,RNA 分子可以在琼脂糖凝胶中按分子大小分离后转移到尼龙膜上。这些固定在尼龙膜上的核酸样本可以用于杂交。

(三)核酸变性

核酸变性是指在物理和化学因素的作用下,双螺旋之间氢键断裂,双螺旋解开,形成单链无规则线团,从而发生一系列性质改变(如黏度下降、沉降速度增加、浮力上升、紫外吸收增加等)。变性的核酸将失去其部分或全部的生物学活性。核酸变性并不涉及磷酸二酯键的断裂,其一级结构保持不变。温度改变、pH 改变或加入化学变性剂可使核酸变性。核酸杂交中的样本是通过化学变性,变性后固定在尼龙膜上。探针加在液体中,它可通过高温变性。

(四)核酸杂交

核酸杂交是单链核酸复性的一个过程。单链的核酸分子在适当的条件下互补结合形成双链分子,该过程称为核酸复性。而两条不同来源的单链核酸(DNA 或 RNA),只要它们存在一定互补的碱基序列,即可经复性形成双链,完成核酸的分子杂交。影响复性速度的因素有 DNA 的浓度、DNA 片段大小、DNA 片段的复杂性、合适的复性温度以及适当的离子强度等。

(五)检测

根据探针标记的特点进行检测。同位素标记的检测方式为放射自显影。非同位素标记的检测方式包括生物素和抗体检测。

三、核酸杂交和遗传病的分子诊断

核酸分子杂交是分子诊断的基本方法之一,是对遗传病进行基因半定性和定量的诊断技术。当用一段已知基因的核酸序列作为探针,与变性后的单链基因组 DNA 或 RNA 接触时,如果两者的碱基完全匹配,它们即互补形成双链,从而表明被测基因组 DNA 中含有已知的基因序列,便可定性。探针分子结合 DNA 或 RNA 的多少通过标记探针的同位素测定,便可定量。这一技术的不足是对突变检测不灵敏。

(一)印迹杂交

主要分为 DNA 印迹杂交技术(Southern 印迹杂交)和 RNA 印迹杂交技术(Northern 印迹杂交)。DNA 印迹技术由 Southern 博士于 1975 年创建,称为 Southern 印迹技术(Southern blotting)。Southern 印迹杂交是最经典和应用最广泛的杂交方法。该方法是指将电泳分离的待测 DNA 片段结合到固相支持物上,然后与液相中标记的核酸探针进行杂交的过程。利用 Southern 印迹杂交可以进行酶谱分析、基因突变分析、限制性片段长度多态性分析(RFLP)等。RNA 印迹杂交是一种将 RNA 从琼脂糖凝胶中转印到固相支持物上的方法,又被称为 Northern 印迹。主要用于检测目的基因表达的 mRNA。一种基因表达引起的疾病可以通过对 mRNA 的检测就可以进行分析。

(二) 斑点杂交

斑点杂交(dot blot hybridization)是将核酸样品变性后在不进行分离的情况下直接将其固定在硝酸纤维素膜或尼龙膜上,然后与探针进行杂交的方法。斑点印迹为斑点状,狭缝印迹为线状。斑点杂交简便快捷,可做半定量分析,一张膜上可同时检测多个样品,根据杂交图谱可知目的基因是否存在,根据杂交条带的放射性或者光密度强度可估计待测基因拷贝的数量。该方法多用于病原体基因,如微生物基因的检测;一般含有特定突变的寡聚核苷酸(allele-specific oligonucleotides,ASO)为探针的斑点杂交可用于检查人类基因组中突变的 DNA 序列。

(三) 组织原位杂交

组织原位杂交(tissue in situ hybridization)是指将特定标记的已知序列探针与细胞或组织切片中核酸进行杂交,从而对特定核酸顺序进行精确定性、定量和定位的过程。对致密染色体 DNA 的原位杂交可用于显示特定序列的位置;对分裂间期核 DNA 的杂交可研究特定序列在染色质内的功能排布;细胞 RNA 的杂交可精确分析任何一种 RNA 在细胞中和组织中的分布;原位杂交还是显示细胞亚群分布和动向及病原微生物存在方式和部位的一种重要技术。

(四) CRISPR 诊断技术

1. CRISPR-Cas 技术的原理 CRISPR(clustered regularly interspaced short palindromic repeats)是一个特殊的 DNA 重复序列家族,广泛分布于细菌和古细菌基因组中。CRISPR 位点通常由短的高度保守的重复序列组成。Cas 存在于 CRISPR 位点附近,是一种双链 DNA 核酸酶,能在导向 RNA(guide RNA,gRNA)的引导下对靶位点进行切割。CRISPR-Cas 是细菌抵御外源病毒或质粒 DNA 入侵的一种获得性免疫的机制。gRNA 包括与 Cas 结合的序列和靶向序列的互补序列(matching genomic sequence)。除了互补序列外,在互补序列的毗邻区还必须存在原型间隔序列毗邻区(proto-spacer adjacent motif,PAM)。PAM 序列对于 Cas9 系统能够有效稳定发挥作用有着重要的意义,其使得双链 RNA 复合体与靶序列精准的结合,并有效地避免了自身结合现象的发生。

2. CRISPR-Cas 技术与基因诊断 CRISPR/Cas 系统按功能被分为两个主要的大类,第一类 Cas 蛋白为多亚基复合物,第二类 Cas 蛋白为单一效应蛋白,包括 Cas9、Cas12 和 Cas13 等。Cas12a 及 Cas13 与靶点结合的同时,可对周围非目的核酸行非特异性切割,达到"扩散检测信号"的目的,此特性推动了 CRISPR 诊断技术的发展。下面举例说明该系统的工作原理:CRISPR-Cas13 RNA 靶向复合物由 CRISPR RNA(crRNA)和核酸内切酶 Cas13a 组成,crRNA 包括直接重复序列(direct repeat,DR)和与目标互补的间隔序列,在 crRNA 的引导下,Cas13a 可与靶标 RNA 的特定序列结合并激活由 2 个 HEPN 元件控制的核酸内切酶活性,Cas13a 在切割靶标 RNA 的同时,可持续非特异性切割荧光标记的 RNA 探针,产生荧光。因此,通过荧光定量即可快速检测出特定 RNA 的存在。利用重组聚合酶扩增技术(recombinase polymerase amplification,RPA),以待测样本的 DNA 为模板在 42℃下等温扩增,或者将提取的 RNA 逆转录成 cDNA,以 cDNA 为模板在 42℃下进行等温扩增反应,扩增并引入 T7 启动子序列后,转录形成单链 RNA(ssRNA),转录产物与 Cas13a-crRNA 结合,激活 Cas13a 核酸酶活性,并和检测探针共孵育,Cas13a 会切割 ssRNA 荧光探针,随后释放可被检测的荧光基团,达到特定 RNA 检测的目的(见文末彩图 4-7)。

哈佛大学张锋团队 2017 年报道了基于 Cas13a 的特异性高灵敏度酶促解锁(specific high-sensitivity enzymatic reporter unlocking,SHERLOCK)核酸诊断工具,被称为神探"夏洛克",成功用于新型冠状病毒 COVID-19 的检测。2018 年,我国周文华团队也报道了利用 CRISPR 系统效应蛋白 Cas9 高效启动针对靶核酸分子指数倍扩增的分子诊断技术 CRISDA。同年,加州大学伯克利分校的 Doudna 团队基于 Cas12a 蛋白开发了 DETECTR(DNA endonuclease-targeted CRISPR trans reporter)检测技术,该技术可以准确地检测出 HPV 病毒感染:其中 HPV16 检出率达 100%;HPV18 检出率达

92%。该技术适合 HPV 的大规模普查。由于 CRISPR 介导的分子诊断技术快速、准确、操作简单,而且成本低,目前已被用于疫情地区检测登革病毒(dengue viruses)、寨卡病毒(Zika viruses)和埃博拉病毒(Ebola virus)的感染。

四、核酸杂交和基因芯片技术

基因芯片(gene chip/DNA chip)又称为 DNA 微阵列(DNA microarray),是通过高速机器人将DNA 片段阵列或原位合成 DNA 以一定的顺序或排列高密度地固定在固相支撑物表面。以荧光标记的 DNA/RNA 为探针,借助碱基互补杂交原理,进行大规模的基因拷贝、突变、多态、定位和表达的分析技术。微阵列技术的优势在于它可以简单快速地进行全基因组定性和定量分析。

(一)基本原理

基因芯片的基本原理是采用原位合成或显微打印手段,将大量寡核苷酸探针分子固定于支持物上,然后与标记的样品分子进行杂交,通过检测每个探针分子杂交信号的强度及分布,进而对获取样品分子的序列和数量进行分析。基因芯片的分子基础是碱基互补配对的核酸杂交技术。

(二)技术流程

基因芯片的技术流程主要包括芯片方阵构建、样本制备、核酸杂交、信号检测以及结果分析。

1. 芯片方阵构建　目前制备芯片主要以玻璃片或硅片为载体,采用原位合成和微矩阵的方法将寡核苷酸片段或 cDNA 作为探针按顺序排列在载体上。芯片的制备除了用到微加工工艺外,还需要使用机器人技术。以便能快速、准确地将探针放置到芯片上的指定位置。

2. 样本制备　核酸样本在扩增后进行荧光标记,以提高检测的灵敏度和使用的安全性。

3. 核酸杂交反应　核酸与芯片杂交是芯片检测的关键步骤。通过选择合适的反应条件使杂交反应处于最佳状况中,增加灵敏度和准确度。

4. 信号检测和结果分析　常用的芯片信号检测方法是将芯片置入芯片扫描仪中,通过扫描以获得有关生物信息。杂交反应后芯片上各个反应点的荧光位置、荧光强弱经过芯片扫描仪和相关软件进行分析并将其转换成相应数据。利用这些数据,根据样本、芯片、实验目的等进行生物信息学分析可获得结果(见文末彩图 4-8)。

(三)基因芯片的应用

在医学科学中,基因芯片技术被广泛应用于病因学研究、疾病分子诊断、药物筛选、司法鉴定、食品卫生监督和环境检测等许多领域。使人类在全基因组水平认识生命的起源、遗传、发育与进化和疾病病因变为现实。

基因芯片对高通量全基因组基因表达分析可以了解来源于不同个体、不同组织、不同细胞、不同生长、发育和分化时期、不同药物处理和治疗阶段下的基因表达特征。其结果为分析基因表达的细胞特异性、组织特异性、个体特异性、发育分化阶段特异性、疾病特异性、药物特异性提供全面信息;有效增加了人类对疾病病因、基因调控、基因相互作用以及环境因素与基因相互作用认识的能力。基因芯片在医学分子诊断方面的应用也极其广泛。其优点在于大规模、高通量、样本量小、高灵敏性和准确性以及快速简便。有的基因芯片可同时检测疾病种类可达到数十种甚至数百种。这些特点特别有利于遗传病产前诊断、病原微生物感染诊断和个体化用药分析。

第四节　核酸序列测定技术

生物个体的核酸序列蕴藏着其全部遗传信息。对人体基因组和转录组进行测序,是遗传学研究的重要方向,也是目前了解人类疾病遗传学基础和实施分子诊断最重要的方法。经典的 DNA 序列分析(DNA sequencing)技术由英国科学家 Frederick Sanger 和美国科学家 Walter Gilbert 发明,可以对特定 DNA 片段进行精确分析。新一代测序技术,又称为第二代 DNA 测序技术(the next-generation DNA sequencing）在人类基因组计划实施中诞生。这一技术可以在较短时间内完成大规模的核酸序列分析。近年来，单分子等第三代测序技术也开始兴起，使得测序技术向着阅读碱基序列更长、精度更高、通量更高、时间更短及成本更低等方向发展。

一、第一代测序技术

第一代测序技术是由 Frederick Sanger 和 Walter Gilbert 在 1975 年发明的 DNA 加减法测序，又称为 Sanger 测序法。这一技术使人们首次读出 DNA 的碱基序列。

Sanger 测序法的基本原理是 DNA 链中的核苷酸以 3′,5′-磷酸二酯键相连接。DNA 合成过程中，DNA 聚合酶催化 2′-脱氧核苷三磷酸（dNTP）与 DNA 链的 5′-磷酸基团链接形成 3′,5′-磷酸二酯键使得 DNA 链延伸。在 Sanger 测序体系中，掺入了 2′,3′-双脱氧核苷三磷酸（ddNTP）。当 ddNTP 位于链延伸末端时，由于它没有 3′-OH，不能再与其他的脱氧核苷酸形成 3′,5′-磷酸二酯键，DNA 合成便被终止。如果末端是一个 ddATP，则新生链的末端就是 A。依次类推可以通过掺入 ddTTP、ddCTP、ddGTP，则新生链的末端为 T、C 或 G。在 Sanger 测序法体系中，利用 DNA 聚合酶来延伸结合在待定序列模板上的引物，每一次序列测定由一套四个单独的反应体系构成，每个反应含有所有四种脱氧核苷酸三磷酸（dNTP），并在每一反应中分别混入带一种放射性标记的双脱氧核苷三磷酸（ddNTP）。每一反应体系在 DNA 聚合酶催化的引物延伸过程中产生一系列被 ddNTP 终止的不同长度的 DNA 片段。这些 DNA 片段经高分辨率聚丙烯酰胺凝胶电泳区分开，通过放射自显影确定所测的 DNA 序列（图 4-9）。

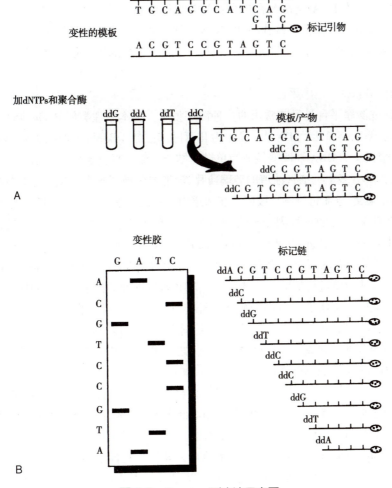

图 4-9　Sanger 测序法示意图

　　Sanger 测序技术已实现了自动化,采用四色荧光染料代替放射性核素对 ddNTP 的标记,毛细管电泳分离 DNA 片段。在毛细管电泳中,由于 DNA 分子大小不同,其在毛细管电泳中的迁移率也不同。当每一个 DNA 分子通过毛细管读数窗口段时,激光检测器窗口中的电荷耦合器件(charge-coupled device,CCD)摄影机检测器就对荧光分子逐个进行检测,分析软件可自动将不同荧光转变为 DNA 序列,从而达到 DNA 测序的目的。测序技术的自动化大大简化了 DNA 序列分析程序,提高其安全性和序列分析通量。第一代测序技术的优点是阅读 DNA 片段长和精确度高。缺点是测序成本高和通量低。

二、第二代高通量测序技术

　　第二代测序技术(the next-generation sequencing,NGS)是指非 Sanger 高通量 DNA 测序技术。这一技术可以同时对数千万或数十亿的 DNA 片段进行测序分析,免去 Sanger 技术中的 DNA 片段克隆,产生宏量序列信息。NGS 让 DNA 序列分析程序进一步简化,分析速度快捷,分析成本明显降低。使得全基因组、全外显子组和全转录组分析在一般的研究和临床诊断中的应用变为现实。

　　第二代测序的技术平台主要包括 Roche/454 测序平台、Illumina/HiSeq 测序平台和 Applied Biosystems/SOLID 测序平台,以及 IonTorrent/Proton-PGM 测序平台。

(一) Roche/454 测序平台

　　Roche/454 测序平台的主要原理是将一个 DNA 固定在支撑微珠(bead)上作为接头。约 1kb 长的待测 DNA 片段与接头 DNA 变性后退火结合。通过 PCR 将待测 DNA 片段扩增。扩增后的微珠带有多个拷贝的待测 DNA 片段。将每一个支撑微珠放到带有小孔玻片的一个小孔内与 DNA 聚合酶形成 DNA 的合成体系。在 DNA 合成体系中,每次反应仅提供 DNA 合成所需的四种脱氧核苷酸(dNTP)的一种。如果模板是其互补脱氧核苷酸,DNA 链延伸。如果不是,就要等下一个新的脱氧核苷酸。每一次反应后,对反应结果进行光学检测。Roche/454 测序平台的优点是测序片段较长,但通量不够高,成本较高。

(二) Illumina/HiSeq 测序平台

　　Illumina/HiSeq 测序平台是目前常用的一种测序技术。基本原理类似 Roche 454 测序平台,为边合成边测序。简单说,将基因组 DNA 片段化为几百碱基或数千碱基的片段,并在 DNA 片段两端加上特定接头,将带接头的 DNA 片段变性成为单链后结合在流动吸收池(flow cell)上。测序反应发生在 Flow cell 中,为具有多个毛细管泳道的玻璃薄片,泳道内包被了含有与接头互补的探针,可与变性后带接头的 DNA 杂交,进而将待测片段固定在泳道内。变性的单链与测序泳道上的接头结合形成桥式结构,添加 dNTP 和 Taq 酶进行固相桥式 PCR 扩增。单链桥式片段扩增成为双链桥式片段后,通过变性可释放出互补的单链,进一步锚定到附近的固相表面。通过不断循环,最终在 Flow cell 泳道上获得上百万条成簇分布的双链待测片段。测序进行时,在 Flow cell 中加入四种荧光标记的 dNTP、DNA 聚合酶以及接头引物进行扩增,荧光标记的 dNTP 末端进行了化学基团的封闭,使其每次扩增反应仅能加上一个碱基。以 DNA 簇为模板延伸互补链,每加入一个荧光标记的 dNTP 即检测对应的荧光,测序仪通过捕获荧光信号,将光信号转化为碱基信号,该过程叫碱基识别(Base Calling),而每个 DNA 簇经测序后得到的序列成为一个读数(read)。之后可对测出的序列与参考序列进行比对,进而进行后续分析。HiSeq 系统的测序读长最长可达到 200~300bp,随着读长的增加错误率也会随之上升,这是由于读长会受到多个引起信号衰减的因素所影响,如荧光标记的不完全切割、酶效率的下降等。Illumina/HiSeq 测序平台的优点是快速、高通量、相对低成本。其不足是分析片段相对较短。

(三) Applied Biosystems/SOLID 测序平台

　　Applied Biosystems/SOLID 测序平台的基本原理是 4 种荧光标记寡核苷酸的连接反应测序。测序之前,DNA 模板通过乳化 PCR 扩增,与 Roche 454 的设计基本相同,只是 Solid 的微珠更小,只有 1μm。3′端修饰的微珠可以沉淀在玻片上。连接测序所用的底物是 8 个碱基荧光探针混合物,根据

NOTES

序列的位置,样品 DNA 就可以被探针标记。DNA 连接酶优先连接和模板配对的探针,并引发该位点的荧光信号的产生。SOLID 的读长只有 50~75bp,精确度高,适于基因组重测序和 SNP 检测。

(四) Ion Torrent/Proton-PGM 测序平台

Ion Torrent/Proton-PGM 测序平台运用了新的基于半导体的信号检测方法。与其他测序平台的光学检测不同,这一方法是检测 DNA 合成时释放的氢离子。带有待测 DNA 的微孔中每次仅加入 DNA 合成所需的四种脱氧核苷酸(dNTP)的一种。如果模板是其互补脱氧核苷酸,DNA 链延伸。每延伸一个脱氧核苷酸将导致一个氢离子的释放而被敏感的离子感受器检测。如果模板是多个连续同一脱氧核苷酸,同一反应将有多个脱氧核苷酸参与,也导致相应数目氢离子的释放。离子感受器可检测到相应增加的电子信号。

三、第二代测序技术的应用

第二代测序技术主要用于大规模的核酸测序。根据模板的不同,第二代测序技术应用可分为全基因组测序、目标序列的测序、转录组测序、甲基化测序等。此外还能进行染色体拷贝数变异(copy number variation,CNV)及染色体结构异常等的检测。

(一) 用于基因序列检测

1. 全基因组测序 (whole genome sequencing,WGS) 全基因组测序包括人类及其他物种的基因组 DNA 序列分析。在医学上,正常人和模式生物的全基因组序列已经测定。但是,疾病基因组的分析将是发现不同疾病遗传基础的重要措施。同时,全基因组序列分析也在不断地应用于疾病诊断和产前诊断。

2. 外显子组测序 (exome sequencing) 外显子组包括细胞内所有基因的编码核苷酸序列。外显子组测序是针对外显子区域设计探针,在固相(如芯片)或液相(微珠)体系中对全基因组外显子区域的 DNA 序列进行捕获,将捕获到的全基因组外显子经高通量测序决定其核苷酸组成的过程叫做外显子组测序。外显子组测序技术常用于遗传病研究。由于外显子组相对全基因组较小,测序的成本低且覆盖度更深,数据准确性高,可挖掘<5% 的稀有突变,因而该技术既可用于发现罕见单基因疾病的致病基因,也可推广到多基因复杂性疾病的研究中。另外,外显子组测序在致病基因的识别和分子诊断中也具有极大的优越性。外显子组测序的不足是得到的信息不完整,如启动子区、增强子区、microRNAs 编码区等区域的信息会被遗漏。

3. 目标区域捕获测序 目标区域捕获测序是指对感兴趣的基因组区域的序列分析。其与外显子组测序的基本原理相同,即针对感兴趣的基因组区域定制探针,将片段化的基因组 DNA 进行芯片杂交或溶液杂交,将目标基因区域 DNA 富集后再利用高通量测序技术进行测序研究。目标区域可以是连续的 DNA 序列,也可以是分布在同一染色体不同区域或不同染色体上的片段。这一技术主要用于致病基因的鉴定和分子诊断。此外,目标序列捕获测序还可用于基因组特定区段 CNV 的检测。由于目标区域测序大幅缩小了测序区域,在保证获得足量目标基因变异信息的前提下,极大地降低了样品的测序成本。目标区域捕获测序也非常适合在全基因组筛选基础上对特定基因或区域进行更深一层的研究。

(二) 用于基因表达检测

1. DNA 甲基化测序 DNA 甲基化修饰是基因调控的重要分子机制之一。它也是环境因素调节基因表达的一种方式。全基因组重亚硫酸盐(Bisulfite)测序是 DNA 甲基化测序的"金标准",可得到单碱基分辨率的全基因组甲基化图谱。其原理是重亚硫酸盐处理 DNA 能够将基因组中未发生甲基化的 C 碱基转换成 U,进行 PCR 扩增后变成 T,从而与原本具有甲基化修饰的 C 碱基区分开来。结合第二代测序技术,精确分析每一个 C 碱基的甲基化状态,可绘制单碱基分辨率的全基因组 DNA 甲基化图谱。适应研究基因调控,环境因素与遗传因素的相互作用和疾病的分子基础。

2. 转录组测序 转录组指在某一生理或病理条件下,细胞内所有转录产物的集合,包括信使

RNA、核糖体 RNA、转运 RNA 及非编码 RNA；狭义上指所有 mRNA 的集合。转录组测序是对特定细胞在某一功能状态下所能转录出来的所有 RNA 总和、主要包括 mRNA 和非编码 RNA 进行测序。转录组测序可用于基因表达水平检测、mRNA 可变剪接和新转录本预测等。近年来随着非编码 RNA 研究的大量开展，该技术也是非编码 RNA 研究的关键技术。

3. 染色质共沉淀测序 染色质免疫共沉淀技术（chromatin immunoprecipitation, ChIP）是研究体内蛋白质与 DNA 相互作用的技术，常用于研究转录因子结合位点或组蛋白特异性修饰位点。

（1）实验原理：ChIP-Seq 即 ChIP 与第二代测序技术相结合的技术，能够确定与蛋白质结合的 DNA 位点，从而获得全基因组范围内与组蛋白、转录因子等互作的 DNA 区段信息。ChIP-Seq 通常从 DNA-蛋白复合物的交联开始，然后将目的 DNA 打断成小片段进行分离纯化，并用外切酶处理以修剪未结合的寡核苷酸。利用蛋白质特异性抗体免疫沉淀 DNA-蛋白质复合物，提取 DNA 并进行测序，得到蛋白质结合点的高分辨率序列。

因此，ChIP-Seq 的数据是 DNA 测序结果，可以进一步深度挖掘生物信息，主要有：①分析预测 DNA 链的某一特定位置可能出现何种组蛋白修饰；②检测反式因子如 RNA 聚合酶Ⅱ在基因组上的精确结合位点；③研究组蛋白共价修饰与基因表达的关系，以揭示基因调控网络。

（2）实验步骤：①用甲醛交联细胞或组织，将所有蛋白及其结合的 DNA 固定下来；②用超声波将 DNA 打断成 300bp 左右的片段；③添加特异性识别目标蛋白的抗体，该抗体与目标蛋白形成免疫沉淀复合体，同时去除杂蛋白；④去交联，纯化后的 DNA 即得到染色质免疫沉淀的 DNA 样本；⑤补平 DNA 片段的 3' 黏性末端，添加接头后凝胶电泳纯化以去除空载接头；⑥纯化后的产物进行 PCR 测序；⑦将测序得到的短序列片段基因组序列进行匹配和覆盖度计算，进行生物信息分析。

4. 染色质开放性测序（ATAC seq） 染色质开放性测序分析或染色质可及性测序分析（assay for transposase accessible chromatin with high-throughput sequencing, ATAC-seq），是利用转座酶研究染色质开放性的高通量测序技术，是目前染色质构象研究的主要方法之一，在研究干细胞和早期胚胎的基因动态表达、胚胎发育的表观遗传学修饰、肿瘤的表观遗传学机制等方面具有广阔的应用前景。

（1）实验原理：染色质分为常染色质和异染色质。常染色质螺旋化压缩程度低，DNA 能够复制；这部分打开的染色质称为开放染色质（open chromatin）。开放染色质具有允许一些调控蛋白与之相结合的特性，称为染色质的可接近性（chromatin accessibility）。通过研究某一细胞特定状态下开放的染色质区域，可以了解 DNA 的转录调控情况。ATAC-seq 的主要原理是通过 Tn5 转座酶在细胞核内的染色质 DNA 上进行随机转座。开放区域的染色质由于 DNA 暴露可以发生转座；而紧缩区域的染色质由于 DNA 被压缩折叠，转座酶无法接近，故不能发生转座。成功转座的 DNA 被加上测序用接头序列后，通过 PCR 扩增、高通量测序和生物信息学分析，即可获得实时全基因组活性调控序列信息。

（2）实验步骤：收集细胞/组织后裂解，分离纯化出细胞核，进而提取核 DNA。使用 Tn5 转座酶切割开放的染色质，同时将适配体（adaptor）标记到染色质上，生成相应的 DNA 片段，用 PCR 方法对标记的 DNA 片段进行扩增。凝胶电泳法对扩增产物分离纯化，纯化产物进行测序、生物信息学分析，获得在特定时空下基因组中所有活跃转录的调控序列。

（三）单细胞测序

单细胞测序（single cell sequencing）是指在单个细胞水平上对基因组、转录组、表观组等进行测序分析从而获得特定微环境下细胞间差异的一种技术。传统的测序，是在多细胞基础上进行的，得到的是多种细胞中信号的均值，丢失了细胞异质性的信息。而单细胞测序技术能够揭示单个细胞的基因结构和基因表达状态，反映细胞间的异质性，在肿瘤学、发育生物学、免疫学、神经科学等领域发挥着重要作用，对于疾病早期的诊断、追踪以及个体化治疗具有重要意义。

1. 实验原理 以最常用的微流控技术（目前占全球 95% 市场份额的为 10x Genomics Chromium 转录组测序）为例。细胞与逆转录试剂混合，通过微流控芯片的一条通道，与另一通道中的携带百万个不同标签（barcode）的凝胶珠（gel beads）相遇，穿过油幕的同时被包裹在一个油滴中，得到一个细胞和一个凝胶珠包在一起的油包水滴（gel bead in emulsion,GEMs）（见文末彩图4-10）。对于3′单细胞转录组来说，每一个凝胶珠携带足量的核酸链，而每条核酸链由Read1引物、barcode、分子标记（UMI）和poly（dT）组成（见文末彩图4-10）。逆转录在GEMs内部进行，mRNA 3′端poly（A）序列被凝胶珠上的poly（dT）捕获，逆转录生成cDNA。同一个细胞的cDNA带有同一个barcode，可以与其他细胞的cDNA区分；每条cDNA带有不同的分子标记（unique molecular identifier,UMI），可以用来计算不同基因的拷贝数，避免PCR扩增偏差。之后，对单个样本进行cDNA回收、建库（PCR扩增cDNA全长，使扩增产物量达到建库要求）（见文末彩图4-10）和测序，得到单个细胞的表达矩阵、分群等信息。

2. 实验步骤 主要包括：①单细胞悬液制备；②单细胞分离和文库制备；③测序和初级分析；④数据可视化与解读。

可采用机械法/酶解法或组合方案制备单细胞悬液，对细胞进行清洗和准确计数（应含有70%以上的活细胞）。用流式细胞仪评估细胞大小、活率及是否有聚集物等从而把控其质量。后通过低通量（显微切割、FACs）或高通量单细胞分离（微流控芯片、微液滴法等）方法使单细胞分离。根据测序平台对单细胞进行分析建库（现常用10x Genomics），包括基因组、转录组、表观组等，文库构建完成后进行文库质检和测序。最后，根据测序数据采用多种二级和三级分析软件包进行数据处理。

四、第三代测序技术

第三代测序技术也叫从头测序技术（de novo sequence），即单分子实时DNA测序。它的基本原理是脱氧核苷酸用荧光标记，显微镜实时记录荧光的强度变化。当荧光标记的脱氧核苷酸被掺入DNA链时，它的荧光同时在DNA链上被探测到。当它与DNA链形成化学键的时候，它的荧光基团就被DNA聚合酶切除，荧光消失。这种荧光标记的脱氧核苷酸不会影响DNA聚合酶的活性，并且在荧光被切除之后，合成的DNA链和天然的DNA链完全一样。目前第三代测序技术有单分子测序技术、单分子实时（single molecule real time,SMRT）DNA测序技术和蛋白纳米孔测序技术。第三代测序的技术具有快速、精确等特点，并能直接测甲基化DNA和RNA序列，但第三代测序技术正处于研发阶段，并不成熟，我们就不多介绍。

第五节 基因表达、功能分析和转基因分析技术

一、cDNA克隆

cDNA克隆（cDNA cloning）是指从基因的转录产物（如mRNA）开始，逆转录合成互补DNA（cDNA），然后重组入载体，复制cDNA分子的技术。在基因功能研究中，cDNA一般是指从mRNA逆转录的蛋白质编码DNA序列。对于单个已知序列的目的基因的cDNA克隆相对简单。提取细胞的总RNA为模板，在逆转录酶的催化下合成cDNA。针对目的基因序列设计引物，以cDNA为模板，通过RT-PCR获取全长目的基因cDNA片段。经限制性内切酶酶切后与载体连接构建重组体。

cDNA克隆是基因表达、重组蛋白合成、转基因实验和基因功能分析的基础。

二、细胞转染

细胞转染（transfection）是指将外源分子如DNA、RNA等导入真核细胞的技术。转染方法可分为物理介导、化学介导和生物介导三类。物理方法包括电穿孔法、显微注射和基因枪等；化学介导方法如磷酸钙共沉淀法、脂质体转染法、和多种阳离子物质介导的技术；生物介导方法如各种病毒介导的转染技术。

1. 人工脂质体法 阳离子脂质体表面带正电荷，能与核酸的磷酸根通过静电作用，包裹核酸分子，形成核酸脂复合物。阳离子脂质体又能被表面带负电的细胞膜吸附，融合或内吞进入细胞。人工

NOTES

脂质体法具有较高的转染效率。它不但可以转染其他化学方法不易转染的细胞系,而且还能转染从寡核苷酸到人工酵母染色体不同长度的 DNA、RNA 和蛋白质。脂质体体外转染同时适用于瞬时表达和稳定表达。

2. DEAE-葡聚糖　DEAE-葡聚糖是最早应用哺乳动物细胞转染试剂之一,DEAE-葡聚糖是阳离子多聚物,它与带负电的核酸结合后接近细胞膜而被摄取。

3. **磷酸钙法**　DNA 和氯化钙混合在一定的 pH 条件下形成 DNA 磷酸钙沉淀。这些沉淀通过细胞膜的内吞被细胞摄入。磷酸钙还可以抑制细胞内的核酸酶活性而保护外源 DNA 免受降解,使得转化效率增加。磷酸钙试剂易取得和价格便宜而被广泛用于瞬时转染和稳定转染的研究。

4. **病毒转染**(viral transduction)　常用的转染病毒包括逆转录病毒(retrovirus)、腺病毒(adenovirus)和慢病毒(lentivirus)。逆转录病毒通过病毒中膜糖蛋白和宿主细胞表面的受体相互作用而进入宿主细胞,之后逆转录酶启动合成 DNA 并随机整合到宿主基因组中,形成稳定表达。腺病毒是一种大分子双链无包膜 DNA 病毒。它通过受体介导的内吞作用进入细胞内,然后腺病毒基因组转移至细胞核内,保持在染色体外,不整合进入宿主细胞基因组中,仅瞬间表达。慢病毒是指以人类免疫缺陷病毒-1(HIV-1)来源的一种病毒载体。慢病毒载体包含了包装、转染、稳定整合所需要的遗传信息。携带有外源基因的慢病毒载体在慢病毒包装质粒、细胞系的辅助下,经过病毒包装成为有感染力的病毒颗粒,通过感染细胞或活体组织,实现外源基因在细胞或活体组织中表达。病毒载体的优点是转移效率高。其主要缺点是病毒载体对外源基因的容纳量有限。

5. **物理方法**　显微注射、电穿孔、基因枪是较为常用的物理转染方法。显微注射虽然对实验者要求较高,但可以非常有效地将核酸导入细胞或细胞核。这种方法常用来制备转基因动物,但却不适用于需要大量转染细胞的研究。电穿孔法常用来转染如植物细胞和神经细胞这样的常规方法不容易转染的细胞。电穿孔靠脉冲电流在细胞膜上打孔而将核酸导入细胞内。导入的效率与脉冲的强度和持续时间有关系。基因枪依靠携带了核酸的高速粒子而将核酸导入细胞内,主要用于植物细胞。它也被用于 DNA 疫苗接种和线虫转基因。

三、RNA 沉默

RNA 沉默(RNA silencing)或基因沉默(gene silencing)是指小 RNA 分子导致的基因表达的降低或抑制。这也是真核生物(植物、动物、真菌)中一种高度保守的自我保护机制。RNA 沉默主要应用于通过抑制细胞内基因来研究该基因的生理功能。RNA 沉默有时会被定义为双链 RNA(double-stranded RNA,dsRNA)介导的碱基序列特异性基因表达调控。最常见的 RNA 沉默和研究较多的是由内源性微小 RNA(microRNA,miRNA)和人工制备的外源性小干扰 RNA(small interfering RNA,siRNA)所致的互补 mRNA 的降解,又称为 RNA 干扰(RNA interference,RNAi)。

1. miRNA　miRNA 的前体含有茎环结构,经过 Dicer 加工后形成一类非编码的小 RNA 分子(18~25 个核苷酸)。RNA 诱导基因沉默复合物抑制靶 mRNA 转录、翻译或者剪切靶 mRNA 并促进其降解。其特点是具有高度的保守性、时序性和组织特异性。

2. siRNA　siRNA 是一类 20~25 个核苷酸长度的双链 RNA 分子。siRNA 一般是人工体外合成的,通过转染进入体内,是 RNA 干涉的中间产物。siRNA 与靶标基因编码区或 UTR 区完全配对,降解与其序列互补配对的 mRNA。沉默相应靶位基因的表达,是一种典型的负调控机制。目前已广泛应用于基因功能的分析。

3. CRISPR/Cas9 技术　如前第三节所述,CRISPR/Cas9 基因编辑系统由 Cas9 蛋白及一条 sgRNA(single guide,sgRNA)组成。基本原理为将核糖体 RNA(rRNA)设计为 sgRNA,从而利用靶 DNA 的互补序列,使 sgRNA 与 Cas9 结合到基因组里需编辑的位点,结合后,Cas9 切割产生双链断裂(double strand breaks,DSB)。之后,细胞可以通过两种方式对 DSB 进行修复,非同源末端连接(non-homologous end joining,NHEJ)修复方式和同源重组方式(homology-directed repair,HDR)。非同源末端连接往往使得核酸链被剪切的区域发生基因突变,导致编码的基因丧失功能。而同源重组往往通过供体 DNA 与基因组 DNA 之间的同源重组实现靶位点的校正或者靶向插入外源基因(见文末彩图 4-11)。

四、基因工程小鼠模型的制备

(一)转基因小鼠模型的制备

转基因(transgene)也称转基因技术,是指将目的基因(或者人工合成指定的 DNA 序列)转入特定生物个体中,与其本身的基因组进行重组,从而使目的基因在体内表达和发挥功能。用于生物医学研究的主要模式动物包括酵母、线虫、斑马鱼、果蝇、小鼠、大鼠和猴等。转基因技术是功能基因组学研究、人类疾病的发病机制研究、拟人类疾病模型制备、新药鉴定和筛选的关键技术之一。转基因小鼠模型是在生物医学研究中应用最广的动物模型。

转基因小鼠模型制备技术很多,可以分为两类。一类是目的基因在小鼠基因组中的随机整合。另一类是目的基因在小鼠基因组中的定点改造。

1. 随机整合转基因小鼠的制备　将带有在小鼠中表达的启动子和目的基因的线性 DNA 转到单细胞时期的胚胎。然后将带有目的基因的胚胎放回假孕小鼠的子宫发育。小鼠通过鉴定证明目的基因的整合和稳定表达。将 DNA 转到胚胎的方法很多,最常用的方法是 DNA 显微注射。小鼠胚胎显微注射最佳 DNA 浓度为 $1\sim2ng/\mu L$。电转、病毒载体和转座子载体等方法也被用于转基因小鼠的制备。随机整合制备的小鼠可能带有一个到多个拷贝目的基因,获得不同表达水平的转基因小鼠。缺点是随机整合可能造成小鼠功能基因的破坏。在这种情况下,小鼠的表型就不是仅由外源基因表达的结果。所以,转基因小鼠的研究需要在多个带有不同整合位点的系中完成。

2. 定点整合转基因小鼠的制备　定点整合是利用 DNA 同源重组的原理将目的基因整合到小鼠基因组的特定位点。这一技术要求在目的基因的两端加上整合位点的小鼠基因组 DNA 片段。通常是将目的基因、整合位点的小鼠基因组 DNA 片段和药物筛选基因组成的 DNA 片段转染到小鼠胚胎干细胞。筛选鉴定的带有定点整合了目的基因的胚胎干细胞放回假孕小鼠的子宫发育。转基因小鼠将进一步去除药物筛选基因。定点整合转基因小鼠可带有一个拷贝或两个拷贝的目的基因。这一方法更多地被用于基因突变的敲入(gene knock-in)和基因剔除(gene knockout)。

(二)基因剔除小鼠模型的制备

基因剔除又叫基因敲除,是自 20 世纪 80 年代末发展起来的一种新型分子生物学技术。它是通过定点整合的途径使机体的目的基因失活或缺失的技术。这是研究基因功能的最重要的技术之一。通常意义上的基因剔除主要是应用 DNA 同源重组原理,用带有设计突变的同源片段替代靶基因片段,从而使目的基因功能丧失。目前比较常用的技术有同源重组和 CRISPR/Cas9 等。

1. 基因打靶技术(gene targeting)　该技术是利用基因组 DNA 可与外源 DNA 序列发生重组的原理来进行定点修饰改造基因组中目的基因的技术,又称为同源重组技术。根据基因同源重组技术的原理,按其作用方式的不同又可分为:条件性基因敲除法、诱导性基因敲除法和基因捕获技术等。

(1)条件性基因敲除:该方法是将某个基因的改变限制于小鼠某些特定类型的细胞或发育的某一特定阶段的一种特殊的基因敲除方法。条件性基因敲除主要是通过 Cre-loxP 重组系统来实现的。LoxP 是一段长 34bp 的重组酶识别 DNA 序列。在 Cre 重组酶的存在下,loxP 位点发生 DNA 重组而让位于两个 loxP 位点之间的打靶 DNA 片段从基因组中脱离而使打靶基因失活。

(2)诱导性基因敲除:该方法也是以 Cre-loxP 重组系统为基础。控制 Cre 重组酶表达的启动子的活性在小鼠体内可诱导。通过控制诱导剂给予时间,使携带 LoxP 的转基因小鼠在特定的时期发生重组而致被打靶基因失活。

2. CRISPR/Cas9 技术　Cas9 作为一种基因组编辑工具已经成功的应用在细菌、酵母、植物、线虫、果蝇、斑马鱼、小鼠和人的细胞模型之中(包括传代细胞系和干细胞中)。

NOTES

与 TALEN 等遗传物质靶向编辑系统相比，CRISPR/Cas9 核酸内切酶系统的优越性体现在构建简单、方便快捷、安全性高、毒性小等方面。因此，CRISPR/Cas9 系统在临床治疗和基础理论研究等领域发挥巨大的作用。在改变传统的基因打靶技术的同时，CRISPR/Cas9 系统对分子生物学研究和基因治疗领域产生深远的影响。

3. TALEN 技术   TALE（transcription activator-like effector）是由植物致病细菌分泌的一类具有转录激活功能的蛋白，该种蛋白通过其内部保守的重复氨基酸序列（即 DNA 结合域）与植物宿主基因启动子区的相应核苷酸序列发生特异性结合，并激活基因表达。TALE 的结构很容易发生改变，可以跟任何目的 DNA 序列结合。

限制性内切酶是切割带有特定 DNA 序列的酶。TALEN（transcription activator-like effector nuclease）是一种人工改造的限制性内切酶。它将 TALE 的 DNA 结合域与限制性内切酶（Fok I）的 DNA 切割域融合而得到。由于 TALE 的 DNA 结合域可以改变成与目的 DNA 序列结合，于是可以将限制性内切酶定位到需要改造的靶位点。TALEN 在细胞中与基因组的靶位点结合，形成二聚体发挥内切酶活性，导致左右 TALEN 的间隔区域发生双链 DNA 断裂（DSB，Double-Strand Breaks），从而诱发 DNA 损伤修复机制。细胞可以通过非同源性末端接合机制（non-homologous end joining，NHEJ）修复 DNA。NHEJ 修复机制并不精确，极易发生错误（缺失/插入），从而造成移码突变，因此可以达到基因敲除的目的。TALEN 敲除的效率约为 20%。

（三）荧光示踪小鼠模型的制备

常用的荧光蛋白有 GFP、EGFP 和 RFP 等，荧光蛋白在特定的激发光激发下荧光基团达到高能量状态，随后向低能级跃迁的过程中发出比激发光波长更长的荧光。使用荧光蛋白标记的方法，我们可以在动物体内对目的蛋白细胞定位、组织定位及各种细胞分化与谱系等进行示踪。目前，荧光示踪小鼠模型广泛应用于肿瘤学、发育学、免疫学等研究领域。

1. 实验原理   荧光示踪小鼠模型制备的基本原理是将外源的荧光基因敲入内源基因中，从而通过荧光的表达对目的蛋白进行标记与示踪。根据不同的研究目的，在打靶载体的构建时通常有五种敲入方式：①敲入目的基因 5′ 端（融合表达）；②敲入目的基因 3′ 端（融合表达）；③通过 2A（自剪切多肽）敲入目的基因的 3′ 端（共表达）；④通过内部核糖体进入位点（internal ribosome entry site，IRES）敲入目的基因的 3′ 端（共表达）；⑤敲入目的基因的 5′ 端，通过终止序列 poly A 与内源基因连接（取代表达）（图 4-12）。打靶载体构建好后通过显微注射和胚胎移植技术获得转基因小鼠，在荧光显微镜下观察转基因小鼠目的蛋白在器官、组织和细胞中的定位。

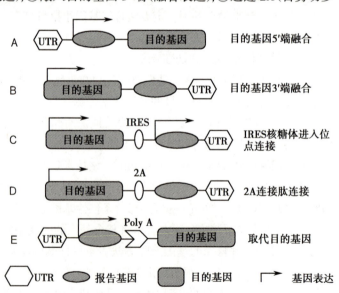

图 4-12　荧光基因五种敲入模式

A. 报告基因敲入目的基因 5′ 端（融合表达）；B. 敲入目的基因 3′ 端（融合表达）；C. 通过 2A（自剪切多肽）敲入目的基因的 3′ 端（共表达）；D. 通过内部核糖体进入位点（internal ribosome entry site，IRES）敲入目的基因的 3′ 端（共表达）；E. 敲入目的基因的 5′ 端，通过终止序列 poly A 与目的基因连接（取代表达）。

2. 实验步骤

（1）表达载体的构建与显微注射：将扩增好的荧光基因连接到表达载体上，构建与内源基因融合表达，或共表达，或取代表达的转基因载体。利用显微注射法将转基因载体注射到小鼠受精卵中，再将受精卵移植到假孕母鼠体内，制备转基因小鼠。

（2）转基因小鼠的鉴定：转基因

小鼠出生后进行 PCR 基因型鉴定,挑选出表达荧光基因的小鼠。对小鼠进行安乐死,取组织器官进行冰冻切片,在荧光显微镜下观察荧光表达情况。

(3)与其他工具小鼠联用:利用 Rosa26-LSL(Loxp-Stop-Loxp)-reporter 示踪小鼠与特定细胞标记基因敲入 Cre 的工具小鼠交配,在子代小鼠中特定类型细胞被永久标记上报告荧光(见文末彩图 4-13A),通过观察荧光信号追踪特定类型细胞命运及谱系(见文末彩图 4-13B)。

Summary

Scientific evolution and technological development are of interdependence and mutually reinforced. Medical Genetics is a branch of experimental biology. The development of technologies provides an important foundation for the research and application of Genetics discipline. In this chapter, we mainly describe the principle and application of the basic technologies commonly used for scientific research and clinical service in medical genetics. These include techniques for chromosome assay, nucleic acid assay, and gene function analysis. The new technologies are introduced as well, such as CRISPR diagnostic technology, chromatin immunoprecipitation sequencing (ChIP-seq) technology, single cell sequencing technology and the construction of fluorescent tracer mouse model. Comprehensive utilization of experimental technologies is normally required as to making scientific research and accurate diagnosis.

(张灼华 黄 雷)

思考题

1. 染色体制备中的关键环节有哪些?染色体分析技术的种类有哪些?
2. 遗传病诊断中基于 PCR 技术的方法有哪些?
3. 测序技术如何应用于临床基因诊断和基因表达研究?
4. 使外源基因过表达的方法有哪些?如何沉默内源基因的表达?
5. 简述荧光示踪小鼠模型的制备及在遗传学研究中的应用。

第五章
人类染色体与染色体病

要点

1. 人类染色体的基本结构和特征,Lyon 假说的要点。
2. 染色体研究方法。
3. 染色体畸变的原因,嵌合体的形成机制。
4. 常染色体病共有的临床表现。
5. 性染色体病共有的临床表现。
6. 卵睾体性发育异常的定义。
7. 染色体微缺失或微重复综合征的形成机制。

染色体(chromosome)是遗传物质——基因的载体。真核细胞的基因大部分存在于细胞核内的染色体上,通过细胞分裂,基因随着染色体的传递而传递。在不同物种中,染色体的数目、形态结构、大小各具特征;而在同一物种中,染色体的形态结构、数目是恒定的。所以,染色体如果发生了异常,无论是数目还是结构的畸变,都会导致许多基因的增加或缺失。因此,染色体异常表现为具有多种畸形的综合征,又称为染色体综合征。

第一节　人类染色体的基本特征

一、染色质与染色体

染色质(chromatin)与染色体是同一种物质在细胞周期的不同时期中所表现的不同存在形式。染色质和染色体是一种由 DNA、组蛋白、非组蛋白及 RNA 等组成的核蛋白复合物,是核基因的载体。染色质是细胞间期核内伸展的 DNA 蛋白质纤维,而染色体则是高度螺旋化的 DNA 蛋白质纤维,是间期染色质结构紧密盘绕折叠的结果。

(一)染色质

染色质是 DNA 和蛋白质的复合体。伸展的染色质在电镜下呈现出串珠样的结构,珠间由细丝连起来,每一珠体与其旁的珠间细丝为一个单元,名为核小体。其中珠体为核小体的核心,珠间细丝为连接区。因此,染色质是由一条 DNA 分子缠绕无数核小体核心组成的核蛋白纤维。间期细胞核的染色质可根据其所含核蛋白分子螺旋化程度以及功能状态的不同,分为常染色质(euchromatin)和异染色质(heterochromatin)两类。

常染色质在细胞间期螺旋化程度低,呈松散状,染色较浅而均匀,含有单一或重复序列的 DNA,具有转录活性,常位于间期细胞核的中央部位。异染色质在细胞间期螺旋化程度较高,呈凝集状态,而且染色较深,多分布在核膜内表面,其 DNA 复制较晚,含有重复 DNA 序列,很少进行转录或无转录活性,为间期核中不活跃的染色质。异染色质又分为两种:一种称为专性异染色质或称结构异染色质(constitutive heterochromatin),结构异染色质是异染色质的主要类型,这类异染色质在各种细胞中总是处于凝缩状态,一般为高度重复的 DNA 序列,没有转录活性,常见于染色体的着丝粒区、端粒区、次级缢痕,以及 Y 染色体长臂远端 2/3 区段等。另一种为兼性异染色质(facultative heterochromatin),也叫功能异染色质,这类染色质是在特定细胞或在某一特定发育阶段,由常染色质凝缩转变而形成的。在浓缩时基因失去了活性,无转录功能,当其处于松散状态时,又能够转变为常染色质,恢复其转录活性。如 X 染色质就是一种兼性异染色质。

(二)染色体

染色体是由染色质通过多级螺旋包装形成。每条染色体在复制前含有一条 DNA 双螺旋分子。人类的一个基因组 DNA 含有约 3.2×10^9 碱基对,平均每一条染色体的 DNA 含有 1.3×10^8 碱基对,以每一碱基对间距 0.34nm 来计算,每一条染色体上的 DNA 的总长度约有 5cm。染色质的基本单位是核小体(nucleosome)。核小体由核心颗粒(core particle)和连接区(linker)两部分组成。核心颗粒的核心是由四种组蛋白(H2A,H2B,H3,H4 各 2 个分子)所形成的八聚体以及围绕在八聚体周围的 DNA 所组成。其直径约 11nm。这段 DNA 称为核心 DNA,约有 146 个碱基对,围绕核心颗粒外周 1 圈。两个核心颗粒之间的 DNA 链称为连接区,这段 DNA 长约 60 个碱基对。组蛋白 H1 位于连接区 DNA 表面。连接区 DNA 的长度差异较大,短的只有 8bp,长的可达 114bp。无数个重复的亚单位——核小体通过一条 DNA 分子串联起来,形成一条串珠状的纤维。这就是染色体的一级结构,DNA 长度被压缩了 7 倍。由核小体构成的串珠状纤维进一步螺旋化,形成螺线管(solenoid),DNA 的长度又被压缩了 6 倍,螺线管是染色体的二级结构。由螺线管进一步的螺旋化形成超螺线管(super solenoid),此时 DNA 的长度又被压缩了 40 倍,超螺线管是染色体的三级结构。由超螺线管再缠绕折叠形成了有丝分裂中期的染色体,DNA 又压缩了 5 倍,是染色体的四级结构。这样经过几级包装,染色体中的 DNA 长度就被压缩了近万倍(图 5-1)。

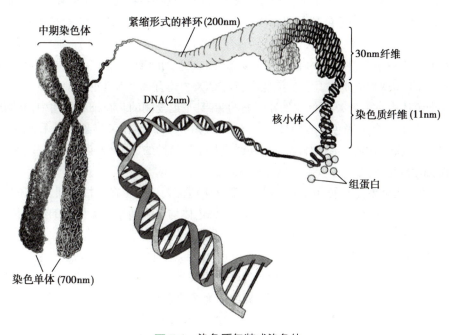

图 5-1　染色质包装成染色体

染色体的形态结构在细胞增殖周期中是不断运动变化的,一般在细胞分裂中期染色体的形态是最典型的,很容易辨认和区别,可以在光学显微镜下观察。

(三)性染色质

性染色质(sex chromatin)是在间期细胞核中性染色体的异染色质部分显示出来的一种特殊结构。人类性染色体有 X 和 Y 两种,所以性染色质也有 X 染色质(X-chromatin)和 Y 染色质(Y-chromatin)。

1. X 染色质   1949 年 Barr 等人在雌猫神经元细胞核中观察到一个浓缩小体，在雄猫中则见不到这一结构。进一步研究发现，除了猫以外，其他雌性哺乳类动物（包括人类）也同样有这种显示性别差异的结构。而且不仅是神经元细胞，在其他细胞的间期核中也可以观察到这一结构，称之为 X 染色质，也称 Barr 小体或 X 小体（图 5-2）。

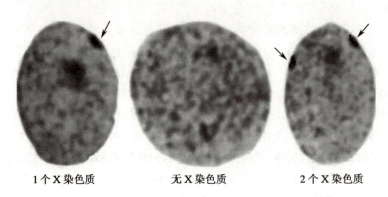

1 个 X 染色质   无 X 染色质   2 个 X 染色质

图 5-2   间期核 X 染色质

正常女性的间期细胞核中紧贴核膜内缘有一个染色较深，大小约为 1μm 的椭圆形小体，即 X 染色质。正常男性则没有 X 染色质。为什么正常男女性之间的 X 染色质存在差异？女性两个 X 染色体上的每个基因座的两个等位基因所形成的产物，为什么不比只有一个 X 染色体半合子的男性的相应基因产物多？为什么某一 X 连锁的突变基因纯合子女性的病情并不比半合子的男性严重？ 1961年，Mary Lyon 提出了 X 染色体失活的假说，即 Lyon 假说，对这些问题进行了解释。这一假说提出的实验根据是对小鼠 X 连锁的毛色基因的遗传学观察。发现雌性小鼠毛色的杂合体不表现显性性状，也不是中间类型，而是由显性和隐性两种颜色嵌合组成斑点状（不是共显性）。雄性小鼠却从不表现斑点状毛色，而是显性或隐性单一的毛色。Lyon 同时也注意到间期核内 X 染色质数目总是比 X 染色体数目少 1 个，即 46,XX 个体有 1 个 X 染色质，47,XXX 个体有 2 个 X 染色质。因此，正常女性体细胞的两个 X 染色体中有 1 个 X 染色体是异固缩的，并且是迟复制的。在细胞代谢中，异固缩的 X 染色体没有活性，只有 1 个 X 染色体有活性。在异常细胞中具有的额外 X 染色体也无活性。对于正常男性，单个的 X 染色体不发生异固缩，而且任何时候都是有活性的，故无 X 染色质。

Lyon 假说的要点如下：

（1）X 染色体失活发生在胚胎发育早期：X 染色体随机失活发生在女性早期发育阶段。女性胚胎形成之后很短一个时期，遗传自父方和母方的 X 染色体均有活性。胚胎发育的第一周，通过位于 Xq13.2 的 X 失活中心等，使某条 X 染色体发生随机失活。

（2）X 染色体的失活是随机的：异固缩的 X 染色体可以来自父亲也可以来自母亲。

（3）失活是完全的：雌性哺乳动物体细胞内仅有一条 X 染色体是有活性的。另一条 X 染色体在遗传上是失活的，在间期细胞核中螺旋化而呈异固缩为 X 染色质。

（4）失活是永久的和克隆式繁殖的：一旦某一特定的细胞内的 X 染色体失活，那么由该细胞而增殖的所有子代细胞也总是这一个 X 染色体失活。即原来是父源的 X 染色体失活，则其子细胞中失活的 X 染色体也是父源的，也就是说，所有这个细胞的子代细胞中都将表达有活性的母源 X 染色体，而父源 X 染色体失活。因此，失活是随机的，但是是恒定的。因此，就 X 连锁基因的表达来说，女性为嵌合体；一些细胞只表达从父方遗传来的 X 染色体等位基因，而另一些细胞则恰好相反。

研究表明，当细胞内 X 染色体数目超过两条时，仍只有一条保持活性，其余的都形成异固缩的 X 染色质。正常男性只有一条 X 染色体，所以 X 染色质数目为零。45,X 性腺发育不全的患者虽然是女性，但是因为只有一条 X 染色体，所以细胞内无 X 染色质。一个细胞中所含的 X 染色质的数目等于 X 染色体数目。由于雌性细胞中的两个 X 染色体中的一个发生异固缩，也称为 Lyon 化现象，失去转录活性,这样保证了雌雄两性细胞中都只有一条 X 染色体保持转录活性,使两性 X 连锁基因产物的量保持在相同水平上。这种效应称为 X 染色体的剂量补偿(dosage compensation)。

失活 X 染色体上有一个 X 失活中心,是在 680~1 200kb 的区段内,导致 X 染色体特异性失活的位点。通过对结构异常的研究,已经将失活 X 染色体的 X 失活中心定位于 Xq13 上。X 失活中心包含一个特殊的基因 XIST(inactive specific transcripts),可能是 X 失活的一个关键的调控基因。XIST 的显著特点是只有位于失活 X 上的等位基因表达;而在男性或女性细胞的活性 X 上都不进行转录。虽然未知 XIST 的具体作用机制,但缺失 XIST 则不会发生 X 失活。XIST 的产物是细胞核中与失活 X 染色体紧密关联的非编码 RNA。

需要指出的是,虽然 X 染色体失活通常是随机的,是染色体的一个特征,但不是完全的,并非失活的 X 染色体上所有基因都失去了活性,有一部分基因仍保持一定活性。对 X 连锁基因的深入研究表明,至少有 15% 的基因逃脱了这种失活(图 5-3),无论在活性 X 染色体和失活 X 染色体上都可以表达。因此,X 染色体数目异常的个体在表型上有别于正常个体,出现多种异常临床症状。如 47,XXY 的个体不同于 46,XY 的个体;47,XXX 的个体不同于 46,XX 的个体,而且 X 染色体数目越多时,表型的异常更严重。另外 10% 的基因显示了失活的多样化;在某些女性中表达,而在另一些女性中不表达。显然,这些基因不是随机分布于 X 染色体上的;逃脱失活的基因大多(约有 50%)位于 Xp 远端,少部分位于 Xq(图 5-3)。这对于部分 X 染色体非整倍体的遗传咨询有重要意义,因为 Xp 上基因的不平衡比 Xq 可能产生更大的临床影响。

女性体细胞的 X 染色体失活通常是随机的,但是也有例外,如 X 染色体发生不平衡型结构异常(包括缺失、重复和等臂染色体)时,失活的总是这条结构异常的 X 染色体,原因可能是一种理性选择,从而避免由于不平衡细胞所引起的临床后果。

非随机 X 失活也可见于 X 与常染色体易位。若易位是平衡型的,则正常的 X 染色体优先失活,2 个染色体的易位部分仍保持活性,这又是一种特殊的选择性,以避免细胞的常染色体基因失活。但是,在平衡携带者的不平衡型子代中,只出现有 X 失活中心的易位产物,故该 X 染色体是永远失活的。这种非随机性失活可缓解而非绝对消除特异染色体缺陷引起的临床后果。在不平衡的 X 与常染色体易位中,正常的 X 染色体有活性,异常的 X 失活。

在女性的 X 与常染色体平衡易位携带者中,如易位点在 X 染色体的某个基因上,则会引起此基因的突变,而另一个正常的 X 染色体处于失活状态,不表达,导致细胞中该基因唯一的正常拷贝失活。女性会出现通常只在男性中观察到的 X 连锁表型。

2. Y 染色质　正常男性的间期细胞用荧光染料染色后,在细胞核内可出现一强荧光小体,直径为 0.3μm 左右,称为 Y 染色质(图 5-4)。这是由于 Y 染色体长臂远端 2/3 区段为结构异染色质,可被荧光染料染色。这是男性细胞中特有的,女性细胞中不存

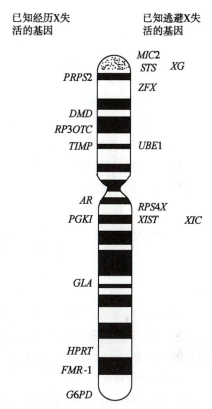

图 5-3　X 染色体中经历失活和逃避失活的基因

（已知经历X失活的基因）PRPS2　DMD　RP3OTC　TIMP　AR　PGKI　GLA　HPRT　FMR-1　G6PD

（已知逃避X失活的基因）MIC2　STS　XG　ZFX　UBE1　RPS4X　XIST　XIC

NOTES

图 5-4　男性间期核的 Y 染色质

Y 染色质

在。细胞中 Y 染色质的数目与 Y 染色体的数目相等。如核型为 47,XYY 的个体,其间期细胞核中有两个 Y 染色质。

二、人类染色体的数目、结构和形态

(一) 人类染色体的数目

生物的不同物种其染色体数目各不相同,而同一物种的染色体数目是相对恒定的。例如,果蝇的染色体数目为 8,小鼠染色体数为 40。染色体数目的恒定对维持物种的稳定性具有重要意义。染色体数目也是物种鉴定的重要标志之一。

在真核生物中,一个正常生殖细胞(配子)中所含的全套染色体称为一个染色体组,其上所包含的全部基因称为一个基因组(genome)。具有一个染色体组的细胞称为单倍体(haploid),以 n 表示;具有两个染色体组的细胞称为二倍体(diploid),以 2n 表示。人类正常体细胞染色体数目是 46,即 2n=46 条。正常配子(精子或卵子)中染色体数为 23 条,即 n=23 条。

(二) 人类染色体的形态、结构

在细胞增殖周期中的不同时期,染色体的形态结构不断变化着。在有丝分裂中期的染色体的形态是最典型的,可以在光学显微镜下观察,常用于染色体研究和临床上染色体病的诊断。

每一中期染色体都具有两条染色单体(chromatid),互称为姐妹染色单体,它们各含有一条 DNA 双螺旋链。两条单体之间由着丝粒(centromere)相连接,着丝粒处凹陷缩窄,称初级缢痕(primary constriction)。着丝粒是动粒(kinetochore)形成的位点,并与纺锤体的微管相连,在细胞分裂中与染色体的运动密切相关,失去着丝粒的染色体片段通常不能在分裂后期向两极移动而丢失。着丝粒还含有"卫星" DNA 序列,它是一种短串联重复 DNA 序列,通常具有染色体特异性。着丝粒将染色体划分为短臂(p)和长臂(q)两部分。在短臂和长臂的末端分别有一特化部位称为端粒(telomere)。端粒是一种特殊的蛋白质-DNA 结构,含有 TTAGGG 六核苷酸重复的延伸序列,起着维持染色体形态结构的稳定性和完整性的作用。它可以保护染色体末端不被降解,并防止与其他染色体间的末端融合。端粒长度的缩短与体细胞的老化有关。在某些染色体的长、短臂上还可见凹陷缩窄的部分,称为次级缢痕(secondary constriction)。人类近端着丝粒染色体的短臂末端有一球状结构,称为随体(satellite)。随体柄部为缩窄的次级缢痕。次级缢痕与核仁的形成有关,称为核仁形成区或核仁组织者区(nucleolus organizing region,NOR)。核仁组织者区含有核糖体 RNA 基因 18s 和 28s 的 rDNA,其主要功能是转录 rRNA,参与核糖体大亚基前体的合成。

染色体上的着丝粒位置是恒定不变的,根据染色体着丝粒的位置可将染色体分为 4 种类型:①中着丝粒染色体(metacentric chromosome):着丝粒位于或靠近染色体中央。若将染色体全长分为 8 等份,则着丝粒位于染色体纵轴的 1/2~5/8,着丝粒将染色体分为长短相近的两个臂;②亚中着丝粒染色体(submetacentric chromosome):着丝粒位于染色体纵轴的 5/8~7/8 之间,着丝粒将染色体分为长短不同的两个臂;③近端着丝粒染色体(acrocentric chromosome)着丝粒靠近一端,位于染色体纵轴的 7/8~ 末端之间,短臂很短;④端着丝粒染色体(telocentric chromosome):着丝粒位于染色体的末端,没有短臂。人类染色体只有前三种类型,即中着丝粒染色体、亚中着丝粒染色体和近端着丝粒染色体(图 5-5)。

三、性染色体与性别决定

人类性别是由细胞中的性染色体所

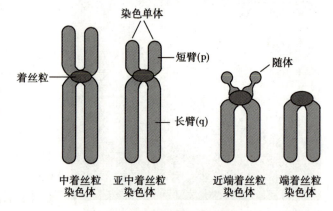

图 5-5 染色体的四种类型

决定的。在人类的体细胞中有 23 对染色体，其中 22 对染色体与性别无直接关系，称为常染色体（autosome）。常染色体中的每对同源染色体的形态、结构和大小都基本相同；而另外一对与性别的决定有明显而直接关系的染色体，X 染色体和 Y 染色体，称为性染色体（sex chromosome）。两个性染色体的形态、结构和大小都有明显的差别。X 染色体的长度介于 C 组第 6 号和第 7 号染色体之间，而 Y 染色体的大小与 G 组第 21 号和 22 号染色体相当。男性的性染色体组成为 XY，而在女性细胞中的性染色体组成为 XX，即男性为异型性染色体，女性为同型性染色体。这种性别决定方式为 XY 型性别决定。因此，在配子发生时，男性可以产生两种精子，含有 X 染色体的 X 型精子和含有 Y 染色体的 Y 型精子，两种精子的数目相等；而女性则由于细胞中有两条相同的 X 染色体，只能形成一种含有 X 染色体的卵子。受精时，X 型精子与卵子结合，形成性染色体组成为 XX 的受精卵，将来发育成为女性；而 Y 型精子与卵子结合则形成性染色体组成为 XY 的受精卵，发育成为男性。所以人类的性别是精子和卵子在受精的瞬间决定的，确切地说是由精子决定的。在自然状态下，不同的精子与卵子的结合是随机的，因此人类的男女比例大致保持 1∶1。

很显然，性别决定实际上是由精子中所带有的性染色体是 X 染色体还是 Y 染色体决定的，而 X 染色体和 Y 染色体在人类性别决定中的作用并不相等。一个个体的体细胞中无论有几条 X 染色体，只要有 Y 染色体就决定男性表型（睾丸女性化患者除外）。因为 Y 染色体的短臂上有一个决定男性性别的基因——睾丸决定因子（testis-determining factor，TDF）基因，TDF 基因是性别决定的关键基因。性染色体异常的个体，如核型为 47，XXY 或 48，XXXY 等，他们的表型是男性，但却是一个不正常的男性。没有 Y 染色体的个体，其性腺发育基本上是女性特征，即使只有一条 X 染色体如核型为 45，X 的个体，其表型也是女性，但却是一个表型异常的女性。

1990 年 Sinclair 等发现了一个新基因，被命名为性别决定区域 Y，即 SRY（sex-determining region Y，SRY），并且认为是 TDF 的最佳候选基因。SRY 基因位于 Y 染色体短臂末端，其产物为 SRY 蛋白，决定睾丸的形成。而且有越来越多的证据表明 SRY 和人类性别决定确有关系。

研究表明，SRY 可能作为睾丸发育的启动者，它是性别决定中最重要的基因，但不是唯一决定基因。SRY 必须激活睾丸分化途径上其他的基因才能使内生殖器进行正常发育。所以可能有多个基因影响性别的决定。性别决定与分化是一个相当复杂的过程，可能涉及了性染色体和常染色体上多个基因的协同作用。

四、染色体的研究方法

对人类染色体的研究已有很长的历史，1888 年德国解剖学者 Waldeyer 根据细胞有丝分裂和生殖细胞减数分裂观察到的现象，提出了染色体这一名称。但是由于人类染色体数目较多，并且由于当时的技术和方法的限制，对染色体的研究受到一定的影响，尤其是染色体数目的研究结果很不一致。1923 年 Painter 提出了染色体数目为 2n=48 的观点，这个结论一直被多数学者所承认。直到 1956 年，华裔学者蒋有兴（Joe Hin Tjio）和 Albert Levan 应用纺锤丝抑制剂——秋水仙碱和低渗技术，在流产的胎儿肺组织培养中发现这些细胞的染色体数目是 46 条，而不是 48 条。英国学者 Charles Ford 和 John Hamerton 的研究结果支持了他们的结论。从此肯定了人类染色体数目为 2n=46。这标志着现代细胞遗传学的开始。

（一）染色体核型分析

一个体细胞中的全部染色体，按其大小、形态特征顺序排列所构成的图像就称为核型（karyotype）。将待测细胞的核型进行染色体数目、形态特征的分析，确定其是否与正常核型完全一致，称为核型分析（karyotype analysis）。

1. 人类染色体非显带核型　非显带染色体核型是指按常规染色方法所得到的染色体标本，用 Giemsa 染色，染色体除着丝粒和次级缢痕外，整条染色体均匀着色，因此，很难准确鉴别多数组内染色体的序号（图 5-6）。

1960 年在美国丹佛、1963 年在英国伦敦、1966 年在美国芝加哥召开过三次国际会议,确定和制定了人类有丝分裂染色体的识别、编号、分组以及核型描述(包括染色体数目和结构异常的核型描述)等一套统一的标准命名系统。主要根据染色体长度和着丝粒的位置等,将人的体细胞 46 条染色体进行配对、顺序排列、编号。1~22 号为常染色体,是男女共有的 22 对染色体。其余一对随男女性别而异,为性染色体,女性为 XX,男性为 XY。将这 23 对染色体分为 A、B、C、D、E、F、G 7 个组,A 组最大,G 组最小。X 染色体列入 C 组,Y 染色体列入 G 组(表 5-1)。

核型的描述包括两部分内容:①染色体总数,②性染色体的组成,两者之间用“,”分隔开。正常女性核型描述为:46,XX。正常男性核型描述为:46,XY。在正常核型中,染色体是成对存在的,每对染色体在形态结构、大小和着丝粒位置上基本相同,其中一条来自父方的精子,一条来自母方的卵子,称为同源染色体(homologous chromosome)。而不同对染色体彼此称为非同源染色体。

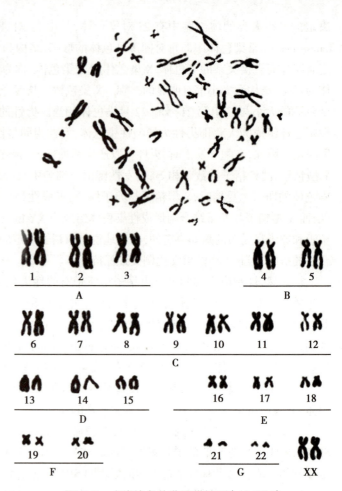

图 5-6　人类染色体非显带核型(46,XX)

表 5-1　人类核型分组与各组染色体形态特征(非显带标本)

组号	染色体号	大小	着丝粒位置	次级缢痕	随体	可鉴别程度
A	1~3	最大	中(1、3 号) 亚中(2 号)	1 号常见	无	可鉴别
B	4~5	次大	亚中		无	难鉴别
C	6~12;X	中等	亚中	9 号常见	无	难鉴别
D	13~15	中等	近端		有	难鉴别
E	17~18	小	中(16 号) 亚中(17、18 号)		无	16 号可鉴别 17、18 号难鉴别
F	19~20	次小	中		无	难鉴别
G	21~22;Y	最小	近端		21、22 号有 Y 无	难鉴别

2. 人类染色体显带核型　非显带染色体标本是用 Giemsa 染色液使染色体着色,不能将每一条染色体本身的特征完全显示出来,因此,只能根据各染色体的大致特征(大小、着丝粒位置)来识别染色体,即使是最有经验的细胞遗传学家,也只能较准确地识别出 1、2、3、16 号和 Y 等几条染色体,对 B、C、D、F 和 G 组的染色体,只能识别出属于哪一组,而对组内相邻号的染色体之间很难区分。

而且对于染色体所发生的一些结构畸变,例如易位、倒位和微小的缺失等均不能检出,这对染色体异常,特别是结构畸变的研究与临床应用受到极大的限制。因此,从1959年Lejeune发现第一例人类染色体病至1968年的10年中,人们只发现了10多种染色体异常综合征,并且主要是染色体数目异常的病例。

1968年瑞典细胞化学家Caspersson等应用荧光染料氮芥喹吖因(quinacrine mustard,QM)处理染色体后,在荧光显微镜下可观察到染色体沿其长轴显示出一条条宽窄和亮度不同的横纹,即染色体带(band)。这一显带技术称Q显带(Q banding),所显示的带纹称为Q带(Q band)(见文末彩图5-7a)。显带技术可将人类的24种染色体显示出各自特异的带纹,称为带型(banding pattern)。随后又出现了其他几种染色体显带技术:①G显带(G banding):是将染色体标本用碱、胰蛋白酶或其他盐溶液处理后,再用吉姆萨(Giemsa)染色,染色体上出现与Q带相类似的带纹,在普通显微镜下,可见染色深浅相间的带纹,称G带(G band)(见文末彩图5-7b)。G带与Q带相对应,即在Q显带的亮带的相应部位,被Giemsa染成深带,而在Q显带中暗带的相应部位被染成浅带。G显带方法简便,带纹清晰,染色体标本可以长期保存,因此被广泛用于染色体病的诊断和研究。②R显带(R banding):用盐溶液处理标本后,再用Giemsa染色,显示出与G带相反的带,即G显带中的深带在R显带中为浅带,G显带中的浅带在R显带中为深带,称反带(reverse band)或R带(R band)(见文末彩图5-7c)。③T显带(T banding):将染色体标本加热处理后,再用Giemsa染色可使染色体末端区段特异性深染,称T带(T band)。④C显带(C banding):用NaOH或Ba(OH)$_2$处理标本后,再用Giemsa染色,可使着丝粒和次级缢痕的结构异染色质部分深染,如1、9、16号染色体的次级缢痕以及Y染色体长臂远端的2/3的区段,所显示的带纹称C带(C band)(见文末彩图5-7d)。C显带可用于检测Y染色体、着丝粒区以及次级缢痕区的变化。⑤N显带:用硝酸银染色,可使染色体的随体及核仁形成区(NOR)呈现出特异性的黑色银染物,这种银染色阳性的NOR称为Ag-NOR。据研究表明,Ag-NOR的可染性取决于它的功能活性,即具转录活性的NOR着色,但受染物质不是次级缢痕本身,而是附近与rDNA转录有关的一种酸性蛋白。

用Q显带、G显带和R显带等染色体显带方法,可使染色体沿其长轴显示出明暗或深浅相间的带纹,而每一条染色体都有其独特而恒定的带纹,这就构成了每条染色体的带型。同源染色体的带型基本相同,不同对的染色体的带型各不相同。这为识别每条染色体提供了分析基础,通过显带染色体核型分析,我们可以准确的识别每一条染色体以及其所发生的各种变异。

3. G显带染色体的识别　目前,G显带染色体核型分析已成为临床常规应用的染色体病诊断的手段之一。下面介绍正常人类体细胞中期染色体G带的带型的识别要点。

在进行G带带型描述时,"深带"表示被Giemsa着色的带纹,"浅带"表示不着色或基本不着色的带纹。"浓""淡"表示深带着色的强度。用"近侧段""中段""远侧段"来表示距离着丝粒的远近(图5-8、图5-9)。

4. 人类细胞遗传学　国际命名体制随着细胞遗传学研究方法的广泛使用,遗传学家们在丹佛(1960年)、伦敦(1963年)、芝加哥(1966年)和巴黎(1970年)召开了国际人类细胞遗传学会议,统一了细胞遗传学的命名原则。国际人类细胞遗传学命名委员会于1978年第一次出版了人类细胞遗传学国际命名体制(An International System for Human Cytogenetics Nomenclature,ISCN),规定了正常及异常核型的命名格式和原则。这样对显带染色体有了一个统一的识别和描述的标准,有利于相互交流。此后,ISCN的专家委员先后在1981、1985、1990和1995年召开了会议,对人类染色体命名规则进一步修改并出版了新的版本。其中1981年版是人类高分辨显带的命名体制。1991年版是肿瘤细胞遗传学的命名体制。1995年版首次刊登了分子细胞遗传学命名原则和格式。2005年版原位杂交命名法被简化和扩充,增加了微阵列比较基因组杂交结果的基本命名法,2009年版修订肿瘤命名、细化了原位杂交命名法和拷贝数变异检测命名,增加了MLPA检测结果的命名法。2013年增加了靶向定量检测技术命名法。2016年由于该命名体系涵盖的技术不断增加,将Cytogenetics用Cytogenomics替换,

NOTES

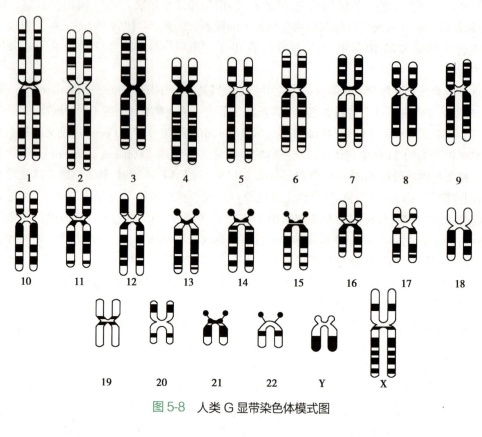

图 5-8　人类 G 显带染色体模式图

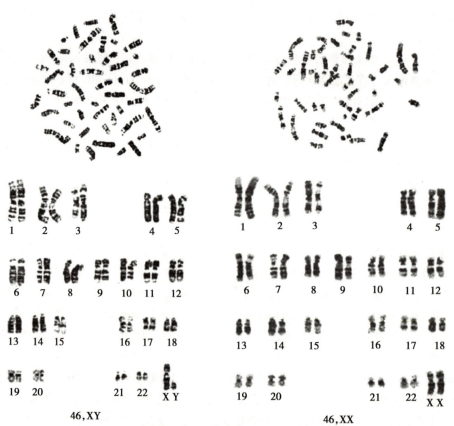

图 5-9　人类染色体 G 显带核型

书名更改为《人类细胞基因组学国际命名体系》。最新版 ISCN 于 2020 年出版,增加遗传性染色体异常新的命名法、极体分析结果命名法,并对测序技术的命名体系进行了改进。

每条显带染色体根据 ISCN 规定的界标(landmark)划分为若干个区,每个区(region)又包括若干条带(band)。界标是确认每一染色体上具有重要意义的、稳定的、有显著形态学特征的指标,包括染色体两臂的末端、着丝粒和某些显著的带。两相邻界标之间为区。每一条染色体都是由一系列连贯的带组成,没有非带区。它借助其亮暗或深浅的着色强度,清楚地与相邻的带相区别。

每一染色体都以着丝粒为界标,分成短臂(p)和长臂(q)。区和带的序号均从着丝粒为起点,沿着每一染色体臂分别向长臂、短臂的末端依次编号为 1 区、2 区……以及 1 带、2 带……界标所在的带属于此界标以远的区,并作为该区的第 1 带。被着丝粒一分为二的带,分别归属于长臂和短臂,分别标记为长臂的 1 区 1 带和短臂的 1 区 1 带(图 5-10)。

描述一特定带时需要写明以下 4 个内容:①染色体序号;②臂的符号;③区的序号;④带的序号。例如:1p31 表示第 1 号染色体短臂 3 区 1 带。

应用染色体显带技术可以识别染色体细微的结构异常。为了能够简明描述这些异常的核型,1977 年在斯德哥尔摩,1981 年在巴黎召开的国际会议上议定的《人类细胞遗传学命名的国际体制》(ISCN,1978,1981),制定了统一的命名符号和术语(表 5-2)。

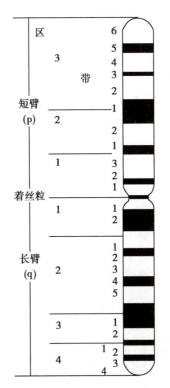

图 5-10　人类显带染色体界标、区、带的示意图

表 5-2　核型分析中常用的符号和术语

符号术语	意义	符号术语	意义
A-G	染色体组的名称	+ 或 –	在染色体和组号前面,表示染色体或组内染色体的增加或减少;在臂或结构后面,表示这个臂或结构的增加或减少
1-22	常染色体序号		
→	从……到……		
/	表示嵌合体染色体		
ace	无着丝粒断片(见 f)		
?	分类或情况不明	mat	母源的
cen	着丝粒	mim	微小体
chi	异源嵌合体	mn	众数
:	断裂	mos	嵌合体
::	断裂与重接	p	短臂
ct	染色单体	pat	父源的
del	缺失	ph	费城染色体
der	衍生染色体	pro	近侧
dic	双着丝粒	psu	假
dir	正位	q	长臂

续表

符号术语	意义	符号术语	意义
dis	远侧	qr	四射体
dmin	双微体	r	环状染色体
dup	重复	rcp	相互易位
e	交换	rea	重排
end	（核）内复制	rac	重组染色体
f	断片	rob	罗伯逊易位
fem	女性	s	随体
fra	脆性部位	tan	串联易位
g	裂隙	ter	末端
h	副缢痕	tr	三射体
i	等臂染色体	tri	三着丝粒
ins	插入	var	可变区
inv	倒位	mar	标记染色体
mal	男性		

（二）高分辨显带染色体

人类中期染色体的带纹数较少。一套单倍体染色体带纹数仅有 320 条带。70 年代后期，由于技术的改进，可以从早中期、前中期、晚前期细胞得到更长、带纹更丰富的染色体。一套单倍体染色体即可显示 550~850 条或更多的带纹。即在中期染色体原有的带纹上分出更多更细的带称为亚带。这种染色体称为高分辨显带染色体（high resolution banding chromosome，HRBC）（图 5-11）。

"人类细胞遗传学高分辨显带命名的国际体制（1981）（ISCN 1981）"的模式图，显示了大约具有 550~850 条带的高分辨带。高分辨显带的命名方法是在原带之后加"."，并在"."之后写亚带的序号。例如：原来的 1p36 带被分为三个亚带，分别命名为 1p31.1，1p31.2，1p31.3，即表示 1 号染色体短臂 3 区 1 带第 1 亚带、第 2 亚带、第 3 亚带。若亚带再分成更细的带，称为次亚带，如 1p31.3 再分成三条次亚带，则写为 1p31.31，1p31.32，1p31.33。

染色体高分辨显带能为染色体及其所发生的畸变提供更多细节，有助于发现更多、更细微的染色体结构异常，使染色体发生畸变的断裂点定位更加准确。因此，这一技术无论在临床细胞遗传学、分子细胞遗传学的检查上，或者是在肿瘤染色体的研究和基因定位上都有广泛的应用价值。

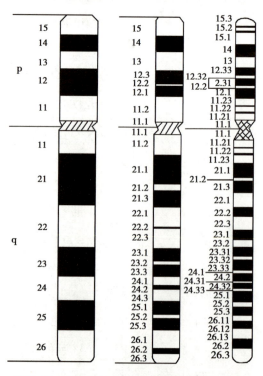

图 5-11　人类 10 号染色体高分辨显带模式图

（三）姐妹染色单体交换

姐妹染色单体交换（sister chromatid exchange, SCE）指一条染色体的两条姐妹染色单体在细胞内可自发地或在某些因素作用下在同一位置同时发生断裂，并互换片段后重新接合的现象。因为是在同一位置上发生的对等同源片段的交换，染色体的形态和带型都没有发生改变。由于 SCE 在普通染色标本上无法观察到，因此，需用特殊染色方法来检测。常用的方法是在细胞培养液中加入 5-溴脱氧尿嘧啶核苷（5-bromodeoxy uridine, BrdU），进行细胞培养后制片，经特殊方法处理后 Giemsa 染色，然后在显微镜下选择处于第二个分裂周期的中期分裂相进行观察，可见一条染色体的两条姐妹染色单体出现明显的差别染色，一条深染，一条浅染，并可见到姐妹染色单体互换现象（图 5-12）。

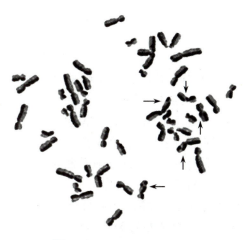

图 5-12　姐妹染色单体交换

产生 SCE 的机制尚未完全阐明，但它显然与 DNA 的损伤和修复过程有关，因此检测 SCE 的发生率对各种理化因素导致遗传物质损伤的研究，肿瘤病因的研究以及对细胞周期的研究等方面都有重要的意义。

（四）分子细胞遗传学技术

分子细胞遗传学（molecular cytogenetics）是传统细胞遗传学与分子遗传学相结合的一门学科。分子细胞遗传学的发展始于荧光原位杂交（FISH），从最早的单色 FISH 发展成为现在的 24 色 FISH 的过程中，所采用的方法包括多色 FISH（multiplex FISH, M-FISH）、光谱核型分析（spectral karyotying, SKY）、物种交叉色带（cross species color banding, RxFISH）、CCK（color changing karyotyping）和比较基因组杂交等。这些新兴技术将 FISH 的敏感性和特异性与传统的细胞遗传染色体分析技术结合起来，能筛查整个基因组的染色体异常，特别是在检测复杂的肿瘤染色体畸变方面显示了独特的优势。分子细胞遗传学在医学遗传学的研究中起到了推动性的作用，并在临床诊断中发挥了日益重要的作用。

1. 荧光原位杂交技术（fluorescence in situ hybridization, FISH）　荧光原位杂交技术是在原位杂交技术的基础上发展起来的。其基本原理与原位杂交一样，是利用 DNA 碱基互补配对的特点，在体外的一定条件下，使同源的 DNA 链或 DNA-RNA 单链结合成双链。FISH 使用荧光标记的 DNA、RNA 或与 mRNA 互补的 cDNA 探针和染色体或基因杂交，从而在中期染色体、间期核、组织切片、裂殖细胞或配子细胞上检测 DNA 顺序。

FISH 方法是先将靶 DNA 及其周围物质固定于玻片上，通过加热和甲酰胺处理，使靶 DNA 双链变性成单链，同时使双链 DNA 探针变性形成单链，然后在适当条件下使单链探针 DNA 与单链的靶 DNA 结合或杂交形成新的双链 DNA。如果探针 DNA 与待测 DNA 上的同源序列（靶序列）互补结合，即可在该染色体上原位（靶序列的位置）显示杂交信号。这种探针不仅能与中期染色体进行杂交，而且还能与非分裂细胞固定的间期核直接进行杂交。标准细胞遗传学技术需要分裂细胞和阻断在分裂中期的染色体，而 FISH 技术将染色体分析扩展到间期细胞。因而 FISH 技术具有快速、安全、经济、灵敏度高和特异性强等优点，而且标本可以长期保存而不失活。因此，FISH 技术已广泛应用于医学生物学研究及临床诊断中，如基因定位、基因扩增及染色体畸变的检测等。

2. DNA 纤维荧光原位杂交（DNA-fiber-FISH）　DNA 纤维荧光原位杂交是一种可目视的高分辨基因组制图技术。其杂交及检测分析步骤和染色体的 FISH 基本相同，但染色体的 FISH 分辨率为 1~2Mb，所以只能将染色体定位到亚带水平，不适于定位克隆研究。而 DNA-Fiber FISH 的分辨率可达到 10kb，探针长度在 1~300kb 范围内，在定位克隆中具有重要作用。因此，DNA 纤维荧光原位杂交已

NOTES

成功应用于人类基因组制图、染色质结构分析以及染色体病、肿瘤等遗传性疾病的分析研究中。

这一技术的基本原理是利用碱溶液或甲醛溶液处理待测细胞，使间期核染色质的组织结构松散，将染色质（丝）从核骨架中释放出来，在载玻片上制备出 DNA 纤维，然后将不同颜色荧光物质标记的特异 DNA 探针，分别杂交到靶细胞的 DNA 纤维上，根据杂交的结果判断各个探针的定位、方向以及各探针之间的物理距离和重叠程度，确定 DNA 微小缺失与重复，作出基因定位。

3. 染色体涂染技术　染色体涂染（chromosome painting）是将荧光原位杂交和染色体原位杂交相结合而建立起来的。即用单链 DNA 或 Cot-1 封闭基因组 DNA 重复序列，以减少非特异性杂交信号，增强特异性杂交的信号强度，并用染色体特异性 DNA 库作为探针池，用不同的荧光涂染整条染色体或染色体特异区段，从而使待测的整条染色体或染色体特异区段显示出发荧光的杂交信号，根据结果作出分析诊断。

用于染色体涂染的探针可以是整条染色体，也可以是染色体的特异区段。探针的来源主要有：①含有人单条染色体的人-啮齿类（human-rodent）体细胞杂种组织融合的产物；②荧光激活的流式细胞仪（fluorescence-activated cell sorter，FACS）分离整条染色体 DNA，并以载体克隆、PCR 扩增制备探针；③经显微切割得到染色体或染色体片段，再经 PCR 扩增制作的探针池。染色体涂染方法有正向（forward）涂染和逆向（reverse）涂染两种。正向涂染是将正常的探针杂交到待检测的异常标本上。逆向涂染则是将分离到的异常染色体制备成探针，然后杂交到正常标本上。

目前染色体涂染技术已成功应用于染色体数目和结构异常分析、不同物种间的同源性比较和白血病及其他肿瘤的染色体诊断和研究。

4. 比较基因组杂交（comparative genomic hybridization，CGH）　该技术是在 FISH 的基础上建立起来的。探针是整个基因组 DNA，而不是一个点或一个区域。可在全部染色体或在染色体亚带水平上，对不同基因组之间 DNA 序列拷贝进行检测和定位。主要用于确定未知区域的 DNA 扩增或缺失，如染色体不平衡片段的识别和染色体重排的研究、相关种属间或同一种属内不同个体之间基因组差异的研究等。尤其是 CGH 回避了实体肿瘤染色体制备的难题，这是其他 FISH 方法难以替代的。目前，CGH 已广泛应用于肿瘤遗传的研究中。

5. 光谱核型分析（spectral karyotyping，SKY）　与常规的 FISH 不同，SKY 除了杂交外，还对染色体进行不同颜色组合的标记，使每条染色体分别显示出不同的颜色谱。如使用两种不同颜色标记探针，可以观察到三种颜色的靶染色体（A，B 或 A+B，即 2²-1）。若使用三种不同颜色标记探针，则可以观察到 7 种不同颜色的靶染色体（2³-1），以此类推，使用 5 种不同颜色的荧光标记探针，就可以产生 2⁵-1=31 种颜色的靶染色体，比代表 24 条染色体的 24 种颜色还多。通常使用如 Cy3、Cy5、Cy5.5、Spectrum Green 和 TexasRed 等 5 种不同颜色的荧光染料所产生的不同颜色组合对每一条染色体进行标记，然后通过频谱遥感连接 CCD（charge-coupled-device）摄像仪和电脑等装置，使每对同源染色体都显示出其独特的染色谱，从而可以一目了然地观察全部染色体的变化。光谱核型分析（SKY）方法可以同时分析 24 条染色体，因而可以一次性地将复杂畸变或不同的染色体畸变检测出来。

由于每对同源染色体都有独特的颜色，因此可应用 SKY 技术，观察所有染色体的结构改变，识别标记染色体以及常规染色体核型分析不能识别的复杂或隐蔽的染色体重排。研究表明，SKY 可以准确地检测大于 1~5Mb 的染色体异常。目前，SKY 已经应用于产前诊断和肿瘤的细胞遗传学诊断中。

6. CMA　染色体微阵列分析技术（CMA）又称基因芯片技术，其分辨率是普通染色体核型分析的 10~100 倍，目前临床上使用的平台大多是针对 100kb 以上的 CNV 进行检测。根据其检测探针和杂交方式的不同，主要分为两种：微阵列比较基因组杂交（array-based comparative genomic hybridization，aCGH）和单核苷酸多态性微阵列（single nucleotide polymorphism array，SNParray）。

微阵列比较基因组杂交（aCGH）的原理与经典的 CGH 相似，是将不同荧光染料（如 Cy5/Cy3）标记的等量待测和参照基因组 DNA 混合，在芯片上进行竞争性杂交，然后将荧光信号转换成数据，最终分析得出 DNA 片段的剂量变化,即是通过两种样本的信号比来推断出 CNV。

单核苷酸多态性微阵列(SNParray)是基于 SNP 标记的芯片技术平台目前一般所用 SNParray 平台其 CNV 检测分辨率约为 100kb,高分辨率的 SNP array 可检测出 10-20kb 的 CNV。与 aCGH 平台相比,SNP array 平台的优势是通过 SNP 等位特异的探针提供了 CNV 检出的敏感性,并且能够通过计算 B 等位频率(B allelefrequency)识别单亲二倍体(uniparentaldisomy)区域。

7. CNV-seq　CNV-seq 是指采用二代测序技术对样本 DNA 进行全基因组低深度测序,测序结果与人类参考基因组碱基序列进行比对,通过生物信息分析以发现受检样本存在的基因组拷贝数变异。CNV 结果是通过对测序所得数据经过复杂的算法分析得到的,既不需要参考基因组 DNA 样本进行比较,也不要探针来进行杂交。因此,它的分辨率不受探针的大小和密度的限制,而是受覆盖深度等因素的限制,不同的算法也会影响检测结果的敏感性和特异性。

(五)人类染色体的多态性

在正常健康人群中,存在着各种染色体的恒定的微小变异,包括结构、带纹宽窄和着色强度等。这类微小而恒定的变异是按照孟德尔方式遗传的,通常没有明显的表型效应或病理学意义,称为染色体多态性(chromosomal polymorphism)。

染色体多态性常见于以下部位:①Y 染色体的长度变异,这种变异存在着种族差异。主要变异部位是 Y 染色体长臂结构异染色质区,即长臂远端约 2/3 区段的长度变异。如果 Y 染色体大于 F 组或大于第 18 号染色体,称为"长 Y""大 Y"或"巨 Y",描述为 Yq+;若 Y 染色体的长度为 G 组染色体长度的 1/2 以下,称"小 Y"染色体,描述为 Yq,但这种现象比较罕见。②D 组、G 组近端着丝粒染色体的短臂、随体及随体柄部的次级缢痕区(NOR)的变异。表现为随体的有无、大小及重复(双随体)等;短臂、次级缢痕的增长或缩短。③第 1、9 和 16 号染色体次级缢痕的变异,表现为次级缢痕的有无或长短的差异。此外,在 1、9 和 16 号染色体的着丝粒异染色质区也可出现多态性的倒位。

染色体的多态性变异主要发生在结构异染色质区,因此一般没有明显的表型效应和病理学意义,也就是说一般没有不良的临床后果。但现在有研究报道,某些多态现象与临床症状有关。这说明染色体多态性与表型效应之间的关系问题,还有待于进一步的研究探讨。

染色体多态现象是一种较稳定的结构变异,可以在显微镜下观察检查,并且它是按孟德尔方式遗传的,它以一定的遗传方式传给下一代,因此可以作为一种遗传标记,应用于临床和研究工作。

染色体多态性的应用:

(1)染色体的多态性可用于追溯染色体(包括额外染色体或异常染色体)的来源:如在产前诊断中,进行羊水细胞或绒毛细胞检查时可根据染色体多态现象来鉴定胎、母细胞,判断有无母体细胞的污染;可以根据 21 号染色体的短臂、随体、次级缢痕以及显带着色强度等多态性特征来追溯额外的 21 号染色体来自父方或母方,确定 21-三体综合征患者的额外染色体的来源。

(2)法医中可用以进行亲权鉴定:通过检查子女和父母(或可能的父母)的染色体,根据染色体多态性标记的异同,可以帮助判断子女与其父母的真实关系,进行亲权鉴定。

(3)染色体多态性变异可作为一种标记,进行不同种族或民族人群中的遗传学研究。

第二节　染色体畸变

染色体畸变(chromosomal aberration)是指体细胞或生殖细胞内染色体发生异常的改变。畸变的类型和可能引起的后果在细胞不同周期和个体发育不同阶段不尽相同。染色体畸变可分为数目畸变和结构畸变两大类。其中染色体的数目畸变又可分为整倍性改变和非整倍性改变两种。结构畸变主要有缺失、重复、插入、易位和倒位等。当一个个体细胞有两种或两种以上的不同核型的细胞系时,这个个体就被称为嵌合体。无论数目畸变,还是结构畸变,其实质是涉及染色体上基因群的增减或位置的转移,使遗传物质发生了改变,可以导致染色体异常综合征或染色体病。

一、染色体畸变发生的原因

导致染色体畸变的因素有多种,归纳起来可以分为以下几种:化学因素、物理因素、生物因素和母亲年龄。

(一)化学因素

许多化学物质,如一些化学药品、农药、毒物和抗代谢药等,都可引起染色体畸变。据调查,某些化工厂的工人由于长期接触苯、甲苯等,出现染色体数目异常和发生染色体断裂的频率远高于一般人群。农药中的除草剂和杀虫的砷制剂等都是染色体畸变的诱变剂。

1. 药物　某些药物特别是一些抗肿瘤药物、保胎及预防妊娠反应的药物,均可引起人类染色体畸变或产生畸胎。已有研究证实,环磷酰胺、氮芥、白消安、甲氨蝶呤、阿糖胞苷等抗肿瘤药物均可导致染色体畸变。抗痉挛药物苯妥英钠可引起人淋巴细胞多倍体细胞数增高。

2. 农药　许多化学合成的农药可以引起人类细胞染色体畸变。某些有机磷农药也可使染色体畸变率增高,如美曲磷脂(敌百虫)类农药。

3. 工业毒物　工业毒物如苯、甲苯、铝、砷、二硫化碳、氯丁二烯、氯乙烯单体等,都可以导致染色体畸变。长期接触这些有害毒物的工人,其染色体的畸变率增高。

4. 食品添加剂　某些食品的防腐剂和色素等添加剂中所含的化学物质也可以引起人类染色体发生畸变。如硝基呋喃基糖酰胺 AF-2、环己基糖精等。

(二)物理因素

在自然空间存在的各种各样的射线都可对人体产生一定的影响,但其剂量极微,故影响不大。但大量的电离辐射对人类具有极大的潜在危险。例如放射线物质爆炸后散落的放射性尘埃、医疗上所用的放射线等,对人体都有一定的损害。工业放射性物质的污染也可引起细胞染色体的改变。细胞受到电离辐射后,可引起细胞内染色体发生异常。畸变率随射线剂量的增高而增高。最常见的畸变类型有断裂、缺失、双着丝粒染色体、易位、核内复制、不分离等,这些畸变都可使个体的性状出现异常。射线的作用包括对体细胞和生殖细胞两方面,如果一次照射大剂量的射线,可在短期内引起造血障碍而死亡。长期接受射线治疗或从事放射工业的人员,由于微小剂量的射线不断积累,会引起体细胞或生殖细胞染色体畸变。有实验证明,受照射卵细胞中染色体不分离的频率明显高于未受照射组。同时还发现,这一现象在年龄较大的小鼠中更为明显。还有人报道,受到过电离辐射的母亲生育先天愚型(一种染色体异常所导致的疾病)患儿的风险明显增高。

(三)生物因素

导致染色体畸变的生物因素包括两个方面:一是由生物体产生的生物类毒素所致,二是某些生物体如病毒本身可引起染色体畸变。真菌毒素具有一定的致癌作用,同时也可引起细胞内染色体畸变。病毒也可引起宿主细胞染色体畸变,尤其是那些致癌病毒。其原因主要是由于影响 DNA 代谢。当人体感染某些病毒,如风疹病毒、乙肝病毒、麻疹病毒和巨细胞病毒时,就有可能引发染色体的畸变。如果用病毒感染离体培养细胞将会出现各种类型的染色体异常。

(四)母亲年龄

当母亲年龄增大时,所生子女的体细胞中某一序号染色体有三条的情况要多于一般人群。母亲年龄越大(大于 35 岁),生育先天愚型患儿的危险性就越高。这与生殖细胞老化及合子早期所处的宫内环境有关。一般认为,生殖细胞在母体内停留的时间越长,受到各种因素影响的机会越多,在以后的减数分裂过程中,容易产生染色体不分离而导致染色体数目异常。

二、染色体数目畸变

(一)整倍性改变

如果染色体的数目变化是单倍体(n)的整倍数,即以 n 为基数,整倍地增加或减少,则称为整倍体（euploid）。超过二倍体的整倍体称为多倍体（polyploid）。

在 2n 的基础上,如果增加一个染色体组,也就是增加一个 n,则为 3n,即三倍体（triploid）。若在 2n 的基础上增加两个 n,则为 4n,即四倍体（tetraploid）。以此类推。三倍体以上的又统称为多倍体。如果在 2n 的基础上减少一个染色体组,则称为单倍体（haploid）。

在人类中已知有三倍体和四倍体的个体,但只有极少数三倍体的个体能存活到出生,存活者多为 2n/3n 的嵌合体。有调查资料表明,在自发流产的胎儿中,有染色体畸变者约占 50%,其中,三倍体占 18%,四倍体占 5%。可见在流产的胎儿中三倍体是常见的类型。一般认为,三倍体胎儿易于流产的原因是在胚胎发育过程的细胞有丝分裂中,形成三极纺锤体,因而造成染色体在细胞分裂中期、后期时的分布和分配紊乱,最终导致子细胞中染色体数目异常,从而严重干扰了胚胎的正常发育而导致流产。四倍体比三倍体更为罕见,往往是四倍体和二倍体（4n/2n）的嵌合体,或在流产的胚胎中发现。

整倍性改变的机制主要有:双雌受精、双雄受精、核内复制和核内有丝分裂等。

1. 双雌受精（digyny）　一个二倍体的异常卵子与一个正常的精子发生受精,从而产生一个三倍体的合子。在卵细胞发生的第二次减数分裂过程中,次级卵母细胞由于某种原因未形成第二极体,因此应分给第二极体的染色体组仍留在卵细胞中,使该卵细胞成为异常卵细胞。当它与一个正常的精子结合后,就将形成含有三个染色体组的合子,即三倍体。可形成 69,XXX 或 69,XXY 两种核型的受精卵（图 5-13a）。

2. 双雄受精（diandry）　一个正常的卵子同时与两个正常的精子发生受精。由于每个精子都带有一个染色体组,所以当两个精子同时进入一个卵细胞时,就将两个染色体组同时带入了这一卵细胞,所形成的合子内则含有三个染色体组,即三倍体。可形成 69,XXX、69,XXY 和 69,XYY 三种类型的受精卵（图 5-13b）。

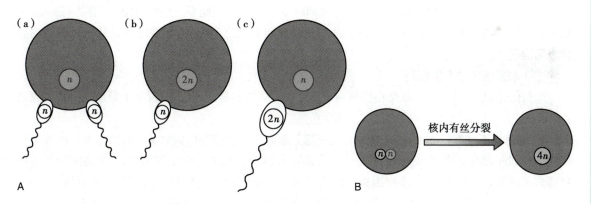

图 5-13　A. 三倍体形成（a）和（c）为双雄受精;（b）为双雌受精。B. 四倍体的形成

3. 核内复制（endoreduplication）　指在一次细胞分裂时,DNA 不是复制一次,而是复制了两次,而细胞只分裂了一次。这样形成的两个子细胞都是四倍体。这是肿瘤细胞常见的染色体异常特征之一。

4. 核内有丝分裂（endomitosis）　在细胞分裂时,染色体正常复制了一次,但至分裂中期时,核膜仍未破裂、消失,也无纺锤体的形成,因此,细胞分裂未能进入后期和末期,没有细胞质的分裂,结果细胞内含有四个染色体组,形成了四倍体。

归纳来说,三倍体的形成原因可为双雌受精或双雄受精;四倍体形成的主要原因是核内复制和核内有丝分裂。

（二）非整倍体改变

一个体细胞的染色体数目增加或减少了一条或数条,称非整倍体（aneuploid）。这是临床上最常见的染色体畸变类型。发生非整倍性改变后,会产生亚二倍体（hypodiploid）、超二倍体（hyperdiploid）

等。亚二倍体即在 2n 的基础上,减少了一条或几条染色体,可写作 2n-m(注:m<n);超二倍体即在 2n 的基础上,增加了一条或几条染色体,可写作 2n+m(注:m<n)。

1. 亚二倍体　当体细胞中染色体数目少了一条或数条时,称为亚二倍体(hypodiploid)。若某对染色体少了一条(2n-1),细胞染色体数目为 45,即构成单体型(monosomy)。临床上常见的有 21 号、22 号和 X 染色体的单体型,核型为 45,XX(XY),21、45,XX(XY),22 和 45,X。核型为 45,X 的个体往往是由于 X 染色体的丢失所致,具有这种核型的个体,多在胚胎期流产,只有少数存活的个体。由于缺少一条 X 染色体,具有性腺发育不全等临床症状。

2. 超二倍体　当体细胞中染色体数目多了一条或数条时,称为超二倍体(hyperdiploid)。在超二倍体的细胞中某一同源染色体的数目不是 2 条,而是 3 条、4 条……

若某对染色体多了一条(2n+1),细胞内染色体数目为 47,即构成三体型(trisomy)。这是人类染色体数目畸变中最常见、种类最多的一类畸变。例如,在常染色体病中,除了第 17 号染色体尚未有三体型的病例报道外,其余的染色体三体型均有报道,但是由于染色体的增加,特别是较大染色体的增加,将造成基因组的严重失衡而破坏或干扰胚胎的正常发育,故绝大部分常染色体三体型核型只见于早期流产的胚胎。少数三体型病例可以存活至出生,但多数寿命不长,并伴有各种严重畸形。

三体型以上的统称为多体型(polysomy)。多体型常见于性染色体中,如性染色体四体型(48,XXXX;48,XXXY;48,XXYY)和五体型(49,XXXXX;49,XXXYY)等。如果患者细胞中一对同源染色体同时缺失,即减少了一对同源染色体(2n-2),称为缺体型(nullosomy)。人类缺体型尚未见报道,因为这种核型的个体是不能存活的。

3. 假二倍体　有时细胞中某染色体数目发生了异常,其中有的增加,有的减少,而增加和减少的染色体数目相等,结果染色体总数不变,还是二倍体数(46 条),但不是正常的二倍体核型,则称为假二倍体(pseudodiploid)。

4. 嵌合体　一个个体内同时存在两种或两种以上核型的细胞系,这种个体称嵌合体(mosaic)。如 46,XX/47,XXY;45,X/46,XX 等。嵌合体可以是数目异常之间、结构异常之间以及数目和结构异常之间的嵌合。

(三)非整倍体的产生机制

非整倍体的产生原因,多数是在性细胞成熟过程或受精卵早期卵裂中,发生了染色体不分离或染色体丢失。

1. 染色体不分离(nondisjunction)　在细胞分裂进入中、后期时,如果某一对同源染色体或姐妹染色单体彼此没有分离,而是同时进入一个子细胞,结果所形成的两个子细胞中,一个将因染色体数目增多而成为超二倍体,另一个则因染色体数目减少而成为亚二倍体,这个过程称为染色体不分离。染色体不分离可以发生在细胞的有丝分裂过程,也可以发生在配子形成时的减数分裂过程。

(1)染色体不分离发生在受精卵的卵裂早期的有丝分裂过程中:卵裂早期某一染色体的姐妹染色单体不分离,可导致产生由两种细胞系或三种细胞系组成的嵌合体。不分离发生在第一次卵裂,则形成具有两个细胞系的嵌合体,一个为超二倍体细胞系,一个为亚二倍体细胞系。不分离发生在第二次卵裂以后,即形成具有三个或三个以上细胞系的嵌合体(45/46/47)(图 5-14)。不分离发生得越晚,正常二倍体细胞系的比例越多,临床症状也相对较轻。

(2)减数分裂时发生染色体不分离:染色体不分离发生在减数分裂 I,使得某一对同源染色体不分离,同时进入一个子细胞核,所形成的配子中,一半将有 24 条染色体(n+1),另一半将有 22 条(n-1)。与正常配子受精后,将形成超二倍体或亚二倍体。若在减数分裂 II 发生染色体不分离,所形成的配子的染色体数将有以下几种情况:1/2 为 n;1/4 为(n+1),1/4 为(n-1)。它们与正常配子受精后,得到相应的二倍体、超二倍体、亚二倍体(图 5-15)。

2. 染色体丢失(chromosome lose)　又称染色体分裂后期延滞(anaphase lag),在细胞有丝分裂过程中,某一染色体未与纺锤丝相连,不能移向两极参与新细胞的形成;或者在移向两极时行动迟缓,

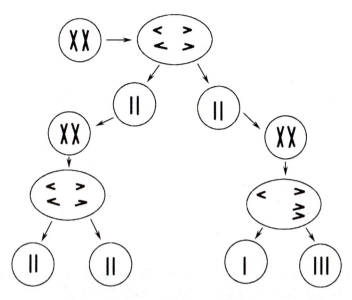

图 5-14 有丝分裂时姐妹染色体不分离

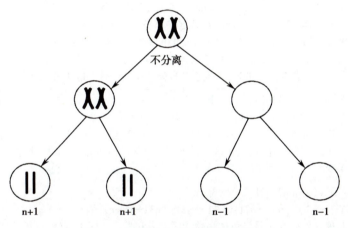

图 5-15 减数分裂 I 染色体不分离

滞留在细胞质中,造成该条染色体的丢失而形成亚二倍体。染色体丢失也是嵌合体形成的一种方式。

按照 ISCN(1978),非整倍体的描述方法为"染色体总数,性染色体组成,+(?)畸变染色体序号"。例如某一核型中的 18 号染色体多了一条,可描述为:47,XX(XY),+18;少了一条 22 号染色体则描述为 45,XX(XY),-22;若是少了一条 X 染色体,可描述为 45,X 或 45,XO。

三、染色体结构畸变

染色体结构畸变的发生受多种因素的影响,如物理因素、化学因素、生物因素和遗传因素等。在这些因素的作用下,首先是染色体发生断裂(breakage),然后是断裂片段的重接(rejoin)。断裂的片段如果在原来的位置上重新接合,称为愈合或重合(reunion),即染色体恢复正常,不引起遗传效应。如果染色体断裂后未在原位重接,也就是断裂片段移动位置与其他片段相接或者丢失,则可引起染色体结构畸变,又称染色体重排(chromosomal rearrangement)。

(一)染色体结构畸变的描述方法

人类细胞遗传学命名的国际体制(ISCN)制定了有关人类染色体以及染色体畸变等的命名方法。结构畸变染色体核型的描述方法有简式和详式两种。在简式中,对染色体结构的改变只用其断点来表示。按国际命名规定(表 5-3),应依次写明染色体总数,性染色体组成,然后用一个字母(如 t)或三联字符号(如 del)写明重排染色体的类型,其后的第一个括弧内写明染色体的序号,第二个括弧写明

NOTES

表 5-3　显带染色体结构畸变符号

畸变类型	核型及其含义
环形	46,Y,r(2)(p21q31) 46,XY,r(2)(p21→q31) 第 2 号染色体短臂 2 区 1 带与长臂 3 区 1 带断裂点相接成环形
等臂	46,X,i(Xq) 46,X,i(X)(qter→cen→qter) 一条正常 X 染色体和一条 X 长臂等臂染色体,后者是从 X 长臂末端到着丝粒再到长臂末端止
末端缺失	46,XX,del(1)(q21) 46,XX,del(1)(pter→q21:) 第 1 号染色体长臂 2 区 1 带处断裂,其远端部分缺失,保留短臂末端到长臂 2 区 1 带处止
中间缺失	46,XX,del(1)(q21q31) 46,XX,del(1)(pter→q21::q31→qter) 第 1 号染色体长臂 2 区 1 带处和 3 区 1 带处断裂,中间部分缺失,它们又再重新相接,所以保留从短臂末端到长臂 2 区 1 带,再与 3 区 1 带相接到长臂末端止
相互易位	46,XY,t(2;5)(q21;q31) 46,XY,t(2;5)(2pter→2q21::5q31→5qter;5pter→5q31::2q21→2qter) 第 2 号染色体长臂 2 区 1 带断裂,其远端部易位到第 5 号染色体,而第 5 号染色体长臂 3 区 1 带处断裂,其远端部分易位到 2 号上,重组形成 2 条新的染色体。一条是自 2 号短臂末端到 2 号长臂 2 区 1 带处,再接于 5 号染色体的长臂 3 区 1 带到 5 号长臂末端;另一条是自 5 号短臂末端到 5 号长臂 3 区 1 带处,再接于 2 号染色体的长臂 2 区 1 带到 2 号长臂末端
臂内倒位	46,XY,inv(2)(p13p24) 46,XY,inv(2)(pter→p24::p13→p24::p13→qter) 断裂和连接发生于 2 号染色体短臂 1 区 3 带和 2 区 4 带处,这部分片段倒位后重接,使 2 区 4 带处和 1 区 3 带处连接,而 1 区 3 带处则与 2 区 4 带处连接,造成这部分顺序颠倒,但其着丝类型未变
臂间倒位	46,XY,inv(2)(p21q31) 46,XY,inv(2)(pter→p21::q31→p21::q31→qter) 断裂和连接发生在 2 号染色体短臂 2 区 1 带和长臂 3 区 1 带处,位于这些带间断片顺序颠倒后重接,使长臂 3 区 1 带连接于短臂的 2 区 1 带处,而另一侧短臂的 2 区 1 带则与长臂的 3 区 1 带处相接,造成 2p21-2q31 间的顺序颠倒。由于该断片涉及着丝粒,因此重接后的染色体着丝粒类型可以有所变化

区号、带号以表示断点。在详式中,除了简式中应写明的内容外,与简式有所不同,即在最后一个括弧中不是只描述染色体的断裂点,而是描述重排染色体带的组成。

(二) 染色体结构畸变的类型及其产生机制

临床上常见的染色体结构畸变有:缺失、重复、易位、倒位、环状染色体和等臂染色体等。

1. 缺失 (deletion)　染色体片段的丢失,使位于这个片段的基因也随之发生丢失。按染色体断点的数量和位置可分为末端缺失和中间缺失两类:①末端缺失 (terminal deletion) 是指染色体的臂发生断裂后,未发生重接,无着丝粒的片段不能与纺锤丝相连而丢失。如图 5-16A 所示,第 1 号染色体的长臂的 2 区 1 带发生断裂,其远侧段 (q21→qter) 丢失。这条染色体是由短臂的末端至长臂的 2 区 1 带所构成。这种结构畸变的简式描述为:46,XX(XY),del(1)(q21);详式描述为:46,XX(XY),del(1)(pter→q21:)。②中间缺失 (interstitial deletion) 指一条染色体的同一臂上发生了两次断裂,两个断点之间的片段丢失,其余的两个断片重接。如图 5-16B 所示,3 号染色体长臂上的 q21 和 q25 发生断裂和重接,这两断点之间的片段丢失。这种结构畸变的简式描述为:46,XX(XY),del(3)(q21q25);详式描述为:46,XX(XY),del(3)(pter→q21::q25→qter)。

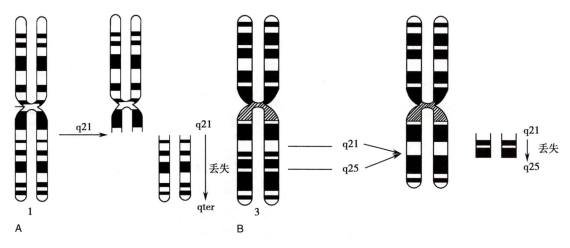

图 5-16　末端缺失（A）和中间缺失（B）

2. **重复（duplication）**　一个染色体上某一片段增加了一份或一份以上的现象,使这些片段的基因多了一份或几份。发生的原因是同源染色体之间的不等交换或姐妹染色单体之间的不等交换以及同源染色体片段的插入等。

3. **倒位（inversion）**　是某一染色体发生两次断裂后,两断点之间的片段旋转 180°后重接,造成染色体上基因顺序的重排。染色体的倒位可以发生在同一臂（长臂或短臂）内,也可以发生在两臂之间,分别称为臂内倒位和臂间倒位:①臂内倒位（paracentric inversion）:一条染色体的某一臂上同时发生了两次断裂,两断点之间的片段旋转 180°后重接。例如 1 号染色体 p22 和 p34 同时发生了断裂,两断点之间的片段倒转后重接,形成了一条臂内倒位的染色体(图 5-17A)。这种结构畸变的简式描述为:46,XX(XY),inv(1)(p22p34);详式描述为:46,XX(XY),inv(1)(pter→p34::p22→p34::p22→qter);②臂间倒位（pericentric inversion）:一条染色体的长、短臂各发生了一次断裂,中间断片颠倒后重接,则形成了一条臂间倒位染色体。如 4 号染色体的 p15 和 q21 同时发生了断裂,两断点之间的片段倒转后重接,形成了一条臂间倒位染色体(图 5-17B)。这种结构畸变的简式描述为:46,XX(XY),inv(4)(p15q21);详式描述为:46,XX(XY),inv(4)(pter→p15::q21→p15::q21→qter)。

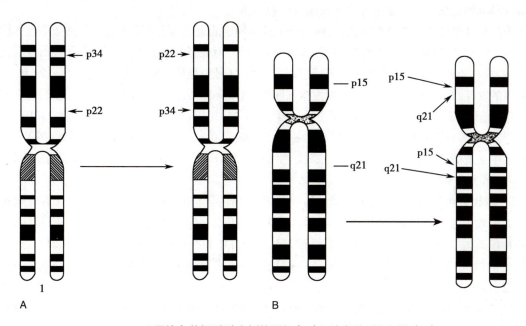

图 5-17　1 号染色体短臂臂内倒位图解（A）和染色体臂间倒位（B）

具有臂间倒位染色体的个体称为倒位携带者（inversion carrier）。这种个体一般外表正常，但染色体发生倒位后，其结构发生了重排，形成了重排染色体，这种重排染色体在形成生殖细胞的减数分裂Ⅰ的前期中，同源染色体发生联会配对时形成特有的倒位环。如果在倒位环内发生交换，理论上形成 4 种不同的配子，一种具有正常染色体，一种具有倒位染色体，其余两种均带有部分重复和部分缺失的染色体。

4. 易位（translocation）　一条染色体的断片移接到另一条非同源染色体的臂上，这种结构畸变称为易位。常见的易位方式有相互易位、罗伯逊易位和插入易位等。①相互易位（reciprocal translocation）两条染色体同时发生断裂，断片交换位置后重接，形成两条衍生染色体（derivation chromosome）。当相互易位仅涉及位置的改变而不造成染色体片段的增减时，则称为平衡易位。如 2 号染色体长臂 2 区 1 带和 5 号染色体长臂 3 区 1 带同时发生了断裂，两断片交换位置后重接，形成两条衍生染色体（图 5-18）。这种结构畸变的简式描述为：46，XX（XY），t（2；5）（q21；q31）；详式描述为：46，XX（XY），t（2；5）（2pter→2q21：：5q31→5qter；5pter→5q31：：2q21→2qter）。②罗伯逊易位（Robertsonian translocation）又称着丝粒融合（centric fusion）。这是发生于近端着丝粒染色体的一种易位形式（图 5-19）。当两个近端着丝粒染色体在着丝粒部位或着丝粒附近部位发生断裂后，二者的长臂在着丝粒处接合在一起，形成一条衍生染色体。两个短臂则构成一个小染色体，小染色体往往在第二次分裂时丢失，这可能是由于其缺乏着丝粒或者是由于其完全由异染色质构成所致。由

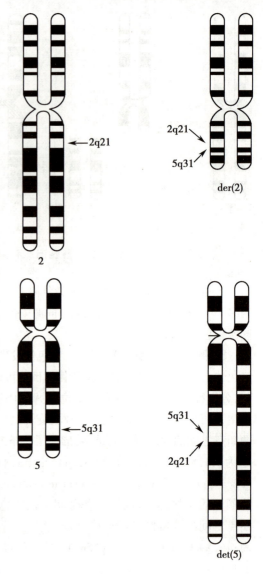

图 5-18　相互易位

于丢失的小染色体几乎全是异染色质，而由两条长臂构成的染色体上则几乎包含了两条染色体的全部基因。因此，罗伯逊易位携带者虽然只有 45 条染色体，但表型一般正常，在形成配子的时候会出现异常，造成胚胎死亡而流产或出生先天畸形患儿。如 14 号染色体长臂的 1 区 0 带（14q10）和 21 号染色体的短臂的 1 区 0 带（21p10）同时发生了断裂，两条染色体带有长臂的断片相互连接，即在着丝粒部位融合，形成的衍生染色体包含了 21 号染色体的 21p10→qter 节段和 14 号染色体 14q10→qter 节段，其余的部分均丢失。③插入易位（insertional translocation），两条非同源染色体同时发生断裂，但只有其中一条染色体的片段插入到另一条染色体的非末端部位。只有发生了三次断裂时，才可能发生插入易位（图 5-20）。

5. 环状染色体（ring chromosome）　一条染色体的长、短臂同时发生了断裂，含有着丝粒的片段两断端发生重接，即形成环状染色体。如 2 号染色体的 p21 和 q31 分别发生了断裂，断点以远的片段丢失，含有着丝粒的中间片段两断端 p21 与 q31 相接形成环状染色体（图 5-21）。这种结构畸变的简式描述为：46，XX（XY），r（2）（p21q31）；详式描述为：46，XX（XY），r（2）（p21→q31）（图 5-21）。

6. 双着丝粒染色体（dicentric chromosome）　两条染色体同时发生一次断裂后，具有着丝粒的片段的两个断端相连接，形成了一条双着丝粒染色体。如 6 号染色体的 q22 和 11 号染色体的 p15 分

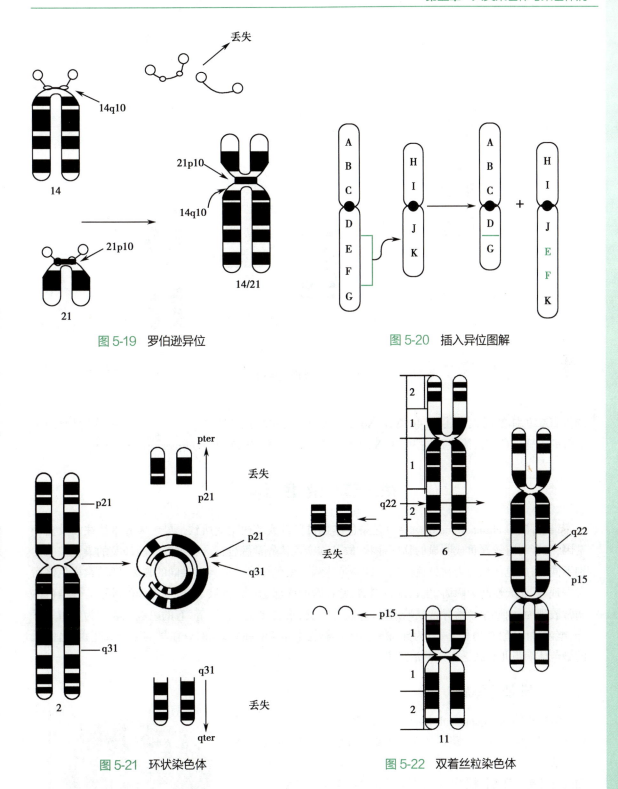

图 5-19　罗伯逊异位

图 5-20　插入异位图解

图 5-21　环状染色体

图 5-22　双着丝粒染色体

别发生了断裂,两个具有着丝粒的染色体片段断端相互连接,形成了一条双着丝粒的衍生染色体(图5-22)。这种结构畸变的简式描述为:45,XX,dic(6;11)(q22;p15);详式描述为:45,XX,dic(6;11)(6pter→6q22::11p15→11qter)。

　　7. 等臂染色体(isochromosome)　一条染色体的两个臂在形态和遗传结构上完全相同,称为等臂染色体。等臂染色体一般是由于着丝粒分裂异常造成的。在正常的细胞分裂中,着丝粒纵裂,姐妹染色单体分离,形成两条具有长、短臂的染色体。如果着丝粒横裂,长臂、短臂各自形成一条染色体,即形成了一条具有两个长臂和一条具有两个短臂的等臂染色体。如图5-23所示。①具有两个长臂

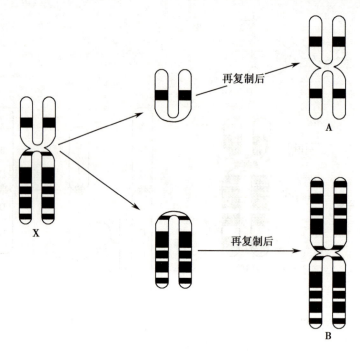

图 5-23　等臂染色体

的等臂染色体的简式描述为:46,X,i(Xq);详式描述为:46,X,i(X)(qter→cen→qter);②具有两个短臂的等臂染色体的简式描述为:46,X,i(Xp);详式描述为:46,X,i(X)(pter→cen→pter)。

第三节　染 色 体 病

染色体病(chromosome diseases)是染色体数目异常或结构畸变所致。染色体异常往往涉及多个基因,患者均有较严重或明显的临床症状,故又称染色体异常综合征。根据畸变所涉及的染色体的类别不同,将染色体病分为常染色体病和性染色体病。染色体病一般具有共同的临床特征,常染色体病可表现为:先天性智力障碍,生长发育迟缓,常伴有颅面部、五官、四肢、内脏等方面的畸形。性染色体病常表现为:内外生殖器异常或畸形,性腺发育不良,第二性征不发育等,有的患者仅表现为生殖力下降、继发性闭经、智力稍差、行为异常等。具有染色体异常的胚胎,大部分在早期流产或死亡,出生后的染色体病患儿暂缺乏有效的治疗方法。

一、常染色体病

常染色体病(autosomal disease)是由常染色体数目或结构异常引起的疾病。常染色体病约占染色体病的 2/3。包括三体综合征、单体综合征、部分三体综合征、部分单体综合征和嵌合体等。下面列举几种临床上较常见的常染色体病。

(一)Down 综合征(21-三体综合征)

Down 综合征(Down syndrome,DS)也称先天愚型(MIM 190685)(图 5-24)。1866 年英国医师 John Langdon Down 首先对此病作出临床描述,故命名为 Down 综合征,长久以来不明其病因。直至 1959 年法国细胞遗传学家 Lejeune 通过分析 9 例先天愚型患儿的成纤维细胞染色体,证实本病的病因是多了一条 G 组染色体(后来确定为 21 号),

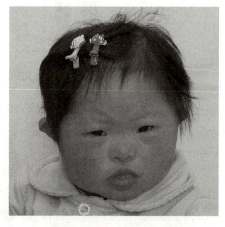

图 5-24　Down 综合征患者

故本病又称为21-三体综合征（trisomy 21 syndrome）。21-三体综合征是最早被发现由于染色体异常而导致的疾病，也是临床上最常见的染色体病。从此，临床细胞遗传学成为医学遗传学的一个重要分支。

1. Down 综合征的发病率　据统计，新生儿中 Down 综合征的发病率约 1/800~1/600。值得注意的是，Down 综合征发病率随母亲生育年龄的增高而增高，尤其当母亲年龄大于 35 岁时，发病率明显增高。研究发现，20 周岁母亲生育 Down 综合征患儿的概率约为 1/1 400，30 周岁约为 1/1 000，35 岁升高到 1/338，而≥45 岁则高达 1/30。

2. Down 综合征的临床特征　该病的主要临床特征包括特殊面容、智力障碍、生长发育迟缓和肌张力减退等。智力障碍是本病最突出、最严重的表现，患者智商通常在 25~50，部分患者随着年龄增长，智商还会有所下降。特殊面容是 Down 综合征最直观的诊断依据，主要表现为：头颅小而圆、枕部平，面部扁平，眼距宽、眼裂狭小、外眦上斜、内眦赘皮、鼻梁低平、外耳小、耳廓常低位或畸形、硬腭窄小、舌大外伸、流涎，故又被称为伸舌样痴呆。患者其他症状或体征可表现为：肌张力低下、四肢短小、手短宽而肥、有通贯掌、第 5 手指常内弯、短小或缺少指中节。约 30%~40% 患者有先天性心脏病，主要为室间隔缺损和动脉导管未闭。外生殖器的发育通常无明显异常，但男性患者可有隐睾。部分男性患者睾丸中有生精过程，但精子常减少，性欲下降，多无生育能力。女性患者通常无月经，但有少数能妊娠和生育，并有可能将此病遗传给下一代。Down 综合征患者 IgE 水平较低，容易发生呼吸道感染，白血病的发病风险是正常人的 15 到 20 倍。

3. Down 综合征的遗传学类型　根据患者的核型组成不同，可将 Down 综合征分为四种遗传学类型。

（1）标准型：也称游离型。核型为 47，XX（XY），+21，约占全部患者的 92.5%（图 5-25）。此型的发生绝大部分与父母核型无关，它是父母生殖细胞形成过程中在减数分裂时期 21 号染色体发生同源

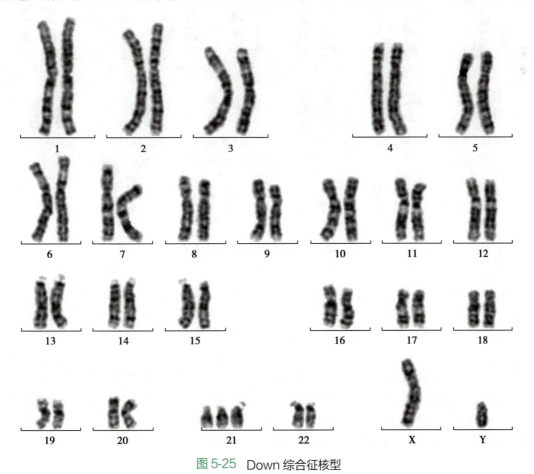

图 5-25　Down 综合征核型

染色体或姐妹染色单体不分离的结果。其中约95%发生在卵细胞的减数分裂不分离,80%发生在卵细胞减数分裂Ⅰ期。其余的发生在精子的形成过程中,主要发生在精子减数分裂Ⅱ期。由于女性出生时所有的卵细胞都已经过第一次减数分裂而处于休止期或核网期(dictyotene stage)直到排卵。卵母细胞长期接受内外环境因素的影响,并自身不断老化。随着孕妇年龄增长,在减数分裂过程中定位在染色体上的粘连蛋白明显减少,而粘连蛋白是维持姐妹染色单体黏附的物质基础,粘连蛋白的减少是导致卵母细胞减数分裂MI后期姐妹染色单体提前分离,年龄相关性胚胎染色体非整倍体产生的主要原因。因此,母亲在35岁以后生育标准型21-三体综合征患儿的概率明显增高。另外,有研究表明,凡生过此型患儿的孕妇比无阳性孕育史的同龄孕妇再发风险高2~8倍,再生同类患儿的危险率达1%~2%。因此,再次生育时应进行产前诊断。

(2)易位型:此型约占全部患者的5%。1960年Polani首次报道了易位型先天愚型的病例。易位型患者具有典型的先天愚型临床症状。但其增加的一条21号染色体并不独立存在,通常由一条D组或G组染色体与一条21号染色体的长臂通过着丝粒融合(罗伯逊易位)而成。罗伯逊易位Down综合征患者中75%属于新发,25%是由于双亲之一存在平衡易位(图5-26)。

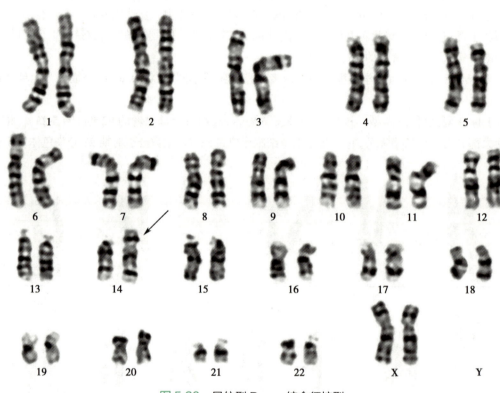

图 5-26　易位型 Down 综合征核型

罗伯逊易位携带者,在生殖细胞形成时,理论上经减数分裂可以产生6种类型的配子,而受精后除不能发育、自然流产或死胎外,所生子女中,约1/3正常,1/3为易位型21-三体征患儿,1/3为罗伯逊易位携带者(图5-27)。但如果是21/21同源罗伯逊易位携带者,即其核型为45,XX(XY),der(21;21)(q10;q10)者,其婚后所孕胎儿中,1/2将因核型为21单体而流产,1/2核型为易位型21-三体综合征患儿,理论上再发风险几乎为100%。但这种类型的携带者偶有生育正常核型后代的报道,这种情况可能是减数分裂过程中同源的罗伯逊易位染色体分离成2条独立的染色体而形成带有23条正常染色体的配子,也不排除双亲之一生殖腺为正常核型和罗伯逊易位的嵌合,从而产生正常后代。易位型先天愚型一般常见于较年轻的父母所生子女,由于其双亲之一是染色体罗伯逊易位携带者,故发病具有明显的家族倾向。

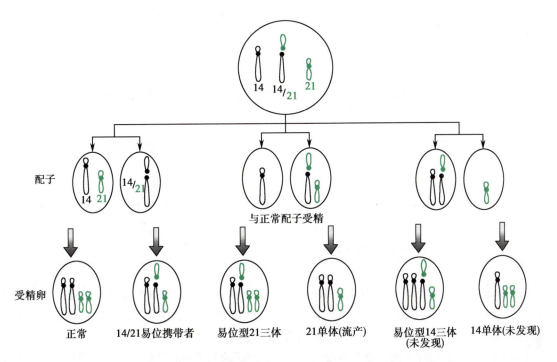

图 5-27　14/21 罗伯逊易位携带者减数分裂后形成 6 种可能的配子及其后代核型图解

（3）嵌合型：此型较少见，约占 2.5%。嵌合型产生的原因主要是由于受精卵在胚胎发育早期的卵裂过程中，第 21 号染色体发生不分离。如果第一次卵裂时发生不分离，就会产生 47,XX（XY），+21 和 45,XX（XY），−21 两种细胞系，而后一种细胞很难存活。因此，导致嵌合体的不分离多半发生在第一次卵裂以后的某次有丝分裂，形成 45/46/47 细胞系的嵌合体。所有嵌合体内都有正常的细胞系。不分离发生得越晚，正常细胞系所占比例就越多，则此患者症状就越轻。因本型患者的体细胞中含有正常细胞系，故临床症状多数不如标准型严重、典型。症状相关靶器官来源胚层的嵌合比例能提供更准确的表型严重程度预测。对于生育两个以上标准型 Down 综合征患儿的表型正常夫妻更需要注意生殖腺嵌合的可能。

（4）21 部分三体：21 号染色体长臂部分三体患者很罕见。这一类型的患者双亲之一可能为涉及 21 号染色体的相互易位或倒位携带者，在减数分裂过程中发生染色体重排导致 21 号染色体部分片段重复，这种类型对研究基因型-表型关系更有价值。因此，21 部分三体患者应该进行父母染色体检查。父母核型正常提示患者为新发，再发风险低。若父母为 21 号染色体异常携带者，再发风险高，再生育应该进行产前诊断。

4. Down 综合征发生的分子机制　2000 年 5 月，由日、德等国科学家通力合作的人类 21 号染色体 DNA 序列测定工作完成。21 号染色体是人类染色体中最小的一条，由 5.1×10^7 bp 组成，约长 46cM，包含 600~1 000 个基因，占整个人类基因组的 1.7%（表 5-4）。

通过对部分 21-三体的基因型与表型关系的研究，现已将 DS 的 24 种特征定位在 21 号染色体的 6 个小区域，其中 D21S52 和 D21S55-MX1 两个区域尤为引人关注。D21S52 是表达 13 种特征的最小区域，13 种特征分别是：智力障碍、身材矮小、肌张力下降、关节松弛和 9 种面貌特征，包括鼻梁扁平、舌外伸、腭弓高、窄腭、耳廓畸形、手掌宽且短、第五指短且弯、足第一、二趾间距宽。D21S55-MX1 是表达 6 种外貌特征（眼裂斜、内眦赘皮、Brushfield 斑-虹膜周围小白斑、通贯手、指纹尺箕和小鱼际肌无侧环）的最小区域。D21S55 在 DS 的发病机制中起重要作用，在 21q22.2 跨 0.4~3kb。D21S55 及 21q22.3 远端被称为 DS 关键区（Down syndrome critical region，DCR）。一些研究已显示与 DS 发病有关的基因可能是一些结构基因或调控基因，但具体作用机制尚不太清楚。

表 5-4　21q 各区带特定标记与相关表型

染色体区带	特定标记	Down 综合征相关表型
q11.1	D21S16,D21S13,D21S4	
q21	D21S52,D21S59,D21S1,D21S11,D21S8,D21S18,APP,D21S54	智力发育迟缓(次要作用)
q22.1	D21S93,SOD1,D21S82,D21S58,D21S65,D21S17	
q22.2	D21S55	智力发育迟缓(主要作用) 肌张力低下、关节松弛、身材矮小 9 种外貌特征(面、手、足)
	D21S3,HMG14	9 种外貌特征(面、皮纹)
q22.3	ETS2,D21S15,MX-1/2,BCE1,D21S19,D21S42,CBS,CRYA1, PFKL,CD18,COL6A1/2,S100B	先天性心脏疾患

5. Down 综合征预后　此类胎儿有 3/4 自发流产,且大部分发生在妊娠 3 个月内,仅约 1/4 能活到出生。患者智力低下,缺乏抽象思维能力,精神运动性发育缺陷,许多患者通过特殊教育和适当的护理可以提高生活质量和适应能力,部分患者生活基本自理。

目前尚无有效的治疗方法。患儿寿命取决于有无严重的先天性心脏病、白血病、消化道畸形以及抗感染能力等。早期干预、定期体检、药物或外科对症治疗,良好的家庭环境和职业相关训练等可以改善患者的发育状况、延长寿命、提高生存质量。随着医疗水平的提高,尤其针对先天性心脏病和胃肠道畸形的外科矫正治疗,患者平均寿命可达 50 岁。也有部分患者在成年前即出现白内障和精神异常等。

(二) 18-三体综合征

1960 年 Edwards 等首先报告本病,故又称为 Edwards 综合征(Edwards syndrome)。1961 年 Patau 证实了该症的病因是多了一条 18 号染色体,因此又称为 18-三体综合征(trisomy 18 syndrome)。该综合征可导致严重的畸形,并在出生后不久死亡。

1. 18-三体综合征的发病率　活产新生儿中的发病率为 1/8 000~1/6 000,是仅次于 21-三体综合征的第二大常见三体综合征。18-三体综合征患者中女性明显多于男性,两者之比 4:1,这可能与此类男性胚胎不易发育至出生有关。

2. 18-三体综合征的临床特征　患者宫内生长迟缓,小胎盘及单脐动脉,胎动少,羊水过多,95%在孕早期自发流产或死产。一般过期产,平均妊娠 42 周。出生时体重低,平均仅 2 243g,发育如早产儿,吸吮差,反应弱。严重畸形和先天性心脏病是患儿预后差的主要原因。近 50% 患儿的平均寿命不超过 1 个月,90% 以上 1 岁内死亡,只有极个别患儿活到儿童期。

18-三体综合征的主要临床特征为生命力严重低下,多发畸形,生长、运动和智力发育迟缓。其异常表型主要有:眼裂小、眼球小、白内障、角膜混浊、内眦赘皮、耳廓发育不全伴低位("动物样耳")、枕骨突出、小颌、唇裂或腭裂、偶有颜面裂、颈短、胸骨短、肋骨细小、小骨盆等。95% 有先天性心脏病,主要是室间隔缺损、动脉导管未闭等,它构成了婴儿死亡的主要原因。指甲发育不全、约 1/3 患者为通贯掌,手呈特殊握拳姿势:第 2 和第 5 指压在第 3 和第 4 指之上,有所谓"摇椅样畸形足"(图 5-28)。外生殖器较常见的畸形包括:男性隐睾、女性大阴唇和阴蒂发育不良等。

3. 18-三体综合征的遗传学类型　根据患者的核型组成不同,18-三体综合征主要分为三种遗传学类型。

(1)标准型:本症 80% 的患者核型为 47,XX(XY),+18,症状典型(图 5-29)。几乎所有的标准型 18-三体综合征都属新发,多由于精卵形成期减数分裂过程中 18 号染色体发生了同源染色体或姐妹染色单体不分离所致。此类型主要与母亲高龄有关,90% 的 18-三体综合征源于母亲卵细胞的形成

NOTES

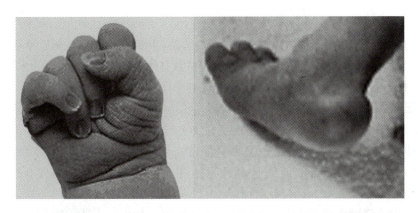

图 5-28　18-三体综合征患者的特殊握拳姿态和"摇椅样畸形足"

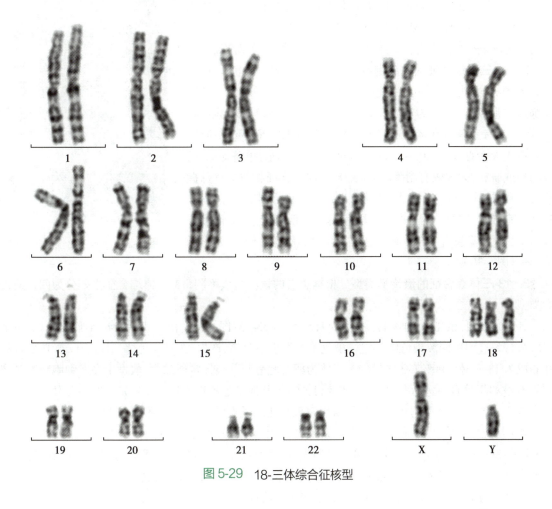

图 5-29　18-三体综合征核型

过程,第一次减数分裂不分离较第二次减数分裂不分离更常见。患儿父母再次生育 18-三体综合征患儿的风险比无 18-三体综合征患儿生育史的夫妇要高,再发风险约为 1%。

（2）嵌合型:约 10% 为嵌合型,多发生于胚胎形成早期,受精卵有丝分裂时发生异常,两条 18 号染色体进入同一子细胞,形成 45,XX(XY),-18/47,XX(XY),+18/46,XX(XY) 的嵌合型,其中 45,XX(XY),-18 在细胞分裂过程中逐渐被淘汰,留下 47,XX(XY),+18/46,XX(XY) 嵌合型。此类型症状的严重程度取决于正常核型的比例,正常核型比例越高症状越不典型。

（3）18 部分三体:多因患儿父母一方为 18 号染色体倒位或易位携带者,在配子形成过程中产生异常,与正常配子结合而形成 18 号部分三体合子,18 号长臂部分三体较多见。18 号染色体短臂部分三体的临床表现较轻微,18 号染色体长臂近着丝粒 1/3 处的部分三体临床表现较严重,接近完全型

NOTES

18-三体综合征。

4. 18-三体综合征的预后　目前尚无标准的治疗方法,主要为对症治疗,死亡率很高。由于80%的患儿都有先天性心血管畸形,故可对存活超过数周或数月的患儿施行心脏外科手术,但患儿早期不应实施外科手术干预。对症治疗时,也应考虑到患儿的个体差异以及父母的意愿。

(三) 13-三体综合征

1960年Patau首先描述了一个具有一条额外的D组染色体的婴儿,后来Yunis通过显带技术确定多出的染色体是13号染色体,故称为Patau综合征(Patau syndrome)又称13-三体综合征(trisomy 13 syndrome)。该病主要特征为严重智力低下、特殊面容、手足及生殖器畸形,并可伴有严重的致死性畸形,90%患儿在1岁内死亡。

1. 13-三体综合征的发病率　13-三体综合征在新生儿中的发病率约为1/12 000~1/5 000,女性明显多于男性。因13号染色体比18号和21号染色体大,患儿的畸形程度比上述两种综合征严重。发病率与母亲年龄增大有关。99%的13-三体型在胚胎早期流产。

2. 13-三体综合征的临床特征　13-三体综合征出生体重低、发育迟缓、严重智力低下。中枢神经系统发育严重缺陷,无嗅脑,前脑皮质形成缺如,称为前脑无裂畸形。小头、小眼球或无眼球、小颌、多数有上唇裂并常伴有腭裂、耳位低、耳廓畸形、重度耳聋。80%有先天性心脏病,30%~60%有多囊肾、肾盂积水,单脐动脉,腹股沟疝或脐疝,无脾或有副脾。有与18-三体综合征相似的特殊握拳姿势和摇椅样畸形足,通贯掌、肤纹异常。肋骨后端细或伴缺失,骨盆发育异常伴髋臼角浅平等。男性有隐睾,阴囊畸形,女性多有双角子宫及卵巢发育不全。存活患儿还伴有癫痫样发作,肌张力强弱不一(图5-30)。

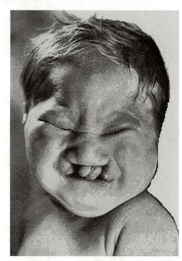

图5-30　13-三体综合征患者

3. 13-三体综合征的遗传学类型　根据患者的核型组成不同,13-三体综合征主要分为四种遗传学类型。

(1)标准型:患儿中80%的核型为47,XX(XY),+13(图5-30),由于患者父母年龄较大,生殖细胞减数分裂过程中同源染色体或姐妹染色单体发生不分离,产生13号染色体二体配子,受精发育的胚胎成为13-三体。90%的标准型13-三体为卵细胞减数分裂异常所致,一般发生在卵细胞减数分裂Ⅰ期,与孕妇年龄有关。标准型13-三体综合征需与其他染色体畸变疾病相鉴别,如18-三体、8-三体、9-三体等。有13-三体生育史的夫妇再次生育该患儿的风险增加,但一般不超过1%。

(2)易位型:15%的患者为易位型。以13号和14号染色体易位多见,核型描述为:46,XX(XY),+13,der(13;14)(q10;q10)。易位可以是新发的,也可能是双亲之一(主要是母亲)为罗伯逊易位携带者的结果。当双亲之一为携带者时,绝大多数异常胎儿流产死亡,产出患儿的风险不超过1%。如果双亲之一为13号染色体同源罗伯逊易位,流产率将高达100%。

(3)嵌合型:嵌合型占全部患者的5%,即核型为47,XX(XY),+13/46,XX(XY)(图5-31)。嵌合型因有正常细胞系的存在,一般症状较轻。这一类型是由于受精卵在早期有丝分裂过程中染色体不分离所致,通常为新发,复发风险低。

(4)13部分三体:此类型的患儿父母一方可能为13号染色体倒位或易位携带者,在配子形成过程中产生异常配子,与正常配子结合而形成13号部分三体合子。临床症状表现各有不同,取决于13号染色体重复的位置和片段大小,可从典型13-三体的症状至接近正常表型。

4. 13-三体综合征的预后　目前尚无标准的治疗方法,治疗主要为对症治疗,预后差,死亡率很高。近50%患儿的寿命不超过2周,约5%~10%的患儿寿命长于1年,且多为正常细胞占较大比例的嵌合型患儿。

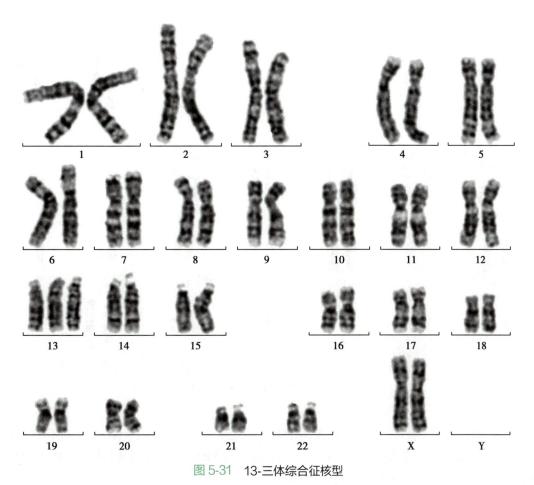

图 5-31　13-三体综合征核型

（四）微缺失或微重复综合征

染色体微缺失/微重复综合征是由于基因组上染色体片段的缺失或重复（可能涉及多个基因）引起的一系列复杂多样的临床症状。此类疾病最常见的是染色体片段的缺失，其次为重复。染色体微缺失/重复片段一般小于 5Mb。这些微小的缺失/重复会导致基因的缺失及基因产物不足，从而导致临床症状。这种由多个相邻基因的缺失造成单倍型不足而导致的临床表现被称为邻接基因综合征。临床上可应用高分辨染色体显带、FISH 和 array CGH 等技术进行检测。已报道的微缺失综合征有 20 余种。临床上较为常见的有下列几种。

1. 5p-综合征　1963 年由 Lejeune 等首先报道，因患儿具特有的猫叫样哭声，故又称为猫叫综合征（cridu chat syndrome，MIM 123450）。1964 年证实本病症为第 5 号染色体短臂部分缺失所致，故也称为 5p-综合征。

（1）5p-综合征的发病率及临床特征：该综合征发病率在新生儿中为 1/50 000，在智力低下患儿中约占 1%~1.5%。本病的最主要临床特征是患儿在婴幼儿期的哭声似猫叫。其他症状有生长、智力发育迟缓、小头、满月脸、眼距较宽、外眼角下斜、斜视、内眦赘皮、耳低位、小颌、并指、髋关节脱臼、肤纹异常、50% 有先天性心脏病等。多数患者可活至儿童期，少数活至成年，均伴有严重智力低下。在智商低于 35 的群体中约占 1%。

（2）核型与遗传学：核型为 46,XX（XY）,5p-（图 5-32）;也有部分是嵌合型。患者 5 号染色体短臂缺失的片段大小不一，经多个 DNA 探针检测，证实缺失片段为 5p15，即本病是 5p15 缺失引起。80% 的病例为染色体片段的单纯缺失（包括中间缺失），10% 为不平衡易位引起，环状染色体或嵌合体则比较少见。多数病例是父母生殖细胞中新发生的染色体结构畸变所引起，约有 10%~15% 是平衡易位携带者产生的异常配子所引起。

2. Angelman 综合征（Angelman syndrome,AS）　该征是 1965 年由英国儿科医生 Harry Angelman

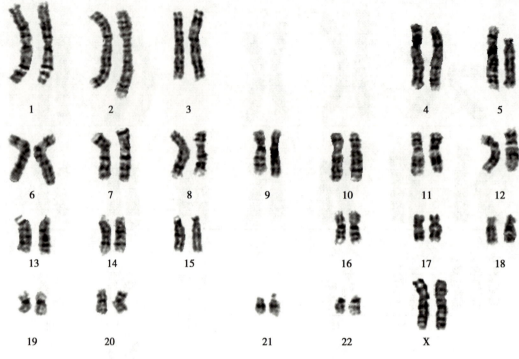

图 5-32　猫叫综合征患者核型

发现的。该综合征是一种神经发育性疾病,在白种人中发病率为 1/1 000~1/4 000。约 70%~75% 的患者的染色体微缺失发生在 15q11-q13,缺失片段约 4Mb。AS 的病因多为新发的母源性的 15q11-q13 缺失。约有 2% 为父源的 15q11-q13 单亲二体所导致。

Angelman 综合征的临床表现为严重的生长发育迟缓、癫痫、共济失调、语言障碍、张口吐舌、小头畸形、枕部扁平等。还有不同程度的特殊的行为改变,如频繁出现的、激惹的、不合时宜的大笑,伴有明显的兴奋动作和手扑翼样运动、多动、注意力不集中等。因此被称为"快乐木偶综合征"。

3. Prader-Willi 综合征(Prader-Willi syndrome,PWS)　该征是染色体微缺失引起的综合征,其主要特征为肥胖症,肌张力减退,智力低下,身材矮小,四肢短小和低促性腺素功能减退症。人群中发病率约为 1/25 000。

研究表明,PWS 的发生主要由于父源的 15q11.2-q12 微缺失,有部分为母源 15q11.2-q12 单亲二体所致。70%~80% 的患者有 15q11.2-q12 微缺失。目前在 PWS 关键区 15q12(大小约 320kb)定位了 SNRNP 基因,该基因在脑和中枢神经元有表达,15q11.2-q12 微缺失导致 SNRNP 基因的缺失和其他未知基因缺失。

Prader-Willi 综合征的临床表现为胎儿期活动减少;新生儿可出现肌张力减退、反射减弱、吸吮反应弱、吞咽困难、外生殖器发育不全;1 岁 ~1 岁半后出现无法控制的过量饮食、向心性肥胖、同时伴有生长发育迟缓和智力发育迟缓、特殊面容和肌张力减弱引起的模仿能力低;6 岁后患者出现体痒、抓后留痕、对疼痛不敏感;青春期发育差,因糖摄入过多引发糖尿病,大多数在 25~30 岁死于糖尿病和心肌衰竭。

4. Smith-Magenis 综合征(Smith-Magenis syndrome,SMS)　该征是一种小儿神经性邻近基因综合征,其主要特征为严重的睡眠障碍、昼夜生物钟紊乱、精神行为异常、身体发育迟缓、智力发育迟缓等。发病率为 1/25 000。多为散发病例,少数为家族性遗传。约 70% 由于染色体 17p11.2 杂合性微缺失所导致,缺失区间约为 3.5Mb,部分患者为 RAI1(编码维 A 酸诱蛋白-1)基因的点突变。研究发现 SMS 基因缺失热区大约有 100 个基因,该区的缺失与低拷贝重复序列(LCR)介导的不对称同源重组有关,重组导致 RAI1 基因缺失,致使调节人类生物钟的褪黑素分泌紊乱。

SMS 综合征的主要临床表现为:褪黑素分泌异常、昼夜睡眠颠倒、生物钟紊乱;行为异常、有自我伤害行为、痛阈低下、易怒;生长发育迟缓、智力低下、颅面部畸形,还有其他神经行为改变和心脏、肾脏的缺陷等。

5. 22q11 微缺失综合征 该征是指由染色体 22q11.21-22q11.23 区域杂合性缺失引起的一组临床综合征,包括 DiGeorge 综合征、腭-心-面综合征、面部畸形和心室流出道缺陷综合征、Cayler 心面综合征和 Opitz 综合征等多个具有相同遗传学基础的临床综合征,其发生率为活产婴儿的 1/4 000,男女发病无明显差异,患者中 90%~95% 涉及 22q11.2 上约 3Mb 的微缺失。其余 5% 的患者是由于基因突变、染色体易位、其他染色体的异常等所致。

22q11 微缺失综合征的常见临床表现包括心脏畸形、异常面容、腭裂、胸腺发育不良和低钙血症;有的患者还会出现身体和智力发育迟缓、学习及认知困难、精神异常等现象。

研究发现缺失区域包含 30 多个基因,如 *TBX1*、*CRKOL*、*HIRA*、*CRKL*、*PRODH*、*COMT*、*ZDHHC8* 等,其中 *TBX1* 基因与心脏圆锥动脉干畸形、颅面畸形、胸腺、甲状旁腺发育不良等表型相关。

二、性染色体病

性染色体病(sex chromosome disease)指性染色体 X 或 Y 发生数目或结构异常所引起的疾病。性染色体虽然只有一对,但性染色体病约占染色体病的 1/3。临床上较常见的性染色体病主要为 Turner 综合征、XXX 综合征、XYY 综合征、Klinefelter 综合征等。

(一)Turner 综合征

1938 年 Turner 首先描述该综合征,故命名为 Turner 综合征(Turner syndrome),随后发现患者体内有条索状卵巢,无卵泡发生,因此称为性腺发育不全或先天性卵巢发育不全。1954 年发现多数患者的 X 染色质阴性。1959 年 Ford 等证实患者的核型为 45,X。该病是最早发现的性染色体异常综合征。

1. Turner 综合征的发病率 Turner 综合征在新生女婴中的发病率约为 1/5 000~1/2 500,约 99% 的 45,X 胚胎在早期流产,占早孕期自然流产病例的 15%~20%。仅有 1% 异常程度较轻微者能活产下来。

2. Turner 综合征的临床特征 本综合征的主要临床特征有:出生体重低,新生儿期脚背有淋巴样肿,第 4、5 指骨短小或畸形。身材发育缓慢,使成年身材显著矮小,仅在 120~140cm 之间。后发际低,头发可一直延至肩部,50% 个体出现颈蹼。还可有盾状胸、肘外翻、两乳头间距过宽、肤纹异常等。第二性征发育差,表现为成年外阴幼稚、阴毛稀少、乳房不发育、子宫发育不良、卵巢无卵泡、原发闭经,仅 10%~20% 的患者可以表现出自然的青春期发育(图 5-33)。性激素检查表现为雌激素的严重低下,而卵泡刺激素、黄体生成素升高。此外,约 1/2 患者有主动脉狭窄和马蹄肾等畸形。患者智力一般在正常范围,但部分患者智力较正常人略低,主要表现为语言能力低下,约 10% 需要特殊教育。

3. Turner 综合征的遗传学类型 Turner 综合征的病因与母亲年龄无相关性。发病机制是双亲之一在配子形成过程中发生性染色体不分离导致的。约 75% 的染色体丢失发生在父方,约有 10% 的丢失发生在合子后早期卵裂时。Turner 综合征的核型较复杂(表 5-5)。

(1)经典型:约 55% 病例的核型为 45,X(图 5-34)。这一类型症状典型,多数由于身材矮小或第二性征不发育在青春期被检出。

(2)嵌合型:主要有 45,X/46,XX、45,X/47,XXX/46,XX,源于 X 染色体在受精卵或胚胎早期发育时的不分离

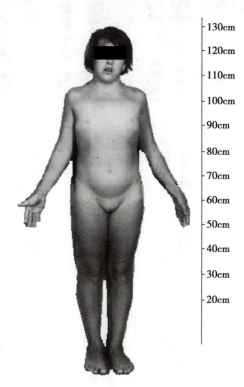

图 5-33 Turner 综合征患者

表 5-5 Turner 综合征的核型及比例

类型	核型	比例/%
X 单体	45,X	55
嵌合体	45,X/46,XX 45,X/47,XXX 45,X/47,XXX/46,XX	10
等臂 X	45,X/46,X,i(X)(q10) 45,X/46,X,i(X)(q10)/47,XX,i(X)(q10) 46,X,idic(X)(p10) 45,X/46,X,idic(X)(p10)	20
X 缺失	46,X,del(Xp) 46,X,del(Xq) 45,X/46,X,del(Xp) 45,X/46,X,del(Xq)	5
末端重排	45,X/46,X,ter rea(X)(q28) 45,X/46,X,ter rea(X)(p22)	
假双着丝粒染色体	45,X/46,X,psu dic(X)(pter→q:) 45,X/46,X,psu dic(X)(qter→p:)	
环状 X	45,X/46,X,r(X)	5
Y 染色体	45,X/46,XY 45,X/47,XYY 45,X/46,X,del(Yq) 45,X/46,i(X)(q10),Y 46,X,idic(Y)	5

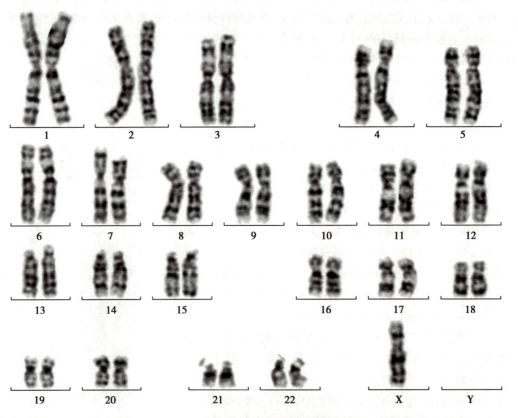

图 5-34 Turner 综合征核型图

或丢失。一般来说,嵌合型的临床表现主要由 45,X 以外的细胞系决定,正常核型比例越高症状越轻。轻者可能具有生育力,而有 Y 染色体的嵌合型可表现出男性化的特征,或外生殖器性别不明。

（3）结构异常型:结构异常较常见的有 X 等臂染色体,包括 46,X,i(X)(p10) 和 46,X,i(X)(q10)。身材矮小和其他 Turner 体征主要是由位于 X 短臂的 *SHOX* 基因决定的,但卵巢发育不全和不育则更多与 X 长臂单体有关。短臂保留而长臂缺失的 46,X,idic(X)(p10) 和 46,XX,del(X)(q10) 患者,有卵巢和原发闭经,无身材矮小和其他症状。由于纯合的 46,X,i(X)(q10) 在细胞分裂中不稳定,容易丢失,检测中看到的核型大多是与 45,X 细胞系形成的嵌合。

4. Turner 综合征的预后　除少数患者由于严重畸形在新生儿期死亡外,一般均能存活。在合适阶段接受生长激素替代治疗可促进患者身高增长,改善身材矮小。对性腺发育不全的治疗原则主要是对症治疗,在青春期用雌激素治疗可以促进第二性征和生殖器官发育,月经来潮,改善患者的心理状态,但不能解决生育问题。有部分嵌合型患者可生育,特别是性腺组织嵌合。

（二）XXX 综合征

1959 年由 Jacobs 等首先描述具有三条 X 染色体的女性,也称为 X-三体综合征或"超雌"综合征。X-三体综合征是一种女性比较常见的性染色体异常。同常染色体三体一样,该病的病因与母亲高龄有一定的关系。

1. XXX 综合征的发病率　本病发病率在新生女婴中为 1/1 000。在女性精神病患者中发病率约为 4/1 000。

2. XXX 综合征的临床特征　部分 X-三体女性外形、性功能可无明显异常。多数有生育能力,并可生育正常核型的后代,少数生育力低下或无生育能力。身材一般高于正常女性平均身高。约 70% 病例的青春期第二性征发育正常,并可生育,另外 30% 患者的卵巢功能低下,原发或继发闭经,过早绝经,乳房发育不良。1/3 患者可伴先天畸形,如先天性心脏病、髋脱位,部分可有精神缺陷。部分运动和语言能力较同龄女孩低,平均智商（IQ）比同龄人低 10~15 分。

3. XXX 综合征的遗传学类型　患者核型多为 47,XXX,体细胞中有两个 X 染色质。少数核型为 47,XXX/46,XX。极少数为 48,XXXX、49,XXXXX。一般来说,X 染色体越多,智力障碍和发育畸形越严重。据报道,48,XXXX 和 49,XXXXX 的患者,其面容与 21-三体综合征患者类似,除骨、关节等多发畸形外,还伴有不同程度的智力低下,且 49,XXXXX 的患者身高一般较矮。

XXX 综合征是由于双亲配子形成时在减数分裂过程中 X 染色体的同源染色体或姐妹染色单体不分离,导致其中部分配子比正常配子多出一条 X 染色体,与正常配子结合后形成 47,XXX 核型的合子。90% 是由于母源性的性染色体不分离形成,78% 是发生在卵细胞的第一次减数分裂,22% 是发生在卵细胞的第二次减数分裂。10% 是由于父源性的性染色体不分离形成。嵌合体核型是在受精卵早期卵裂过程中发生性染色体不分离形成的。

4. XXX 综合征的预后　XXX 综合征大多为新发,再发风险低,但已生育过 XXX 综合征患者的双亲再次生育时,需进行产前诊断。

由于 X-三体综合征患者可能出现卵巢功能早衰的现象,所以最好选择在最佳生育年龄段生育后代。对于低生育能力或无生育能力的患者,应请妇产科或生殖专科医生详细评估患者的性发育情况,尤其是对子宫、阴道等生殖器官能否满足生育要求的评估。

（三）XYY 综合征

1961 年由 Sandburg 等首次报道,此类综合征的患者比正常男性多一条 Y 染色体,被称为 XYY 综合征。

1. XYY 综合征的发病率　本病在男性中的发生率为 1/900。该病不受双亲年龄的影响。

2. XYY 综合征的临床特征　XYY 综合征患者虽然多了一条 Y 染色体,但多数 XYY 综合征男性睾酮水平、性征和生育能力正常。智力大多正常,大约一半 XYY 男性由于语言延迟和阅读、拼写困难需要教育干预。注意力缺陷、多动、冲动行为较常见,但明显的攻击性或精神病行为不是该病的常见特征。

3. XYY 综合征的遗传学类型　47,XYY 的核型中额外的 Y 染色体来源于父亲 Y 染色体第二次减数分裂不分离,24,YY 的精子受精后形成 XYY 的合子。此外,少数个体还有 48,XYYY、49,XYYYY、47,XYY/46,XY、45,X/49,XYYYY 等特殊核型。此时,Y 染色质的检查会发现相应数量的 Y 荧光小体。一般来讲,核型中 Y 染色体越多的患者会出现不同程度的智力障碍和各种严重畸形。

4. XYY 综合征的预后　理论上,XYY 综合征个体在减数分裂时会由于次级不分离而生育 47,XXY 或 47,XYY 的后代,但实际上临床所见到的 XYY 综合征的后代核型一般都正常。这是由于有额外 Y 染色体的生精细胞在精子生成前即被选择性排除,所以很少生出 XYY 后代。学习、行为发育障碍教育干预是有效的,患者渡过难关后往往能正常学习和生活。多数患者无明显临床症状,不需要特殊治疗。

(四) Klinefelter 综合征

1942 年 Klinefelter 等首先报道了该综合征,故称为 Klinefelter 综合征(Klinefelter syndrome),也称先天性睾丸发育不全或原发性小睾丸症。1956 年 Bradbury 等在患者的细胞内发现 X 染色质呈阳性(正常男性 X 染色质为阴性),1959 年 Jacob 和 Strong 证实患者的核型为 47,XXY,即较正常男性多出一条 X 染色体,因此又叫作 XXY 综合征。本病与母亲年龄有关,也有研究提示父亲年龄也有关联。

1. Klinefelter 综合征的发病率　本病发病率相当高,在男性新生儿中占 1/1 000~1/500,在男性不育患者中占 10%。

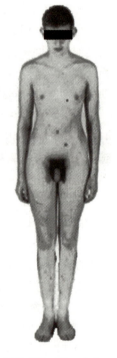

2. Klinefelter 综合征的临床特征　Klinefelter 综合征以身材高大、睾丸发育障碍和不育为主要临床特征。阴茎发育不良、睾丸小或隐睾,精曲小管萎缩并呈玻璃样变性,不能产生精子,因而 97% 患者不育。患者第二性征发育不良,呈女性化倾向,大部分人无胡须、无喉结、体毛稀少、阴毛呈女性分布、稀少或无毛、皮下脂肪丰富、皮肤细嫩,约 25% 的个体乳房发育似女性,乳腺癌的发病率较正常男性高 20~50 倍(图 5-35)。患者身材瘦高,四肢长,双手平举时两中指间距常超过身长。此外还可能有头围小、指距宽、耳畸形、骨骼异常、先天性心脏病等畸形。部分患者有轻度到中度智力障碍,表现为语言能力低下和阅读障碍,一些患者有精神异常或社交障碍。Klinefelter 综合征的患者雌激素的产生和随尿排出量增多,睾酮低下,而卵泡刺激素、黄体生成素升高。

3. Klinefelter 综合征的遗传学类型　患者的主要核型为 47,XXY,约占 80%(图 5-36)。嵌合型约占 15%,包括 47,XXY/46,XY、45,X/47,XXY/46,XY、47,XXY/46,XX 等,此类嵌合型的正常核型越多,患者的症状相对较轻且不典型。另外还可见核型如 48,XXXY、48,XXYY、49,XXXXY 等。一般来讲,核型中 X 染色体数量越多,表现的症状越严重。例如 49,XXXXY 的个体除了比典型的 XXY 症状更明显外,还有智力极度低下,并具有小头、颈蹼、腭裂、桡尺骨联合、肘外翻、膝外翻、脊柱畸形等异常。

图 5-35　Klinefelter 综合征患者

Klinefelter 综合征是由于双亲配子形成时在减数分裂过程中 X 染色体的同源染色体或姐妹染色单体不分离,导致其中部分配子多一条 X 染色体,与正常配子结合后形成 47,XXY 的合子。54% 为父源性的性染色体不分离形成,46% 为母源性的性染色体不分离形成,其中父源和母源的减数分裂不分离大多发生在精子或卵子的第一次减数分裂。此外,还有少部分的性染色体不分离是发生在合子后早期卵裂,从而形成嵌合体。

4. Klinefelter 综合征的预后　Klinefelter 综合征患者可在青春期用雄激素替代治疗,以维持男性表型,促进第二性征发育、心理和行为的发展,改善骨质疏松等,但不能治疗已经闭锁的性细胞和已经增大的乳房。男性乳房发育,可手术切除。凡具有 Y 染色体而性腺发育不良者,易患性腺恶变,应给予重视。

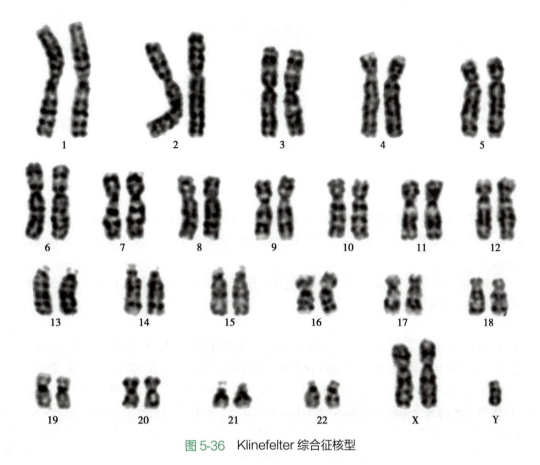

图 5-36　Klinefelter 综合征核型

Summary

Gene is the basic unit of heredity, and chromosome is the carrier of gene. Most genes of eukaryotic cells are contained in chromosomes in the cell nucleus. And the genes are passed along with the chromosomes during cell division. Each species has its own characteristic number of chromosomes. In the same species, the chromosome number is always the same, as is the structure. Chromosomal abnormalities can either be numerical or structural. They all can lead to the amplification or deletion of many genes. Chromosomal abnormalities, alterations and aberrations are at the root of many inherited diseases and traits, also known as chromosomal syndromes.

（邬玲仟　张　锋）

思考题

1. 21-三体综合征的类型有哪些？主要的临床特征是什么？
2. 常见性染色体综合征有哪些？说出其中一种性染色体综合征的主要临床特征。

NOTES

第六章
单 基 因 病

要点

1. 单基因病是由单个基因突变引起的疾病,其世代传递遵循孟德尔遗传规律。

2. 单基因病的遗传方式主要有 5 种:常染色体显性,常染色体隐性,X 连锁显性,X 连锁隐性,Y 连锁遗传。

3. 许多单基因病的基因型与表型的对应关系不符合孟德尔定律,包括外显不全、延迟显性、变异的表现度、遗传早现等。

单基因病(single-gene disorders)是指由单个基因突变引起的疾病,这些突变基因在亲子之间的传递遵循孟德尔遗传规律,因此,单基因病又称为孟德尔病。根据引起疾病的突变基因(即致病基因)所在位置,单基因病可以分为核基因遗传和线粒体遗传两类,本章主要介绍由核基因突变引起的单基因病,由线粒体基因突变引起的单基因病将在第十章介绍。由核基因突变引起的单基因病又可根据突变基因是在常染色体还是性染色体(X 和 Y 染色体)上,以及突变基因的性质不同(显性或隐性),分为以下 5 种遗传方式:①常染色体显性遗传(autosomal dominant inheritance,AD);②常染色体隐性遗传(autosomal recessive inheritance,AR);③X 连锁显性遗传(X-linked dominant inheritance,XD);④X 连锁隐性遗传(X-linked recessive inheritance,XR);⑤Y 连锁遗传(Y-linked inheritance)。

第一节　系谱与系谱分析

研究人类疾病或性状的遗传规律不可能采用动植物性状遗传研究所采用的杂交试验技术,因而需要建立一些研究人类遗传方式的特殊方法。系谱分析法(pedigree analysis)是其中最常用的方法。在进行系谱分析时,通常将家系中第一个被发现的遗传病患者定义为先证者(proband)。先证者是家系调查的线索人员,因此,也称为索引病例(index case)。从先证者入手调查家系中各成员的发病情况,按照各成员之间的相互关系,使用特定的符号绘制的图谱即为系谱(pedigree)。常用的绘制系谱的符号如图 6-1 所示。

家系调查所得的系谱资料是遗传方式分析和遗传病风险评估的依据。因此,正确获取家系资料和绘制系谱十分重要。家系调查过程中要注意:①家系中各成员的发病情况:特别关注家族成员是否患相同疾病、症状轻重、发病年龄等信息,并在绘制系谱中如实体现;②家系成员之间的亲缘关系信息应准确无误;③家系调查时除关注主要临床特征外,还要了解相关成员的孕产史。系谱绘制需要注意:①正确使用系谱符号,如遇常用符号不能涵盖的情况可以自定义符号,但一定要在系谱下面加以说明;②同一世代的成员应该在同一水平线上,同时为便于说明对世代和同一世代的不同个体进行编号。

对某一种遗传性状或遗传病进行系谱分析时,仅依据一个家族的系谱资料往往不能反映出该病的遗传方式及其特点,需要将多个具有相同遗传性状或遗传病的家族的系谱作综合分析(统计学分析),才能比较准确地作出判断。

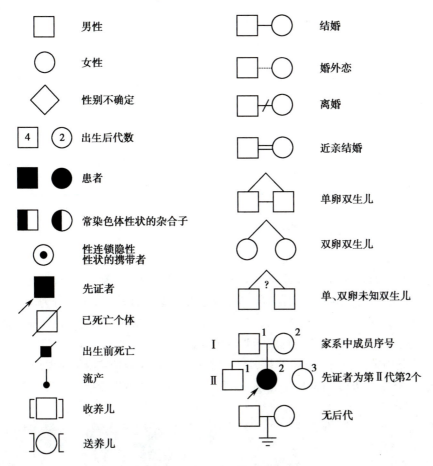

图 6-1 常用的系谱绘制符号

第二节 常染色体显性遗传病

常染色体显性遗传（autosomal dominant inheritance，AD）病是指引起疾病的突变基因位于 1~22 号常染色体上，而且突变等位为显性，即杂合子即可患病。人类的许多疾病为常染色体显性遗传病，如软骨发育不全、成骨不全、亨廷顿病、家族性高胆固醇血症、视网膜母细胞瘤等。

一、基因型与表型的对应关系

如果用 A 表示常染色体显性遗传病的突变等位基因，a 表示其对应的正常等位基因，群体中可能存在三种基因型个体，即显性纯合子 AA、杂合子 Aa 和隐性纯合子 aa。由于显性等位基因致病，在完全显性的情况下，显性基因 A 在杂合状态下是完全显性的，因而在临床上，基因型为 AA 与 Aa 的患者在表型完全一致，难以区分。因此，对于常染色体显性遗传病而言，基因型为 AA 和 Aa 的个体都表现为患者，而基因型为 aa 的个体表型正常。但由于杂合子状态下显性基因的表达会受到多种因素的影响，因此对于大多数常染色体显性遗传病而言，杂合子可以表现为完全正常（不规则显性）、介于纯合子患者和纯合子正常个体之间（不完全显性）、发病年龄延迟等情况，这些将在第七节的非经典孟德尔遗传中具体介绍。

二、婚配类型与子代发病风险

尽管基因型为 AA 和 Aa 的个体都会表现出患病，但由于群体中突变等位基因的频率很低，相同突变等位基因患者结婚的概率低。因此，群体中的患者的基因型通常为 Aa。如果一名杂合子患者（Aa）与正常人（aa）婚配，其子代为杂合子患者（Aa）的概率为 1/2，为表型正常个体（aa）的概率为

1/2；如果群体中两名正常个体 aa 婚配，其子女一般不会患病，除非在生殖细胞或受精卵发育过程中发生突变；如果夫妇一方为显性纯合子患者（AA），其子女均为患者（表 6-1）。

表 6-1　常染色体显性遗传婚配类型及其子代基因型分布

亲代婚配类型	子代基因型及其频率
患者（AA）× 正常（aa）	Aa（100%）
患者（Aa）× 正常（aa）	Aa（50%）；aa（50%）
患者（Aa）× 患者（Aa）	AA（25%）；Aa（50%）；aa（25%）
正常（aa）× 正常（aa）	aa（100%）

三、常染色体显性遗传病系谱特征

短指（趾）症（brachydactyly，BD）是由于指（趾）骨、掌（跖）骨发育异常导致的指（趾）缩短畸形。根据受累骨的不同，短指（趾）症可以分为 A~E 五型，每型又分为若干亚型。如 A 型主要表现为中节指（趾）骨缩短、缺失或与远节指（趾）骨融合，有时还会累及掌（跖）骨。A 型又分为 1~6 个亚型，其中 A1 型（brachydactyly type A1，BDA1，MIM 112500）是第一种有记录的人类常染色体显性遗传病，表现为所有中节指（趾）骨短小、缺失或与远端指骨发生融合，如图 6-2 所示。2001 年贺林教授团队首先将 BDA1 的致病基因定位于 2q35-q36 区域，之后该团队利用定位候选克隆策略发现导致 BDA1 的致病基因是位于 2q35 的 *IHH*（Indian Hedgehog）基因，该基因突变导致患者指（趾）骨发育异常。

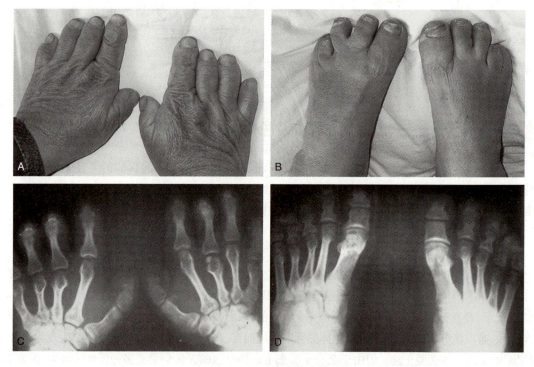

图 6-2　BDA1 患者临床特征

A. 为患者双手表型，图中可见所有手指短小；B. 为患者双足表型，图中可见所有脚趾短小、第 4、5 脚趾并趾；C. 为图 A 的 X 线表现，可见所有手指的中节指骨短小或缺失；D. 为图 B 的 X 线表现，可见所有脚趾的中节趾骨短小或缺失，第 4、5 趾远端趾骨融合。

图 6-3 为一 BDA1 患者家族的系谱。该系谱可以反映出常染色体显性遗传病遗传方式的主要特点，包括：①由于突变等位基因位于常染色体上，因而突变等位基因的遗传与性别无关，即男女患病的机会均等；②因为突变等位基因来自患者的亲代，患者的双亲中有一人为患者，患者的子代或同胞均

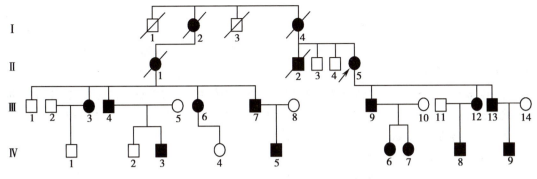

图 6-3　一个 BDA1 患者家族的系谱

有 1/2 患病概率；③系谱中连续几代都有患者，即存在连续传递的现象；④双亲无病时，子女一般不会患病（除非发生新的突变）。

根据这些特点，临床上可以对常染色体显性遗传病患者家庭成员进行发病风险估计。如夫妇双方中有一人患病（杂合子），则子女患病的概率为 1/2；两个患者（均为杂合子）婚配，则子女患病的概率为 3/4。

第三节　常染色体隐性遗传病

常染色体隐性遗传（autosomal recessive inheritance, AR）病是指引起疾病的突变基因位于 1~22 号常染色体上，而且突变等位基因为隐性，即只有隐性纯合子才会患病，杂合子虽然携带突变等位基因，但不会患病。白化病、苯丙酮尿症、镰状细胞贫血、肝豆状核变性、囊性纤维化等都属于此种遗传方式。

一、基因型与表型的对应关系

常染色体隐性遗传病的突变基因为隐性基因（如 a），因而只有隐性纯合子（aa）才会发病；显性纯合子（AA）表型正常。在杂合子（Aa）时，隐性等位基因（a）的作用被其显性基因（A）所掩盖，而不表现相应的疾病，表型与正常人相同，但却可将致病等位基因遗传给后代。这种表型正常而带有致病等位基因的杂合子，称为携带者（carrier）。

二、婚配类型与子代发病风险

常染色体隐性遗传病患者为隐性基因纯合子，因而在这类遗传病家系中，最常见的婚配类型是两个杂合子（Aa×Aa）的婚配，其子代的患病风险为 1/4，在患者的表型正常同胞中杂合子占 2/3；第二种可能出现常染色体隐性遗传病患者的婚配型为携带者与患者婚配（Aa×aa），其子代的患病风险为 1/2；第三种可能出现常染色体隐性遗传病患儿的婚配型为两个相同致病基因的纯合子婚配（即aa×aa），其子代均为患者。由于群体中常染色体隐性遗传病致病基因频率低，后两种婚配型很少见。常染色体隐性遗传病各种婚配型及其子代发病风险如表 6-2。

表 6-2　常染色体隐性遗传婚配类型及其子代基因型分布

亲代婚配类型	子代基因型及其频率
携带者（Aa）× 携带者（Aa）	AA（25%）；Aa（50%）；aa（25%）
携带者（Aa）× 患者（aa）	Aa（50%）；aa（50%）
携带者（Aa）× 正常（AA）	Aa（50%）；AA（50%）
患者（aa）× 患者（aa）	aa（100%）
患者（aa）× 正常（AA）	Aa（100%）

三、常染色体隐性遗传病系谱特征

遗传性耳聋是临床上是最常见的单基因病之一,根据是否伴发其他器官或系统疾病,遗传性耳聋可以分为综合征型和非综合征型,前者约占遗传性耳聋的 70%。尽管遗传性耳聋具有明显的遗传异质性(genetic heterogeneity),但常染色体隐性遗传方式是遗传性耳聋最常见的遗传方式。目前已报道的导致常染色体隐性遗传性耳聋的致病基因有 *GJB2*、*SLC26A4*、*GJB6*、*OTOF* 及 *MYOA7* 等数十个,其中 *GJB2*、*SLC26A4* 是中国人群中最常见的耳聋致病基因。

图 6-4 是一个 *GJB2* 基因突变所致的先天性耳聋患者家系,先证者(IV_1)为隐性基因突变纯合子(aa),其父母(III_2 和 III_3)为表兄妹婚配,尽管表型正常但均为相同突变基因携带者(Aa),先证者的曾祖父母(I_1 和 I_2)表型正常,但均为携带者,因为先证者奶奶的一个妹妹(II_4,她也是先证者外祖父的妹妹)也为突变基因纯合子(aa),先证者的外祖父(II_1)和奶奶(II_4)也为突变基因携带者。

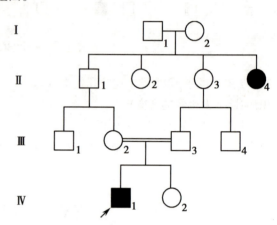

图 6-4　一个由 *GJB2* 基因突变所致的先天性耳聋患者家系

从该系谱可以总结出常染色体隐性遗传病的系谱特征,包括:①由于突变基因位于常染色体上,所以它的发生与性别无关,男女发病机会相等;②系谱中看不到连续传递的现象,有时在整个系谱中甚至只有先证者一个患者;③患者的双亲表型往往正常,但均为突变基因的携带者,此时生育患儿的风险为 1/4,患儿的正常同胞中有 2/3 的可能性为携带者;④近亲婚配时,子女中隐性遗传病的发病率要比非近亲婚配者高得多。这是由于他们会从他们的共同的祖先获得相同的突变基因。

四、常染色体隐性遗传病家系调查中的确认偏倚

在以患者临床表现作为指征进行常染色体隐性遗传病家系调查和分析时,如果夫妇一方为患者,其子女中无论是否有患者,这种家庭均会被确认,所得数据是完整的,称为完全确认(complete ascertainment)。但对于夫妇双方均为携带者的家庭,只有家庭中有患者的家庭才会被确认,而如果他们的子女全部正常就不会被发现而列入统计范畴,造成无患病子女家系的漏检,称为不完全确认或截短确认(truncate ascertainment)。因而会造成这种家庭的患者的同胞人数中患者的比例高于理论上的 1/4 的现象,即选择偏倚(selection deviation)。因此,在计算常染色体隐性遗传病患者同胞的发病比例时需要对这种由于选择偏倚造成的偏离理论值的情况进行校正。

目前常用的方法是 Weinberg 先证者法,其校正公式为 $C=\sum a(r-1)/\sum a(s-1)$。C 为校正比例;a 为先证人数;r 为同胞中的患者人数;s 为同胞人数。

例如,对 11 个苯丙酮酸尿症患者家系的调查中发现,有 4 个家庭先证者是唯一的孩子;有 3 个家庭有 2 个孩子,其中 2 个家庭只有先证者 1 名患者,1 个家庭除先证者外还有 1 名患病同胞;有 3 个家庭有 3 个孩子,其中 2 个家庭先证者为唯一患者,1 个家庭除先证者外还有 1 名患病同胞;有 1 个家庭有 4 个孩子,先证者和他的一个同胞患病。因此,在收集的 11 个家庭中,共有子女 23 人,其中患者 14 人,发病比例为 14/23=0.608 7,大大高于期望值 1/4(0.25)。

如按以上校正公式进行校正,苯丙酮酸尿症患者同胞中的发病比例完全符合常染色体隐性遗传病的发病比例,即 1/4,详见表 6-3。

表 6-3　苯丙酮酸尿症患者家系患病比例校正

s	r	a	a(r-1)	a(s-1)
1	1	1	0	0
1	1	1	0	0
1	1	1	0	0
1	1	1	0	0
2	1	1	0	1
2	1	1	0	1
2	2	1	1	1
3	1	1	0	2
3	1	1	0	2
3	2	1	1	2
4	2	1	1	3
∑:23	14	11	3	12

第四节　X 连锁显性遗传病

X 连锁显性遗传（X-linked dominant inheritance，XD）病是指引起疾病的突变基因位于 X 染色体，而且突变等位基因为显性基因，即女性杂合子即可患病。与常染色体上基因不同，位于性染色体上的基因决定的性状在群体分布上存在明显的性别差异。抗维生素 D 佝偻病、Rett 综合征、Alport 综合征等属于 X 连锁显性遗传病。

一、基因型与表型的对应关系

由于男性只有 1 条 X 染色体，绝大多数 X 染色体上的基因在 Y 染色体上没有对应的等位基因，因而男性只有成对基因中的一个成员，称为半合子（hemizygote），其 X 染色体上带有致病基因即会患病，带有正常基因则表型正常。对于 X 连锁显性遗传病而言，突变等位基因是显性基因（用 A 表示，X 染色体基因通常标示为 X^A），因此，基因型为 $X^A Y$ 的男性表现为患者，而基因型为 $X^a Y$ 的男性则表型正常。女性有 2 条 X 染色体，有 3 种基因型，即显性纯合子 $X^A X^A$、杂合子 $X^A X^a$ 和隐性纯合子 $X^a X^a$，显性纯合子和杂合子都会表现出患病，但由于突变基因频率低、群体中相同疾病患者婚配的概率低，显性纯合子患者很少见，像常染色体显性遗传病一样，群体中的女性患者多为杂合子。由于女性有两条 X 染色体，只要其中一条 X 染色体上带有突变等位基因就会患病，因此，X 连锁显性遗传病女性患者多于男性患者。由于 X 染色体随机失活的原因，女性杂合子患者的临床症状通常较男性患者轻。

二、婚配类型与子代发病风险

如果 X 连锁显性遗传病的男性患者 $X^A Y$ 与正常女性婚配 $X^a X^a$，其子代中女儿全部为患者，儿子全部正常；如果女性患者与正常男性婚配，由于女性患者通常为杂合子，其子女的患病风险均为 1/2；如果夫妇双方均为正常，其子女一般不会患病，除非在生殖细胞或受精卵发育过程中发生突变（表 6-4）。

表 6-4　X 连锁显性遗传婚配类型及其子代基因型分布

亲代婚配类型	子代基因型及其频率
男性患者（$X^A Y$）× 正常女性（$X^a X^a$）	$X^A X^a$（50%）；$X^a Y$（50%）
女性患者（$X^A X^a$）× 正常男性（$X^a Y$）	$X^A X^a$（25%）；$X^a X^a$（25%）；$X^A Y$（25%）；$X^a Y$（25%）
正常男性（$X^a Y$）× 正常女性（$X^a X^a$）	$X^a X^a$（50%）；$X^a Y$（50%）

三、X连锁显性遗传病系谱特征

抗维生素D佝偻病(vitamin D-resistant rickets, MIM 307800)又称低磷酸盐血症(hypophosphatemia),是一种以低磷酸盐血症导致骨发育障碍为特征的遗传性骨病。患儿多于1周岁左右发病,最先出现的症状为O形腿,严重的有进行性骨骼发育畸形、多发性骨折、骨疼、不能行走、生长发育缓慢等症状。从临床上观察,女性患者的病情较男性患者轻,少数只有低磷酸盐血症,而无佝偻病的骨骼变化。

本病主要由 PHEX(phosphate-regulated endopeptidase homolog, X-linked, MIM 300550)基因突变所致。该基因定位于Xp22.11,含18个外显子,编码由749个氨基酸残基组成的类似内肽酶结构的膜蛋白。该基因突变导致膜蛋白异常,肾近曲小管对磷的重吸收障碍和肾维生素D调节障碍、大量磷从尿中排除,导致低血磷,小肠吸收钙盐减少,造成骨化障碍从而引起佝偻病。

图6-5是一个抗维生素D佝偻病患者家系,先证者(III₂)为一男性患者,其外祖父(I₁)、母亲(II₅)、姨(II₃)、妹妹(III₄)和两个女儿(IV₁和IV₄)均为患者。从该家系可以总结出X连锁显性遗传病的系谱特征如下:①女性患者多于男性患者,女性患者病情常较轻;②患者的双亲之一为本病患者;③男性患者的女儿全部为患者,儿子全部正常;④女性患者(杂合子)的子女中各有50%的概率为本病患者;⑤系谱中常可观察到连续传递的现象。

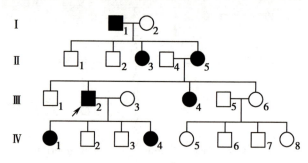

图6-5　一个抗维生素D佝偻病患者家系

第五节　X连锁隐性遗传病

X连锁隐性遗传(X-linked recessive inheritance, XR)病是指引起疾病的突变基因位于X染色体上,而且突变等位基因为隐性,即女性杂合子不患病,只有突变基因纯合子女性和半合子男性才会患病。甲型血友病、乙型血友病、假性肥大型肌营养不良症、红绿色盲、脆性X综合征、葡萄糖-6-磷酸脱氢酶缺乏症等均为典型的X连锁隐性遗传病。

一、基因型与表型的对应关系

与X连锁显性遗传病相似,男性患者X染色体上携带致病基因突变,但为隐性基因,基因型为X^aY,而基因型为X^AY的男性表型正常;女性隐性等位基因的纯合子X^aX^a为患者,但由于群体中相同疾病患者结婚很少见,临床上一般观察不到女性纯合子患者。女性显性基因纯合子X^AX^A和杂合子X^AX^a均表型正常,但杂合子携带致病基因,称为携带者。因此,群体中X连锁隐性遗传病男性患者远多于女性患者。

二、婚配类型与子代发病风险

由于X连锁隐性遗传病男性患者常见,男性患者的致病等位基因通常来自其母亲,群体中最常见的婚配型是女性携带者与正常男性婚配,其子女中儿子有50%的概率患病,女儿有50%的概率为携带者;如果男性患者与正常女性婚配,其子女的表型均正常,但女儿均为携带者。X连锁隐性遗传病各种婚配型及其子代发病风险如表6-5。

三、X连锁隐性遗传病系谱特征

进行性假肥大性肌营养不良(Duchenne muscular dystrophy, DMD, MIM 310200),患病率在活产男

表6-5　X连锁隐性遗传婚配类型及其子代基因型分布

亲代婚配类型	子代基因型及其频率
男性患者(X^aY)×正常女性(X^AX^A)	X^AX^a(50%)；X^AY(50%)
女性携带者(X^AX^a)×正常男性(X^AY)	X^AX^A(25%)；X^AX^a(25%)；X^AY(25%)；X^aY(25%)
正常男性(X^AY)×正常女性(X^AX^A)	X^AX^A(50%)；X^AY(50%)

婴中约为1/3 500,由于它是X连锁隐性遗传,故只有男孩罹患本病,而女孩通常不发病但携带有突变等位基因。患者多于4~5岁发病,表现为进行性加重的对称性肌无力,且通常伴有腓肠肌肥大,血清肌酶显著增高。早期可出现行走笨拙、步态不稳、鸭步步态、易于跌倒,不能奔跑及登楼等症状。随着病情加重,患儿从仰卧位起立时非常困难,需先翻身俯卧,再以双手支撑地面和下肢缓慢地站立,称为"Gower 征",如图 6-6 所示。

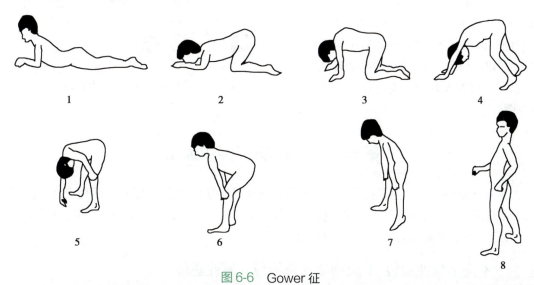

图 6-6　Gower 征

DMD 由编码抗肌萎缩蛋白(dystrophin)的 *DMD* 基因突变所致,该基因定位于 Xp21.2-p21.1,其突变导致抗肌萎缩蛋白不能在肌细胞膜上正常表达。因此,患者主要表现为肌肉变性、萎缩及进行性肌无力等。抗肌萎缩蛋白基因长达 2 400kb,含 79 个外显子,cDNA 全长 14kb,编码的肽链含 3 685 个氨基酸残基,是目前发现的最长的人类基因。*DMD* 基因突变的类型有多种,其中外显子缺失约占 60%~70%,外显子重复约占 5%~10%,单核苷酸突变约占 25%~35%。*DMD* 基因缺陷的轻型表型为贝克肌营养不良(Becker muscular dystrophy,BMD,MIM 300376),通常发病较晚、临床症状较轻(参见第九章)。

图 6-7 是一个 DMD 患者家系,由家系可见,先证者为 DMD 患者,其舅舅(II_5、II_6)、姨表兄弟(III_3)也为 DMD 患者,基因型为 X^aY;先证者母亲(II_7)、姨(II_3)和外祖母(I_2)均为突变等位基因携带者(X^AX^a)。由该家系可见 X 连锁隐性遗传病系谱特征包括:①人群中男性患者远较女性患者多,系谱中往往只有男性患者;②双亲无病时,儿子可能发病,女儿则不会发病;③由于交叉遗传,男性患者的兄弟、外祖父、舅父、姨表兄弟、外甥、外孙等也有可能为患者;④非连续遗传。

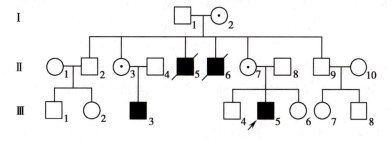

图 6-7　一个 DMD 患者家族的系谱

第六节　Y 连锁遗传病

如果决定某种疾病的基因位于 Y 染色体,那么这种疾病的传递方式称为 Y 连锁遗传(Y-linked inheritance)。

Y 连锁遗传的传递规律比较简单,具有 Y 连锁突变基因者均为男性,这些基因将随 Y 染色体进行传递,父传子、子传孙,故称为全男性遗传。

Y 染色体上的基因较少,如 H-Y 抗原基因、外耳道多毛基因和睾丸决定因子基因等。图 6-8 为一个外耳道多毛症系谱。该系谱中先证者(Ⅲ₁)、先证者的弟弟(Ⅲ₄)、先证者的父亲(Ⅱ₂)、叔叔(Ⅱ₃)和祖父(Ⅰ₁)均有此性状,即到了青春期,外耳道中可长出 2~3cm 的成丛黑色硬毛,常可伸出到耳孔之外。系谱中所有女性及正常女性的子代均无此症状。

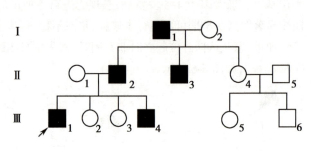

图 6-8　一个外耳道多毛症患者家族的系谱

第七节　非经典孟德尔遗传

根据基因突变的性质,通常把与其所控制的相应表型分为显性遗传和隐性遗传两大类。理论上,两者在群体中呈现出各自的分布规律,但临床实践中见到的情况要复杂得多,尤其是基因型与表型的对应关系通常偏离根据孟德尔定律预期的情形。

一、不完全显性遗传、不规则显性遗传与共显性遗传

(一) 不完全显性遗传

不完全显性遗传(incomplete dominance inheritance)也称为半显性遗传(semi-dominance inheritance),是指杂合子 Dd 的表型介于显性纯合子 DD 和隐性纯合子 dd 的表型之间,即在杂合子 Dd 中显性基因 D 和隐性基因 d 的作用均得到一定程度的表现。例如,家族性高胆固醇血症(familial hypercholesterolemia,FH,MIM 143890)为不完全显性遗传,最常见的原因是低密度脂蛋白受体(low density lipoprotein receptor,LDLR)基因突变引起细胞膜上的 LDLR 结构和功能异常,从而导致脂质代谢紊乱产生的一组临床综合征,主要表现为血 LDL-C 水平增高、黄色瘤和早发性冠心病(参见第九章)。图 6-9A 显示了显性纯合子 DD、杂合子 Dd 和隐性纯合子 dd 的血浆胆固醇的相对水平,突变等位基因纯合子 DD 血浆胆固醇可达正常人的 6~8 倍,而杂合子患者血浆胆固醇仅为正常人 2~3 倍。而且,显性纯合子患者多在 10 岁左右出现冠心病,30 岁以前死于冠心病;而杂合子患者一般在 30~40 岁患冠心病。图 6-9B 是一个家族性高胆固醇血症患者家系,先证者Ⅲ₃具有典型的高胆固醇血症,发病早,血浆胆固醇水平是正常人的 8 倍;家系调查发现先证者的父母均患高胆固醇血症,但症状比先证者轻;先证者的祖父和外祖父也患该病,而且死于该病。先证者的姑姑(Ⅱ₂)和表兄(Ⅲ₁)也患该病,但症状较轻。从以上家系成员患病情况,可以推测出先证者为突变等位基因的纯合子 DD,其等位基因分别来自其父亲Ⅱ₃和母亲Ⅱ₄,Ⅱ₃和Ⅱ₄均为突变基因杂合子(Dd),家系中其他患者(Ⅰ₁,Ⅰ₃,Ⅱ₂,Ⅲ₁)也为突变基因的杂合子,家系中的正常个体为正常等位基因纯合子 dd。

(二) 不规则显性遗传

不规则显性(irregular dominance)遗传也称不完全外显(incomplete dominance),是指有些杂合子个体不表现出相应的临床症状,但可以将突变等位基因传给下一代,下一代可能患病,因而在系谱中

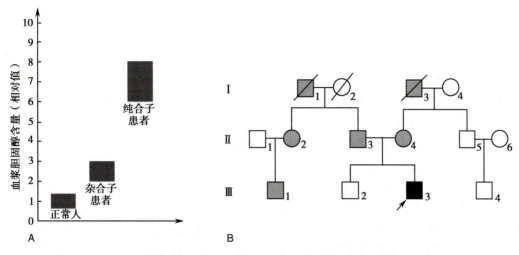

图 6-9　FH 不同基因型个体血清胆固醇含量分布和系谱
A. 不同基因型个体血清胆固醇含量比较;B. 家族性高胆固醇血症系谱图。

可以出现隔代遗传的现象。通常用外显率(penetrance)来衡量特定致病基因杂合子的表现情况。外显率是指群体中某一显性等位基因的杂合子表现出相应表型的比例,常用百分数表示。外显率 100% 时称为完全外显(complete penetrance),即所有突变等位基因的杂合子都表现出相应的疾病;外显率低于 100% 时称为不完全外显或外显不全(incomplete penetrance)。导致部分杂合子不能表现的原因目前尚不清楚。图 6-10 是一个先天性聋哑患者家系,家系中所有患者都

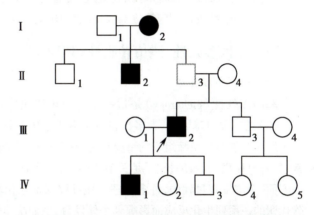

图 6-10　一个外显不全的先天性聋哑家系

是显性突变基因的杂合子 Aa,先证者的父亲Ⅱ₃尽管没有表现出疾病,但将突变等位基因传递给了他的子代Ⅲ₂,所以Ⅱ₃也为杂合子 Aa;而家系中的其他血缘亲属如Ⅲ₃、Ⅳ₂和Ⅳ₃的基因型可能是 aa,也有可能是 Aa 而没有表现出来。

不完全外显是常染色体显性遗传病家系的常见特征,因此,在进行常染色体显性遗传病家系分析时,如果家系中既出现连续传递,也存在隔代遗传的现象,应考虑可能是不完全显性遗传。对于外显率较低的疾病,家系中出现隔代传递的情况更常见。

(三) 共显性遗传

共显性(codominance)遗传是指一对等位基因之间没有显性和隐性的区别,在杂合子时两种等位基因的作用都完全表现出来。例如,人类的 ABO 血型、MN 血型和组织相容性抗原等的遗传属于这种遗传方式。

ABO 血型(MIM 110300)是由一组复等位基因(multiple alleles)(即 I^A、I^B 和 i)所控制的,其中 I^A 决定 A 抗原,I^B 决定 B 抗原,i 不决定特定抗原。I^A 和 I^B 对 i 均为显性,杂合子 $I^A I^B$ 时两个等位基因的作用都表现,既产生 A 抗原也产生 B 抗原,表现为 AB 型。复等位基因来源于一个基因座所发生的多次独立的突变,是基因突变多向性的表现(参见第十二章)。

二、表现度

表现度(expressivity)是相同突变基因的个体之间(即使来自同一个家族)的表现程度存在明显差异。例如,常染色体显性遗传的成骨发育不全症(osteogenesis imperfecta)以耳聋、蓝色巩

膜、骨质脆弱以致易于骨折为主要症状。由于表现度的不同,有的患者只表现蓝色巩膜;有的除蓝色巩膜外,还表现耳聋;严重者除三大症状全部表现外还有牙齿半透明、指甲发育不全等症状(参见第九章)。见文末彩图 6-11 显示的是来自一个由于 *HOXD13* 基因突变导致的并多指(趾)症(synpolydactyly 1,SPD1,MIM 18600)家族的 4 名患者的表型,尽管这四名患者都是相同突变的杂合子,但是他们的指/趾异常程度不同。造成这种表现程度差异的机制目前尚不清楚,可能是遗传背景(如存在修饰基因)或环境因素的影响。值得指出的是,与上面讲到的外显率不同,外显率表示的是基因表达与否,是个“质”的问题;而表现度说明的是在表达前提下的表现程度的不同,是个“量”的问题。

对于 X 连锁疾病而言,相同突变基因的女性杂合子的临床表现也会存在很大差异,但这种差异是由于 X 染色体失活所致。由于女性的两条 X 染色体有一条失活,所以每个细胞 X 染色体特定位点上的两个等位基因只有一个表达,导致杂合子表现出正常等位基因和突变等位基因的细胞嵌合体。但由于 X 染色体失活发生在胚胎发育早期,且一旦失活所有子细胞都带有相同的失活染色体,因此在疾病所累及的组织中表达正常等位基因和突变等位基因的细胞比例可能不同,甚至出现较大差异。例如,X 连锁隐性遗传性聋哑基因的女性携带者可以无症状,也可能表现出轻度耳聋,也可能由于失活偏倚(所有细胞都表达突变等位基因)而表现出与男性患者相同的临床表型(详见第三章或第五章)。

三、基因多效性、遗传异质性和拟表型

(一) 基因多效性

基因多效性(pleiotropy)是指一个基因可以决定或影响多个性状。例如,Marfan 综合征(MIM 154700)是一种单基因病,大多数患者是由于编码原纤维蛋白 1(fibrillin-1)的基因 *FBN1* 突变所致,由于原纤维蛋白是结缔组织的重要组分,该基因突变会改变结缔组织结构,因而患者既有骨骼系统异常,如身材瘦高、四肢细长、手足关节松弛、蜘蛛指(趾)等,又有心血管畸形和晶状体易位等表型。另一方面,个体发育过程中,许多生理生化过程都是互相联系、互相依赖的。基因的作用是通过控制新陈代谢的一系列生化反应而影响到个体发育,从而决定性状的形成。因此,一个基因的改变会影响多个生化过程的正常进行。例如,半乳糖血症是一种糖代谢异常症,患者既有智能发育不全等神经系统异常,还伴有黄疸、腹水、肝硬化等消化系统症状,甚至还可出现白内障(参见第九章)。基因多效性是人类基因的共同特征。

(二) 遗传异质性

遗传异质性(genetic heterogeneity)是指同一性状或疾病可以由多个不同的基因或同一基因的多种不同突变所引起,前者称为基因座异质性(locus heterogeneity),后者称为等位基因异质性(allelic heterogeneity)。例如,成年人多囊肾可以是由于 16 号染色体上的 *PKD1* 基因突变引起,也可以是由于 4 号染色体上的 *PKD2* 基因突变引起,为基因座异质性;假性肥大型肌营养不良症是由于编码抗肌萎缩蛋白的 *DMD* 基因丧失功能突变,突变类型包括部分外显子缺失、重复、点突变等,但这些突变均导致假性肥大型肌营养不良症,属于等位基因异质性。遗传性耳聋是最常见的具有高度遗传异质性的疾病,可以由不同染色体上不同的基因突变引起,可以表现为不同的遗传方式,如常染色体显性遗传、常染色体隐性遗传和 X 连锁隐性遗传;而每种遗传方式又有很多不同基因位点发生突变,这些为基因座异质性。临床上可以见到两个隐性遗传性聋哑患者结婚,其子代均表型正常。其原因是夫妇一方为隐性基因 a 的纯合子(aaBB),而另一方为隐性基因 b 的纯合子(AAbb),他们的子代为双重杂合子(AaBb)。另一方面,遗传性耳聋也可以由同一基因的不同突变引起,如 *GJB2* 基因突变是导致常染色体隐性遗传性耳聋的最常见的原因,该基因编码缝隙连接蛋白 26(CX26)。不同家族的患者可能存在不同的突变,属于等位基因异质性;但存在突变热点,中国人群中最常见的突变类型是 c.235delC,其次是 c.299_300delAT。随着分子生物学实验技术和分析手段的愈加精细,就会在越来越多的病例中观察到遗传异质性。

(三)拟表型

拟表型(phenocopy)或称表型模拟,是指由于环境因素的作用使个体的表型恰好与某一特定基因突变所产生的表型相同或相似。例如,缺乏维生素 D 会导致佝偻病,其表型特征与由于基因突变引起的抗维生素 D 佝偻病有相似表型。拟表型是由于环境因素的影响,并非生殖细胞中基因突变所致,因而不会遗传给后代。

四、延迟显性与遗传早现

延迟显性(delayed dominance)是指杂合子在生命的早期,因突变基因并不表达或虽表达但尚不足以引起明显的临床表现,只在达到一定的年龄后才表现出疾病。例如,亨廷顿病(Huntington disease, MIM 143100)是一种选择性累及大脑皮质和基底节区神经元的进行性神经病变,患者通常于 30~50 岁起病。图 6-12 是一个亨廷顿病患者家系,先证者(II_2)和先证者的弟弟(II_3)以及他们的母亲均为患者,但该家系中的第三代血缘亲属如III_1~III_7目前表型都正常,但他们可能是突变基因杂合子 Hh,但由于尚未到发病年龄而表型正常。

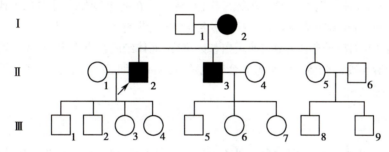

图 6-12 一个亨廷顿病患者家系

遗传早现(anticipation)是指一些遗传病(通常为显性遗传病)在连续几代的传递过程中,发病年龄逐代提前而且病情加重的现象。许多常染色体显性遗传病家系中会观察到遗传早现现象。如上面提到的亨廷顿病,该病是由于 *HTT* 基因的第 1 外显子上的三核苷酸 CAG 重复序列异常扩增(动态突变)所致。CAG 重复次数低于 26 的个体一般不会发病,大于或等于 36 次的会引起疾病,而重复次数在 27~35 的个体尽管表型正常,在传代过程中易发生扩增。*HTT* 基因的 CAG 重复次数与发病年龄、疾病进展密切相关,重复次数越多,起病年龄越早、病情发展越快越重。父系遗传的亨廷顿病更容易出现遗传早现,群体中 20 岁之前起病的少年型患者多为父系遗传。

五、从性遗传与限性遗传

(一)从性遗传

从性遗传(sex-conditioned inheritance, sex-influenced inheritance)是指位于常染色体上的致病基因,由于性别的差异而显示出男女患病比例或病情的差异。如雄激素性脱发(androgenetic alopecia, MIM 109200)为常染色体显性遗传,是一种从头顶中心向周围扩展的进行性对称性脱发。一般 35 岁左右开始出现脱发,而且男性脱发明显多于女性。这是因为脱发基因的表达受到雄性激素的影响,男性杂合子表现脱发,女性杂合子仅表现为头发稀少而不会表现出脱发,女性只有显性纯合子才会出现秃顶。原发性血色病 I 型(hemochromatosis, type I, MIM 235200)是一种常染色体隐性遗传病,患者由于铁代谢障碍引起含铁血黄素的广泛沉积,导致皮肤色素沉着、肝硬化和糖尿病等表型,男性发病率远高于女性。其原因可能是由于女性月经、流产或妊娠等生理或病理性失血导致铁质丢失,减轻了铁质的沉积,故不易表现出症状。

(二)限性遗传

限性遗传(sex-limited inheritance)是指致病基因位于常染色体上,由于基因表达受到性别的限制

（解剖学结构上或性激素分泌方面的差异），只在一种性别表现，而在另一种性别则完全不能表现。如男性性早熟（male-limited precocious puberty，MIM 176410）为常染色体显性遗传病，女性可以传递致病基因，但只有男性患病。

六、新发突变与生殖腺嵌合体

（一）新发突变

对于适合度低的疾病，患者往往是散发的，这类患者的基因突变是其亲代生殖细胞发生过程中发生的，亲代并不带有致病突变，称为新发突变（de novo mutations）。此时，患者的同胞的患病风险同一般群体，但由于患者带有致病突变，其子代的患病风险增加，如果是常染色体显性遗传，则子代的风险为 1/2。例如，软骨发育不全患者中大约只有 1/8 的患者是由于其双亲之一为患者，而绝大部分病例（7/8）是新发突变产生的，这是因为这种疾病的患者结婚和生育的概率低。

（二）生殖腺嵌合体

生殖腺嵌合体（germline mosaicism）是指个体发育过程中发生了基因突变，导致生殖腺的全部或部分细胞携带突变，而体细胞中不带有突变。当生殖腺中存在突变基因时，生育的子代得到了突变基因而患病。例如，一对表型正常的夫妇生育了多名 Ⅱ 型成骨发育不全患者，基因突变分析发现患者父亲的精子中约有 1/8 的精子存在 Ⅰ 型胶原蛋白基因突变，而体细胞没有该突变，证实该家系中患者是由于父亲为生殖腺突变嵌合体。生殖腺嵌合体也是 Duchenne 肌营养不良症患者和甲型血友病等疾病患者出生的原因之一。

七、遗传印记

核移植研究表明单亲胚胎（即包含一对卵子或一对精子基因组的胚胎）在发育早期死亡，证明父源和母源基因组在胚胎发育中起着不同的作用。进一步研究显示某些常染色体基因的表达存在亲本特异性，即仅有父源或母源的等位基因表达，而另一方的等位基因不表达，这种现象称为遗传印记（genetic imprinting）或基因组印记（genomic imprinting）、亲代印记（parental imprinting），这些亲本特异性表达的基因称为印迹基因。遗传印记发生的机制与 DNA 甲基化修饰有关，详见第三章表观遗传部分。

Prader-Willi 综合征（Prader-Willi syndrome，PWS；MIM 176270）和 Angelman 综合征（Angelman syndrome，AS；MIM 105830）是典型的遗传印记疾病。前者表现为肥胖、手足较短、身材矮小、性腺机能减退和轻度智力发育迟缓等，后者表现为无诱因发笑、严重语言障碍、严重智力发育障碍、癫痫发作等。这两种临床表现不同的遗传病均是由于 15 号染色体长臂近端（15q11-q13）发生缺失所致，PWS 是父源 15q11-q13 缺失，而 AS 是母源 15q11-q13 区域缺失。出现这种表型差异的原因在于该区域内存在多个印迹基因，其中与 PWS 相关的基因只有父源等位基因表达、而母源 PWS 相关等位基因处于失活状态，一旦缺失父源 PWS 相关基因，机体就缺少这些基因产物，因而导致 PWS 相关表型；相反，该区域内的 AS 相关基因只有母源性的才表达、父源性的则失活，一旦缺失母源性 AS 相关基因则缺少 AS 相关基因产物，因而导致 AS 综合征（图 6-13）。除染色体缺失外，有些 PWS 和 AS 患者是由于单亲二体（uniparental disomy）所致，即 PWS 患者的 2 条 15 号染色体都来自母亲或 AS 患者的 2 条 15 号染色体都

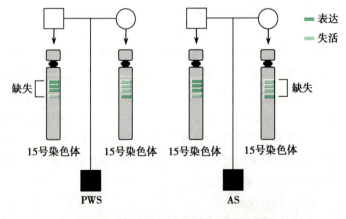

图 6-13 PWS 和 AS 缺失区域示意图

来自父方。

遗传印记的存在使得突变基因的表型不符合孟德尔遗传规律。例如,亨廷顿病的基因如果经母亲传递,则其子女的发病年龄与母亲的发病年龄相似;如果经父亲传递,则其子女的发病年龄比父亲的发病年龄有所提前、病情加重。反之,强直性肌萎缩和多发性神经纤维瘤等疾病的突变基因如果来自母亲发病年龄会提前、病情会加重。遗传印记持续存在于一个个体的终生,但在配子形成时旧的印迹会被清除,新生个体会根据亲代起源建立新的印迹。

八、同一基因的不同突变可引起显性或隐性遗传病

现已发现同一基因的不同突变可引起显性或隐性遗传病。例如,位于 11p15.4 的 β 珠蛋白基因突变会导致 β 地中海贫血。大多数 β 珠蛋白基因突变如发生在第 1 或第 2 外显子的移码突变或无义突变,这些突变会影响 RNA 的稳定性,不能产生 β 链,杂合子状态下正常等位基因产生的 β 链足以维持细胞正常功能,因此,杂合子表型正常,只有突变等位基因纯合子才会表现出患病,表现为常染色体隐性遗传。但也有少数发生在第 3 外显子的无义突变或剪接位点突变,突变等位基因能编码产生异常的 β 链,这种异常的 β 链会干扰正常 β 链的功能(显性负效应),导致杂合子个体表现出患病,呈常染色体显性遗传。类似的例子还有许多。因此,突变等位基因按显性还是隐性方式传递取决于基因突变的病理效应。

Summary

A single-gene disorder is caused by pathogenic mutations in a single gene. These disorders often follow one of the classic inheritance patterns in families (autosomal dominant, autosomal recessive, X-linked dominant, X-linked recessive, Y-linked) and are therefore called Mendelian disorders. Autosomal dominant or recessive disorders usually affect both males and females equally, while X-linked disorders affect males and females differently. Autosomal or X-linked dominant disorders usually transmit from one generation to the next, while autosomal recessive disorders usually affect individuals in one generation. Establishing a pedigree, a graphical representation of the family tree, is the first step to determine the inheritance pattern of a single-gene disorder in a family.

Unusual features in single-gene patterns of inheritance (non-Mendelian inheritance) can be explained by phenomena such as incomplete dominance, irregular dominance, codominance, expressivity, pleiotropy, genetic heterogeneity, phenocopy, delayed dominance, anticipation, sex-conditioned inheritance, sex-limited inheritance, *de novo* mutations, germline mosaicism, and genetic imprinting.

(龚瑶琴　张 学)

思考题

1. 常染色体显性遗传病与常染色体隐性遗传病系谱特征的异同点。
2. X 连锁遗传病的主要系谱特征。
3. 哪些因素会导致单基因病患者的基因型和表型的对应关系偏离孟德尔定律?

第七章

多 基 因 病

要点

1. 数量性状是指在人群中不同个体之间存在的一种连续的、可测量的生理性状或生化量。例如：身高、血压、血糖、血清胆固醇浓度或体重指数。

2. 在所有引起多基因病的因素中，遗传因素所起作用大小的衡量值称之为：遗传度，分为广义遗传度及狭义遗传度。

3. 根据数量性状正态分布的总体均数与标准差 σ 之间的已知关系、用正态分布的标准差作为衡量单位、通过群体患病率估计发病阈值与易患性平均值之间距离的模式称之为：易患性/阈值模式。

4. 多基因风险评分是评估个体产生某一临床表型的遗传易感性大小的预测值，用于对个体患某种多基因病风险的预测。

5. 多基因病患者亲属再发风险与亲属级别、遗传度、患者数、疾病严重程度及 Carter 效应有关。

在人群中有一些常见的疾病表现出家族聚集的现象，受累亲属的患病率高于普通人群，例如高血压（hypertension）、糖尿病（diabetes）、精神分裂症（schizophrenia）、癌症（cancer）和阿尔茨海默病（Alzheimer disease）等。然而，这类疾病与孟德尔遗传病不同，很少是由一个或两个主要影响的等位基因变异所引起，而是由多个共显性的基因变异的累加效应（additive effect）及环境因素所引起，一般不遵循孟德尔的遗传规律。这类疾病称之为多基因病（polygenic diseases）。由于这类疾病是多基因与环境因素相互作用的结果，因此又称之为：复杂性疾病（complex disorders）或多因子疾病（multifactorial disorders）。多基因病在儿童群体中约占 5%，在整个群体中超过 60%。在多基因性状和多基因病的发生过程中，可存在效应较强的主效基因（major effect gene）和效应较弱的微效基因（minor effect gene）。

第一节　多基因遗传的特点

多基因遗传的性状一般在群体中表现出连续的、呈正态分布的数量性状，是遗传与环境多因素相互作用的结果。

一、数量性状的多基因遗传

（一）质量性状

在前一章中所讨论的孟德尔遗传病，其基因型与表型之间多为对应关系，表现为不连续的质量性状，通常遵守孟德尔的遗传规律。例如，常染色体隐性遗传的苯丙酮尿症（phenylketonuria）是由于苯丙氨酸羟化酶（phenylalanine hydroxylase，PAH）基因变异引起酶活性降低所致。正常人的 *PAH* 基因型为 AA，酶活性为 100%；杂合子携带者的 *PAH* 基因型为 Aa，酶活性为 45%~50%；患者的 *PAH* 基因型为 aa，酶活性为 0%~5%。三种基因型所对应的表型呈现出不连续的三峰"质量"性状（qualitative trait），而不是连续的单峰"数量"性状。（图 7-1）

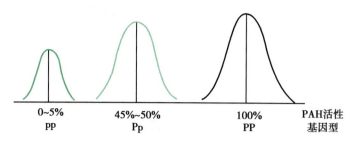

图 7-1　单基因病（苯丙酮尿症）的不连续质量性状

基因型 AA 为正常；基因型 Aa 为表型正常的携带者；基因型 aa 为苯丙酮尿症的患者。各种基因型表现出不连续的"三峰"质量性状，而不是连续的单峰"数量"性状。

（二）数量性状（quantitative trait）

与上述的孟德尔遗传病不同，多基因遗传的性状取决于多个在不同的基因座、共显性的微效基因的累加效应与环境因素的相互作用，一般呈现出连续的单峰"数量"性状特点。1918 年，Ronald Fisher 通过研究人类身高的变化，提出了数量性状的多基因遗传概念。如果身高是由在一个单一的基因座上、两个相同频率的等位基因所决定的，t（tall）和 s（short），那么结果就会出现三个不连续的表型：1（高个-tt）:2（中等-ts/st）:1（矮个 ss）。这种情况显然不符合群体中由矮个逐渐过渡到中等身材，再由中等身材逐渐过渡到高个的实际情况。如果身高的性状是由位于不同基因座上的、不同等位基因所决定的，将会出现什么情况呢？假设有三对位于不同的三个基因座上的等位基因 AA′、BB′、CC′决定身高。这三对基因中 A、B、C 较 A′、B′、C′对身高有增强作用，各可在平均身高（165cm）基础上增加 5cm，所以基因型 AABBCC 个体为高身材个体（165cm+6×5cm=195cm）；而它们的等位基因 A′、B′、C′则各在身高平均值的基础上减低 5cm，故基因型 A′A′B′B′C′C′个体为矮身材个体（165cm-30cm=135cm）。介于这两者之间的基因取决于 A、B、C 和 A′、B′、C′之间的组合。假如亲代为一高身材（195cm）个体（AABBCC）与一矮身材（135cm）个体（A′A′B′B′C′C′）婚配，则子$_1$代将为杂合的基因型，即 AA′BB′CC′，呈中等身材（165cm）。但子$_1$代中也可能出现 165cm 左右的变异，这种变异完全是环境因素作用的结果。

假设子$_1$代个体间进行婚配，则这三对非连锁基因按分离律和自由组合律，可产生 8 种精子或卵子，精卵随机结合可产生 64 种基因型，可将各基因型按高矮数目分为 7 组，即第 1 组:6′0（表示有 6 个均带′的身高降低基因，0 个不带′的身高增高基因）；第 2 组:5′1；第 3 组:4′2；第 4 组:3′3；第 5 组:2′4；第 6 组:1′5；第 7 组:0′6。它们的频数分布分别为 1、6、15、20、15、6、1（表 7-1）。再将这 7 组基因型组

表 7-1　影响子 1 代身高的三对基因的基因型组合

配子	ABC	A'BC	AB'C	ABC'	A'B'C	AB'C'	A'BC'	A'B'C'
ABC	AABBCC	AA'BBCC	AABB'CC	AABBCC'	AA'BB'CC	AABB'CC'	AA'BBCC'	AA'BB'CC'
A'BC	AA'BBCC	A'A'BBCC	AA'BB'CC	AA'BBCC'	A'A'BB'CC	AA'BB'CC'	A'A'BBCC'	A'A'BB'CC'
AB'C	AABB'CC	AA'BB'CC	AAB'B'CC	AABB'CC'	AA'B'B'CC	AAB'B'CC'	AA'BB'CC'	AA'B'B'CC'
ABC'	AABBCC'	AA'BBCC'	AABB'CC'	AABBC'C'	AA'BB'CC'	AABB'C'C'	AA'BBC'C'	AA'BB'C'C'
A'B'C	AA'BB'CC	A'A'BB'CC	AA'B'B'CC	AA'BB'CC'	A'A'B'B'CC	AA'B'B'CC'	A'A'BB'CC'	A'A'B'B'CC'
AB'C'	AABB'CC'	AA'BB'CC'	AAB'B'CC'	AABB'C'C'	AA'B'B'CC'	AAB'B'C'C'	AA'BB'C'C'	AA'B'B'C'C'
A'BC'	AA'BBCC'	A'A'BBCC'	AA'BB'CC'	AA'BBC'C'	A'A'BB'CC'	AA'BB'C'C'	A'A'BBC'C'	A'A'BB'C'C'
A'B'C'	AA'BB'CC'	A'A'BB'CC'	AA'B'B'CC'	AA'BB'C'C'	A'A'B'B'CC'	AA'B'B'C'C'	A'A'BB'C'C'	A'A'B'B'C'C'

NOTES

合频数分布做成柱形图,以横坐标为组合类型,纵坐标为频数,各柱形顶端连接成一线。随着基因位点数量的增加,群体中身高的分布越来越趋近于正态分布曲线(图 7-2),符合人群中身高的实际情况。因此,说明人类的身高是由许多微效基因的累加效应与环境的相互作用所决定,符合多基因遗传。除身高之外,还有血压、嵴纹、头围、智商及体重指数等也表现为多基因遗传。

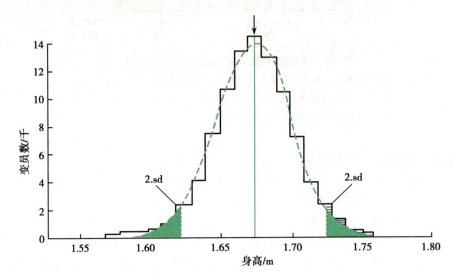

图 7-2　子 1 代身高的分布图

由于数量性状受多基因的影响、每个基因对数量性状的贡献不同、加之环境因素的影响等,使得数量性状多基因遗传的复杂性增加。

1926 年英国著名的科学家高尔顿(Galton)通过测量 204 对夫妻和他们的 928 名成年子女的身高提出了“平均值的回归”理论:如果父母的身高平均值高于群体平均值,子女身高的平均值就低于其父母平均值,但接近群体身高平均值;如果父母身高平均值低于群体平均值,则子女身高高于其父母平均值,但接近群体身高平均值。这就是说,数量性状在遗传过程中子代将逐渐向人群的平均值靠拢,这就是平均值回归现象。这种现象也表现于其他相似的数量性状。“平均值的回归”理论对指导我们理解多基因病的遗传特点有重要意义。

(三) 多基因遗传和正态分布(normal distribution)

由于多基因遗传呈现出连续的单峰“数量”性状特点,在群体中呈对称的正态分布曲线(图 7-3)。以 μ 为总体均数,σ 为总体标准差,正态分布曲线下的总面积为 100%,正态分布的总体均数与标准差 σ 之间的关系为:$\mu \pm 1\sigma$ 的面积占总面积的 68.28%;$\mu \pm 1.96\sigma$ 的面积占总面积的 95.46%;$\mu \pm 2.58\sigma$ 的面积占总面积的 99.73%。这些正态分布曲线的两个极端可能具有临床意义,例如,矮小症或巨人症。

(四) 多基因遗传与孟德尔遗传规律的关系

多基因遗传是由多个共显性的微效基因的累加效应与环境因素的相互作用所致,在传递给后代时不遵守孟德尔的分离律和自由组合律。但是,具体到每对微效基因遗传给后代时,仍然遵守孟德尔的分离律和自由组合律(表 7-1)。

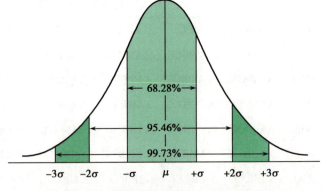

图 7-3　多基因遗传的正态分布曲线及总体均数与标准差之间的关系

二、多基因遗传受环境因素的影响

多基因遗传受环境因素的影响。例如:身高除受遗传因素影响外,还受到各种环境因素的影响,如营养、居住环境、气候、体育运动等均可以影响身高。再例如,物理、化学和生物的有害效应也可改变细胞周期的基因表达、引起细胞凋亡和 DNA 损伤及其修复异常等,诱发肿瘤的发生。

(一) 有害的环境因素

1. 物理因素 射线、噪声、粉尘、恶劣气候、高海拔等。

2. 化学因素 环境中二氧化碳释放量过多、农药残余量过大、有毒装饰材料、不当的食品添加剂、吸毒、有毒有机物等。

3. 生物因素 病毒、细菌、衣原体、支原体、寄生虫等病原的感染。

(二) 不健康的生活方式

1. 营养状态 营养过剩及营养不良。

2. 生活习惯 抽烟、酗酒、熬夜、运动过少等。

(三) 同时改善遗传与环境因素

由于多基因病的发生是基因与环境相互作用的结果,因此改善不利的环境因素、保持健康的生活方式是预防多基因病的重要一环。

第二节 疾病的多基因遗传

一、遗传易感性

多基因病的发生是多个不同的基因与环境因素相互作用的结果。在环境相同的群体中,不同的遗传背景决定了不同个体患多基因病的风险称之为遗传易感性(susceptibility),完全由基因所决定。在相同的环境下,不同个体患多基因病的风险不同,这是由个体"遗传易感性"的差异所致。易感性基因的检测有助于对疾病的预防和早期治疗。

二、多基因病发生的易患性/阈值模式

在多基因病发生的过程中,遗传因素和环境因素共同作用决定一个个体患某种多基因病的可能性称之为易患性(liability)。也可以说,易患性 = 易感性 + 环境因素,这个公式说明了易患性、易感性与环境因素之间的关系。每个个体的易患性不能计算,只能根据他或她所生后代的发病情况作出粗略的估计。但是群体中易患性很高或很低的个体都很少,大部分个体都接近平均值。因此,在一定的环境条件下,群体中不同个体的易患性变异可形成连续变量的正态分布曲线(图 7-4)。虽然某些多基因病表现为二分变量,例如:唇裂(cleft lip),但这些疾病在人群中的易患性仍然符合正态分布。

当一个个体的易患性高到一定限度就可能发病。这种由易患性所导致的多基因病发病的最低值称为:发病阈值(threshold)。

若多基因病易患性正态分布曲线下的面积代表群体的总人群,其易患性曲线右侧超过阈值的那部分面积为患者所占的百分数,即患病率。那么,根据正态分布的总体均数与标准差 σ 之

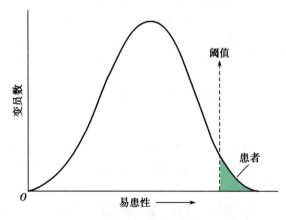

图 7-4 群体中易患性变异正态分布曲线

间的已知关系(参见"多基因遗传和正态分布")、用正态分布的标准差作为衡量单位、通过群体患病率估计发病阈值与易患性平均值之间的距离。这就是多基因病发生的易患性/阈值模式,很好地解释了群体易患性平均值和阈值距离与患病率之间的关系。例如:冠心病(coronary disease)的群体患病率为2.3%~2.5%,其阈值与群体易患性平均值的距离约2σ;而先天性畸形足的群体患病率仅为0.13%,其阈值与易患性平均值距离约3σ。由此可知,一种多基因病的易患性平均值与阈值越近,提示易患性高,发病阈值低,群体患病率高;反之,易患性平均值与阈值越远,易患性低,发病阈值高,群体患病率低(图7-5)。

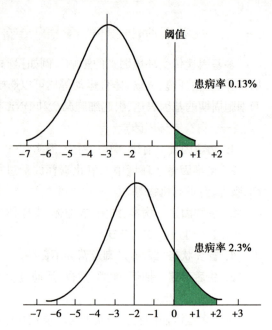

图7-5　易患性的平均值和阈值距离与患病率关系图

三、多基因风险评分

大量的 GWAS 数据表明,一些遗传变异与多基因病发生的易感性相关。多基因风险评分(polygenic risk score,PRS)是评估个体产生某一临床表型的遗传易感性大小的预测值,代表了个体所携带的与疾病相关的易感等位基因总和的权重。以最具生物信息学价值的 GWAS 数据为基础,通过计算个体基因型-表型一致的权重可获得多基因风险评分 PRS,可用下述公式表示:

$$PRS=\beta_1X_1+\beta_2X_2+\cdots\beta_kX_k+\cdots+\beta_mX_m$$

注:式中 X_k 代表单核苷酸变异 k(SNV k)的等位基因剂量,β_k 代表所对应的权重,m 代表所有 SNV 的数目。PRS 可用百分位数、相对风险或似然比,绝对风险来表示。标准化的 PRS 单位是用与正常对照比较的标准差(SD)来表示。

由于个体的基因组成从出生时就相对稳定,因此遗传信息对多基因病的早期风险预测起到重要作用。根据 PRS,可对个体患某种多基因病的风险进行早期预测、指导对疾病的诊断和治疗、制定预防措施、指导全生命周期的管理及遗传咨询。也有助于对多基因病及单基因病的鉴别。目前已有大量文献报道,PRS 在乳腺癌、2 型糖尿病、高血压病、动脉粥样硬化性心血管病、精神障碍性疾病、帕金森病等疾病中的应用。有研究表明,PRS 在病例-对照研究、群体队列研究及电子病历的研究中也能发挥其特有的功能。例如:2021 年,Weang-Kee 等从多祖先的关联数据中开发的 PRSs,可以提高亚洲血统妇女乳腺癌患病风险的分层预测效率。

由于 PRS 仅反映了全基因组关联研究中已知的引起多基因病发生的遗传风险,而不考虑环境因素或生活方式等所产生的影响;也不能反映基因与基因,基因与环境因素之间的相互作用。而环境和生活方式的改变是多基因病预防的重要靶点,因此 PRS 在临床应用中具有一定的局限性。

四、遗传度及其计算

(一) 遗传度

在所有引起多基因病的因素中,遗传因素所起作用大小的衡量值称之为遗传度(heritability),这是遗传变异而导致的性状或疾病所占总变异(即表型变异)比例的一种度量值,分为广义遗传度及狭义遗传度。

1. 多基因性状及多基因病的表型变异 由于多基因病的表型变异是由遗传因素的变异和环境因素的变异所决定的,因此可用方差来表示各项变异的程度:

表型方差（V_P）= 遗传方差（V_G）+ 环境方差（V_E）

式中遗传方差（V_G）= 加性方差（V_A）+ 显性方差（V_D）+ 上位性方差（V_I）

故：$V_P=V_A+V_D+V_I+V_E$

式中，加性方差（V_A）是多基因（包括等位基因和非等位基因）累加效应引起的变异量，为固定遗传的部分，是遗传方差的主要部分；显性方差（V_D）是等位基因间的互作效应所引起的变异量，将随世代的增加而逐渐消失，是不能固定遗传的部分；上位性方差（V_I）是非等位基因间的互作效应所引起的变异量。有新证据表明需要数百万不相关个体的样本容量来估计上位性方差，才具有足够的精度。而V_I与V_E一样都是不能遗传的。

2. 遗传度的分类　根据遗传因素是否固定遗传给后代的特点，将遗传度分为：广义遗传度和狭义遗传度。①广义遗传度（H）：是指全部遗传因素在多基因病发生过程中所起作用的大小，用遗传方差占表型方差的比值来表示。即：$H=V_G/V_P=(V_A+V_D+V_I)/V_P$。②狭义遗传度（$h^2$）：指能够固定传递给后代的遗传因素（加性方差）在决定多基因病发生过程中所起作用的大小。即：$h^2=V_A/V_P$它表示多基因数量性状从亲代传递给子代的相对能力。由于狭义遗传度比广义遗传度能更精确地计算出可遗传的变异对后代表型的影响，所以通常所指的遗传度是"狭义遗传度"。遗传度越大，说明遗传因素所起的作用越大，反之亦然。如果一种疾病完全由遗传因素所决定，遗传度就是100%；如果完全由环境所决定，遗传度就是0，这两种极端情况在多基因病是极少见的。如果一种多基因病的遗传度高达70%~80%，这说明遗传因素对该病易患性的变异起重要作用，而环境因素所起作用较小；如果一种多基因病的遗传度低至30%~40%，说明环境因素对该病易患性的变异起重要作用，而遗传因素所起作用较小。

（二）遗传度的计算

计算人类多基因病遗传度的高低在临床实践上有重要意义，常通过"双生子法"Holzinger 公式和"家系分析"Falconer 公式进行计算。

1. 通过 Holzinger 公式计算遗传度　Holzinger 公式（Holzinger formula,1929）是根据遗传度越高的疾病，单卵双生的患病一致率与双卵双生患病一致率相差越大的规律而建立的计算方法。单卵双生（monozygotic twin,MZ）是由一个受精卵形成的两个双生子，理论上他们遗传基础的相似性是最大的，其个体差异主要由环境决定；双卵双生（dizygotic twin,DZ）是由两个受精卵形成的两个双生子，相当于同胞，因此他们的个体差异由遗传基础和环境因素共同决定。

所谓患病一致率是指双生子中一个患某种疾病，另一个也患同样疾病的频率。

$$h^2=\frac{C_{MZ}-C_{DZ}}{100-C_{DZ}}$$

其中，C_{MZ} 为单卵双生子的同病率；C_{DZ} 为双卵双生子的同病率。

例如，对躁狂抑郁性精神病的调查表明，在 15 对单卵双生子中，共同患病的有 10 对；在 40 对双卵双生子中，共同患病的有 2 对。依此来计算单卵双生子的同病率为 67%，双卵双生子的同病率为 5%。代入上式：

$$h^2=\frac{C_{MZ}-C_{DZ}}{100-C_{DZ}}=\frac{67-5}{100-5}=0.65=65\%$$

以上结果表明，在躁狂抑郁性精神病中，遗传因素的贡献为 65%。一些常见的多基因病的患病率和遗传度见表 7-2。

2. 通过 Falconer 公式计算遗传度　Falconer 公式（Falconer method）是根据先证者亲属的患病率与遗传度有关而建立的计算方法。亲属患病率越高，遗传度越大，所以可通过调查先证者亲属患病率和一般人群的患病率，算出遗传度（h^2 或 H）。

表 7-2　常见多基因病的一般群体患病率、患者一级亲属患病率、性别比和遗传度

疾病	一般群体患病率/%	患者一级亲属患病率/%	男/女	遗传度/%
原发性高血压	4~8	20~30	1	62
哮喘	4	20	0.8	80
消化性溃疡	4	8	1	37
冠心病	2.5	7	1.5	65
精神分裂症	1.0	10	1	80
糖尿病(早发型)	0.2	2~5	1	75
脊柱裂	0.3	4	0.8	60
无脑儿	0.2	2	0.4	60
唇裂±腭裂	0.17	4	1.6	76
腭裂	0.04	2	0.7	76
先天性畸形足	0.1	3	2.0	68
先天性髋关节脱位	0.07	4	0.2	70
先天性幽门狭窄	0.3	男先证者 2 女先证者 10	5.0	75
先天性巨结肠	0.02	男先证者 2 女先证者 8	4.0	80
强直性脊椎炎	0.2	男先证者 7 女先证者 2	0.2	70

$$h^2 = b/r \qquad\qquad (式 7\text{-}1)$$

式中,h^2 为遗传度;b 为亲属易患性对先证者易患性的回归系数;r 为亲缘系数。一级亲属指一个人与其双亲、子女和同胞之间的关系,亲缘系数为 1/2;二级亲属指一个人与其叔、伯、姑、舅、姨、祖父母和外祖父母之间的关系,亲缘系数为 1/4;三级亲属指一个人与其表兄妹、堂兄妹、曾祖父母之间的关系,亲缘系数为 1/8。

当已知一般人群的患病率时,用下式计算回归系数:

$$b = \frac{X_g - X_r}{a_g} \qquad\qquad (式 7\text{-}2)$$

当缺乏一般人群的患病率时,可设立对照组,调查对照组亲属的患病率,用下式计算回归系数:

$$b = \frac{p_c(X_c - X_r)}{a_r} \qquad\qquad (式 7\text{-}3)$$

在式 7-2 和式 7-3 中,X_g 为一般群体易患性平均值与阈值之间的标准差数;X_c 为对照组亲属中的易患性平均值与阈值之间的标准差数;X_r 为先证者亲属易患性平均值与阈值之间的标准差数;a_g 为一般群体易患性平均值与一般群体中患者易患性平均值之间的标准差数;a_r 为先证者亲属易患性平均值与先证者亲属中患者易患性平均值之间的标准差数;q_g 为一般群体患病率;q_c 为对照亲属患病率,$p_c = 1 - q_c$;q_r 为先证者亲属患病率。将一般群体和患者亲属的易患性平均值进行比较,可见患者亲属易患性变异曲线发生右移,发病阈值降低,患病率高于一般群体(图 7-6)。

X_g、X_r 和 a_g、a_r 均可由一般群体患病率、对照亲属患病率和先证者亲属患病率查 Falconer 表(即正态分布的 X 和 a 值表)得到。

例如,有人调查先天性房间隔缺损(congenital atrial septal defect)在一般群体中的患病率为 1/1 000 (0.1%),在 100 个先证者的家系中调查,先证者的一级亲属共有 669 人(双亲 200 人,同胞 279 人,子女 190 人),其中有 22 人发病,依次求得先证者一级亲属的患病率为 22/669×100%=3.3%(q_r),然后查 Falconer 表。按群体患病率查得 X_g 和 a_g,再根据亲属患病率查得 X_r 和 a_r,然后代入公式 7-2 求出 b 值。

$$b=\frac{X_g-X_r}{a_g}=\frac{3.090-1.838}{3.367}=0.37$$

将 b 值代入公式 7-1:

$$h^2=b/r=0.37/0.5=0.74=74\%$$

以上计算结果表明,遗传因素对先天性房间隔缺损发生的贡献为 74%,经显著性检验该遗传度有统计学意义。

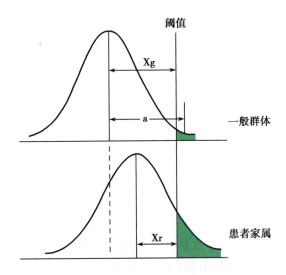

图 7-6　一般群体和患者亲属的易患性平均值变异比较图

在缺乏一般人群患病率数据时,可选择与病例组匹配的对照组,调查对照组亲属的患病率,用先证者亲属和对照亲属的患病率计算遗传度。例:对某地肝癌(hepatocarcinoma)的调查发现,肝癌患者一级亲属 6 591 人中,有 359 人发病,其患病率为 5.45%(q_r);在年龄和性别均与患者相应的无病对照者的 5 227 名一级亲属中,有 54 人患肝癌,患病率 q_c=0.010 3=1.03%。p_c=1−q_c=0.989 7,分别查得 X_r、X_c 和 a_r、a_c,然后代入公式 7-3 求出 b 值。

$$b=\frac{p_c(X_c-X_r)}{a_c}=\frac{0.989\ 7(2.315-1.603)}{2.655}=0.265\ 4$$

将 b 值代入公式 7-1:

$$h^2=b/r=0.265\ 4/0.5=0.531=53.1\%$$

以上计算结果表明,遗传因素对肝癌发生的贡献超过 50%,经显著性检验该遗传度有统计学意义。

表 7-3　常见多基因病的群体患病率、一级亲属患病率、性别比和遗传度

疾病	一般群体患病率/%	患者一级亲属患病率/%	男/女	遗传度/%
原发性高血压	4~8	20~30	1	62
哮喘	4	20	0.8	80
消化性溃疡	4	8	1	37
冠心病	2.5	7	1.5	65
精神分裂症	1.0	10	1	80
糖尿病(早发型)	0.2	2~5	1	75
脊柱裂	0.3	4	0.8	60
无脑儿	0.2	2	0.4	60
唇裂±腭裂	0.17	4	1.6	76
腭裂	0.04	2	0.7	76
先天性畸形足	0.1	3	2.0	68
先天性髋关节脱位	0.07	4	0.2	70

续表

疾病	一般群体患病率/%	患者一级亲属患病率/%	男/女	遗传度/%
先天性幽门狭窄	0.3	男先证者 2 女先证者 10	5.0	75
先天性巨结肠	0.02	男先证者 2 女先证者 8	4.0	80
强直性脊椎炎	0.2	男先证者 7 女先证者 2	0.2	70

（三）关于遗传度的概念和计算应注意下列问题

1. 遗传度是特定人群的估计值　遗传度是由特定环境中特定人群的患病率估算得到的,因此,不宜外推到其他人群和其他环境。

2. 遗传度是群体统计量,用到个体毫无意义　如果某种疾病的遗传度为 50%,不能说某个患者的发病一半由遗传因素决定,一半由环境因素决定,而应该说在这种疾病的群体总变异中,一半与遗传变异有关,一半与环境变异有关。

3. 遗传度的估算仅适合于没有遗传异质性,而且也没有主基因效应的疾病　如果影响性状或疾病有主基因存在,并且主基因存在显、隐性关系,那么上述计算就会产生偏差。例如:若有一个或几个显性主基因,那么应用 Falconer 公式估算的遗传度可以超过 100%;若主基因为隐性基因,则由先证者的同胞估算的遗传度可以高于由父母或子女估算的遗传度。因此,只有当由同胞、父母和子女分别估算的遗传度相近似时,这个遗传度才是合适的。同时也才能认为该疾病的发生可能是多基因遗传的结果。

五、影响多基因病发病的因素及亲属发病风险的估计

（一）患者亲属再发风险与亲属级别有关

多基因病患者亲属患病率高于群体患病率,但随着与患者亲缘关系级别的增加(或亲缘系数的增大)患病率而剧减,向群体患病率回归。这一点符合 Galton 提出的数量性状在亲属中的回归现象(表 7-4）。

表 7-4　多基因病患者亲属的患病率随亲缘系数的增大回归群体患病率

人群	马蹄内翻足	唇裂±腭裂	先天性髋关节脱位（女）	先天性幽门狭窄（男）
一般群体	0.001	0.001	0.002	0.005
单卵双生	0.3（×300）	0.4（×400）	0.4（×200）	0.4（×80）
一级亲属	0.025（×25）	0.04（×40）	0.05（×25）	0.05（×10）
二级亲属	0.005（×5）	0.007（×7）	0.006（×3）	0.025（×5）
三级亲属	0.002（×2）	0.003（×3）	0.004（×2）	0.007 5（×1.5）

在多基因病中,当群体患病率(q)为 0.1%~1%,遗传度在 70%~80% 之间,患者一级亲属的再发风险可利用 Edwards（1960）公式进行计算。患者一级亲属再发风险 R 是群体患病率 q 的平方根,即 $R=\sqrt{q}$。例:唇裂的群体患病率为 0.17%,其遗传度为 76%,患者一级亲属再发风险 $R=\sqrt{q}=\sqrt{0.001\ 7}=4\%$;如果遗传度为 100% 时,患者一级亲属的再发风险上升到 9%;如果遗传度在 50% 时,患者一级亲属的再发风险下降到 2%。由此可见,多基因病的再发风险与疾病的遗传度高低有关。

患者一级亲属的再发风险也可以通过图 7-7 查得。例如无脑畸形（anencephaly）和脊柱裂（spina

bifida）的患病率为 0.38%，在图中横轴上查出 0.38 之点，作一垂直线与纵轴平，已知此病的遗传度为 60%，从图中找出遗传度 60% 的斜线，把它和 0.38 的垂直线相交点作一横线在纵轴上的一点近于 4，即表明该病的一级亲属患病率接近 4%。

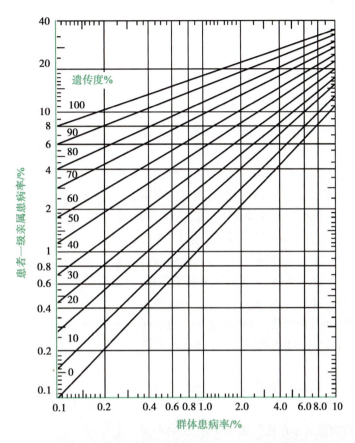

图 7-7　群体中患病率、遗传度与患者一级亲属患病率的关系

（二）患者亲属再发风险与亲属中受累人数有关

在多基因病中，当一个家庭中患者数愈多，则亲属再发风险愈高。例如：一对表型正常的夫妻生了一个唇裂（cleft lip）患儿后，再次生育唇裂患儿的风险为 4%；如果他们又生了第二个唇裂患儿，第三胎生育唇裂患儿的风险上升到 10%。说明这一对夫妇带有更多能导致唇裂的致病基因，他们的易患性更接近发病阈值，因而造成其一级亲属再发风险增高（表 7-5）。这一点与单基因病遗传不相同，因为在单基因病中，双亲的基因型相对固定，并严格按孟德尔遗传规律进行遗传，故其后代患病率一般与亲属中受累人数无关。

表 7-5　多基因病中亲属受累人数和患病率之间的关系

双亲患者数		0			1			2		
一般群体患病率/%	遗传度/%	同胞患者数			同胞患者数			同胞患者数		
		0	1	2	0	1	2	0	1	2
1.0	100	1	7	14	11	24	34	63	65	67
	80	1	8	14	8	18	28	41	47	52
	50	1	4	8	4	9	15	15	21	26

续表

双亲患者数		0			1			2		
一般群体患病率/%	遗传度/%	同胞患者数			同胞患者数			同胞患者数		
		0	1	2	0	1	2	0	1	2
0.1	100	0.1	4	11	5	16	26	62	63	64
	80	0.1	3	10	4	14	23	60	61	62
	50	0.1	1	3	1	3	9	7	11	15

（三）患者亲属再发风险与患者畸形或疾病严重程度有关

多基因病发病的遗传基础是微效基因的共显性累加效应,故在多基因病中如果患者病情严重,说明其带有更多的易感性基因。与病情较轻的患者相比,其父母所带有的易感基因也多,易患性更接近发病阈值。因此,再次生育时其后代再发风险也相应增高。例如,一侧唇裂的患者,其同胞的再发风险为 2.46%;一侧唇裂并腭裂（cleft palate）的患者,其同胞的再发风险为 4.21%;双侧唇裂加腭裂的患者,其同胞的再发风险为 5.74%。这一点也不同于单基因病。在单基因病中,病情的轻重一般不影响其再发风险率。

（四）多基因病的群体患病率存在性别差异时,亲属再发风险与性别有关

在某种多基因病的患病率存在性别差异时,表明不同性别的发病阈值是不同的。群体中患病率较低的但阈值较高的性别的先证者,其亲属再发风险相对增高;相反,群体中患病率相对高但阈值较低性别的先证者,其亲属再发风险相对较低。这种情况称为卡特效应（Carter effect）。例如,人群中先天幽门狭窄（pyloric stenosis）（图 7-8）男性患病率为 0.5%,女性患病率为 0.1%,男性比女性患病率高 5 倍。男性先证者后代中儿子患病率为 5.5%,女儿的患病率是 2.4%;而女性先证者后代中儿子患病率高达 19.4%,女儿患病率达到 7.3%。该结果说明,女性先证者比男性先证者带有更多的易感基因。

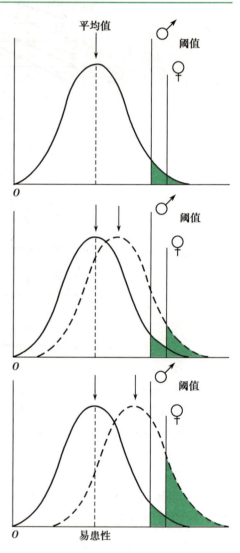

图 7-8　群体中先天幽门狭窄突发病阈值有性别差异的易患性分布图

第三节　多基因病致病基因的研究方法

连锁分析及关联分析都是多基因病致病基因的研究方法,但二者有着不同的用途。连锁指的是多基因病主易感基因与不同基因座之间的关系。在对具有主易感基因的多基因病研究时,可用非参数型连锁方法对致病的主易感基因进行定位。而关联指的是多基因病与不同等位基因之间的关系。通过关联分析可找到与致病基因位点距离足够近而表现出与疾病相关联的等位基因位点,从而有助

于发现和定位新基因或有助于多基因病易感基因的精细定位。

一、连锁分析

连锁（linkage）是指位于同一条染色体上的基因或 DNA 遗传标记由于物理位置相近而一起遗传给后代的现象。在细胞减数分裂期间连锁的基因或 DNA 遗传标记可因同源染色体中的非姐妹染色单体交叉、互换、重组而彼此分开。重组率与连锁的紧密程度成反比。

连锁分析（linkage analysis）是根据待定位基因与已定位遗传标记间以某一重组率（θ）相连锁时的似然性（L）来进行致病性基因定位（mapping）的一种方法。似然性用优势对数分数法（log odds score）简称为 lods 法计算，其基本公式为：$Z(\theta)=\log[L(\theta)/L(1/2)]$。LOD 值为≥3 时，表明两位点连锁的可能性比不连锁的可能性大于或等于 1 000 倍，可定义为肯定连锁；反之若 LOD 值为 <−2，表明两位点连锁的可能性比不连锁的可能性小 100 倍，可以排除连锁。

连锁分析分为参数型连锁分析（parametric linkage analysis）及非参数型连锁分析（non-parametric linkage analysis）两种类型。

1. 参数型连锁分析是一种适用于单基因病致病性基因定位的方法。在分析计算时依赖等位基因频率、外显率、遗传方式等参数。

2. 非参数型连锁分析不依赖上述参数，在进行多基因病主易感基因的定位时，具有一定的优势。非参数型连锁分析有多种方法，其中受累同胞对分析（affected sib-pair analysis，ASP）具有一定的代表性。对于发病晚、无法获取几代人的遗传标记及发病情况数据的病例，lods 法无能为力，但受累同胞对分析仍可获得明确的结果。该方法的原理基于血缘同一（identical by descent，IBD）。即一条染色体上的 DNA 区段或等位基因起源于一个共同的祖先。若已知亲代的基因型，在无连锁的零假设时，同胞对在染色体中任何位点 IBD 的概率分别是 0、1、2，基因型分布分别是 1/4、1/2 和 1/4。因此，同胞对 IBD 的机会要高于其他亲属对（如祖孙对、叔侄对、表兄妹对和半同胞对），更明显高于随机孟德尔分离的群体。在受累同胞对中，当 ASP 中某个遗传标记的 IBD 超过随机同胞对的 5%~10%（$P<0.05$）时，就可判断该标记与引起疾病的某个易感基因间存在连锁关系。在应用全基因组的多态性标记进行全基因组扫描及非参数连锁分析时，寻找受累同胞中 IBD 的基因组节段高于随机同胞对 IBD 的遗传标记的基因组节段。阳性的连锁节段被认为可能含有致病基因，但精细定位还需进一步完善。

二、关联研究

在人类基因组中存在着遗传多样性。在约 32 亿个碱基中，不同个体有 99.9% 的基因是相同的，也有 0.1% 的基因存在差异。这 0.1% 的遗传多样性决定了不同个体对疾病易感性的不同。

（一）关联研究（association）的概念

特定的等位基因或基因型（即遗传多态性标记）非偶然的在某一疾病患者群中高频出现，与该疾病之间存在连锁不平衡，则被认为与这一疾病的发生相关联；若这些等位基因或基因型的频率在对照组中显著高于病例组，则被认为与对这一疾病的抵抗力相关联。通过这种研究等位基因或基因型与疾病发生的相关性来寻找多基因病易感基因位点的方法称之为：多基因病的关联研究。

值得注意的是，由于关联研究不能直接提供有关基因功能的信息，故当特定的等位基因或基因型与某一多基因病相关联时，不代表此等位基因或基因型就是该疾病的致病性变异。此外，由于关联的显著性 P 值并不能提供关于相关等位基因对疾病易感性影响程度的信息，故不能认为 P 值越显著，相关性越强。

（二）关联研究中常用的遗传标记

1. **单核苷酸多态性（single-nucleotide polymorphism，SNPs）及单倍型（haplotype）** 是指在基因组中存在的单个核苷酸多态性，是关联研究中的重要遗传标记。在人群中，超过 1% 的个体带有约一千万个单核苷酸多态性的遗传标记（SNPs），可分为致病性、可能致病性、临床意义未明、可能良性及良性五类。在一条染色体上相邻的 SNPs 倾向于以一个整体遗传给后代,这种相关联的 SNPs 所形成的结构称之为:单倍型(haplotype)。因此,可以通过 SNPs 的等位基因或单倍型与疾病发生的相关性来确定常见疾病的易感基因及其位点。在关联研究中,为达到事半功倍的效果,也常用到标签单核苷酸多态性(haplotype Tag.SNPs)。它能够代表所在单倍型的遗传信息、是有效进行疾病相关分析所必需的 SNPs。

2. 拷贝数目变异(copy number variants, CNVs)　是指基因组中存在的大于 50bp 的拷贝数目的变异。其数目的变异可以从 0 至更多的拷贝,可分为致病性、可能致病性、临床意义未明、可能良性及良性 CNV 五类,也是关联研究中的重要遗传标记。

3. 单倍型板块(haplotype block)　如果一个染色体区段在历史上从未发生过重组,并且只存在几个单倍型,我们就称这一区域为:单倍型板块。它所包含的 SNPs 位点,相互之间是高度相关联的,反映了始祖的基因结构,呈现连锁不平衡特点,是全基因组关联研究的重要遗传标记。

(三)连锁不平衡

连锁不平衡(linkage disequilibrium, LD)也称之为等位基因关联(allelic association)。

1. LD 的概念　在群体中,不同基因座上的两个或两个以上等位基因由于非随机组合同时出现在同一单倍型上的实际频率与预期频率之间存在差异的现象称之为:连锁不平衡,是关联研究的重要工具。

2. LD 程度的度量值　LD 的程度可用连锁不平衡系数 D 来度量,但为克服其对等位因频率的依赖,实践中常用的是标准化的连锁不平衡系数 D′ 和等位基因频率相关系数的平方 r^2。

假设:在基因座 1 上有一对等位基因 A 和 a;在基因座 2 上有一对等位基因 B 和 b。

在基因座 1 上的等位基因 A 的频率为:pA;

在基因座 2 上的等位基因 B 的频率为:pB;

在基因座 1 及基因座 2 上所形成的单倍型 A-B 的频率为:pAB 假设 A 和 B 相互独立遗传,形成单倍型 A-B,则在后代群体中由 A 和 B 组成的单倍型的理论预测值为 pA*pB,而在群体中实际观察到的该单倍型出现的概率为 pAB。如果这两对等位基因是随机组合的,则 pAB=pA*pB;若这两对等位基因是非随机组合的,则 pAB≠pA*pB。这种连锁不平衡的程度可通过下述公式来计算。

(1)连锁不平衡系数 D=pAB–pA*pB 其范围为:–0.25 至 +0.25 如果 D 值显著偏离 0,则说明存在 LD。在给定的人群中,当连锁平衡时,连锁不平衡系数的理论预测值为:E〔D〕=0

(2)标准化的连锁不平衡系数 D′:由于 D 依赖于等位基因频率,所以它不利于 LD 程度的比较。标准化的连锁不平衡系数 D′ 能够避免这种对等位基因频率的依赖。因此,实践中常用 D′ 表示连锁不平衡的程度。

D′=D/Dmax 其范围为:0 至 +1(–1 至 +1)。当 D′=1,表示连锁完全不平衡,没有重组;当 D′=0,表示连锁完全平衡,随机重组;

(3)实践中也常用等位基因频率相关系数 r 的平方来度量 LD:

$$r^2=D^2/〔pA\ pB(1–pA)(1–pB)〕$$

r^2 的取值范围为:0 至 +1。当 r^2=1,表示连锁完全不平衡,没有重组;当 r^2=0,表示连锁完全平衡,随机重组。r^2 能更客观反映不同基因座上基因间的连锁不平衡关系。

(4)在给定的人群中,从 t–1 至 t 代的连锁不平衡系数 D 的理论预期值为:

$$D〔t〕=(1–c)D〔t–1〕$$

式中的 c 为重组率

连锁不平衡应用的意义:①通过遗传多态性标记与特定等位基因之间的连锁不平衡关系可找到与致病基因位点距离足够近而表现出与疾病相关联的位点,从而有助于发现和定位新基因或有助于多基因病易感基因的精细定位。例如:首次利用 LD 将肝内胆汁淤积症相关的单倍型定位在 18q21-q22。②由于 LD 是长期自然选择的结果,故我们可通过延长的连锁不平衡(extended linkage disequilibrium）来研究既往的自然选择及其位点,探讨物种的进化。③应用 LD 有利于研究种群生存的适应性变化,赋能物种应对复杂多变的环境条件及各种病原体的侵袭。④通过观察连锁不平衡板块,了解相应的基因区域是否发生过重组;通过标准化的连锁不平衡系数 D′ 了解相应基因区域的重组情况;通过等位基因频率相关系数 r 的平方了解相应基因区域重组和突变的情况。⑤通过 LD 研究建立者效应。⑥通过核心单倍型上 SNPs 之间的 LD 了解基因组时钟,研究人类的历史和迁徙。⑦通过 LD 研究生物的保守性,预估群体的大小。(参看第八章群体遗传学)

(四)关联研究的方法

1. 全基因组关联研究(genome-wide association study,GWAS) GWAS 主要是以群体为基础的全基因组关联分析,其次是以家系为基础的全基因组关联分析。该方法通过基因微阵列或二代测序技术分析大样本病例组与正常对照组(case-control)中成千上万的遗传标记(SNPs、CNVs 及单倍型板块)以检测多基因病的易感基因或致病基因与一种(或几种)遗传标记之间是否存在连锁不平衡。SNP 本身可能导致疾病,或者它可能与附近的突变等位基因形成连锁不平衡的单倍型板块与疾病的发生相关联。此外,当一个到几百万个 SNPs 被分型时,每个 SNP 与下一个 SNP 平均只有 1 到 3kb 的距离,这使得 SNP 很有可能位于一个致病性基因或调节元件的附近,有助于找到多基因病致病性基因或易感基因。此外,GWAS 不需要假设(非参数依赖型研究),其结果还可发现在疾病发生过程中起作用的新生物学途径,缩小遗传因素及非遗传因素在多基因病病理研究之间的代沟,阐明易感基因在人类健康及疾病发生中的作用,进一步在临床医学中转化应用。现在 GWAS 数据经常与其他类型的全基因组数据相结合,如 RNA sequencing(RNAseq.),以测试疾病相关变异是否也与特定组织中 mRNA 表达水平的改变相关。这种与 mRNA 表达变化相关的 DNA 变异称为表达数量性状位点(expression quantitative trait loci,简称 eQTLs)。例如:与人类身高相关的一些 DNA 变异也与影响成纤维细胞生长因子信号转导的基因 mRNA 表达水平的变化有关,这增加了它们在影响身高方面的生物学作用的可信度。通过 GWAS 已经成功地完成对年龄相关黄斑变性(pyloric stenosis)、精神分裂症、糖尿病、先天性心脏病(congenital heart disease)、阿尔茨海默病等多基因病易感基因的定位。2021 年中国学者通过两步 GWAS 方法对 3 913 中国阿尔茨海默病病例和 7 593 正常对照进行研究,建立和验证了基于全基因组关联研究的阿尔茨海默病发病风险的预测模型,这些模型的临床应用将有利于预测易感基因携带者的发病风险,特别是有利于对疾病的早期预防。至 2021 年 9 月 23 日,已有 5 343 篇关于 GWAS 的论文发表。已报道超过 55 000 SNVs 位点与近 5 000 种疾病或性状相关。无疑这些研究成果将为多基因病的防治奠定了基础,但是对 GWAS 结果的解释尚需谨慎,因为许多潜在的危险因素可以产生与疾病虚假的关联,容易造成错误的判断。GWAS 面临的一个巨大挑战是群体分层(population stratification)。群体分层是指群体的亚群中由于祖先不同而造成的等位基因频率不同的现象,这是不同种族混合的结果。GWAS 的信号可受群体分层的干扰而得出错误的结论。例如,巴西人群是由美洲印第安人、欧洲人和非洲人组成的混合群体,其亚群中由于祖先不同而造成 1 型糖尿病(type 1 diabetes mellitus,T1DM)易感等位基因频率的不同。若在欧洲籍的亚群中某个 SNP 的频率显著高于非洲籍的亚群,而在病例组中欧洲籍人群居多,对照组中欧洲籍人群少。这就可能会导致该 SNP 与这一疾病相关的错误结论。因此,在对混合族群的 GWAS 数据进行分析时,需要进行种族结构的校正。例如:经过种族结构的校正,确定了 DRB1*09-DQB1*0202 为巴西人群 1 型糖尿病易感的单倍型。

2. 传递不平衡检验(transmission disequilibrium test,TDT) TDT 是一种以核心家系(三联体家系)为基础的连锁不平衡关联检验方法,用于检测遗传标记和临床特征之间是否存在"可遗传"的关联;用于检测遗传标记和某种多基因病之间是否存在"可遗传"的关联。其优点是克服群体分层对关联信号的干扰、避免混杂因素引起的虚假关联。

在进行传递不平衡检验时,可选择多个受累家庭的核心成员即一个患者及其父母(trio)作为研究对象,在此基础上还可进一步扩展,比如两个或两个以上受累的同胞等。当在多个受累家庭中进行

NOTES

TDT 研究,如果这些三口之家只有一个受累的孩子、父母都是某一 SNP 的杂合子 $W_f w_f$ 及 $W_m w_m$。按照孟德尔的分离律和自由组合律,其后代均有 1/4 的概率遗传到其中的一个等位基因,这是传递平衡。若在多个家庭中,受累的后代从父亲或母亲遗传到了其中某一个等位基因的概率远高于理论预期值,具有显著的统计学意义,说明该等位基因与这种遗传病相关联,这就是最基本的传递不平衡。由于 TDT 是在家庭中进行的,故不受群体分层的影响。TDT 也可用于 GWAS 中,但此时所关注的不是一个位点上的两个等位基因,而是更多的,甚至是成千上万个位点上的多个等位基因。

三、引起多基因病的主要致病基因的确定

当确定了与多基因病相关的基因后,还需要进一步确定其中的致病基因。后续的研究包括:①基因表达的研究:研究相关基因是否在特定的组织中表达、其表达是否参与了疾病的发生、发展;②功能性研究:研究相关基因结构与功能的关系、研究其生物学功能及其在生物学通路中的作用;③动物实验的研究:通过对这一相关基因的敲除、沉默、敲入或定点突变等方法在动物体内进行试验,证明其病理学效应及其机制;④生物信息学研究:通过生物信息学预测、评估相关基因在疾病的发生、发展所起的作用。

第四节　常见的多基因病举例

健康中国是我国的重要国策。多基因病在中国人群中患病率高、危害大,但对易感人群进行预防和早期治疗,能有效地降低发病率。因此,要实现《"健康中国 2030" 规划纲要》的目标,进行多基因病的预防和早期治疗是关键的一环。

一、高血压病

高血压病(hypertension)又称之为原发性高血压,是一种常见的遗传病,我国患病率 27.9%。在没有服用降压药的情况下,当非同日三次诊室标准测量血压,收缩压≥140mmHg、舒张压≥90mmHg,排除继发性高血压后,即可诊断为高血压病。本病患病率高,危害大,致残、致死率高,但药物、运动、精神减压及健康的生活方式能很好地控制血压,减少危及生命的并发症发生。目前我国高血压病患者的知晓率、治疗率和控制率分别达 51.6%、45.8% 和 16.8%。血压在群体中表现为正态分布的数量性状。经过双生子研究及家系分析发现高血压病的遗传度为 50%~60%。大量的证据也表明遗传因素在高血压病的发生过程中起重要作用,父母早期高血压病的发生与后代的发病强烈相关。此外,环境因素及生活方式在本病的发生、发展过程中也起到重要作用。例如,心理压力、昼夜模式、污染、噪声、药物、睡眠、酒精摄入、钠及钾的摄入量、运动及热量的摄入等因素对高血压病的发生起重要作用。机体对环境的适应性及机械等对血压的调节也起到重要作用。

现有的数据表明,引起血压异常的致病基因有 30 多个,其中一些罕见的变异已定位在已知的致病基因,引起单基因遗传的高血压综合征和高血压病。例如,根据 GWAS 的信号定位于编码尿调素的基因,通过钠稳态的调节影响血压。再例如,通过内皮素中介引起高血压。单基因遗传的高血压综合征主要涉及肾素-血管紧张素-醛固酮系统和肾上腺糖皮质激素代谢通路,少部分涉及交感-副交感神经-内分泌肿瘤。通过 GWAS 发现超过 1 477 个与高血压病的表型相关联的常见 SNPs,它们具有以下特点:①这些 SNPs 多数位于非编码区(仅 10% 位于编码区),主要起到基因表达调控的作用,与高血压病的发生相关联,但它们本身并非致病的等位基因。因此,研究全基因组 SNPs 的重要性不在于其是否致病,而是在于它们与功能性基因变异的位置相关性及与表达调控的相关性,据此可找到功能性基因变异及致病性变异。②绝大多数 SNPs 对血压的影响是微效的,符合多基因遗传的特点。其中每一种 SNP 对收缩压的影响约为 1mmHg,对舒张压的影响约为 0.5mmHg。③在引起高血压病 30%~50% 的遗传度中,这些 SNPs 仅能解释大约 27%。其可能的原因是 GWAS SNPs 微阵列的探针

包含了连锁不平衡的常见标签 SNPs,丢失了罕见变异和位于低连锁不平衡区域的 SNPs,故其遗传学效应远低于全基因组 SNPs 的遗传学效应。④全球大规模合作进行多民族人群全基因组的测序,如精准医学的 Trans-Omics 计划,填补人类基因组知识空白以及高血压和心血管疾病的其他组学的疾病标记,加速实施精准医疗。目前对高血压病的研究还存在不足:①目前关于高血压病的 GWAS 数据主要来源于欧洲人群,有一定的局限性;②目前整合所有已确认的有临床意义的基因变异转化为个体遗传风险评分的预测体系还没有建立;③在英国生物样本库中混有一些非欧洲血统参与者的样本等原因都有可能导致对个人患多基因病风险的错误估计。

由于个体的基因组成从出生时就基本稳定,因此遗传信息在高血压病的早期风险预测中起到重要作用。个体原发性高血压的发生受到多个微效遗传变异的影响,有意义的风险预测需要通过计算代表个体全部遗传风险的单一度量来检验多个遗传变异的累加效应。最初,这种遗传风险评分是一种简单的由风险等位基因的数量(通常来自 GWAS 的少数 SNPs)及其效应大小的加权计算得到的数值。在过去的 10 年里,认识到在全基因组关联研究中,不具有显著性差异阈值的 SNP 也可以预测疾病。可应用的 SNPs 从数千增加到数百万不等,产生了一个有用的生物信息学工具,称之为多基因风险评分(polygenic risk score,PRS),可用于评估个体产生某一临床表型的遗传易感性(详见第二节)。结合临床、实验室检验等用于对个体患某种多基因病风险的预测。高血压病的 PRS 作为生物标记应用于个体患高血压病易感性的预测,其重要临床意义在于发现无症状的高血压病易感者,通过优化生活方式、增强运动、改善环境、缓解精神压力等方式进行早期干预,有效地对本病的进行预防,降低高血压病的发病率。此外,PRS 也可预测高血压病并发症的发生风险。根据 GWAS 数据中有统计学意义的 SNPs 计算基因型-表型一致的权重而获得的高血压多基因风险评分与卒中、冠状动脉疾病、心衰及左心室肥厚显著相关,但与肾功能不相关。该结果提示,有效地控制血压能减少卒中、冠状动脉疾病、心衰及左心室肥厚等并发症的发生。同时该结果也提示:尽管已经成功地控制了血压,但由高血压所引起的肾功能损害可能还会继续进展。有意义的多基因风险评分不仅可以有助于预测个体患高血压病的易感性,还可有助于区分多基因病及单基因病。

二、糖尿病

糖尿病(diabetes)是一种患病率高、严重影响人类健康的疾病。2020 年,滕卫平及单忠艳等人对中国 31 个省份的 75 880 名 18 岁以上的中国人的标本分别按照美国糖尿病协会 2018 年的诊断标准及 WHO 的糖尿病诊断标准进行分析,结果显示:若按照前一诊断标准,中国成年人糖尿病的患病率为 128/1 000;若按照 WHO 的诊断标准,中国成年人糖尿病的患病率为 112/1 000。糖尿病的主要危害在于其严重的并发症包括:心脑血管疾病、糖尿病性肾病、糖尿病性视网膜病变、糖尿病性周围神经病变等。多数糖尿病是多基因病,其发生涉及遗传易感性、环境因素及诱发事件。因此,对糖尿病易感的个体进行生活方式的干预、避免诱因等能有效地预防疾病的发生。2019 年 WHO 将糖尿病分为六个亚型。

(一)1型糖尿病

1 型糖尿病(type 1 diabetes mellitus,T1DM)在我国的发病率为 2/10 万~5/10 万。患者多在幼童期和青春期发病,也可发生在任何年龄阶段。5 岁以下儿童的发病率年平均增速 5%~34%,约占我国儿童期各型糖尿病总数的 90%,是严重影响人类健康的疾病。大部分的 1 型糖尿病是一种器官特异性的自身免疫性疾病。患者产生的自身抗体不可逆性地破坏了胰岛 B 细胞,从而使胰岛素的分泌绝对减少,所以患者需要依赖补充外源性的胰岛素维持生命。诱发疾病发生的原因被认为可能是发育早期的饮食、病毒感染或药物中的成分等。

根据双生子法的研究,MZ 双胞胎的 T1DM 一致性为 33%~50%,远远超过 DZ 双胞胎的 1%~14%。患病先证者的兄弟姐妹罹患 T1DM 的终生风险约为 7%。这些强有力的证据表明遗传因素在 T1DM 的发生过程中起到了重要的作用。对 1 型糖尿病易感基因的鉴定有助于对该病的发病风险、治疗、预

NOTES

后评估及预防有着重要意义。现有的全基因组关联研究已报道了超过 60 个人类基因组中的位点与其易感性相关(表 7-6),其中组织相容性抗原的多态性是主要的位点。

表 7-6　人类基因组中的位点与 1 型糖尿病易感性相关的基因

易感位点	参考文献
HLA-DRB1,INS,CTLA4,PTPN22,IL2RA,IFIH1,PPARG,KCNJ11,TCF7L2	the Wellcome Trust Case Control Consortium. Nature. 2007;447:661-678
PHTF1-PTPN22,ERBB3,CLEC16A,C12orf30	Todd JA et al. Nat Genet. 2007;39:857-864
HLA-DRB1,HLA-DQA2,CLEC16A,INS,PTPN22	Hakonarson H et al. Nature. 2007;448:591-594
SUOX-IKZF4	Hakonarson H et al.Diabetes.2008;57:1143-1146
INS,IFIH1,CLEC16A,UBASH3A	Concannon P et al.Diabetes.2008;57:2858-2861
PTPN22,CTLA4,HLA,IL2RA,ERRB3,C12orf30,CLEC16A,PTPN2	Cooper JD et al.Nat Genet.2008;40:1399-1401
EDG7BACH2,GLIS3,UBASH3A,RASGRP1	Grant SF et al.Diabetes.2009;58:290-295
MHC,PTPN22,INS,C10orf59,SH2B3,ERBB3,CLEC16A,CTLA4,PTPN2,IL2RA,IL27,C6orf173,IL2,ORMDL2,GLIS3,CD69,IL10,IFIH1,UBA-SH3A,COBL,BACH2,CTSH,PRKCQ,C1QTNF6,PGM1	Barrett JC et al.Nat Genet.2009;41:703-707
DLK1,TYK2	Wallace C et al.Nat Genet.2010;42:68-71
LMO7,EFR3B,6q27,TNFRSF11B,LOC100128081,FOSL2	Bradfield JP et al. PLoS Genet.2011;7:e1002293

此外,现已证实对于 1 型糖尿病的易感性或使携带者抵抗本病的基因有常见遗传变异也有罕见遗传变异。它们的表型效应有主效的,如 HLA- DR 和 HLA-DQ 位点,它们是与 1 型糖尿病关联最显著的基因位点;也有微效的,如白介素基因。使携带者抵抗发生 1 型糖尿病的基因有:①HLA-DQ 位点第 57 位氨基酸,如果是天门冬氨酸则有抵抗 1 型糖尿病的效果,而其他氨基酸则使携带者对 1 型糖尿病易感;②11p15 中的可变串联重复序列(INS VNTR)较长的串联重复序列有抵抗 1 型糖尿病的作用。使携带者对 1 型糖尿病易感的免疫基因有:①白介素及其受体的基因:IL-19、IL-20、IL-27、IL-10、IL-2RA;②干扰素系统基因:IFIH1 基因。值得注意的是:HLA 基因与 1 型糖尿病的易感性表现出种族异质性。在高加索人群中 HLA-DR3(DRB1*03:01-DQB1*02:01)和 DR4(DRB1*04:01-DQB1*03:02)单倍型与 1 型糖尿病的易感性呈正相关;而在日本和大多数的东亚人群中,HLA-DR4(DRB1*04:05-DQB1*04:01)和 DR9(DRB1*09:01-DQB1*03:03)单倍型与 1 型糖尿病的易感性相关。

2019 年,WHO 在 1 型糖尿病的亚型中增加了"暴发性 1 型糖尿病"。该型糖尿病的患者主要见于亚洲东部的成人,儿童也偶有报道。该病发病突然,高血糖的持续时间通常少于 1 周,几乎没有 C 肽分泌及糖尿病性酮症酸中毒,胰岛相关自身抗体多为阴性,血清胰酶升高。发病前常出现流感样症状和胃肠道症状。首次"暴发性 1 型糖尿病"的 GWAS 在日本人群中进行,在 HLA 区域发现多个与该病强烈关联的 SNPs,其中相关性最强的 SNP 是 rs9268853。与 1 型糖尿病相关联的 HLA 的等位基因和单倍型对"暴发性 1 型糖尿病"的易感性及保护性与"急性发作型 1 型糖尿病"及"慢性进展性 1 型糖尿病"不同。例如:HLA-DRB1*15:01-DQB1*06:02 是一种对"急性发作型 1 型糖尿病"具有保护作用的单倍型,但不能预防"暴发性 1 型糖尿病"的发生。而另一种对"急性 1 型糖尿病"易感的单倍型 HLA-DRB1*08:02-DQB1*03:02,并不引起个体"暴发性 1 型糖尿病"易感性的增加。位于HLA 区域以外的 SNPs 也表现出与"暴发性 1 型糖尿病"有一定程度的关联。特别是位于 12q13.13 CSAD/lnc-ITGB7-1 区域中的 SNP rs11170445 与该病关联。精细定位揭示:位于 CSAD/lnc-ITGB7-1 区域的 rs3782151 具有最低的 P 值。CSAD/lnc-ITGB7-1 与"暴发性 1 型糖尿病"强烈相关联,但与经典型的自身免疫性 1 型糖尿病无关。

（二）2 型糖尿病

2 型糖尿病（type 2 diabetes mellitus，T2DM）是由于对胰岛素的无效利用、胰岛素分泌紊乱、胰岛素抵抗、葡萄糖的运输和葡萄糖的稳态异常等原因导致胰岛素相对缺乏所引起。2 型糖尿病是最常见的糖尿病类型，对本病的预防、早期诊断、治疗、降低并发症的发生尤为重要。2 型糖尿病是一种遗传与环境相互作用引起的慢性疾病。根据双生子法的研究，MZ 双胞胎的 T2DM 一致性约为 69%~90%，远远超过 DZ 双胞胎的 24%~40%。在一些小规模的孤立或特殊的人群中曾发现了一些与之相关的易感基因。例如，过氧化物酶体增殖物激活受体 PPARG 基因是第一个被发现与 T2DM 相关的候选基因。这个核受体基因与脂肪形成、葡萄糖稳态和脂质代谢的调控有关。在 PPARG 基因中，相对常见的变异（Pro12Ala）与低体重指数相关，并可改善中老年人的胰岛素敏感性。HHEX、SLC30A8 以及 TCF7L2 是首先通过 GWAS 发现的与 2 型糖尿病相关的易感基因。现通过大规模的遗传学研究（包括连锁分析、GWAS 和荟萃分析），已经确定了 400 多个不同的基因组区域（遗传信号）对 2 型糖尿病产生影响。其中大多数是常见的、存在于不同种族和人群中的共享遗传信号。这些遗传信号多数位于内含子及内含子-外显子连接处的调控序列或非编码序列。推测它们可能是通过干扰基因的表达，而不是改变蛋白质的功能来影响疾病的产生。在中国人群中发现的部分与 2 型糖尿病相关的易感基因有：RASGRP1、SRR、HNF1B、PTPRD 及 GRK5 等。这些结果促进了对个体 2 型糖尿病易感性的评估。与 1 型糖尿病不同，现知的与 2 型糖尿病相关的遗传信号很多，但却少有较强表型效应的基因，多数遗传信号对 2 型糖尿病表现出微效的易感性，呈现出微效多基因遗传的特点，这是自然选择的结果。1 型和 2 型糖尿病的易感基因间基本没有重复，提示这两型糖尿病为病因、发病机制不同的疾病。

除遗传因素外，饮食、运动、作息、情绪、不良嗜好和肠道菌群失调等环境因素与 2 型糖尿病的发病紧密相关。因此，改善环境、保持良好的生活方式，是保护易感人群，降低 T2DM 发病率的有效措施。

（三）混合型糖尿病

混合型糖尿病见于成人隐匿性自身免疫性糖尿病及酮症倾向性 2 型糖尿病。

1. 成人隐匿性自身免疫性糖尿病　该型常见 35 岁以上成人发病。谷氨酸脱羧酶（GAD）抗体阳性，诊断后半年至 1 年不需要胰岛素治疗。

2. 酮症倾向性 2 型糖尿病　发病初期，患病可出现严重的胰岛素缺乏和糖尿病酮症酸中毒症状，但缓解后不需要胰岛素治疗。90% 的患者在 10 年内再次发作糖尿病酮症酸中毒。

（四）其他特殊类型糖尿病

该类糖尿病包括了单基因糖尿病、胰腺外分泌疾病糖尿病、其他内分泌疾病引起的糖尿病、药物、化学或感染因素诱发的糖尿病、罕见免疫介导的特殊类型糖尿病、与糖尿病相关的其他遗传病等。在此，仅介绍单基因糖尿病及与糖尿病相关的其他遗传综合征：

1. 单基因糖尿病

（1）单基因遗传性 β-细胞功能缺陷：由线粒体 c.mtDNA3243 突变引起母系遗传的糖尿病伴听力障碍；由 GCK、HNF1A、HNF4A、ABCC8 等基因致病性变异引起的青少年起病的成人型糖尿病；由 KCNJ11 基因变异引起的新生儿糖尿病、新生儿糖尿病伴精神发育迟缓和癫痫；由 HNF1B 基因变异引起的肾囊肿伴糖尿病；由 6q24 低甲基化引起的暂时性新生儿糖尿病；由 INS 基因变异引起的永久性新生儿糖尿病；由 EIF2AK3 基因变异引起的 Wolcott-Rallison 综合征；由 WFS1 基因变异引起的 Wolfram 综合征；由 FOXP3 基因变异引起的 IPEX 综合征。

（2）单基因遗传性胰岛素作用缺陷：由 INSR 基因变异引起的 A 型胰岛素抵抗、矮妖精貌综合征（Donohue syndrome）及 Rabson-Mendenhall 综合征；由 PPARG 基因变异引起的家族性部分性脂肪营养不良；由 AGPAT2 基因变异引起的先天性全身性脂肪营养不良；由 BSCL2 基因变异引起的先天性全身性脂肪营养不良；由 LMNA 基因变异引起的家族性部分性脂肪营养不良。

2. 与糖尿病相关的其他遗传病   唐氏综合征、47,XXY 克氏综合征、45,X 特纳综合征、遗传性共济失调、亨廷顿舞蹈病、肌强直性营养不良、劳莫比综合征、卟啉病、普拉德-威利综合征等。

（五）未分类型糖尿病

当无法明确糖尿病分型时,特别是在糖尿病初诊时可暂时使用。

（六）妊娠期首诊的高血糖

包括妊娠期的 T1DM 或 2 型糖尿病及妊娠糖尿病。

Summary

Multifactorial disorders are caused by the additive effects of many genes; but none of the gene is of overwhelming because the diseases are involved in the interaction of genetic and environmental factors presenting non Mendelian inheritance pattern.

With quantitative traits, the multifactorial disorders show a normal distribution in the general populations unlike qualitative (binary) Mendelian disorders. Based on the liability/threshold model for multifactorial inheritance, the liability, which is the component of population's genetics and environment contributing to the complex disorders, is normally distributed. The affected individuals show their liability exceeding a threshold superimposed on the liability curve. Heritability is a measure of the genetic proportion of the total variance attributing to a trait or disease, other than environmental factors. The recurrence risk for a multifactorial disorder can be determined by the coefficient of affinity to the index case, the disease severity, and the number of affected close relatives. Besides, if there is a higher incidence in one particular sex, then relatives of an affected individual of the less frequently affected sex will be at higher risk than relatives of an affected individual of the more frequently affected sex due to the Carter effect.

A great progress has been made in recent years by genome-wide association studies to unclose new biological pathways involved in disease pathogenesis, which will lead to future diagnostic, therapeutic and prophylactic advances.

（蒋玮莹）

思考题

1. 根据你所掌握的知识,举个例子谈谈如何进行多基因病的预防。
2. 在遗传咨询时,如何评估多基因病一级亲属的再发风险?
3. 试述 GWAS 在多基因病关联研究中的贡献及其局限性。

第八章
群 体 遗 传

要点

1. 等位基因频率、基因型频率的概念。

2. Hardy-Weinberg 遗传平衡定律给出了等位基因频率和基因型频率的关系,群体的等位基因频率和基因型频率在世代间保持基本不变是维持群体表型相对恒定的遗传学基础。

3. 影响遗传平衡的因素主要有非随机婚配、突变、选择、遗传漂变和迁移等。

4. 近亲婚配的危害主要表现在增加隐性纯合子的频率。

由不同基因型的个体构成一个群体,群体(population)是属于一个物种、生活在同一地区并且能相互杂交的个体群。群体是物种的基本结构单位。该群体能进行有性生殖的所有个体所拥有的等位基因构成基因库(gene pool)。基因库即一个群体中所包含的全部遗传信息,含有特定位点的全部等位基因。

群体遗传学(population genetics)是研究群体的遗传变异分布、等位基因频率和基因型频率在人群中的维持、变化及其规律的科学。群体的遗传变异的产生、变化、维持不仅与遗传因素有关,还体现了环境、社会因素与遗传因素的交互作用。表型的维持和变化贯穿了生物进化的全过程,群体既要保持性状的相对稳定,又通过自然选择、迁移、基因流动等产生变异。遗传病在人群中的变化规律、在不同人群中的差异也是群体遗传学研究的范畴。群体遗传学有很多分支,如进化遗传学、分子人类学等。

群体遗传学应用于医学,是要探讨遗传病或复杂性状在人群中的遗传方式、致病基因频率及其变化的规律、开发相应的遗传统计方法,这部分的工作又被称为遗传流行病学(genetic epidemiology)。

第一节　群体的遗传平衡

一、Hardy-Weinberg 平衡定律

在以前的章节中,我们学习了单基因遗传病的遗传方式。按照孟德尔遗传规律,某一性状由一对等位基因(allele)决定,分别记作 A 和 a,等位基因在人群中的分布频率,称为等位基因频率(allele frequency)。而这一对等位基因有三种可能的基因型(genotype)排列,分别为 AA、Aa 和 aa。对于人群中的任一个体,其基因型只能为 AA、Aa 或 aa 之一。基因型在人群中分布的频率,称为基因型频率(genotype frequency)。等位基因频率和基因型频率都是针对群体的概念,对于个体来说,某一特定基因位点只能有一种基因型和一对等位基因。

对于常染色体显性遗传来说,纯合子 AA 和杂合子 Aa 显现相同的表型,而对隐性遗传来说,纯合子 AA 与杂合子 Aa 及纯合子 aa 呈现不同的表型。由于基因型无法直接观察,以前多用表型的频率来推测基因型频率,但这需要满足两个条件,一是单基因遗传,二是不同的基因型与表型一一对应。有些性状虽然符合单基因遗传方式,但表型与基因型并不一一对应,如 ABO 血型,每种血型对应几十甚至上百种基因型。随着 DNA 测序和基因分型方法的快速发展,基因型的获取已经不再困难。

例如，在一个 747 人的人群中，某个单核苷酸多态性位点 AA 基因型的频率（设为 D）是 31.2%，AG 基因型的频率（设为 H）是 51.5%，GG 基因型（设为 R）占 17.3%。则等位基因"A"的频率（设为 p）为（747×0.312×2+747×0.515）/747×2=0.569 5，等位基因"G"的频率（设为 q）为（747×0.173×2+747×0.515）/747×2=0.430 5，即等位基因频率 p、q 与基因型频率 D、H、R 的关系为：$p=D+1/2H,q=R+1/2H$。

对于一个群体，一个单基因遗传的性状，其表型由基因型频率决定。这样就带来一个问题：一个群体，其表型频率会怎样变化？等位基因频率和基因型频率的关系是怎样的？

群体遗传学的基础理论之一是 Hardy-Weinberg 平衡定律。该定律解释了等位基因频率与基因型频率的关系，在一定条件下，群体的等位基因频率和基因型频率在向子代传递的过程中保持不变。

20 世纪初叶，孟德尔遗传规律被重新发现和广泛传播，当时一些问题困扰着遗传学家们：显性等位基因（A）在向子代传递的过程中是否会逐渐替代隐性等位基因（a）？如短指畸形是显性遗传，是否短指这种显性性状会逐渐增多？等位基因频率和基因型频率的关系是怎样的？群体等位基因频率和基因型频率是否随世代而改变？英国数学家 Godfrey Hardy 和德国医生 Wilhelm Weinberg 分别在 1908 年和 1909 年独立解决了这个问题。

一对等位基因 A 和 a，等位基因频率分别为 p 和 q，$p+q=1$，则群体的基因型频率为 $(p+q)$ 的二项式展开，即 $(p+q)^2=p^2+2pq+q^2=1$，其中 p^2、$2pq$ 和 q^2 分别为基因型 AA、Aa 和 aa 的频率。这称为 Hardy-Weinberg 平衡或 Hardy-Weinberg 定律。

表 8-1 给出了随机配对条件下子代基因型的分布，即 $AA:Aa:aa=p^2:2pq:q^2$。

表 8-1　亲代等位基因频率和子代基因型频率

卵子	精子	
	$A(p)$	$a(q)$
$A(p)$	$AA(p^2)$	$Aa(pq)$
$a(q)$	$Aa(pq)$	$Aa(q^2)$

从表 8-2 和表 8-3 可以看出，当 3 种不同基因型（AA、Aa 和 aa）个体间允分进行随机交配，则下一代基因型频率跟亲代完全一样，不会发生改变。在一个完全随机交配的群体内，若没有其他因素（如突变、选择、迁移等），则等位基因频率和基因型频率可保持一定，各代不变。

表 8-2　第一代随机婚配类型频率

婚配类型	频率	AA	Aa	aa
$AA×AA$	p^4	p^4		
$AA×Aa$	$4p^3q$	$2p^3q$	$2p^3q$	
$AA×aa$	$2p^2q^2$		$2p^2q^2$	
$Aa×Aa$	$4p^2q^2$	p^2q^2	$2p^2q^2$	p^2q^2
$Aa×aa$	$4pq^3$		$2pq^3$	$2pq^3$
$aa×aa$	q^4			q^4

表 8-3　第二代基因型频率分布

基因型及其频率	$AA(p^2)$	$Aa(2pq)$	$aa(q^2)$
$AA(p^2)$	$AA×AA(p^4)$	$AA×Aa(2p^3q)$	$AA×aa(p^2q^2)$
$Aa(2pq)$	$Aa×AA(2p^3q)$	$Aa×Aa(4p^2q^2)$	$Aa×aa(2pq^3)$
$aa(q^2)$	$aa×AA(p^2q^2)$	$aa×Aa(2pq^3)$	$aa×aa(q^4)$

注：括号内为频率。

$$AA=p^4+2p^3q+p^2q^2=p^2\left(p^2+2pq+q^2\right)=p^2\left(p+q\right)^2=p^2$$
$$Aa=2p^3q+2p^2q^2+2p^2q^2+2pq^3=2pq\left(p^2+2pq+q^2\right)=2pq\left(p+q\right)^2=2pq$$
$$aa=p^2q^2+2pq^3+q^4=q^2\left(p^2+2pq+q^2\right)=q^2\left(p+q\right)^2=q^2$$

Hardy-Weinberg 平衡的成立有以下几个条件:①无限大的群体;②群体内的个体随机交配;③没有自然或人工选择;④没有突变;⑤群体没有大规模个体迁移,即没有来自其他群体的基因交流。可以说,没有完全满足 Hardy-Weinberg 平衡成立条件的群体,但一个足够大的群体在一定时间内应该近似地被看成遗传平衡群体。一方面,群体的基因频率和基因型频率保持基本不变,是维持群体表型相对恒定的遗传学基础。另一方面,突变、选择、迁移等对群体的遗传平衡产生影响,对生物的进化、多样性、遗传病的产生和在人群中的变化都有重要意义。

对于复等位基因,也就是多于两个等位基因的位点,Hardy-Weinberg 平衡依然成立。任何纯合子的频率等于等位基因频率的平方,而杂合子频率等于2×等位基因频率之乘积。如三个等位基因(p、q 和 r)的位点,$\left(p+q+r\right)^2=p^2+q^2+r^2+2pq+2pr+2qr=1$。

X 连锁是一个特例(因为男性只有一条 X 染色体),男性的基因型频率等于等位基因频率,而女性的基因型和等位基因频率与常染色体等位基因相同。

二、Hardy-Weinberg 定律的应用

(一) 遗传平衡群体的判定

针对群体的某一特定位点,我们能从基因型频率来判断该群体是否在该位点达到遗传平衡。首先,可以通过基因型频率($p^2:2pq:q^2$)的观察值(O)计算出等位基因频率(p 和 q);再由等位基因频率(p 和 q)按照 $p^2:2pq:q^2$ 计算基因型频率的期望值(E);再进行卡方检验(chi-square test):

$$\chi^2=\sum\frac{\left(O-E\right)^2}{E}　　　　　　　　　（式 8-1）$$

其中,O 和 E 分别为基因型频率的观察值和期望值。

例如,在一个 730 人的群体,对一个 A/G 单核苷酸多态性进行基因分型,得到 AA、AG 和 GG 基因型分别为 22、216 和 492 例。则观察到的基因型频率分别为 22/730=0.03、0.296 和 0.674。由此可计算等位基因频率 p=0.03+1/2×0.296=0.178,q=1/2×0.296+0.674=0.822。则基因型的期望频率 p^2=0.032,$2pq$=0.293,q^2=0.676。

AA、AG、GG 的期望值(E)分别为:0.032×730=23.36、213.89 和 493.48。

代入式 8-1,得到 χ^2=(22−23.36)^2/23.36+(216−213.89)^2/213.89+(492−493.48)^2/493.48=0.104

以自由度 n=1,得出 P=0.747,此群体的等位基因频率和基因型频率分布符合 Hardy-Weinberg 平衡。

一般来说,在一个大群体人类基因组的任何位点都应该达到 Hardy-Weinberg 平衡,则该位点的基因分型很可能存在错误。

虽然从理论上说,人类基因组任何位点都应该符合 Hardy-Weinberg 平衡,但有些位点存在强烈的自然选择(如镰状细胞贫血),或者小群体对大群体的等位基因频率有影响(如 ABO 血型),某些个别位点存在不符合 Hardy-Weinberg 平衡的现象。这些情况我们将在第二节中详述。

(二) 等位基因频率和基因型频率的计算

对于单基因遗传病,当已知一个性状在某群体中的频率,根据 Hardy-Weinberg 平衡等位基因频率和基因型频率的关系,就可以确定等位基因频率和杂合子频率。

例如:某常染色体隐性遗传病在某群体的发病率为 1/10 000,那么该群体的致病基因携带者的频率是多少?

由 q^2=10^{-4},因此,q=1/100;p=1−1/100=99/100;

致病基因携带者频率:$2pq$=2×99/100×1/100≈1/50

上述疾病患儿的双亲是肯定携带者,若他们离异后与群体中任意个体再婚,假设新配偶的家族中无相同疾病的家族史,再生出患儿的风险为:(肯定携带者的风险)×(新配偶为携带者的风险)×$1/4=1×1/50×1/4=1/200$。

例如:常染色体隐性遗传病囊性纤维化在欧洲白种人的发病率约为1/2 000,预测白种人中囊性纤维化突变基因携带者频率是多少?

$q^2=1/2\ 000$,则 $q≈0.022,p=1-0.022=0.978$;

致病基因的携带者频率:$2pq=2×0.978×0.022=0.043$。

白种人中约有 4% 为囊性纤维化致病基因携带者,这些携带者的生存和婚配是囊性纤维化致病基因传递下去的重要原因,该数据对囊性纤维化家族的遗传咨询十分重要。

对于罕见的隐性遗传病($q^2≤0.000\ 1$),p 近似于 1,故杂合子频率($2pq$)约为 $2q$,也就是说杂合子频率是致病基因频率(q)的 2 倍;因此,群体中致病基因携带者人数($2q$)远远高于患者(q^2)。随着隐性遗传病的发病率下降(q^2),携带者人数和患者人数的比率明显升高,这对于制定隐性遗传病筛查计划有重要意义。

X 连锁基因频率的估计不同于常染色体基因,因为男性为半合子,男性发病率等于致病基因频率 q。对于一种相对罕见的 X 连锁隐性遗传病如血友病 A,其男性发病率为 1/5 000,则该群体致病基因频率 $q=1/5\ 000$,女性携带者频率 $2q=1/2\ 500$,女性发病率为 q^2,因此男性患者远高于女性患者发病率。相反,对于 X 连锁显性遗传病,男性发病率(q)是女性发病率($2q$)的 1/2。

例如:X 连锁隐性遗传病红绿色盲在英国有 1/12 的男性受累。那么女性是携带者的比例是多少? 受累女性的比例是多少?

已知 $q=1/12,p=11/12$;

女性致病基因携带者频率:$2pq=2×1/12×11/12=22/144≈15\%$;

女性患者:$q^2=1/144≈0.7\%$。

第二节 影响遗传平衡的因素

前面提到 Hardy-Weinberg 平衡适用的条件,包括群体无限大、随机婚配、无突变、无选择、无迁移等。而真正的随机婚配和无限大群体并不存在,群体越小,群体的等位基因频率受非随机婚配、选择、迁移等的影响越明显。下面我们将讨论影响群体遗传平衡的因素,其中非随机婚配的影响将在第三节予以介绍。

一、突变和选择

(一)突变和选择导致群体等位基因频率变化

突变是群体发生变异的根源。基因突变对于群体遗传组成的改变有两个重要的作用:首先,突变本身改变了等位基因频率;其次,突变又为选择提供了材料。突变和选择的交互作用,构成了生物进化的遗传学基础。

人类生殖细胞的自发突变率约为 $(1\sim1.5)×10^{-8}$/碱基/代,即在基因组水平每代产生 300 个以上的新突变。

选择主要是通过增加和减少个体的适合度来影响基因平衡。或者说,当一个群体的不同个体的适合度不同时,选择就会发生作用。自然选择(natural selection)和人工选择(artificial selection)都是导致基因频率变化的重要因素,就人而言,导致基因频率变化的主要选择因素是自然选择。

适合度(fitness, f)是指一个个体能够生存并把他的基因传给下一代的能力,用相对生育率来表示。

例如,据调查,108 个软骨发育不全的侏儒,共有小孩 27 人;而他们 457 个正常的同胞,共生育

582个小孩。侏儒的相对生育率为（27/108）/（582/457）=0.196 3，这个相对生育率即代表适合度 f。

选择系数（selection coefficient，s）指在选择作用下适合度降低的程度，用 s 表示。s 反映了某一基因型在群体中不利于存在的程度，因此 $s=1-f$。

（二）选择对不同遗传方式等位基因频率的影响

对于显性有害基因而言，携带显性基因的纯合子和杂合子都面临选择，因此选择对显性基因的作用比较有效，如果没有新的突变产生，显性有害基因较容易从群体中消失。显性遗传病患者多为杂合子，基因频率为 $2pq$，由于正常等位基因频率 q 接近于1，因此杂合子的基因型频率约等于 $2p$。如果该显性遗传病是致死的，选择系数 $s=1$，则被淘汰的有害等位基因将以突变来补偿。对于常染色体显性遗传，一对等位基因其中之一发生突变即可发病，在选择系数 $s=1$ 的情况下，新发的突变率（μ）为发病率（I）的一半，即 $\mu=I/2$。在考虑选择系数 s 的情况下，常染色体显性遗传病的突变率 $\mu=(I \times s)/2$。

如软骨发育不全侏儒症的遗传方式为常染色体显性遗传，该病选择系数 $s=0.8$，如果双亲都有正常表现型，则这个患儿可能是父亲或母亲生殖细胞突变所致。如果该病的群体发病率为万分之一，则基因突变率为（0.000 1×0.8）/ 2=4×10⁻⁵。

然而对常染色体隐性有害基因来说选择则很慢，因为有害基因杂合子携带者不被选择，其频率又高于受累纯合子的频率。当选择系数为 s，有害等位基因频率为 q 的情况下，每代有害基因的降低约为 $sq^2(1-q)$，由于 q 通常很小，隐性致病基因在群体中的消失会非常缓慢。对于常染色体隐性遗传，新发的突变率（μ）为发病率（I）与选择系数 s 的乘积，即常染色体隐性遗传病的突变率 $\mu=I \times s$。

X连锁隐性有害基因有 1/3 分布在男性半合子中，将面临直接选择，如果提高受累男性的适合度，将会明显增加有害基因的频率。对于X连锁隐性遗传病，新发的突变率（μ）为男性发病率（I^m）与选择系数 s 的乘积除以3，即 $\mu=(I^m \times s)/3$。

（三）群体的平衡多态现象和人工选择

选择还可以通过增加适合度而呈正性作用；对于某些常染色体隐性遗传病，杂合子比正常纯合子具有更高的适合度，称之为"杂合子优势"（heterozygote advantage）或"超显性"（overdominance）。例如常染色体隐性遗传病镰状细胞贫血，血红蛋白 β 亚基第6密码子的（GAG→GTG）突变使谷氨酸突变成为缬氨酸，纯合子患者有严重的溶血性贫血和持续恶病质，适合度明显降低；但该疾病的杂合子（突变携带者）并不发生严重的贫血症状。镰状细胞贫血的杂合子频率在撒哈拉以南的非洲和其他疟疾流行地区的频率较高，这种杂合的突变可以使红细胞的携氧量降低到不适合疟原虫繁殖的程度，但不至于对人类造成显著的贫血。由于杂合子对疟原虫的抵抗增强，适合度增加，通过自然选择之后杂合子的频率在疟疾高发区显著增高。

相比自然选择，人工选择对基因频率的影响更为明显。如人类对狗的驯化史至少在1.5万年，近几百年来产生了品种繁多的"纯种狗"，不同品种之间的体型差异巨大。由于人工选择的作用，许多狗的基因突变被人工选择固定下来。在农业和畜牧业生产中，人工育种更为常见。

此外，医疗的进步使一些遗传病的适合度大幅增加，可以显著影响致病基因的频率。在适合度 $f=0$、选择系数 $s=1$ 的情况下，常染色体显性遗传病所有的病例来自新的突变，发病率（I）为突变率（μ）的 2 倍，$I=2\mu$。如果经过治疗患者可以存活并产生后代，在适合度 $f=0.6$ 的条件下，$I=2\mu+2 \times 0.6\mu=3.2\mu$。常染色体隐性遗传和X连锁遗传的情况类似，致病基因频率和发病率均显著增加。

二、遗传漂变

（一）遗传漂变对群体基因频率的影响

小群体或隔离人群中，基因频率的随机波动称为遗传漂变（genetic drift）。由于群体较小，所以等位基因在传递过程中会使有的基因固定下来而传给子代，有的基因则丢失，最终使此基因在群体中消失。遗传漂变的速率取决于群体的大小。群体越小，漂变的速率越快，常常在几代甚至一代后即可出现基因的固定和丢失。

在一个大群体中，如果不产生突变，则根据 Hardy-Weinberg 平衡定律，不同基因型的频率将会维持平衡状态。而在一个小群体中，由于与其他群体相隔离，不能够充分地随机交配，故小群体内的基因不能达到完全自由分离和组合，使基因频率容易产生偏差，但这种偏差不是由于突变、选择等因素引起的。

不同于选择，遗传漂变的方向无法确定，但是范围却可以估计。假设有一个容量为 N 的群体，考虑常染色体的某一基因座位，A 和 a，其基因频率分别为 p 和 q，则下一世代基因频率改变的方差为：$Var_{\Delta_p}=pq/2N$，其中 N 为有效的群体容量，也就是群体中可以进行有性生殖个体的数量。可以看出，群体越大，基因频率随世代改变的可能性越小。

图 8-1 给出了当群体数量分别为 5 000、200 和 20 的情况下初始基因频率变化的情况。当种群个体数量很小的情况下（如 N=20），很多基因被固定（频率 =1）或消失（频率 =0）。由此可见，种群的个体数量对维持该种群的性状是很重要的，许多濒危动物一旦个体数量过低，即使能够继续繁殖，该物种的性状也很难保持。

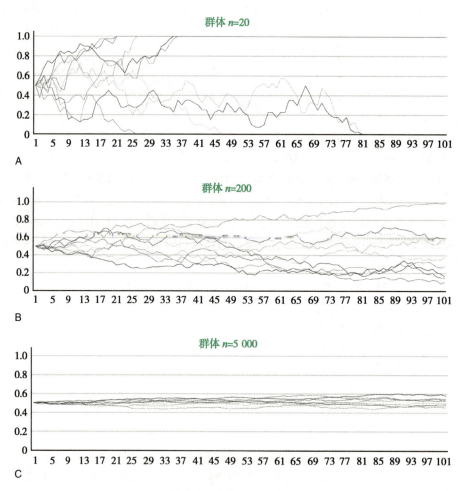

图 8-1　遗传漂变示意图

遗传漂变对小群体的影响尤其显著。群体遗传学意义上的隔离，是指小群体（隔离群）的基础上影响群体的遗传平衡。一个群体由最初的少数几个人逐渐发展起来，则最初的人群对后代存在着显著的影响，称为"建立者（奠基者）效应"（founder effect）。

Tangier 病是一种罕见的常染色体隐性遗传病，以高密度脂蛋白（HDL）显著降低、黄色扁桃体（胆固醇酯沉积）为特征。虽然该病在全世界只有 50 多个患者，但大多集中于位于美国 Chesapeake 海湾的 Tangier 岛上。该岛只有 727 人，多数为 1770 年前后移居于此的早期移民的后裔。由于地理位置的相对隔绝，岛上居民较少与外界通婚，导致 Tangier 病的 *ABCA1* 基因的突变由于遗传漂变的作用，在岛上居民中频率很高。

（二）中性突变与群体多态性

达尔文进化论学说的核心是自然选择，前面我们已经论述过选择对常染色体显性、隐性及 X 连锁等位基因频率的影响。在人群中存在很多的序列变异，其等位基因频率受选择的影响很大，如一些致命的常染色体显性基因突变，会很快被选择，也就是说，这些基因突变面临很大的选择压力。而另外很多的突变其等位基因频率并未受到选择的影响，在群体中以类似遗传漂变的方式随机波动。在进化论创立初期，孟德尔遗传规律并不为人所知，有一个问题一直困扰着遗传学家：突变是否会因选择而产生？还是说已经产生的突变被选择？

1968 年，木村资生提出中性突变理论（neutral mutation theory），其主要内容有两点：①只有很少一部分突变是有害的或有利的，大部分突变是中性的；②大部分遗传变异是由于中性等位基因的遗传漂变引起的。相比中性突变，有害突变面临更大的选择压力，会在群体中逐渐消失，而有利突变在选择的作用下更容易在群体中保留下来。自然选择是一种保存有利突变和消灭有害突变的进化过程，而自然选择对占大多数的中性突变没有作用，群体保留了大部分的遗传变异，这也是群体多态性的物质基础。

三、迁移和基因流

迁移又称移居，迁移的结果使不同人群通婚，彼此渗入外来等位基因，导致基因流动，可改变原来群体的等位基因频率，这种影响也称为迁移压力。迁移压力的增强可使某些基因从一个群体有效地散布到另一个群体，称为基因流（gene flow）。

例如，在对苯硫脲（PTC）的尝味能力缺乏的调查中发现，在欧洲和西亚白种人中，味盲基因频率（t）=0.60。在我国汉族人群中，味盲基因频率（t）=0.30。而在我国宁夏一带聚居的回族人群中，味盲基因频率（t）=0.45。可能的原因是在唐代，欧洲和西亚的人，尤其是波斯人沿丝绸之路到长安进行贸易，以后又在宁夏附近定居，与汉族人婚后形成的基因流所致。

应当指出，影响遗传平衡的因素并不是独立存在的，群体越小，突变、选择、遗传漂变、非随机婚配的影响就越明显。例如，在 Galapagos 群岛几个彼此隔绝的火山岛上形成隔离群，由于群体数量较小，发生的突变经过自然选择和遗传漂变很快被固定下来。例如，因为能获取食物的高度不同，Galapagos 巨龟颈后龟甲的形状在岛间有所不同，类似的情况也体现在不同岛屿之间鸟喙形状的不同。隔离群等位基因频率的变化体现在表型上，显得尤为明显。而影响遗传平衡的因素对规模较大的群体基因频率的影响较小，可以观察到的表型变化相对不明显。

第三节　近亲婚配的危害

一、亲缘系数和近婚系数

Hardy-Weinberg 平衡适用的条件之一为随机婚配，但人类的婚配受地域、文化、社会经济状况等多种因素的影响，很难做到真正的随机婚配。近亲婚配是非随机婚配的一种，在 4 代之内有共同的祖先者均属近亲，他们之间进行婚配称为近亲婚配（consanguineous marriage）。亲属关系的远近可用亲缘系数（coefficient of relationship）表示，是指有亲缘关系的两个人携带相同基因的概率。如父母-子女和同胞兄弟姐妹之间都各有 1/2 的基因相同，他们之间的亲缘系数为 1/2，父母、兄弟姐妹也被称为一级亲属；与祖父母、外祖父母、叔、姑、舅、姨、侄、甥的亲缘系数是 1/4，为二级亲属；表兄妹、堂兄妹之间的亲缘系数为 1/8，为三级亲属。

如果发生近亲结婚,夫妇双方有可能从共同祖先继承到同一基因,并把该基因传递给他们的子女,使子女成为该基因的纯合子。有亲缘关系的配偶,从他们共同的祖先得到同一基因,又将该基因同时传递给他们子女而使之成为纯合子的概率称为近婚系数(inbreeding coefficient,F)。

二、常染色体近婚系数

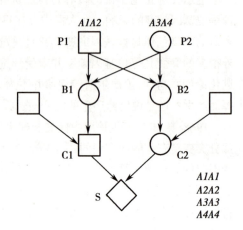

表兄妹结婚的系谱可以简化为图 8-2 的示意图。祖父的基因型为 $A1A2$,祖母的基因型为 $A3A4$,根据近婚系数的定义,需要计算表兄妹结婚的孩子 S 的基因型为 $A1A1$,$A2A2$,$A3A3$ 或 $A4A4$ 四种之一的概率。从图 8-2 可以看出,$A1$ 传递到 S 有两条途径:①从 P1 到 B1 到 C1 到 S;②P1 到 B2 到 C2 到 S。其中每一步传递的概率都是 1/2,则每一条途径使 S 获得 $A1$ 基因型的概率为 $(1/2)^3$,S 获得 $A1A1$ 基因型的频率为 $(1/2)^3 \times (1/2)^3 = (1/2)^6$。同理 S 获得 $A2A2$,$A3A3$ 或 $A4A4$ 基因型的概率也为 $(1/2)^6$。这样,S 的近婚系数为 $4 \times (1/2)^6 = 1/16$。

同理可得,常染色体基因一级亲属的近婚系数为 1/4,二级亲属的近婚系数为 1/8,三级亲属的近婚系数为 1/16。

图 8-2　表兄妹婚配常染色体基因传递图解

三、X 连锁基因的近婚系数

对于 X 连锁基因,男性传给女儿的概率为 1,传给儿子的概率为 0。因为男性只有一条 X 染色体,不可能出现纯合的 X 连锁基因,根据近婚系数的定义,父母近亲结婚时,儿子 X 连锁基因的近婚系数为 0。

在姨表兄妹婚配中(图 8-3),等位基因 $X1$ 由 P1 经 B1、C1 传至 S,只需计为传递 1 步(B1 转至 C1);基因 $X1$ 经 B2、C2 传至 S 则传递 2 步(B2 传至 C2 和 C2 传至 S)。所以,S 为 $X1X1$ 的概率为 $(1/2)^3$。等位基因 $X2$ 由 P2 经 B1、C1 传至 S,需计为传递 2 步(P2 传至 B1 和 B1 传至 C1);基因 $X2$ 经 B2、C2 传至 S,需计为传递 3 步。所以,S 为 $X2X2$ 的概率为 $(1/2)^5$。同理,S 为 $X3X3$ 的概率也是 $(1/2)^5$。因此,对 X 连锁基因来说,姨表兄妹婚配的近婚系数 F 为 $(1/2)^3 + 2 \times (1/2)^5 = 3/16$。

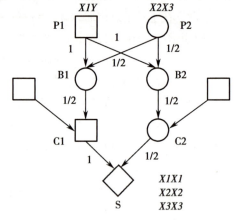

在舅表兄妹婚配中(图 8-4),等位基因 $X1$ 由 P1 传至 B2 时中断,所以,不能形成纯合子 $X1X1$。等位基因 X2 由 P2 经 B1、C1 传至 S,只需计为传递 2 步;基因 $X2$ 由 P2 经 B2、C2 传至 S,也只需计为传递 2 步。所以,S 为 $X2X2$ 的概率为 $(1/2)^4$。同理,S 为 $X3X3$ 的概率也是 $(1/2)^4$。因此,对 X 连锁基因来说,舅表兄妹婚配的近婚系数 F 为 $2 \times (1/2)^4 = 1/8$。

图 8-3　姨表兄妹婚配 X 连锁基因传递图解

在姑表兄妹婚配中(图 8-5),等位基因 $X1$ 由 P1 传至 B1 时中断,基因 $X2$ 和 $X3$ 由 P2 经 B1 传至 C1 时,传递中断,所以,不能形成纯合子 $X1X1$、$X2X2$ 和 $X3X3$,其近婚系数 F=0。

如果为堂兄妹婚配(图 8-6),基因 $X1$ 由 P1 传到 B1 时中断,基因 $X2$ 和 $X3$ 由 P2 经 B1 传到 C1 时,传递中断,所以,也不能形成纯合子 $X1X1$、$X2X2$ 和 $X3X3$,其近婚系数 F=0。

因此,仅就 X 连锁基因来看,姨表兄妹婚配或舅表兄妹婚配比姑表兄妹或堂表兄妹危害大。

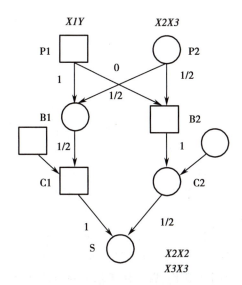
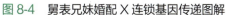

图 8-4　舅表兄妹婚配 X 连锁基因传递图解

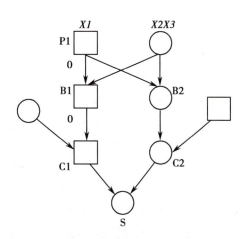

图 8-5　姑表兄妹婚配 X 连锁基因传递图解

四、近亲婚配的危害

近亲婚配的危害主要表现在增加隐性纯合子的频率。以表兄妹婚配为例（图 8-2），他们所生的子女（S）是隐性纯合子（aa）有两种原因：①由于父母（C1 和 C2）近亲婚配从共同祖先（P1 和 P2）传递得到基因 a，在这种情况下，如果群体中基因 a 的频率为 q，S 为 aa 的总概率是 $Fq=(1/16)q$；②由两个不同祖先分别传来基因 a，S 为 aa 的总概率为 $(1-F)q^2=(1-1/16)q^2=(15/16)q^2$。

①和②相加，$(1/16)q+(15/16)q^2=q/16(1+15q)=pq/(16+q^2)$。

在随机婚配中，所生子女的纯合子（aa）频率为 q^2。近亲结婚和随机婚配产生隐形纯合子的概率之比为 $(pq/16+q^2):q^2$。由此可见，隐性遗传病愈罕见，表亲婚配生育患儿的相对风险越高。

古埃及十八王朝为了维持皇室血统的纯正，有近亲结

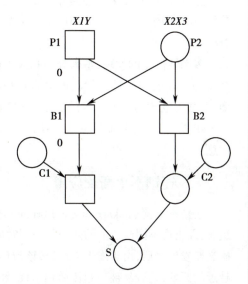

图 8-6　堂兄妹婚配 X 连锁基因传递图解

婚的传统。法老图坦卡蒙（Tutankhamun）与自己同父异母的妹妹结婚，两个孩子都未足月而流产。实验动物的非随机交配被用于纯系动物的培育，如将同胞小鼠交配产生的后代再进行同胞交配，如此几十代之后建成纯系小鼠，每个小鼠的常染色体基因都相同，可保证该品系小鼠遗传背景的一致性。

五、瓦赫伦效应

个体间的择偶受容貌、身高、肤色、教育程度、智力状况等因素的影响，称为"选型婚配"（assortative mating）。人类由于各种原因分成许多小群体，群体内婚配的情况往往多于群体间的婚配。在小群体中群体基因型频率偏离 Hardy-Weinberg 平衡的现象，称为瓦赫伦（Wahlund）效应。

大群体分为若干个小群体之后，由于群内的选型婚配，使整个群体内的纯合子增加。东欧起源阿什肯纳兹（Ashkenazi）犹太人占犹太人口的 80% 以上。某些常染色体隐性遗传病在 Ashkenazi 犹太人有非常高的频率，如戈谢病（Gaucher disease）致病基因的携带率（携带者频率）为 1/15，Tay-Sachs 病和囊性纤维化（cystic fibrosis）致病基因的携带率（携带者频率）也在 1/30 左右，其中 70% 以上的囊性纤维化患者都有 del F508 的缺失突变。

第四节　群体的遗传多态性

一、DNA 多态性

在人类基因组中存在着大量的序列变异，这些变异因人而异，并能够以孟德尔遗传的方式传递到子代，这种在群体中存在的变异称为多态性（polymorphism）。这些变异以单核苷酸多态性（single nucleotide polymorphism，SNP）最为常见，还有微卫星（microsatellite）序列多态性、重复序列多态性等。这些多态性多数不影响表型。通常，多态性位点的等位基因频率要 >1%。因为多态性位点的孟德尔遗传传递方式，可以作为连锁分析和基因精细定位的遗传学标志。

DNA 的多态性有一类是长度多态，如数目可变串联重复序列（variable number of tandem repeats，VNTR）（也称为小卫星序列）和微卫星序列。微卫星序列一般是以 2~4 个碱基为基本单位的重复序列，如（CA）$_n$ 重复，为复等位基因，杂合度较高，分布于整个基因组，曾多用于基因的连锁分析定位。VNTR 的重复片段较微卫星序列更长，但在基因组中的分布更少见，多用于个体的 DNA 鉴定（"DNA 指纹图"）。

另一类的 DNA 多态性是序列的多态，主要为 SNP。SNP 是单碱基的改变，绝大多数是双等位基因，在基因组分布广泛。相比于数千个的微卫星序列，SNP 的数量多达数百万个，被广泛用于关联分析。

多态性位点的发现、基因分型和应用得益于技术的不断进步。从以限制性内切酶切割-Southern 杂交为手段的限制性片段长度多态性（restriction fragment length polymorphism，RFLP），到以 PCR 扩增-毛细管电泳为主要技术的微卫星序列基因分型，再到以基因芯片-DNA 分子杂交为平台的基因组 SNP 基因分型，目前，下一代 DNA 测序技术已经能够获得被测序个体所有序列多态性的基因分型信息。

二、连锁不平衡及应用

连锁不平衡（linkage disequilibrium）是指基因组中不同位点上非等位基因间在群体中的非随机组合，即出现不同座位上的两个基因同时遗传的频率明显高于预期的随机频率。如图 8-7 所示，某致病突变发生之后，由于发生重组，离该致病位点越近的区域，越容易被一起传递到子代，经过多代以后，与致病基因位点一起传递下来的区域变得很小。由于该位点及其周围区域来源于若干代前的同一段染色体区域，这段区域各多态性位点之间即存在连锁不平衡。

例如，两个相邻的单核苷酸多态性位点，分别是 A/G 和 G/T 多态，因为这两个位点之间存在连锁不平衡，单倍型 A-G 总在一起被传递到子代。如果一旦在这两个位点之间发生重组，A-G 的单倍型就被打破了。两个位点之间的连锁不平衡程度常用 D' 或 r^2 来度量，当 D' 和 $r^2=1$ 时为完全连锁不平衡，一般认为两个位点间 $r^2>0.8$ 时存在明确的连锁不平衡。

一般来说，存在连锁不平衡的区域是比较小的，一般在 100kb 以内。在特定人群中，某一段存在连锁不平衡的区域来源于同一祖先。利用这一特点，可以进行针对某种疾病或性状的关联分析

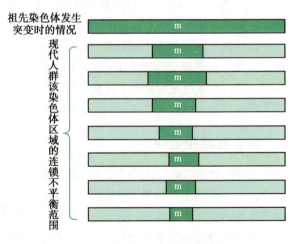

图 8-7　连锁不平衡示意图

（association study）：如在病例-对照研究中发现，某个 SNP 位点的等位基因频率与对照组有显著差异，就可以说该位点与这种疾病或性状存在关联。这种关联并不是病因学上的联系，即使能够排除并发因素的影响，也只能说明与疾病（或性状）存在关联的 SNP 位点与致病的基因位点间存在连锁不平衡，不能说该 SNP 位点就是致病基因。诚然，存在连锁不平衡位点之间的物理学距离应该不远。

不同种族在基因组的同一区域的演化历程不同，造成基因位点间的连锁不平衡在不同种族存在差异。彼此之间存在连锁不平衡的多态性位点构成单倍型块（haplotype block），不同种族的单倍型块结构不同。根据人类基因组单倍型块的分布情况，选取 50 万个以上的 SNP 位点即可覆盖整个基因组，因为从理论上说，基因组上的任何点突变都会与其所在单倍型块的 SNP 存在连锁不平衡。

全基因组关联分析（genome wide association study，GWAS）即是利用高通量的基因分型方法获得覆盖全基因组的 SNP 基因型，进行基因型-表型的关联分析。GWAS 在代谢性疾病、心血管疾病、神经系统疾病、肿瘤等复杂性状疾病的遗传学研究中应用非常广泛。对 GWAS 结果的解释需要注意以下几点：①对疾病或性状存在显著关联的 SNP 位点并不代表功能上的联系，只是说明该 SNP 与致病基因位点间可能存在连锁不平衡（除非 SNP 本身就是致病突变，或与致病基因的表达有关）。②要注意多重检验的调整，100 万个 SNP 关联分析的显著性水平是 $P=0.05/1\times10^6=5\times10^{-8}$。③对于复杂性状，每个易感基因位点的遗传相对风险（genetic relative risk，GRR）可能并不大，需要较大的样本量才能保证检验效能（power）。

需要注意有些单基因突变的位点遗传相对风险度很高，如胰岛素基因突变导致 1 型糖尿病，但由于这种突变罕见，又面临强大的自然选择，对群体的贡献不大，很难通过大样本的全基因组关联分析找到这一类位点。而另外一些基因变异虽然遗传相对风险度不高，只增加百分之几的发病风险，但由于其在人群中频率较高，对群体的发病风险贡献较大。通过关联分析寻找这样的复杂性状疾病相关基因，就需要更大的样本量。

第五节　群体遗传与人类健康

一、遗传负荷

在人类的进化过程中，突变与选择、环境因素与遗传因素的交互作用一直存在。环境因素不仅提供了选择的条件，也对突变本身产生影响。从群体水平评估有害基因的频率，需要引入遗传负荷的概念。

遗传负荷（genetic load）是由群体中导致适合度下降的所有有害基因构成，主要有突变负荷和分离负荷，受近亲婚配和环境因素的影响。一个群体中遗传负荷的大小，一般以每个人携带有害基因的平均数量来表示。据估计每个人平均携带 6 个致死或半致死隐性突变基因。

突变负荷（mutation load）是遗传负荷的主要部分，是由于基因的有害或致死突变而降低了适合度，给群体带来的负荷。突变负荷的大小取决于突变率（μ）和突变基因的选择系数（s）。

如果在一个随机婚配的大群体中，显性基因发生致死性突变时，受到了选择作用，带有致死突变基因的患者死亡使该基因消失，不会增加群体的遗传负荷；如果显性基因是半致死突变（semi-lethal mutation），突变基因使携带者适合度下降 50%，只有 50% 的机会将半致死基因传递下去，造成下一代死亡的机会是（50%×50%）=25%，而有 75% 的机会将半致死基因再传到下一代；由此类推，半致死基因在一代代传递中仍可造成一定的遗传死亡，但遗传负荷不断增加。随着显性突变的致死性降低，虽然会受到选择系数的影响，仍会造成遗传负荷的增加。随着现代医疗技术的发展，一些原来致死性的疾病变成可控制的慢性病，并可产生后代，这样的疾病随着适合度的增加，群体的遗传负荷也逐渐增加。

如果在一个随机婚配的大群体中，隐性有害基因在纯合子状况下受到选择作用，有害基因纯合子

频率为 q^2，选择系数为 s，降低的适合度为 sq^2；突变率 μ 造成适合度降低，因而 $\mu=sq^2$，$q^2=\mu/s$，某基因的突变负荷 $=sq^2=s\times\mu/s=\mu$。

如果是 X 连锁隐性基因突变，在男性中与常染色体显性基因突变相似，在女性中则与常染色体隐性基因突变相同，都将在一定程度上增加群体的遗传负荷。如果 X 连锁显性基因突变，无论男性和女性，均与常染色体显性基因突变相似，即显性突变致死性下降，选择系数减小，都将导致群体的遗传负荷一定程度的增加。

分离负荷（segregation load）是指由于杂合子（Aa）和杂合子（Aa）之间的婚配，后代中有 1/4 为纯合子（aa），其适合度降低，因而导致群体遗传负荷增加；纯合子（aa）的选择系数愈大，适合度降低愈明显，则群体遗传负荷的增加愈显著。

由于近亲婚配可以增加罕见的隐性有害基因的纯合子频率，因而增加了群体的分离负荷；群体的遗传负荷应该是随机婚配群体的遗传负荷与近亲婚配的遗传负荷之和。由于近亲婚配会造成有害的遗传效应，所以近亲婚配所造成的遗传负荷比随机婚配群体的遗传负荷要大。

环境中存在有害因素，可以诱发基因突变、畸形和癌的发生，从而增加群体的突变负荷。电离辐射可以直接破坏 DNA 的分子结构甚至引起染色体结构改变，如紫外线照射产生嘧啶二聚体、γ 射线辐射产生的 DNA 双链断裂等。辐射强度 1rem 可诱发 2.5×10^{-8} 突变/基因，这些突变如果是非致死性的，将增加群体的突变负荷。

化学品中有许多是诱变剂、致癌剂和致畸剂，这些化学品在环境污染物、工农业生产、日常饮食和药品中均有可能有所接触，如电子垃圾焚烧产生的持久性有机污染物（persistent organic pollutants，POPs）、环境中及饮酒后转变成的甲醛、香烟和汽车尾气中的苯并芘、食物中的亚硝酸盐、花生霉变产生的黄曲霉素 B1、诱变剂中的 2,4-二氨基苯甲醚硫酸盐等都有致癌和致畸作用。

二、环境、病原体和人类基因变异

突变和选择贯穿着人类的进化史，环境的改变和病原体的感染也在不同程度上影响着人类的群体基因频率。人类的历史很大程度上也是和病原体斗争的历史，从黑死病、天花、到 1918 年的流感、20 世纪 80 年代开始流行的 AIDS、2003 年的 SARS，直到 2019 年年底开始肆虐的 COVID-19，人类的感染性疾病谱有了很大改变，但病原体的感染却在人类基因组中留下印记。

在人类历史上，疟疾一直是主要的传染病致死原因之一。疟疾的感染作为一种自然选择，也影响着人类的群体基因频率。除了血红蛋白 β 亚基第 6 密码子的"杂合子优势"，人类的葡萄糖 6 磷酸脱氢酶（G6PD）的遗传变异显著多于一些高等非人灵长类动物，提示该基因受到了强大的选择压力，而这种选择压力与寄生在红细胞内、依靠 G6PD 获取能量的疟原虫有关。

CCR5 是白细胞表面的一种趋化因子受体，CCR5 的一种缺失突变 CCR5 Δ32 对人类免疫缺陷病毒（HIV）的入侵具有抵抗作用。这种基因突变在高加索人（Caucasian，即欧洲白种人）中的频率高达 10%。在没有选择压力的情况下，一个新发突变在这样的群体里达到 10% 的频率需要将近 13 万年，而 AIDS 的出现只是近 40 年的事，很难理解在这么短的时间内会因为自然选择达到这样高的频率。十四世纪中叶开始在欧洲肆虐的黑死病导致近一半的欧洲人口死亡，直到 300 年之后才基本销声匿迹。有学者推测 CCR5 Δ32 突变可能与黑死病和天花对欧洲人口的自然选择有关。CCR5 Δ32 突变很可能是单一起源的，中国在公元 5 世纪之前就有对天花的明确记载，但 CCR5 Δ32 突变在东亚人群中罕见。虽然 CCR5 Δ32 突变对 HIV 等有抵抗作用，但会加重西尼罗病毒感染的症状。由于 CCR5 基因在炎症反应中起重要作用，CCR5 基因的变异也与癌症、动脉粥样硬化等多种病理过程有关。

人类基因的变异体现了环境因素长期选择的结果，但环境因素在短时间内的剧烈变化是某些多基因疾病发病率上升的主要原因。在 1 万年前的农业革命使人类的食谱中有了较为充足的碳水化合物，近几十年来，热量摄入大幅度增加和生活方式的改变，使肥胖的发生率大幅增加。能高效地从食物中摄取能量的多种基因变异被选择并保留在基因库中，即所谓"节俭基因"，食物充足时就很容易造成脂肪的累积引起肥胖。

Pima 印第安人在美国亚利桑那州和墨西哥均有分布,这两支 Pima 印第安人是在 700~1 000 年前分开的。亚利桑那州的 Pima 印第安人有着全美最高的肥胖和 2 型糖尿病患病率,但在墨西哥的 Pima 印第安人的体质指数和 2 型糖尿病患病率显著低于在美国的同族。虽然这两支 Pima 印第安人的遗传背景相似,但生活方式和饮食结构的差异却很明显。这是一个典型的环境因素影响的例子。肥胖、2 型糖尿病、心血管疾病的患病率在世界范围攀升,很大程度上是由于能量摄入的增加和生活方式的改变,而人类的基因尚来不及对这样的改变作出反应。

Summary

Population genetics is a science that studies the maintenance, changing, and influencing factors of allele and genotype frequencies in population. Under the ideal conditions of large population, random mating, no mutation, no selection, and no migration, allele and genotype frequencies do not change in generations. Genotype frequency is the binomial expansion of allele frequency, which is called Hardy-Weinberg equilibrium. The factors affecting genetic equilibrium include inbreeding, mutation, selection, genetic drift, and migration. Consanguineous marriage mainly increases frequencies of harmful recessive alleles. DNA polymorphisms widely exist in human genome and are transmitted follows Mendelian inheritance. DNA polymorphisms could be used as genetic markers for gene localization. Linkage disequilibrium can be used for association analysis to achieve the fine mapping of pathogenic genes. Genetic variations reflect interactions among environmental and genetic factors in human history, which are associated with human traits and diseases.

(李卫东)

思考题

1. 20 世纪初,孟德尔遗传规律已被广泛接受,当时困扰遗传学家们的一个问题是:"一个显性遗传性状由一对等位基因(A,a)控制,当 AA 或 Aa 基因型存在的时候,只有等位基因(A)决定的表型可以显现,另一个等位基因(a)在群体中的频率是否会越来越小?"你在学习了群体遗传学之后,如何看待这个问题?

2. 一个学生了解到中国汉族人群 B 型血的比例明显高于北欧人群,他感到很困惑,就去问老师:"根据 Hardy-Weinberg 定律,大群体的等位基因和基因型频率不是应该基本不变的吗?"你如何解释这个问题?

3. 医学遗传学家在寻找致病基因的时候,特别重视"隔离群"样品的收集,如大西洋上的孤岛、多年与外界无通婚的渔村等。这样做的原因是什么?

4. 有的常染色体显性遗传病是致死性的,病人很少能活到 20 岁并产生后代,但该遗传病在人群中并没有很快消亡,这是为什么?你估计一下,这样的常染色体显性遗传病是相对较为常见的,还是罕见的遗传病?

第九章
遗传病的代谢与分子基础

要点

1. 已知单基因病(也称孟德尔病)有6 000余种,其中大部分疾病的发病原因与代谢异常或分子缺陷有关。

2. 根据受累蛋白的不同,可将上述遗传病分为血红蛋白病、血浆蛋白病、酶蛋白病/遗传代谢病、受体蛋白病、膜转运载体蛋白病、结构蛋白病等。

3. 上述6类遗传病的遗传方式以常染色体隐性遗传为主,其次为X连锁隐性遗传、常染色体显性遗传和X连锁显性遗传。

4. 分子诊断依据基因测序结果,临床诊断依据症状体征、实验室检查和影像学检查结果。

5. 部分疾病可通过饮食控制或酶替代进行防治,少数可采用基因治疗。新生儿筛查可检出部分遗传代谢病。

1909年英国内科医师Garrod A(1858—1936)系统研究了尿黑酸尿症、白化病、胱氨酸尿症和戊糖尿症等具有孟德尔遗传特征的疾病,首次提出了先天性代谢缺陷(inborn error of metabolism,IEM)的概念,并出版了同名专著,他也被称为先天性代谢缺陷之父。迄今为止,已报道1 000余种先天性代谢缺陷,也称遗传代谢病(inherited metabolic disorders,IMD)。严格而言,IMD是指某个基因座上一个或一对等位基因突变所致的遗传性代谢缺陷。

1949年美国化学家Linus Pauling等研究了正常人与镰状细胞贫血患者在血红蛋白电泳速率方面的差异,发表了《镰状细胞贫血,一种分子病》(*Sickle cell anemia,a molecular disease*)的论文,首次提出了分子病(molecular disease)的概念。他也是2次获得诺贝尔奖(1954年获诺贝尔化学奖、1962年获诺贝尔和平奖)的科学家之一。1960年,Stanbury及其同事出版了《遗传疾病的代谢基础》,并开始将IEM定义为分子病。2001年,Scriver及其同事出版了《遗传性疾病的代谢和分子基础》(第8版)。随着分子遗传学时代的到来,科学家们惊喜地发现所有维持机体正常代谢和功能所必需的多肽和/或蛋白发生的遗传缺陷均为分子病。此类疾病发病率较低(约1/10 000),但因种类较多(约6 000种),故人群中患病总人数并不少,对人类健康的影响并不小。

根据受累蛋白的不同,可将此类疾病分为血红蛋白病、血浆蛋白病、酶蛋白病/遗传代谢病、受体蛋白病、膜转运载体蛋白病和结构蛋白病等类型。此类疾病均属于孟德尔病或单基因病范畴(见第六章)。根据遗传方式的不同,又将此类疾病分为常染色体显性遗传病、常染色体隐性遗传病、X连锁显性遗传病和X连锁隐性遗传病。

临床上,通过症状体征、体液(血液、尿液等)分析以及影像学检查可以作出初步诊断,但确诊还需检出突变基因。另外,此类疾病中的部分先天性代谢缺陷可通过酶学检测加以诊断,也可通过饮食控制或酶替代进行防治,少数分子病可尝试基因治疗。

此章按受累蛋白的分类进行介绍。

第一节　血红蛋白病

由于血红蛋白分子结构异常或珠蛋白肽链合成速率异常所引起的一组遗传病称为血红蛋白病（hemoglobinopathy）。此类疾病也是人类最为常见、研究最为深入的分子病之一。临床上通常将此类疾病分为血红蛋白变异体和地中海贫血（也称珠蛋白生成障碍性贫血）两大类，其中前者主要表现为珠蛋白肽链的结构异常，后者主要表现为珠蛋白肽链合成速率的降低。据统计，全球至少有 1.5 亿人为血红蛋白病突变基因的携带者，他们主要居住在非洲、地中海沿岸和东南亚。中国南方的广西、广东、海南、云南等省或自治区也是血红蛋白病的高发区之一，其中 2010 年广西壮族自治区人群中地中海贫血基因携带率达 24.5%。

一、血红蛋白的分子结构及其遗传控制

血红蛋白（hemoglobin）是人类红细胞携带、运输氧气和二氧化碳的载体。该蛋白是由 4 条珠蛋白肽链和 4 分子血红素按一定的空间构象结合而成的球状四聚体。珠蛋白肽链中包括 2 条 α 肽链和 2 条非 α 肽链，它们分别由人类 α 珠蛋白基因簇和 β 珠蛋白基因簇所编码。

α 珠蛋白基因簇位于 16p13.3，总长为 30kb，其排列顺序为 $5'$-ζ2-Ψζ1-Ψα2-Ψα1-α2-α1-θ-$3'$，其中包括 2 个从胚胎期开始就持续表达的 α 珠蛋白基因（α1 和 α2）。人类基因命名委员会（Human Gene Nomenclature Committee，HGNC）将 α 珠蛋白基因命名为 *HBA*1 和 *HBA*2。另外还包括 1 个胚胎期表达的 ζ2 珠蛋白基因，3 个不能翻译成结构蛋白的假基因（Ψζ1、Ψα2、Ψα1）和 1 个弱表达的 θ 基因（图 9-1）。β 珠蛋白基因簇位于 11p15.4，总长度为 60kb，其排列顺序为 $5'$-ε-^{G}γ-^{A}γ-ψβ-δ-β-$3'$，其中包括 1 个胚胎期表达的 ε 基因，2 个胎儿期表达的 γ 基因（^{G}γ 和 ^{A}γ），1 个成人期表达的 β 基因（HGNC 命名为 *HBB*），1 个成年期低表达的 δ 基因，以及 1 个假基因 ψβ（图 9-2）。此外，在 α 珠蛋白基因簇 $5'$ 端上游 60kb 处及 β 珠蛋白基因簇 ε 基因上游约 6kb 处分别有一个 α 位点控制区（α-locus control region，α-LCR）和一个 β 位点控制区（β-locus control region，β-LCR），它们对 α 和 β 珠蛋白基因簇基因的表达起到十分重要的调控作用。图中还可见 α 和 β 珠蛋白基因均有 3 个外显子和 2 个

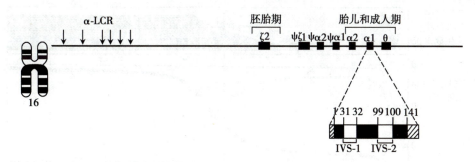

图 9-1　α 珠蛋白基因簇和 α 珠蛋白基因的结构

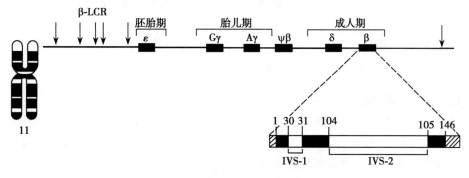

图 9-2　β 珠蛋白基因簇和 β 珠蛋白基因的结构

内含子组成,基因转录后经过剪切和加工的过程形成成熟的 mRNA 分子,并进一步翻译成 α 珠蛋白肽链或 β 珠蛋白肽链,它们分别由 141 个氨基酸或 146 个氨基酸组成。

值得注意的是,α 和 β 珠蛋白基因簇中 5′→3′基因的排列顺序与它们在个体发育阶段的表达顺序保持一致。在胚胎发育早期,首先是 ζ 和 ε 珠蛋白基因开放,接着是 α 基因开放;到了胎儿期,ζ 和 ε 基因关闭,而 γ 基因开放,β 基因则开始合成少量的 β 肽链;到出生前,δ 基因开始合成;出生以后,β 肽链的合成量迅速增加,而 γ 肽链合成量迅速减少;在成人阶段,处于开放状态的珠蛋白基因主要是 α 基因和 β 基因。因此,人体从胚胎期到成人期,先后出现 6 种血红蛋白类型,即胚胎发育早期的 Hb Gower 1($\zeta_2\varepsilon_2$)和 Hb Gower 2($\alpha_2\varepsilon_2$),持续存在到第 8 周,它们是原始卵黄囊红细胞的产物;Hb Portland($\zeta_2\gamma_2$)也仅见于胚胎期。胎儿期则主要是 Hb F($\alpha_2\gamma_2$)。成人期可以有三种血红蛋白,Hb A($\alpha_2\beta_2$)约占 95%,Hb A_2($\alpha_2\delta_2$)约占 2.0%~3.5%,另外还有约 1.5% 的 Hb F(图 9-3)。需要强调的是,在人体不同的发育阶段,各种血红蛋白的合成呈现严格的消长过程(图 9-4)。

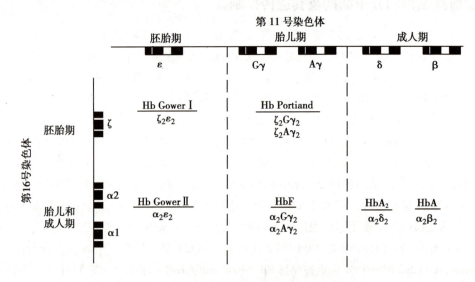

图 9-3   正常人体发育过程中的血红蛋白分子类型

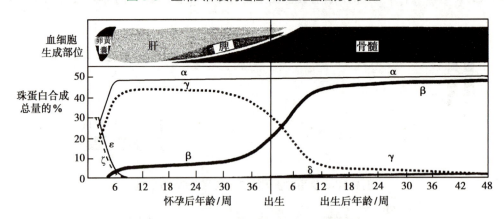

图 9-4   正常人体发育过程中珠蛋白肽链合成的演变

二、血红蛋白变异体与血红蛋白病

(一)血红蛋白变异体的类型

自 Pauling(1949)发现镰状细胞贫血患者血红蛋白的电泳迁移速度与正常人不同以来,迄今已报道人类存在 1 400 余种血红蛋白变异体(hemoglobin variant),其中大部分变异体并不影响血红蛋白的功能,更不会致病。但有些变异体可导致血红蛋白的溶解度降低,或与氧的亲和力改变,或稳定性改变,或合成速率减低从而致病。血红蛋白变异体的书写遵循以下原则,先写出异常肽链的名称,并标明取代氨基酸的位置,如 Hb S 可写成 $\alpha_2^A\beta_2^{6缬}$ 或 $\alpha_2\beta_2^{6谷\to缬}$。

1. 单个碱基替换　DNA 序列发生点突变是产生单个碱基置换的原因。单个碱基替换常见 3 种形式:①错义突变(missense mutation):指编码某种氨基酸的密码子经碱基替换后变成了另外一种氨基酸的密码子,从而在翻译时改变了多肽链中氨基酸的序列组成。如 Hb S($\beta^{6谷\to缬}$)是由于碱基 A→U 所致;Hb $G_{Chinese}$($\alpha^{30谷\to谷胺}$)是由于碱基 G→C 所致。②无义突变(nonsense mutation):指由于碱基替换而使得编码某一种氨基酸的三联遗传密码子变为不编码任何氨基酸的终止密码子(UAA、UAG 或 UGA)的突变形式。如 Hb Mckees Rocks 变异体,就是因为 β 链第 145 位编码酪氨酸的密码子 UAU 突变成终止密码子 UAA 所致。③终止密码子突变(terminator codon mutation):指由于终止密码子(UAA、UAG 或 UGA)发生碱基替换而成为可读密码子,使得肽链的合成延长直至下一个终止密码子出现。如 Hb Constant Spring 的 α 链有 172 个氨基酸残基,这是因为其第 142 个密码子 UAA(终止密码子)→CAA(谷氨酰胺),导致肽链继续合成到第 173 位的 UAA(终止密码子)之前。

2. 密码子缺失或插入　指珠蛋白肽链基因的碱基缺失或插入刚好为 3 的倍数,从而导致若干密码子的缺失或插入,而缺失或插入前后的密码子保持不变。这种突变属于框内突变(in-frame mutation)。如 Hb Lyon 是由于 β 链第 17~18 位编码赖氨酸和缬氨酸的 2 个密码子的缺失,但第 16 位及之前的氨基酸序列与第 19 位及之后的氨基酸序列均无改变。Hb Grady 则是由于在 α 链第 118~119 位之间插入了谷-苯丙-苏三个氨基酸残基,其余氨基酸序列不变。

3. 移码突变　当珠蛋白肽链基因的碱基缺失或插入不是 3 个或 3 的倍数个碱基时,将导致突变部位以后的密码子发生变化,并重新组合成新的三联密码子,从而导致移码突变(frame-shift mutation)。这种突变属于框移突变(out of frame mutation)。如 Hb Tak 是 β 链在第 146~147 个氨基酸密码子(CAC-UAA)之间插入了碱基 AC,变为 CACACUAA……导致原 147 位的终止密码子 UAA 变成了为苏氨酸编码的密码子 ACU,最终使肽链合成延长到第 157 个氨基酸。

4. 融合基因　由两种非同源基因的部分片段拼接而成的基因,称为融合基因(fusion gene)。产生融合基因的原因可能是在减数分裂时同源染色体之间发生错位配对所引发的不等交换所致。如 Hb Lepore 的 α 链氨基酸顺序正常,但其非 α 链由 δβ 融合基因编码,肽链 N 端为不等交换产生的 δ 链氨基酸顺序,C 端为 β 链氨基酸顺序,构成 δβ 链。对应的 Hb Anti-Lepore 为 βδ 融合基因(图 9-5)。

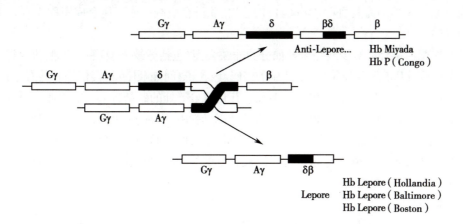

图 9-5　δ 和 β 珠蛋白基因发生不等交换形成 δβ 和 βδ 融合基因

(二) 血红蛋白病

虽然大多数血红蛋白变异体是稀有的和不致病的,但仍有一些血红蛋白变异体可引发功能变化,如 Hb S 可出现溶解度降低、Hb Zurich 可导致分子不稳定、Hb Chesapeake 和 Hb Kansas 可分别导致对氧的亲和力增高或降低、Hb M_{Boston} 将形成不能带氧的高铁血红蛋白,最终产生血红蛋白病。血红蛋白病的常见临床表现为溶血性贫血、红细胞代偿性增多和青紫(或发绀)。

1. 镰状细胞贫血(sickle cell anemia)(MIM 603903)　此症是一种常染色体隐性遗传病,也是世界上第一个通过分子诊断明确的疾病。由于 β 珠蛋白基因发生碱基替换，导致 β 链第 6 位的密码子谷氨酸（GAG）被缬氨酸（GTG）所取代，从而产生 Hb S 血红蛋白。纯合子患者（αα β^{S}β^S）血中的 Hb S 含量可达 90% 以上。当血液中氧分压较低时，红细胞便会发生镰状变（图 9-6），其寿命缩短，引起严重的溶血性贫血及脾大，还可产生血管阻塞危象。这种危象可因阻塞部位的不同产生可变的临床表现，如腹部疼痛、脑血栓等。杂合子（αα β^{A}β^S）血中的 Hb S 含量约为正常人的 20%~40%，故一般没有临床症状，但在氧分压降低时也可出现红细胞镰状变，称为镰状细胞性状（sickle cell trait）。此外，还有少量复合杂合

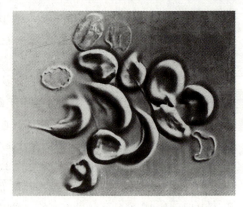

图 9-6　Hb S 纯合子的镰状红细胞

子个体，其中基因型为 αα β^{0}β^S 的患者可检测到 Hb F、Hb S；基因型为 ααβ$^+$β^S 的患者可检测 Hb F、Hb S 和 Hb A 等 3 种血红蛋白；基因型为 ααβ^{C}β^S，可检测到 Hb F、Hb S 和 Hb C（β$^{6谷→赖}$）。镰状细胞贫血主要见于非洲黑种人群体，该人群杂合子携带者占非洲黑种人的 20%，美国黑种人的 8%。此外，也见于中东、希腊、印第安人及与上述民族长期通婚的人群。杂合子之间通婚，其子女有 1/4 机会患镰状细胞贫血。在中国，该病的发病率很低。

2. Hb M 遗传性高铁血红蛋白血症（methemoglobinemia）　此症为常染色体显性遗传病。如 Hb M$_{Boston}$（α$^{58组→酪}$）是由于 α 链第 58 位的组氨酸被酪氨酸所替代，导致酪氨酸占据了血红素 Fe 原子的配基位置，使 Fe 原子呈稳定的高铁状态，丧失了血红素与氧结合的能力，导致组织缺氧。患者无贫血的表现，但有发绀症状和继发性红细胞增多。已知的高铁血红蛋白还有 Hb M$_{Iwate}$（α$^{87组→酪}$）等。

要想获取完整的血红蛋白变异体的信息可浏览 Hb Var 网站。

三、地中海贫血

地中海贫血（thalassemia）也被称为珠蛋白生成障碍性贫血。该病因珠蛋白多肽链完全不能合成或合成不足所致。成人血红蛋白（Hb A）由 2 条 α 肽链和 2 条 β 肽链所组成，因 α 肽链合成减少或不能合成就称为 α 地中海贫血（MIM 604131），因 β 肽链合成减少或不能合成则称为 β 地中海贫血（MIM 613985）。

α 或 β 珠蛋白链合成减少或完全缺如分为非缺失型（包括微缺失型）和缺失型两大类。非缺失型地中海贫血涉及从 5′转录控制信号、外显子密码、内含子（间隔顺序）拼接信号和共有序列、外显子和内含子潜在的拼接部位、终止密码和 3′多聚腺苷化信号等处的碱基替换、缺失、插入、移码突变等，导致转录受阻或转录产物异常，使 RNA 加工拼接或翻译受阻，RNA 不稳定或翻译后异常肽链不稳定，最终导致患者的 α 或 β 珠蛋白链合成减少（α$^+$ 或 β$^+$ 地中海贫血）或完全缺如（α^0 或 β^0 地中海贫血）。缺失型地中海贫血涉及 α 或 β 珠蛋白基因簇较大范围的缺失，包括涉及 α 或 β 珠蛋白基因簇 5′上游 60kb 处的 α 或 β 位点控制区的缺失。

(一) 地中海贫血

由于一对 α 珠蛋白基因簇中共有 4 个 α 基因（2 个 α$_1$ 基因和 2 个 α$_2$ 基因），故当 α 基因发生缺失或突变时就可能导致程度不同的 α 地中海贫血。此症属常染色体隐性遗传病。α 地中海贫血通常分为 4 种临床类型（图 9-7）。

1. Hb 巴氏胎儿水肿综合征（Bart hydrops fetalis syndrome）　此症也称为 α^0 地中海贫血。胎儿 4 个 α 基因均丧失功能（--/--），无 α 珠蛋白链合成，80% 以上的血红蛋白为 Hb Bart's（^{A}γ$_4$、^{G}γ$_4$），其余为 Hb H（β$_4$）和 Hb Portland（ζ$_2$ ^{A}γ$_2$、ζ$_2$ ^{G}γ$_2$）。Hb Bart's 的氧亲和力很高，导致组织严重缺氧。胎儿因缺氧出现严重水肿，导致自发性流产或出生后不久死于严重水肿。此症患儿基因型为 α 地$_1$/α 地$_1$，父母均为 α^A/α 地$_1$ 杂合子。注意：α 地$_1$ 是指 2 个 α 基因均缺失；α 地$_2$ 是指有 1 个 α

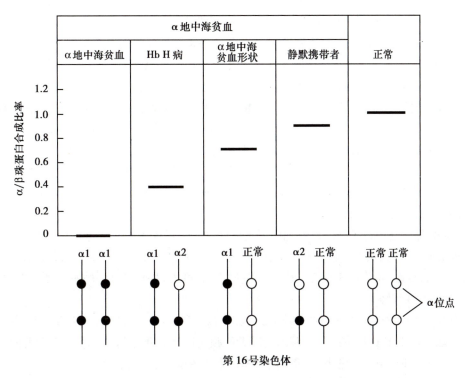

图 9-7 不同临床类型 α 地中海贫血的基因型与 α/β 珠蛋白合成比率

基因缺失，α^A是指 α 基因正常。

2. Hb H 病 患者的基因型为 α 地$_1$/α 地$_2$，由此导致 3 个 α 基因丧失功能（——/α-）。由于 α 珠蛋白链合成不足，故胎儿出生时有 20% 或更高的 Hb Bart's（$^A\gamma_4$、$^G\gamma_4$），出生后因 γ 链与 β 链的转换产生 Hb H（β_4），约为 4%~30%。此症属中等程度地中海贫血（thalassemia intermedia），Hb Bart's 和 Hb H 沉淀形成包涵体（inclusion body），导致低色素小细胞性溶血性贫血，并有黄疸和肝脾大。

3. α 地中海贫血性状 受累者有 2 个 α 基因丧失功能，其中东方人群的基因型为 α 地$_1$/α^A（——/αα）的杂合子，而黑种人群体中通常为 α 地$_2$/α 地$_2$（α-/α-）的纯合子。此症患者有轻度小细胞性贫血，也称为轻度 α 地中海贫血（thalassemia minor）。

4. α 地中海贫血静止型携带者 受累者的基因型为 α 地$_2$/α^A（αα/α-）仅有 1 个 α 丧失功能，一般有正常血象，可无临床症状。

Hb H 病、α 地中海贫血性状和静止型携带者均有不同程度的 α 珠蛋白链合成，可统称为 α$^+$ 地中海贫血。

α 地中海贫血主要分布在热带和亚热带地区，不同人群中常见突变也存在差异，其中地中海地区多见的突变为 α2 起始密码子 ATG→ACG 和 α2 IVS-1 缺失 5 个核苷酸；沙特阿拉伯人常见突变为 α2 多聚 A 由 AATAAA→AATAAG 和 α$_1$ 密码子 14TGG-T。中国南方地区 α 地中海贫血发生率高于北方地区。广西壮族自治区曾对贫血患者进行筛查，结果显示，α 地中海贫血基因携带者的频率约为 26.9%。中国人群中已发现了 104 种 α 珠蛋白基因突变，其中缺失型以东南亚缺失（——^{sea}）、右向缺失（-α$^{3.7}$）和左向缺失（-α$^{4.2}$）为主，非缺失型以 Hb Westmead（α$_2$∶c.369C>G）、Hb Quong Sze（α2∶c.377T>C）和 Hb Constant Spring（Hb CS）（α2∶c.427T>C）为主。

值得一提的是，广西壮族自治区自 20 世纪 60 年代起逐步建立了三级预防体系，以一级干预为主体，二级干预为重点，三级干预为补充，对降低和减少重型地中海贫血患儿出生，提高广西地区人口素质起到了积极的作用。

（二）β 地中海贫血

β 珠蛋白基因的突变或缺失是引起 β 地中海贫血的主要原因。该病为常染色隐性遗传病，纯合

子呈现重型 β 地中海贫血,杂合子表现为 β 地中海贫血性状。

1. β⁰ 地中海贫血   此症亦称重型地中海贫血(thalassemia major)或 Cooley 贫血。患者基因型为纯合子(β⁰/β⁰)或复合杂合子(β⁰/β⁺)。由于不能合成 β 链,或只能合成很少量的 β 链,故产生 Hbα₄。患儿出生时正常,3~12 个月时出现慢性进行性贫血,面色苍白,肝脾大,发育不良,常有轻度黄疸,症状随年龄增长而日益明显,有的可出现严重小细胞性溶血性贫血,过剩的 β 珠蛋白沉淀为包涵体。由于骨髓代偿性增生导致骨骼变大、骨髓腔增宽;患儿 1 岁后颅骨改变明显,表现为头颅变大、额部隆起、颧骨突出、鼻梁塌陷、两眼距增宽,形成典型的"地中海贫血面容"。实验室检测显示患者血红蛋白水平低于 5g/dl。当 β⁰ 地/β⁰ 地纯合子患者同时合并有 β 地中海贫血,尤其是 4 个 α 珠蛋白基因中仅有 3 个为有功能的珠蛋白基因时,症状往往较轻,不需要输血治疗,这种情况被称为 β 地中海贫血中间型(β thalassemia intermedia)。

2. β⁺ 地中海贫血   此症也称为 β 地中海贫血性状。受累者的基因型为 β⁺/βᴬ、β⁰/βᴬ,临床上通常仅有轻度贫血,约半数病例有轻度到中度脾大。还有一种 β⁺ 地中海贫血的基因型为 β⁺/β⁺,也称为中间型 β 地中海贫血,其临床表现介于轻型和重型之间,可出现中度贫血,脾脏轻度或中度肿大,黄疸不确定,骨骼改变较轻。

β 地中海贫血好发于地中海沿岸国家和地区,如意大利、希腊、马耳他、塞浦路斯等,以及东南亚各国的广大地区。中国 β 地中海贫血基因携带者的频率低于 α 地中海贫血基因携带者的频率。如广西壮族自治区 β 地中海贫血基因携带者的频率约为 19.9%。

3. 胎儿血红蛋白持续存在症(hereditary persistence of fetal hemoglobin,HPFH)   由于出生后 γ 珠蛋白链的合成不能转变为 β 珠蛋白链的合成,导致 γ 珠蛋白链过量持续合成。2 分子 α 珠蛋白与 2 分子 γ 珠蛋白形成 Hb F,一直保持高 Hb F 至终身。因 γ 珠蛋白链实质性的增加,弥补了 β 或 δ 珠蛋白链的不足,使血红蛋白四聚体中 2 条 α 链和 2 条非 α 链之间保持相对平衡。即 Hb F 代偿了 Hb A 的缺陷,所以 HPFH 患者一般无明显的临床症状和血液学改变。HPFH 杂合子的 Hb F 为 17%~35%,比 δβ⁰ 地贫杂合子的 Hb F 要高,后者一般为 17%~18%。β 珠蛋白基因簇发生缺失或点突变导致 γ 基因高表达是某些 HPFH 发生的分子基础。

中国人群中已发现 129 种 β 地中海贫血相关的点突变(含异常血红蛋白)和 16 种缺失突变,其中常见类型为 CD41-42(-TTCT),CD17(AAG>TAG),IVS-Ⅱ-654(C>T)和 CD26(βE)(GAG>AAG)等。

第二节   血浆蛋白病

血浆蛋白是血浆中含量最高、种类众多的重要成分,在维持血浆渗透压、酸碱平衡、血液黏度、凝血与抗凝血、参与体液免疫等方面发挥了重要作用。如果血浆蛋白相关基因发生突变,就会使人体内血浆蛋白的结构、功能或含量出现异常,进而导致血浆蛋白病(plasma protein disease)。本节仅介绍由凝血因子相关基因突变所致的血友病及由抗凝血相关基因突变所致的蛋白 C 缺陷症。

一、血友病

血友病(hemophilia)是由于血液中某些凝血因子的严重缺乏所致。根据所缺凝血因子的不同,血友病被分为 2 种,即血友病 A(又称甲型血友病)和血友病 B(又称乙型血友病)。根据血液中凝血因子的含量分为 3 种,其中凝血因子含量低于正常水平的 1% 为重度,在 1%~5% 之间为中度,达正常水平的 5%~40% 者为轻度。

(一)血友病 A

由于 F8 基因突变导致凝血因子Ⅷ即抗血友病球蛋白(antihemophilic globulin,AHG)遗传性缺乏称为血友病 A(hemophilia A,MIM 306700)。已知 F8 基因位于 Xq28,长 186kb,由 26 个外显子组成,mRNA 全长 9kb,编码一种由 2 351 个氨基酸组成的 AHG,该蛋白因具有因子Ⅷ凝血活性又被称为

FⅧ:C,在血浆中与另一个被称为因子Ⅷ相关抗原(FⅧ:Ag)的蛋白相结合而得到稳定。*F8* 基因突变的类型包括碱基替换、缺失、插入、倒位和移码等。中国人群中 *F8* 基因内含子 22 倒位所导致的血友病 A 约占 50%。

血友病 A 的主要病理变化为凝血活酶生成障碍,主要临床表现为反复自发性或在轻微损伤后出血不止。体表、体内任何部分均可出血,可涉及皮肤、黏膜、肌肉内或器官内,如关节腔出血可致关节积血。血友病 A 呈 X 连锁隐性遗传,一般男性发病,女性为携带者。携带者女性虽有程度不同的因子Ⅷ活性减低,但一般无出血表现。约有 40% 的血友病 A 患者无家族史,可能由新的基因突变所致。

与血友病 A 相关的另一个遗传病是 von Willebrand 病(MIM 193400),也称假血友病。该病呈常染色体显性遗传,其涉及的基因编码 FⅧ:Ag 蛋白(又称 von Willebrand factor,vWF),定位于 12p13.31。患者 FⅧ:Ag 和 FⅧ:C 均减少,反复出血多累及黏膜如鼻黏膜和胃肠道,出血的严重程度变异较大。与血友病 A 的主要区别是出血时间更长,但随着年龄的增长,特别是青春期后症状会有所减轻。

血友病 A 的治疗主要是输入人血浆中提炼或通过重组技术合成的凝血因子Ⅷ,这种替代疗法在大部分病例中都有效,但有 10%~15% 的患者会产生中和性抗体,从而降低了治疗效果,此时需要加大剂量或改用猪的因子Ⅷ等非人类制品。近年来提倡患者定期输注因子Ⅷ以维持足量的凝血因子水平,从而防止自发或受伤后出血过多。

(二) 血友病 B

血友病 B(hemophilia B,MIM 306700)是由于 *F9* 基因突变导致凝血因子Ⅸ即血浆凝血活酶成分(plasma thromboplastin component,PTC)的遗传性缺乏所致。该病曾以患者的名字 Stephen Christmas 命名,称为 Christmas 病,呈 X 连锁隐性遗传。血友病 B 约占所有血友病的 20%。

F9 基因位于 Xq27.1-27.2,全长 33.5kb,由 8 个外显子组成,编码一种由 461 个氨基酸残基组成的血浆凝血活酶成分(plasma thromboplastin component,PTC)。*F9* 常见的基因突变为谷 27 赖(G→A)、甘 60 丝(G→A)、精 248 谷胺(G→A)等。已知欧洲皇室病的致病基因是 *F9*,突变发生在该基因第 4 外显子上游 3bp,即 IVS3-3A>G。

血友病 B 的临床表现与血友病 A 相似,也有反复自发性或在轻微损伤后出血不止,皮肤、黏膜、肌肉或器官均可出血,但临床症状相对较轻。

血友病 B 的治疗主要采用替代疗法,即定期给患者输注凝血因子Ⅸ或血浆替代制剂。国外从 80 年代开始应用基因疗法,使血友病 B 成为世界上少数几种进入基因治疗临床试验的病种之一。复旦大学遗传学研究所曾在 20 世纪 90 年代分别与长海医院和瑞金医院开展协作,成功地将人的 *F9* cDNA 转入血友病 B 患者的皮肤或纤维细胞,经体外培养扩增及安全鉴定,再通过脂质体包埋法治疗血友病 B 患者。患者接受治疗后 FIX 凝血活性与抗原均升高,临床出血症状得到改善。

二、蛋白 C 缺陷症

蛋白 C(protein C,PC)是依赖维生素 K 的丝氨酸蛋白酶原,与凝血酶调节蛋白(TM)、蛋白 S(PS)和活化 PC 抑制物(APCI)共同组成 PC 系统,在生理性抗凝过程中起着重要的作用。PC 的抗凝活性占全血的 20%~30%,体外只要达到 0.2μg/ml 就可引起明显的抗凝效应,直接影响凝血与抗凝血机制的平衡,是体内重要的抗凝因子。

蛋白 C 由 *PROC* 基因转录和翻译产生,该基因定位于 2q14.3,由 9 个外显子和 8 个内含子组成,长 11.2kb,mRNA 全长 1 795bp。该基因突变可导致蛋白 C 缺陷症(protein C deficiency)也称易栓症。蛋白 C 缺陷症大多呈常染色体显性遗传(MIM 176860),少数呈常染色体隐性遗传(MIM 612304)。根据 PC 的抗凝活性(PC:A)与抗原含量(PC:Ag)可将此症分为两种类型:Ⅰ型为 PC:A 和 PC:Ag 含量平行下降,多由于 PC 合成减少或稳定性降低所致;Ⅱ型为 PC:A 下降但 PC:Ag 含量正常,多由于异常分子合成或前者较后者更低所致。

蛋白 C 缺陷症的临床表现高度多样。*PROC* 基因突变纯合子患者的临床表现较重,一般在新生儿期即发病,可出现肺栓塞、出血性皮肤坏死、弥散性血管内凝血和静脉血栓。杂合子大多无临床表现。杂合子个体发生血栓的风险随年龄增大而增加,临床表现以深静脉血栓为主,少数可伴发肺栓塞或心肌梗死。因此,杂合子应作为 PC 缺陷症的独立危险因子。此病的治疗主要采用抗凝血药物华法林(Warfarin)。该药通过抑制维生素 K 在肝脏细胞内合成凝血因子Ⅱ、Ⅶ、Ⅸ、Ⅹ,从而发挥抗凝作用。

第三节　酶蛋白病

由于酶蛋白分子结构或数量异常所致的疾病称为酶蛋白病,也称遗传性酶病,属于经典的先天性代谢病或遗传代谢病。根据酶蛋白缺陷所涉及的代谢通路可将其分为氨基酸代谢病、糖代谢病、脂类代谢病、嘌呤代谢病、卟啉代谢病和尿素循环障碍病等。其中氨基酸代谢病的典型案例有苯丙酮尿症、白化症、尿黑酸尿症等。糖代谢病的典型案例有半乳糖血症、糖原贮积症、黏多糖贮积症等。脂类代谢病,也称为脂类贮积症(lipidosis),典型案例有 Gaucher 病、Tay Sachs 病和 Niemann Pick 病。嘌呤代谢病的典型案例有 Lesch-Nyhan 综合征和腺苷脱氨酶缺乏症等。卟啉代谢病的典型案例有急性间歇性卟啉病、急性肝卟啉症、粪卟啉症等。尿素循环代谢的典型案例有精氨酸血症等。迄今已报道的酶蛋白病/遗传代谢病达 1 000 余种。本节仅介绍其中的一些经典例子或代表性例子。

临床统计显示,酶蛋白病/遗传代谢病的遗传方式主要呈常染色体隐性遗传,其次为 X 连锁隐性遗传,只有极少部分呈常染色体显性遗传或 X 连锁显性遗传。根据所涉及的器官系统,遗传代谢病分为两种类型。第 1 类疾病仅涉及一个功能系统或仅影响一个器官或解剖系统。此类疾病的症状往往较一致(如凝血因子缺陷导致出血倾向)。第 2 类疾病往往影响多个器官共有的代谢途径,或虽限于一个器官,但会引起系统性疾病(如尿素循环障碍导致的高氨血症)。

一、苯丙酮尿症

苯丙氨酸(phenylalanine)是人体必需的氨基酸,其分解产物酪氨酸除了进一步分解产生终产物延胡索酸和乙酰乙酸外,还被用于合成黑色素、甲状腺素和肾上腺素等。苯丙氨酸分解代谢过程中任何一个酶的缺乏均可导致苯丙酮尿症(phenylketonuria,PKU)(MIM 261600)。临床上较常见的为经典型苯丙酮尿症,其次为恶性苯丙酮尿症。

(一)经典型苯丙酮尿症

由于肝脏中苯丙氨酸羟化酶(phenylalanine hydroxylase,PAH)缺乏使苯丙氨酸不能转变成酪氨酸,进而导致苯丙氨酸在体内大量累积,表现为血清中苯丙氨酸浓度明显增高。过量的苯丙氨酸导致旁路代谢处于活跃状态,产生苯丙酮酸、苯乳酸、苯乙酸等代谢产物(图 9-8)。这些代谢产物由尿液和汗液排出,使患儿的头发、皮肤和尿液均带有特殊的气味。过量的苯丙氨酸同时抑制酪氨酸脱羧酶的活性,影响去甲肾上腺素和肾上腺素的合成,也减少了黑色素的合成,使患者的毛发和肤色较浅。患者体内大量的苯丙氨酸竞争性地抑制色氨酸的羟化作用,同时其旁路代谢产物抑制了 5-羟色胺脱羧酶的活性,因此也影响了色氨酸的正常代谢。旁路代谢产物堆积还抑制 L-谷氨酸脱羧酶的活性,使γ-氨基丁酸生成减少,5-羟色胺和γ-氨基丁酸减少可导致脑发育障碍。

患儿出生时无显著异常表现,3~4 个月时开始出现智力发育落后,未经予治疗者约 85% 将成为智障病人。半数左右患儿有锥体外系受损的表现,如易激动、好动、肌张力高、共济失调、震颤。约 25% 的患儿有惊厥,多数有脑电图异常,骨骼发育迟缓,门齿稀疏。患儿还可出现呕吐,且较严重,常被误诊为幽门狭窄。皮肤、毛发和眼睛颜色变浅。小便有特殊的臭味(霉臭或鼠臭)。

此症为常染色体隐性遗传病。致病基因 *PAH* 定位于 12q24.1,长约 90kb,由 13 个外显子组成。根据人类基因突变数据库(Human Gene Mutation Database,HGMD)统计,已报道的基因突变共 959 种,其中中国病人中常见的基因突变为精 111 终止(C→T)。自 1985 年至 2001 年,中国共对 5 817 280 例新生儿进行了苯丙酮尿症(PKU)的筛查,检出 PKU 患儿 522 例,故新生儿 PKU 的发病率为 1∶11 144。

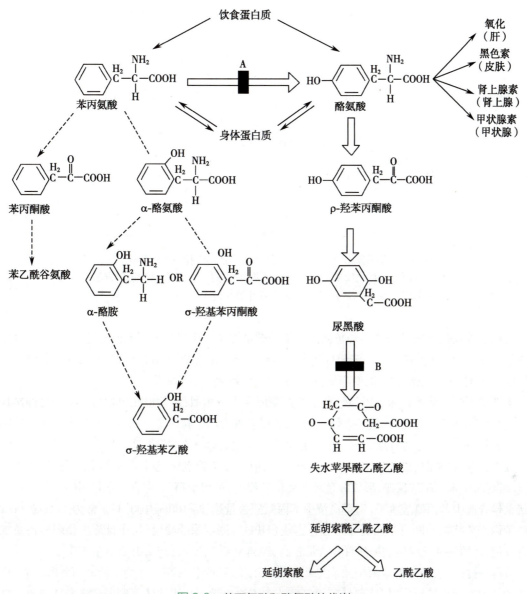

图 9-8 苯丙氨酸和酪氨酸的代谢
A. 苯丙氨酸羟化酶缺乏导致苯丙酮尿症；B. 尿黑酸氧化酶缺乏导致尿黑酸尿症。

（二）恶性或非典型性苯丙酮尿症

已知苯丙氨酸羟化成酪氨酸的过程中需要辅助因子——四氢生物蝶呤（tetrahydrobiopterin，XH4）的参与。XH4 有多个来源。其中之一是在苯丙氨酸羟化反应中转变为醌式二氢生物蝶呤（quinoid dihydrobiopterin，XH2），然后再在醌式二氢蝶啶还原酶（quinoid dihydropteridine reductase，QDPR）的催化下还原为 XH4（图 9-9）。如果醌式二氢蝶啶还原酶缺乏将导致 XH4 缺乏，从而不能参与苯丙氨酸羟化酶的羟化过程，导致苯丙氨酸在体内堆积，引起严重的苯丙酮尿症。这种由醌式二氢蝶啶还原酶缺乏所致的苯丙酮尿症被称为恶性或非典型性苯丙酮尿症，也称高苯丙酮尿症-四氢生物蝶呤缺乏 C型（HPABH4C）。已知 QDPR 基因定位于 4p15.32。此外，还有 2 个途径也可导致恶性或非典型性苯丙酮尿症。其中由于丙酮酰基四氢生物蝶呤合成酶（6-pyruvoyltetrahydropterin synthase，PTS）缺乏可导致高苯丙酮尿症-四氢生物蝶呤缺乏 A 型（HPABH4A）。已知 PTS 基因定位于 11q22.3。由于尿苷三磷酸环化水解酶（GTP cyclohydrolase I，GCH1）缺乏可导致高苯丙酮尿症-四氢生物蝶呤缺乏 B 型（HPABH4B）。已知 GCH1 基因定位于 14q22。

值得一提的是，XH4 也是酪氨酸羟化成多巴（3,4-dihydro-phenylalanine，DOPA），最后形成黑色素

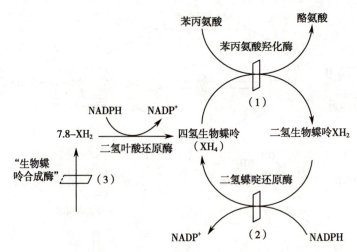

图 9-9 苯丙氨酸羟化反应系统及其辅助因子四氢生物蝶呤的生成

（1）苯丙氨酸羟化酶缺乏引起经典型苯丙酮尿症;（2）二氢碟啶还原酶缺
乏引起恶性苯丙酮尿症;（3）可能存在生物蝶呤合成酶缺乏。

和肾上腺素以及色氨酸羟化成 5-羟色胺所必需的辅助因子。所以醌式二氢蝶呤还原酶缺乏、丙酮酰
基四氢生物蝶呤合成酶或尿苷三磷酸环化水解酶除了导致血中苯丙氨酸含量增高外,同时还使多巴、
多巴胺、5-羟色胺、儿茶酚胺等浓度降低,从而引起一系列神经系统症状。

恶性苯丙酮尿症的临床表现与经典型苯丙酮尿症十分相似,多数也在出生后 4~7 个月即出现症
状,表现有智能障碍,毛发、肤色浅淡等。此外,还可表现为出生时体重低,头围小,流涎及不明原因的
高热。肌张力低是本症的特点之一。本症的遗传方式也呈常染色体隐性遗传。

经典型苯丙酮尿症患儿出生时虽无明显症状,但通过实验室检查可明确诊断。新鲜尿液中加入
$FeCl_3$ 可与尿中苯丙酮酸反应,形成绿色环。此法较简便,可用于筛选,但存在漏检风险。较为可靠的
方法是检查血中苯丙氨酸水平,患者血清中苯丙氨酸含量达 50~100mg/100ml（正常为 1~3mg/100ml）。
恶性苯丙酮尿症的诊断可采用高压液相色谱法（HPLC）测定尿蝶呤谱,从中计算生物蝶呤占总蝶呤
的百分值,还原酶缺乏时生物蝶呤百分含量较高,经典型苯丙酮尿症患者此百分值正常。

值得一提的是,经典型苯丙酮尿症患儿如能在出生后即明确诊断,并给予低苯丙氨酸饮食,可使
患儿的智力发育保持正常,但这种低苯丙氨酸饮食需终生维持。恶性苯丙酮尿症患者即使给予低苯
丙氨酸饮食也不能改善神经系统症状,故称之为恶性苯丙酮尿症。但如用四氢生物蝶呤治疗或配合
左旋多巴、5-羟色胺再加上脱羧抑制剂联合治疗可减轻恶性苯丙酮尿症的症状。

二、半乳糖血症

人体内的半乳糖主要由乳糖分解产生。半乳糖可通过细胞膜转运至细胞内,然后进入代谢过
程。半乳糖代谢中需要半乳糖-1-磷酸尿苷转移酶（galactose-1-phosphate uridyltransferase,GALT）、
半乳糖激酶（galactokinase,GALK1）和尿苷二磷酸半乳糖-4-表异构酶（uridine diphosphate galatose-
4-epimerase,GALE）等的参与（图 9-10）,其中任何一种酶的缺乏均可导致半乳糖血症（galactosemia）
（MIM 230400）。半乳糖血症包括三种亚型,它们分别是 I 型、II 型和 III 型。它们的遗传方式均为常染
色体隐性遗传。

半乳糖血症 I 型也称为经典半乳糖血症,系由于半乳糖-1-磷酸尿苷转移酶缺乏所致。该酶缺乏
使半乳糖-1-磷酸在脑、肝、肾等处累积,导致这些器官损伤而致病。白内障的产生则是由于半乳糖累
积在晶体内,在醛糖还原酶的作用下转变成半乳糖醇,后者提高了晶体渗透压,使水分渗入晶体,导致
晶状体变性。

半乳糖-1-磷酸尿苷转移酶的基因为 GALT,定位于 9p13.3。

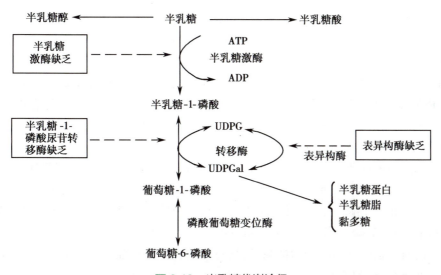

图 9-10　半乳糖代谢途径

半乳糖血症 I 型的临床表现较严重,患儿出生后数天即因吸食乳汁(母乳、牛奶、羊奶等)出现呕吐、拒食、倦怠、腹泻等,1 周后即可出现肝脏损害症状如肝大、黄疸、腹水等。1~2 个月内可出现白内障。如不控制乳汁摄入,几个月后患儿会出现智力发育障碍和严重肝损。因凝血酶原缺乏而导致出血,低蛋白血症导致全身水肿。患儿还可出现生长发育障碍、蛋白尿和氨基酸尿。血和尿中半乳糖含量增高,而血糖低下。最终患儿常因肝功能衰竭或感染致死。如果婴儿出生后第一周末或第二周出现黄疸,伴有拒食、呕吐和肝脾大,应即怀疑患有此症。

半乳糖血症 II 型为半乳糖激酶缺乏所致。除半乳糖尿和白内障与 I 型相同外,此症有假性脑瘤(pseudotumor cerebri),无氨基酸尿和蛋白尿等表现,黄疸、肝肿大和智力发育障碍不常见。半乳糖激酶基因 GALK1 定位于 17q24。

半乳糖血症 III 型为尿苷二磷酸半乳糖-4-表异构酶(GALE)缺乏所致。致病基因 GALE 定位于 1p36.11。半乳糖血症 III 型的临床表现多变,可无临床症状或类似经典型半乳糖血症。此症三种亚型的临床症状比较见表 9-1。

表 9-1　半乳糖血症三种亚型的临床症状比较

临床表现	半乳糖血症 I 型	半乳糖血症 II 型	半乳糖血症 III 型
半乳糖尿	有	有	
白内障	有	有	
黄疸	有	不常有	
肝大	有	不常有	无临床症状或类似半乳糖血症 I 型
智力障碍	有	不常有	
氨基酸尿	有	无	
蛋白尿	有	无	
其他	拒食和呕吐、倦怠、偶有腹泻、肌张力低、生长障碍	假性脑瘤	

半乳糖血症患者可通过新生儿筛查发现。若能及早采取预防措施,严格限制婴儿饮食中的半乳糖成分,则可较好地控制患者的症状。此症的发病率在不同国家存在较大差别,已知英国、美国、加拿大约为 1/6 万~1/4 万。中国尚无明确的发病率数据。上海市曾筛查了 3 万例新生儿,未检测到阳性患儿。

三、糖原贮积症

糖原(glycogen)是由许多葡萄糖组成的带分枝的大分子多糖,分子中的葡萄糖单位主要以 α-1,

4-糖苷键相连,形成直链结构,部分以 α-1,6-糖苷键相连构成支链。一条糖链有一个还原端和一个非还原端,每形成一个分支即增加一个非还原端。糖原是人体内贮存碳水化合物的主要形式,大多分布在肝脏和肌肉中。

糖原分解代谢过程中涉及多种酶,从糖原分子的非还原端开始,由磷酸化酶催化 α-1,4-糖苷键分解,逐个生成葡萄糖-1-磷酸。糖原分子逐渐变小,直至距糖原分支部位 4 个葡萄糖单位为止。脱枝酶(转移酶)将 3 个葡萄糖单位转移到其他分枝的非还原末端,以 α-1,6-糖苷键相连的最后一个葡萄糖继续由脱枝酶水解生成游离的葡萄糖。

葡萄糖-1-磷酸在磷酸葡萄糖变位酶的作用下变为葡萄糖-6-磷酸,后者在肝脏中大多被葡萄糖-6-磷酸酶水解成为游离葡萄糖。葡萄糖-6-磷酸酶见于肝、肾,而不见于肌肉。肌肉中的葡萄糖-6-磷酸进入糖酵解,其在磷酸己糖异构酶的作用下转变为果糖-6-磷酸,然后在磷酸果糖激酶的作用下转变为果糖-1,6-二磷酸,这样糖酵解得以继续进行。

糖原分解代谢过程中任何一种酶的缺乏,均可导致糖原贮积症(glycogenosis,glycogen storage disease)。此症可分为 13 型(表 9-2)。

表 9-2　糖原贮积症分型

型别	曾用名	酶缺乏	糖原结构	累及器官和主要临床症状
0		UDPG-糖原转移酶	正常	肝、肌肉
I	Von Gierke	葡萄糖-6-磷酸酶	正常	肝、肾、肠胃黏膜。肝肾肿大、低血糖、酸中毒
II	Pompe	溶酶体 α-1,4 葡萄糖苷酶	正常	全身性或肌肉。心脏扩大,心和呼吸衰竭
III	Forbe	淀粉-1,6-葡萄糖苷酶及/或低聚-1,4→1,4 葡萄糖转移酶	异常,外侧链很短(极限糊精)	全身性、肝、肌肉。肝大、中等度低血糖或酸中毒
IV	Andersen	淀粉-1,4→1,6 葡萄糖转移酶	异常,内侧和外侧链长分支点很少(支链淀粉样)	全身性 肝硬化
V	McArdle	肌肉磷酸化酶	正常	肌肉 运动时肌肉痉挛
VI	Hers	肝磷酸化酶	正常	肝、白细胞。肝大、中等度低血糖或酸中毒
VII	Tarui	肌肉磷酸果糖激酶	正常	肌肉、红细胞 运动时肌肉痉挛
VIII		磷酸己糖异构酶	正常	肌肉虚弱
IX		磷酸化酶激酶	正常	肝、白细胞、肌肉。肝大
X		磷酸化酶激酶	正常	肌肉
XI		磷酸葡萄糖变位酶	正常	肝、肌肉
XII		3′,5′cAMP 依赖性激酶	正常	肝、肌肉

其中,I、III、VI、IX、XI和XII型临床表现相似,被称为肝肿型糖原贮积症。IV型主要为肝硬化。II、V、VII、VIII、X型主要涉及肌肉,但出现症状的时间各有不同,X型好发于婴儿期,V和VII型好发于儿童期到十几岁,VIII型发病则较晚。

(一)糖原贮积症 Ia 型

此型也称 Von Gierke disease(MIM 232200)。由于葡萄糖-6-磷酸酶(glucose-6-phosphatase,G6PC)缺乏所致,呈常染色体隐性遗传。G6PC 基因定位于 17q21.31,该基因突变可导致糖原分解障碍。

此症的临床表现随年龄而异,新生儿期有轻度肝肿大,呼吸窘迫,低血糖抽搐和酮尿。1 岁时常有脂肪痢和间歇性发热,呼吸道感染会迅速发展为酮症酸中毒和低血糖,运动发育落后,衰弱而易疲倦;语音发育正常,一般智力也正常。6~7岁后感染自行控制,仍可有库兴(Cushing)面容,血清尿酸水平渐高。青春期后有发生痛风的可能。通常同时出现肝肾肿大、低血糖和生长严重阻滞者应疑及此症。此症的群体发病率约为1/20万。

(二)糖原贮积症Ⅱ型

此型也称庞贝病(Pompe disease)(MIM 232300)。由于α-1,4葡萄糖苷酶(glucosidase,alpha acid,GAA)缺乏导致糖原不能正常分解而累积在肌肉细胞的溶酶体中,引发严重的神经肌肉病变,主要表现为进行性肌无力和运动能力降低,进而出现呼吸肌无力和呼吸衰竭,同时出现心脏扩大和心力衰竭。此型多见于婴幼儿,呈常染色体隐性遗传,致病基因为 GAA,定位于17q25.3,群体患病率约为1/4万~1/30万。

此型已有酶替代药 Myozyme(α-葡萄糖苷酶注射剂)加以治疗,疗效良好。2006年美国食品与药品管理局(FDA)已批准该药用于临床,随后该药也已获欧盟批准上市。中国于2018年获准上市。

四、黏多糖贮积症

黏多糖(mucopolysaccharide)是由蛋白质和氨基多糖构成的糖蛋白。氨基多糖属直链杂多糖,多数是由糖醛酸和氨基己糖组成的二糖单位,再重复连接长链。因氨基多糖中含有较多的糖醛酸和硫酸基团,所以黏多糖呈酸性。大多数的氨基多糖通过木糖与蛋白质肽链的丝氨酸残基相连接。几种不同的氨基多糖链可同时存在于一条蛋白质肽链上,还可进一步聚合成更大的分子,结构十分复杂。氨基多糖中的硫酸基团种类较多,且分布较广,其中硫酸皮肤素和硫酸乙酰肝素是结缔组织的成分,硫酸皮肤素主要分布于皮肤、韧带、动脉及心瓣膜,硫酸乙酰肝素主要分布于大动脉、肝、肺等。

黏多糖贮积症(mucopolysaccharidosis,MPS)是由于糖苷酶或硫酸酯酶的遗传性缺乏,造成黏多糖的部分分解产物在组织器官中累积而致病。根据缺乏酶的不同,黏多糖贮积症可分为七型,见表9-3。

表9-3　黏多糖贮积症分型

病名	临床表现	酶缺乏	尿中过量的MPS	遗传方式
MPS Ⅰ-H 型 (Hurler 综合征)	角膜混浊,侏儒,骨骼异常,关节僵硬,智能发育落后,10岁前死亡	α-L-艾杜糖苷酸酶	硫酸皮肤素 硫酸乙酰肝素	AR
MPS Ⅰ-S 型 (Scheie 综合征)	角膜混浊,可有关节僵硬,主动脉瓣病,智力正常,寿命正常	α-L-艾杜糖苷酸酶	硫酸皮肤素 硫酸乙酰肝素	AR
MPS Ⅰ-H/Ⅰ-S 型	介于Ⅰ-H和Ⅰ-S之间	α-L-艾杜糖苷酸酶	硫酸皮肤素 硫酸乙酰肝素	AR
MPS Ⅱ-A 型 (Hunter 综合征) MPS Ⅱ-B 型	无角膜混浊,症状较Ⅰ-H轻,通常15岁前死亡 轻微角膜混浊,智力尚可,可活到30~60岁	硫酸艾杜糖醛酸硫酸酯酶	硫酸皮肤素 硫酸乙酰肝素	XR
MPS Ⅲ-B 型 (Sanfilippo B 综合征)	躯体改变较轻,中枢神经受损严重	N-乙酰α氨基葡萄糖苷酶	硫酸乙酰肝素	AR
MPS Ⅳ型 (Morquio 综合征)	严重骨骼变化,角膜混浊,主动脉回流	硫酸软骨素硫酸N-乙酰己糖胺硫酸酯酶	硫酸角质素	AR
MPS Ⅴ型	以前指 Scheie 综合征(Ⅰ-S)			
MPS Ⅵ型 (Maroteaux-Lamy 综合征)	重型骨骼变化,角膜改变,心瓣膜病,白细胞有包涵体,智力正常。轻型症状轻微	芳香基硫酸酯酶 B	硫酸皮肤素	AR
MPS Ⅶ型 (Sly 综合征) (β-葡萄糖苷酸酶缺乏症)	肝脾大,多发性骨发育不全,白细胞包涵体,智力落后	β-葡萄糖苷酸酶	硫酸皮肤素	AR

NOTES

(一) 黏多糖贮积症 I 型

此型分为 3 种亚型：即黏多糖贮积症 I-H 型、I-S 型和 I-H/I-S 型。3 种亚型的致病基因均为 *IDUA*，该基因突变导致溶酶体中 α-*L*-艾杜糖苷酸酶（α-*L*-iduronidase，IDUA）缺乏，无法降解硫酸乙酰肝素和硫酸皮肤素等代谢产物，最终导致此症。已知 *IDUA* 基因定位于 4p16.3。此症呈常染色体隐性遗传。实验室检测可见患者尿中的硫酸乙酰肝素和硫酸皮肤素过量，取胎儿的羊水细胞培养后作 IDUA 的活性测定可用于产前诊断。

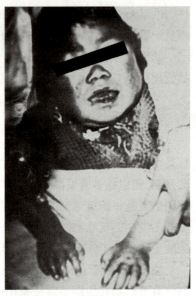

1. 黏多糖贮积症 I-H 型（Hurler 综合征）（MIM 607014）该亚型为黏多糖贮积症中的常见类型。患者面容粗犷，眉毛浓而连眉或称一字眉（synophrys），眼距增宽，鼻梁平塌，鼻孔宽而前倾，张口，唇舌大，牙小而疏，皮肤粗糙（图 9-11）；骨骼异常，胸部畸形，驼背，四肢短，掌宽而手指粗短，手指部分屈曲，爪状手，关节僵硬，活动受限；呈现侏儒、渐进性智力发育不全，进行性肝脾大，角膜混浊。患者多数在 10 岁前死亡。新生儿中发病率约为 1/100 000，杂合子频率约为 1/150。

2. 黏多糖贮积症 I-S 型（Scheie 综合征）（MIM 607016）该亚型的症状类似 Hurler 综合征，也有角膜浑浊，骨骼异常较黏多糖贮积症 I-H 型轻，身材不矮小，智力一般可在正常范围。还可有多毛，口大。通常有肝大，但无脾大。可活到成年。

3. 黏多糖贮积症 I-H/I-S 型（Hurler/Scheie 复合综合征）（MIM 607015） Hurler 和 Scheie 综合征的隐性基因为等位性质，故此型由复合杂合子致病，其症状介于 Hurler 综合征与 Scheie 综合征之间。

图 9-11 黏多糖贮积症 I 型 Hurler 综合征患儿示粗犷面容。

(二) 黏多糖贮积症 II 型

此型也称 Hunter 综合征（MIM 309900），致病基因为 *IDS*，该基因突变导致溶酶体中硫酸艾杜糖醛酸硫酸酯酶（iduronate 2-sulphatase，IDS）缺乏，无法降解硫酸乙酰肝素和硫酸皮肤素等代谢产物，最终导致此症。已知 *IDS* 基因定位于 Xq28，故呈 X 连锁隐性遗传。

II 型的临床表现与 I-H 型相似，也有关节僵硬，矮小，爪状手，骨骼变化的表现，但相对较轻，发病较晚，进展较慢。II 型患者也可出现肝脾大，多毛，面容粗糙，但无角膜混浊或只有轻微的角膜混浊，无驼背。根据临床表现可将 II 型分为 II-A 和 II-B 型。II-A 型有智力落后，无角膜混浊，通常 15 岁前死亡。II-B 型无智力落后，但有轻微角膜混浊，可活到 30~60 岁。此外，II 型患者尿中的硫酸乙酰肝素和硫酸皮肤素过量，可通过测定胎儿羊水细胞中 IDS 的活性作出产前诊断。

五、戈谢病

脂类代谢过程中特异性酶的缺乏可导致多种脂类贮积症，如神经鞘脂贮积症。已知神经鞘脂的基本结构是酰基鞘氨醇，后者系由鞘氨醇与脂肪酰长链相接而成。在鞘氨醇的第一位碳上可接上其他残基，构成神经鞘脂类化合物。如接上葡萄糖，则为葡萄糖脑苷脂。如再接上 1 个或数个 N-乙酰神经氨酸，即成为神经节苷脂。正常情况下，神经鞘脂通过溶酶体中特异性水解酶水解而逐步分解，如这些水解酶缺失，就可能导致戈谢病、黑矇性白痴和 Niemann-Pick 病等。

戈谢病（Gaucher disease，GD）是一种呈常染色体隐性遗传的溶酶体贮积症，致病基因为 *GBA*，定位于 1q22。该基因突变隐性纯合子或复合杂合子可导致葡萄糖脑苷脂酶（beta-glucocerebrosidase，GBA）缺乏，不能将葡萄糖脑苷脂分解为葡萄糖和神经酰胺，造成葡萄糖脑苷脂累积在肝、脾、骨骼和中枢神经系统的单核巨噬细胞中，最后致病。*GBA* 基因常见的突变为 p.Asn370Ser、p.Leu444Pro、c.84GG、c.IVS2+1，其中 p.Asn370Ser 约占 73%。

　　根据临床表现的不同可将戈谢病分为 3 种类型。

　　1. **戈谢病Ⅰ型**（MIM 230800）　也称非神经病变型，为最常见亚型。2/3 患者在儿童期发病，生长发育常迟缓；肝脾大，尤以脾大为显著，可伴脾梗死或脾破裂；可出现贫血和血小板减少；多数患者骨骼受累，表现为急性或慢性骨痛，严重者可出现病理性骨折，以股骨下端最常见；部分患者有肺部受累，表现为间质性肺炎、肺动脉高压等。患者还可有糖和脂类代谢异常。

　　2. **戈谢病Ⅱ型**（MIM 230900）　也称急性神经病变型。通常婴儿期发病，出现肝脾大，生长发育落后等表现；神经系统症状明显，可出现全身性肌张力增高，角弓反张，癫痫发作等表现，且精神运动发育落后；患儿最后出现吞咽困难、呼吸困难和恶病质的表现，通常 2~4 岁前死亡。

　　3. **戈谢病Ⅲ型**（MIM 231000）　也称慢性或亚急性神经病变型。常于 2 岁至青少年期发病，肝脏轻微肿大，脾脏中度肿大；中枢神经系统症状进展较缓，如肌阵挛性抽搐、共济失调、癫痫、精神错乱等。伴发育迟缓、智力落后等。

　　戈谢病的诊断依据临床及实验室检测结果。如患者出现不明原因的肝脾大、贫血、血小板减少、骨痛等表现以及骨髓涂片找到 Gaucher 细胞（细胞大，直径 20~100μm，有 1 个或 1 个以上小而致密的细胞核位于细胞周边）时，应怀疑为戈谢病。如患者外周血白细胞中葡萄糖脑苷脂酶活性明显降低（< 正常值的 30%）时，可确诊为戈谢病。基因检测找到 *GBA* 的基因突变可作出分子诊断。

　　戈谢病的治疗包括非特异性治疗和特异性治疗两部分。非特异性治疗可根据患者的临床症状作出对症治疗。如贫血可补充维生素及铁剂，骨骼病变可采用止痛、理疗等方法。特异性治疗可注射基因重组药物——葡萄糖脑苷脂酶（注射用伊米苷酶），可明显改善患者的症状，维持正常生长发育，提高生活质量，现已成为治疗戈谢病Ⅰ型的首选方法。

六、自残综合征

　　已知在嘌呤代谢过程中需要多种酶的参与，只要其中一个酶的缺乏就可导致嘌呤代谢异常或引发嘌呤代谢病。比如次黄嘌呤鸟嘌呤磷酸核糖基转移酶（hypoxanthine guanine phosphoribosyl-transferase，HGPRT）缺乏可导致自残综合征（self-mutilation syndrome）（MIM 300322）。

　　此征亦称 Lesch-Nyhan 综合征，呈 X 连锁隐性遗传。致病基因为 *HPRT*1，定位于 Xq26.1。该基因突变可导致患者无法产生足量的次黄嘌呤鸟嘌呤磷酸核糖基转移酶（HGPRT）。正常情况下，该酶能催化 5-磷酸核糖-1-焦磷酸（5-phosphoribosyl-1-pyrophosphate PRPP）上的磷酸核糖基，使之转移到鸟嘌呤和次黄嘌呤上，成为鸟嘌呤核苷酸和次黄嘌呤核苷酸。当这两种核苷酸达到一定量时可反馈抑制嘌呤前体 5-磷酸核糖-1-胺的生成（图 9-12）。HGPRT 缺乏不仅使鸟苷酸和次黄苷酸合成减少，反馈抑制减弱，而且促使嘌呤合成加快，分解代谢加速，产生大量尿酸而致病。患者红细胞和白细胞中 HGPRT 的含量可减少到正常人的 2%~10%。此酶完全缺乏时，患者表现为高尿酸血和尿酸尿，导致痛风性关节炎，大脑瘫痪，智力迟钝、舞蹈样动作，有强迫性自残行为（咬嘴唇和手指）。此酶部分缺乏时，患者出

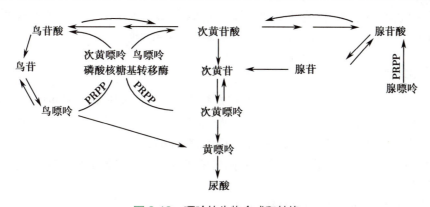

图 9-12　嘌呤的生物合成和转换

PRPP：5-磷酸核糖-1-焦磷酸。

现痛风,可无其他严重症状。自残综合征患者可活至 20 岁左右,多死于感染和肾功能衰竭。

七、急性间歇性卟啉病

急性间歇性卟啉症(acute intermittent porphyria, AIP)(MIM 176000)是一种常染色体显性遗传病。该症的发生血红素合成代谢的异常有关。正常情况下,血红素的合成代谢需要 δ-氨基-γ-酮戊酸合成酶(δ-aminolaevulinic acid synthetase, ALA 合成酶)的参与。ALA 合成酶催化甘氨酸与琥珀酰辅酶 A 生成 ALA,再转化为胆色素原(porphobilinogen, PBG);后者可在胆色素原脱氨酶(PBG deaminase)作用下产生羟甲基胆色素(hydroxymethylbilane),再经过一系列反应产生血红素(heme)。由于缺乏 PBG 脱氨酶,AIP 患者细胞内的 ALA 及胆色素原不能正常转化为血红素,导致血红素含量的下降。血红素的下降就会解除对 ALA 合成酶的负反馈调节作用,进而导致 ALA 合成酶表达增强,结果促使 ALA 和胆色素原的大量合成和严重积聚,最终导致 AIP 的发生(图 9-13)。因此,表面上看 AIP 是由于 ALA 合成酶的合成增加所致,但其根本原因却是 PBG 脱氨酶缺陷间接作用的结果。该病的致病基因 *HMBS* 定位于 11q23.3。因纯合子为致死型,故患者多为杂合子,但并非所有杂合子都有临床症状和生化异常。据报道,当 PBG 脱氨酶下降 50% 时,约 90% 的杂合子个体表型仍正常,仅 10% 的杂合子表现出间歇性发作的临床症状。

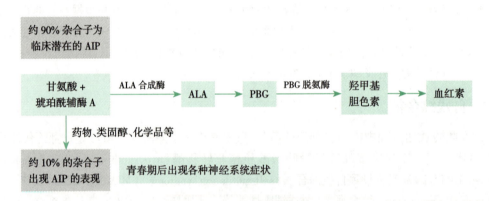

图 9-13　血红素的合成与急性间歇性卟啉症的发生

此症以腹绞痛、精神和神经症状间歇发作为特征。急性发作时患者小腹部出现剧烈绞痛,伴便秘,恶心呕吐,类似急腹症表现,但腹痛无固定部位,亦无腹部反跳痛和肌紧张。神经症状表现为四肢软弱无力,轻瘫,约 2/3 患者有肌肉麻痹,偶尔出现锥体系的症状。精神症状表现为抑郁、精神错乱、幻觉等。患者一生可发作一次或几次,持续几天到几个月。好发年龄在 18~20 岁左右。

值得一提的是,服用巴比妥类、磺胺类、乙内酰脲、苯乙哌啶酮、灰黄霉素、氯丙嗪、甲苯磺丁脲、麦角制剂、雌激素、孕激素等药物可诱发此病,原因是这些药物可促发 ALA 合成酶活性增高。其他诱发因素还有酒精、感染、饥饿和激素水平的改变等。此病急性发作时予以 10% 葡萄糖输注有助于病人恢复,在发作早期给予血色素和亚铁血色素可缩短发作时间和强度。

八、精氨酸血症

正常情况下,大部分的氨基酸代谢产物经尿素循环变成尿素排出体外(图 9-14)。尿素循环中的最后一步是精氨酸在精氨酸酶的作用下分解成尿素和鸟氨酸。如此酶缺乏,就可使血液和脑脊液中精氨酸显著增高,导致精氨酸血症(argininemia)(MIM 207800)。

患者主要临床表现包括智力发育障碍、惊厥、嗜睡、呕吐。尿中可检出精氨酸、胱氨酸、赖氨酸、鸟氨酸和瓜氨酸等产物。

此症呈常染色体隐性遗传。精氨酸酶基因(arginase 1, *ARG1*)定位于 6q23.2。通过测定胎儿红细胞中精氨酸酶的活性可进行产前诊断。此外。低蛋白饮食控制和苯甲酸钠的治疗可以减轻症状;

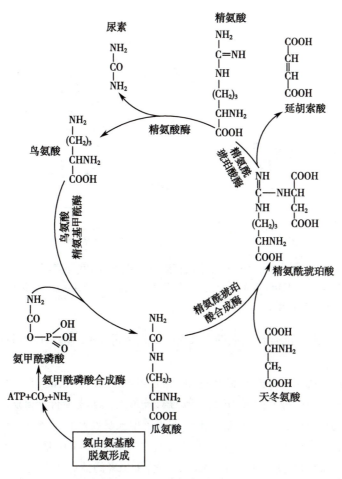

图 9-14　尿素循环中的酶

减少血液中精氨酸的含量,智力发育可以高于同年龄其他患者。

第四节　受体蛋白病

细胞的代谢活动在一定程度上是通过受体蛋白对外界分子的反应来调节的。这些受体蛋白要么位于细胞表面,要么位于细胞质或细胞核内。已知具有调节功能的信号分子都含有特异的受体,包括多肽激素(如胰岛素、高血糖素和促肾上腺皮质激素),固醇类激素(如醛固酮、皮质醇和二氢睾酮),以及其他物质如血浆脂蛋白。这些信号分子结合到特异的受体上,会引起细胞产生一系列反应,特异地改变细胞的代谢格局,其中也涉及酶活性的改变。一旦受体的生物合成发生缺陷(如合成了结构异常的受体分子,或受体合成量不足甚至不能合成),就会干扰生化代谢过程并致病。

本节主要介绍因低密度脂蛋白受体(low density lipoprotein receptor,LDLR)缺陷所致的家族性高胆固醇血症(familial hypercholesterolemia),此症属于遗传性高脂蛋白血症Ⅱ型。

在正常的胆固醇代谢中,低密度脂蛋白(LDL)与细胞膜上的 LDL 受体结合,通过内吞进入细胞,然后被溶酶体酸性水解酶水解,释放出游离胆固醇,后者在细胞内可激活脂酰辅酶 A:胆固醇脂酰转移酶(fatty acyl CoA:cholesterol acyltransferase,ACAT)使游离胆固醇变成胆固醇酯贮存在细胞内,同时游离胆固醇可抑制 β-羟基-β-甲基戊二酰辅酶 A 还原酶(3-hydroxy-3-methyl-glutaryl CoA reductase,HMG CoA 还原酶)的活性,从而减少胆固醇的合成(图 9-15)。由于 LDL 受体缺陷,使细胞外胆固醇不能进入细胞,导致细胞外胆固醇水平增高,而细胞内胆固醇水平减低。这时细胞内通过微粒体调节抑制 ACAT 的活性,以防止胆固醇以胆固醇酯的形成贮存起来;同时,细胞内胆固醇的减低解除了对

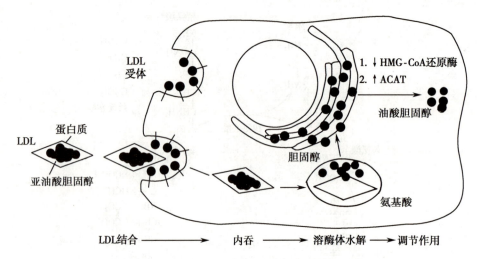

图 9-15　纤维母细胞低密度脂蛋白受体作用示意图

LDL:低密度脂蛋白;HMG-CoA 还原酶:β-羟基-β-甲基戊二酰辅酶 A 还原酶;ACAT:脂酰辅酶 A:胆固醇脂酰转移酶。

HMG CoA 还原酶的抑制作用,促使内质网上大量合成胆固醇,导致胞内胆固醇的堆积。最终细胞内外均因胆固醇堆积而致病。

此症呈常染色体不完全显性遗传,致病基因 *LDLR* 定位于 19p13.3,由 18 个外显子组成。

此症存在种族差异。白种人大多为杂合子患病,黄种人大多为纯合子得病。杂合子患者由于胆固醇沉积而出现黄瘤(xanthoma),而且随着患者的年龄增长日益严重。此外,杂合子患者 40 岁左右即出现角膜弓(老人环)及冠心病。群体中杂合子的发生率约为 1/500,他们只能产生正常人 40% 的 LDL 受体,导致血浆总胆固醇高达 300~400mg/dl。纯合子患者病情更严重,通常在儿童期即发生冠心病,5~30 岁出现心绞痛和心肌梗死的症状,可导致猝死。纯合子患者也更早出现黄瘤和角膜弓。因纯合子只能产生正常人 10% 的 LDL 受体,故血浆总胆固醇可高达 600~1 200mg/dl。

除了 *LDLR* 基因突变可导致家族性高胆固醇血症外,还有 3 个基因突变也可导致相似的疾病,它们分别是人类前蛋白枯草溶菌素转化酶 9(proprotein convertase subtilisin/kexin type 9,PCSK9)、载脂蛋白 B(apolipoprotein B,APOB)和常染色体隐性高胆固醇血症(autosomal recessive hypercholesterolemia,ARH)衔接蛋白(adaptor protein)(表 9-4)。

表 9-4　导致家族性高胆固醇血症的致病基因及其临床特点

突变基因产物	遗传方式	患病率	致病机制	LDL 胆固醇水平
LDL 受体	AD	杂合型:1/500 纯合型:1/ 百万	功能失活	杂合型:350mg/dL 纯合型:700mg/dL
载脂蛋白 B-100	AD	杂合型:1/1 000 纯合型:1/ 百万	功能失活	杂合型:270mg/dL 纯合型:320mg/dL
PCSK9 蛋白酶	AD	很低	功能获得	杂合型:225mg/dL
ARH 衔接蛋白	AR	很低	功能失活	纯合型:470mg/dL

第五节　膜转运载体蛋白病

小分子量物质进出细胞,很大程度上取决于细胞膜上的主动转运系统。如小肠对各种小分子量物质的吸收往往具有高度特异性。若细胞膜上主动转运系统中的载体蛋白发生缺陷,就将导致膜转运载体蛋白病。本节主要介绍肝豆状核变性(hepatolenticular degeneration)(MIM 277900)。

此症由 Wilson 于 1912 年首次描述,故又称 Wilson 病。它是一种因铜代谢障碍累及肝脏、豆状核等脏器所致的常染色体隐性遗传病。

致病基因铜转运 β 多肽 ATP 酶(ATP7B)定位于 13q14.3,编码一种跨膜蛋白三磷酸腺苷酶(ATP 7B),该酶作为铜依赖的 P 型 ATP 酶发挥作用。ATP 7B 将铜转运至高尔基体,并与血浆铜蓝蛋白结合运送至胆汁中,最后将过多的铜排出体外。ATP 7B 功能缺陷导致铜在肝、肾、脑、角膜等处堆积,引发消化系统、神经系统、泌尿系统以及眼睛等处的病变。由于大量铜沉积于肝脏可引起肝细胞变性、坏死,进一步发展为肝硬化,患者表现为蜘蛛痣、黄疸、肝脾大、腹水、便血等肝功能不全的症状;大量铜沉积于肾脏,可使近曲小管受损而出现氨基酸尿、蛋白尿等。大量铜沉积于脑组织,可引起神经系统的毒性反应,患者主要表现为震颤、不自主运动、步态不稳、口齿不清、流口水、吞咽困难等;也有患者出现全身肌肉僵硬,动作笨拙缓慢,卧床不起;如肌肉僵硬发生在脸部就可能出现表情呆板,也称"面具样脸"。部分患者可出现精神症状,轻者表现为情绪不稳定,重者表现为忧郁、躁狂等精神病的症状。大量铜沉积于眼角膜,可形成具有诊断意义的角膜外缘绿色环(Kayser-Fleischer ring)。此外,铜被红细胞摄取后,可发生溶血性贫血。

此病起病年龄在 3~60 岁,好发年龄在 20~30 岁,起病方式及受累器官差异较大。约 40% 的患者以肝损害为主,多发生在儿童期,发病形式类似慢性活动性肝炎,随后发展到肝硬化,伴有蜘蛛痣、黄疸、肝脾大、腹水、便血等肝功能不全的症状,肝功能试验常见阳性,如白:球比例倒置,絮浊反应异常,碱性磷酸酶中度增高,凝血酶原时间延长等;约 40% 的患者以神经症状为主,多发生在成年患者,出现发音和吞咽困难、运动失调、体态异常、僵硬、震颤,偶有癫痫发作等表现;还有约 20% 患者出现精神症状,有时可被误诊为精神分裂症,也有患者兼有神经损害和肝病表现。此症群体发病率约为 3/100 000,而杂合子频率达 1/90。

Wilson 病的诊断标准:①家族遗传史:父母是近亲婚配、同胞有 Wilson 病患者或死于原因不明的肝病者;②肉眼或裂隙灯证实患者角膜周边出现 K-F 环;③出现缓慢进行性震颤、肌僵直、构语障碍等锥体外系表现或肝病症状;④血清铜蓝蛋白 >1.6μmol/24h;⑤肝铜 >250μg/g(干重)。结果判断:凡完全具备上述第①~③项或第②及第④项者,可确诊为临床显性型;仅具有上述第③~⑤项或第③~④项者属无症状型 Wilson 病;仅有第①、②项或第①、③项者,应怀疑为 Wilson 病。

若在肝硬化或神经系统症状出现前就进行治疗,所有的症状均可得到控制。因此现在已有部分实验室开展症状前诊断或产前诊断,以便早发现、早治疗和早预防。首选的药物为 D-青霉胺(D-penicillamine),该药为青霉素代谢产物、含有巯基的氨基酸,对金属离子有较强的络合作用;也可选择曲恩汀/三亚基四胺(trientine),该药系螯合剂,可用于除去体内过量的铜。

第六节　结构蛋白缺陷病

如果构成细胞基本结构和骨架的蛋白发生遗传性缺陷可导致结构蛋白缺陷病,包括胶原蛋白病、肌营养不良症等。

一、成骨不全

Ⅰ型胶原由 2 条 α1 链和 1 条 α2 链组成,主要存在于皮肤、肌腱和韧带中。因Ⅰ型胶原异常而引起的先天性骨骼发育障碍性疾病称为成骨不全(osteogenesis imperfecta, OI)(MIM 166200)。患者因易发生骨折,并伴有蓝巩膜和耳聋等表现,故称为脆骨-蓝巩膜-耳聋综合征。此病在国外活产儿中的患病率约为 1/15 000。Sillence 等根据遗传特征和临床表现将成骨不全共分为 4 种类型,其中是Ⅰ型和Ⅱ型较常见(表 9-5)。

表 9-5　成骨不全的遗传与临床特征

类型	临床特征	遗传方式	分子变化	遗传缺陷
Ⅰ型	轻型:蓝巩膜、易骨折但无骨骼畸形、听力损失	AD	Ⅰ型胶原结构正常,但含量减少 50%	突变致 Proα1(Ⅰ)mRNA 合成量下降
Ⅱ型	致死型:严重骨折畸形、黑巩膜,生后一周内死亡	AD/AR	Ⅰ型胶原结构变异(特别是羟基端)	编码甘氨酸的密码子突变(包括 α1 或 α2 基因)
Ⅲ型	进行性畸变:进行性骨畸变、畸形蓝巩膜、听觉丧失	AD	Ⅰ型胶原结构变异(特别是氨基端)	同Ⅱ型
Ⅳ型	正常巩膜性畸变:轻度畸形、矮小、听觉丧失	AD	同Ⅲ型	①同Ⅱ型;②α2 基因外显子跳跃突变

(一)Ⅰ型成骨不全

此型又称为蓝色巩膜综合征,病变累及骨骼、肌腱、韧带、筋膜、牙本质及巩膜等,主要临床表现为骨质疏松、致脆性增加而易反复骨折,巩膜呈蓝色,关节因过度活动而易于受伤并导致肢体畸形,牙齿生长不齐、畸形。伴传导性耳聋。多在青春期后发病。重症患者矮小,X 线显示多发生骨痂。Ⅰ型成骨不全涉及 COL1A1 和 COL1A2 基因。已知 COL1A1 基因突变共 962 种,COL1A2 基因突变类型 512 种。例如 α1 链胶原基因 COL1A1 胶原蛋白第 178 位氨基酸残基第 1 个碱基发生了 G→T 的单碱基替换,导致甘氨酸被半胱氨酸替代。

(二)Ⅱ型成骨不全

此型又称先天性致死性成骨不全,其临床表现比Ⅰ型成骨不全严重,表现为长骨短宽,宫内即可因骨质疏松、骨脆而引起四肢、肋骨多发性骨折;蓝色巩膜;耳硬化性聋;身材矮小,患者一般为死胎或生后早期死亡。存活者伴有进行性脑积水,长骨囊性变。Ⅱ型成骨不全的基因突变比Ⅰ型更为复杂,主要涉及 COL1A1 和 COL1A2 基因上的甘氨酸密码子点突变或重排。例如 COL1 A1(α1 链)94 位上的甘氨酸被半胱氨酸替代,将出现Ⅱ型成骨不全表型。

二、肌营养不良

肌营养不良是指一组以进行性加重的肌无力和支配运动的肌肉变性为特征的遗传性疾病群。较常见的有呈 XR 遗传的进行性假肥大性肌营养不良(Duchenne muscular dystrophy,DMD)和贝克肌营养不良(Becker muscular dystrophy,BMD),还有呈 AD 遗传的面肩肱型肌营养不良(facio-scapulo-humeral muscular dystrophy,FSHD)和呈 AD 或 AR 遗传的肢带型肌营养不良(Limb Girdle muscular dystrophy,LGMD)。

(一)进行性假肥大性肌营养不良

进行性假肥大性肌营养不良也称 Duchenne 肌营养不良(MIM 310200),是最常见的 X-连锁隐性致死性遗传病之一,群体发病率高达 1/3 500(男性活婴)。进行性肌萎缩和肌无力伴小腿腓肠肌假性肥大是其典型的临床特征,主要累及青少年男性。此病起病年龄 3~5 岁,初始症状表现为爬楼梯困难,特殊的爬起站立姿势(Gower 征);一般在 12 岁以前丧失站立和行走的能力,如未得到合理治疗将因心肌和呼吸肌无力于 20 岁左右死于心力衰竭或呼吸衰竭。

致病基因 DMD 定位于 Xp21.2,长约 2 500kb,包含 79 个外显子,编码一条分子量为 427 000 的多肽链,称为抗肌萎缩蛋白(dystrophin)。抗肌萎缩蛋白主要分布于骨骼肌和心肌细胞中,对维持肌细胞膜结构的完整性起着非常重要的作用。此基因突变导致抗肌萎缩蛋白不能在肌细胞膜上正常表达从而致病。已知此基因突变共 3 845 种,其中缺失主要发生于 DMD 基因的 5′端或中央区域,往往导致框移/移码突变(out-of-frame/frameshift mutation),使抗肌萎缩蛋白无法合成。值得一提的是,约 1/3 为 DMD 基因的新突变所致,约 2/3 由亲代遗传所致。

(二) 贝克肌营养不良

贝克肌营养不良又称 Becker 型肌营养不良。BMD 和 DMD 存在等位基因异质性,它们都由 *DMD* 基因突变所致,但因基因缺失导致的是框内改变(in-frame mutation),使肌细胞内能合成一定量的抗肌萎缩蛋白,故 BMD 病人的临床表现往往比 DMD 病人轻,而且常能活到成年期,从而可能将致病基因传给子代。BMD 病人仅 10% 为由 *DMD* 基因新突变所致。

Summary

The genetic metabolic disorders and molecular disorders are both caused by single-gene mutation. According to the different proteins involved, these disorders can be divided into hemoglobinopathy, plasma protein disease, enzyme protein disease or genetic metabolic disease, receptor protein disease, membrane transport carrier protein disease, structural protein disease, etc. More than 6 000 such disorders have been described so far. The inheritance mode of such disorders is mainly autosomal recessive inheritance, followed by X-linked recessive inheritance, autosomal dominant inheritance and X-linked dominant inheritance. Many disorders present in extremis and can be easily diagnosed based on plasma/urine metabolic tests or gene sequencing. Some disorders are treatable and require early and urgent intervention to prevent permanent sequelae. Most treatable genetic metabolic disorders can be identified by newborn screening.

(顾鸣敏)

思考题

1. 试比较 α-地中海贫血与 β-地中海贫血之间的异同点。

2. 一对正常夫妇携带一男孩前来门诊,患儿侏儒,关节僵直,爪状手,智力发育落后,角膜混浊,经调查家系知患者的舅舅也有相同的临床表现,于 10 岁时死亡;患儿父系无此症患者,患儿的祖父母为表兄妹婚配,患儿的伯父也正常。

1)你认为此男孩患有何症?

2)绘制该家系图。

3)这对夫妇想生第二胎,问得此症的风险多大?

4)患儿的一个表现型正常的伯父同人群中一正常女性婚配,其子代的风险多大?(设此症的基因频率为 1/1 000)

第十章

线粒体遗传病

要点

1. 线粒体的结构、生成和功能。
2. 线粒体基因组和线粒体遗传的特征。
3. 常见的线粒体遗传病。
4. 线粒体遗传病动物模型的制备。
5. 线粒体遗传病的诊断。

线粒体（mitochondrion）是一种真核细胞中具有双层膜的细胞器。它是细胞的能量代谢中心，并合成绝大多数细胞需要的三磷酸腺苷（ATP）。线粒体最早于 1880 年由瑞士科学家 Albert von Kolliker 从昆虫骨骼肌中发现。1890 年，德国病理学家 Richard Altmann 正式将其确定为细胞器。1898 年德国科学家 Carl Benda 在观察由 Richard Altmann 描述的细胞器时发现这一细胞器有时看起来像线的结构，有时看起来像颗粒，于是称之为"线粒体（mitochondrion）"。在希腊语中，mitos 是线的意思，chondrion 是颗粒的意思。Benjamin F. Kingsbury 第一次将线粒体与细胞呼吸联系。1925 年，David Keilin 在研究细胞呼吸的物质基础时发现并确定细胞色素（cytochromes）为呼吸链（respiratory chain）电子传递载体。1946 年发现线粒体拥有三羧酸循环/柠檬酸循环（tricarboxylic acid cycle/citric acid cycle）、脂肪氧化和氧化磷酸相关酶，为线粒体功能研究奠定了重要实验基础。George E. Palade 和 Fritiof S. Sjöstrand 使用高分辨电子显微镜观察分析了线粒体的形态和结构，发现线粒体由双层膜结构包裹，内膜向线粒体内折叠形成嵴（crista）和内膜空间（intermembrane space）。20 世纪 60 年代 Margit M. K. Nass 和 Sylvan Nass 发现线粒体中存在 DNA。随后，Gottfried Schatz 等分离到完整的线粒体 DNA（mitochondrial DNA，mtDNA），从而开始了对 mtDNA 的研究。因为细胞呼吸作用（cell respiration）中的氧化还原（oxidation-reduction）反应在线粒体中进行，并在此过程中产生大量能量供给整个细胞利用，所以线粒体是细胞的能量代谢中心。1988 年 Douglas C. Wallace 等发现 Leber's 遗传性视神经病（Leber hereditary optic neuropathy，LHON）携带一个 mtDNA 基因，NADH 脱氢酶复合体亚基 4（MTND4）基因的点突变。这一研究开创了人类线粒体遗传病的分子遗传学研究。在这一发现前，Douglas C. Wallace 就提出线粒体遗传属母系遗传（maternal inheritance）。到目前为止，人类已发现 100 余种疾病与近 300 种线粒体 DNA 病理突变有关。

第一节 线粒体基础生物学

线粒体为两层膜包被的细胞器，存在于大多数真核生物中。其直径一般为 0.5~1.0μm，长 1.5~3.0μm。除了溶组织内阿米巴（entamoeba histolytica）、蓝氏贾第鞭毛虫（Giardia lamblia）以及几种微孢子虫外，大多数真核细胞都拥有线粒体。但不同物种和同一物种的不同细胞各自拥有的线粒体在大小、数量及外观等方面上会有所不同。这种细胞器拥有自身的遗传物质和遗传体系，但因其基因组大小有限，不能编码自己所需全部蛋白质等生物大分子，所以线粒体是一种半自主细胞器。线粒体是细胞内氧化磷酸化和合成三磷酸腺苷（ATP）的主要场所，为细胞的活动提供化学能量，所以有"细胞的能量供应站"（the powerhouse of the cell）之称。除了为细胞供能外，线粒体还参与诸如细胞分化、细胞信息传递和程序性细胞凋亡（apoptotic cell death）等过程，并拥有调控细胞生长、细胞周期和细胞钙的能力。它还是体内活性氧自由基（reactive oxygen species，ROS）的主要来源地。

一、线粒体形态、数量和分布

线粒体一般呈短棒状或圆球状，但因生物种类和生理状态而异，还可呈环状、线状、哑铃状、分杈状、扁盘状或其他形状。成型蛋白（shape-forming protein）介导线粒体以不同方式与周围的细胞骨架接触或在线粒体的两层膜间形成不同的连接可能是线粒体在不同细胞中呈现出不同形态的原因。

不同生物的不同组织、不同组织的不同细胞，或者同一细胞的不同代谢状态和生长时期中线粒体数量的差异是巨大的，可以从 10~3 000 个线粒体。有许多细胞拥有多达数千个的线粒体（如肝脏细胞中有 1 000~2 000 个线粒体），而另一些细胞则只有一个线粒体（如酵母菌细胞的大型分支线粒体）。大多数哺乳动物的成熟红细胞不具有线粒体。一般来说，细胞中线粒体数量取决于该细胞的代谢水平，代谢活动越旺盛的细胞线粒体越多。例如，人类心肌细胞、骨骼肌细胞及神经细胞中的线粒体数量比较多。同样，线粒体的形态也会随着细胞生长的环境和功能的变化而变化。

线粒体一般会在细胞核周围，分布方向一般与微管一致。这可能是由于线粒体在细胞质中能以微管为导轨、由马达蛋白提供动力向功能旺盛的区域迁移。线粒体常分布在细胞功能旺盛的区域。如在肾脏细胞中靠近微血管，呈平行或栅状排列；在精子中分布在鞭毛中区。这是因为线粒体要在细胞代谢旺盛区域为其提供能量。在卵母细胞体外培养中，随着细胞逐渐成熟，线粒体会由在细胞周边分布发展成均匀分布。所以，线粒体的分布也与发育、生长和其本身的功能相关。在细胞内，线粒体还与其他细胞器相互作用，例如内质网、高尔基体、溶酶体等，从而调节线粒体的复制、分裂、分布和清除。这些相互作用同时也可能调节与其作用细胞器的功能和细胞的功能。在病理状态下，线粒体有时会在核周边聚集，它的部分功能变得异常。

上述在同一细胞的不同发育和生长时期，线粒体的大小、形态和数目会有很大的变化，调节这一变化的过程称为线粒体动态学（mitochondrial dynamics）。线粒体动态学包括线粒体分裂（fission）和融合（fusion）。线粒体动态学根据细胞的生理和病理变化而改变。

二、线粒体结构

线粒体由外至内可划分为线粒体外膜（outer mitochondrial membrane，OMM）、线粒体膜间隙、线粒体内膜（inner mitochondrial membrane，IMM）和线粒体基质（matrix）四个功能区（图 10-1）。OMM 厚度大约 60~75Å。其蛋白与磷脂的比例与细胞质膜类似，约 1：1。它既是完美屏障，也是与细胞质和细胞器的交换平台。特别要提出的是 OMM 蛋白介导线粒体动态学。另外，OMM 可能与内质网膜形成连接，形成线粒体相连的内质网膜（mitochondria-associated ER-membrane，MAM）。MAM 介导线粒体与内质网之间的钙信号和脂质转运。IMM 的结构被广泛折叠和分隔，增加了总膜表面积，从而增加发挥作用的空间。IMM 的蛋白与磷脂的比例比外膜高，约为 3：1。IMM 蛋白主要有三个功能：电子传递、ATP 合成和代谢产物的转运。IMM 有三个特殊区域：内膜边界（inner boundary membrane，IBM）、嵴连接（cristae junctions）和嵴（cristae）。内膜边界，又称为线粒体膜间隙（inter membrane space，IMS），是沿线粒体周边 OMM 和 IMM 的间隙。包含特殊的复合物和连接两种膜的酶，参与

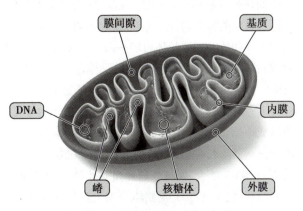

图 10-1　线粒体的基本结构模式图

膜间隙　基质

DNA　内膜

嵴　核糖体　外膜

NOTES

线粒体基质与胞质间的能量转移、蛋白质导入、细胞凋亡以及 OMM 和 IMM 之间的脂质转移。嵴膜由嵴连接形成。其中参与铁硫生物合成，蛋白转移和合成，电子传递。内膜包裹着的线粒体内部空间存在线粒体基质。线粒体基质含有很多蛋白质和脂类，催化三羧酸循环中脂肪酸和丙酮酸氧化的酶类。特别要提出，线粒体基质中包含有 mtDNA、RNA 和核糖体。

三、线粒体生物发生和线粒体清除

线粒体生物发生（mitochondrial biogenesis）是由转录和翻译核基因组和线粒体基因组来完成的（图 10-2）。绝大部分线粒体蛋白由核基因组编码。线粒体基因组编码部分电子传递链蛋白（共 13 个蛋白质）和线粒体 rRNA 和 tRNA。研究表明，线粒体生物发生可以通过两条途径。其一是新线粒体的合成。PGC1a 是新线粒体生物发生的关键调控基因。它与 NRF2/GABPA 和 NRF1 共同激活线粒体转录因子 A（TFAM）和基因编码的线粒体蛋白基因的转录。NRF1 和 TFAM 为 PGC1a 的目标基因，即 PGC1a 的表达导致 NRF1 和 TFAM 的表达。同时，PGC1a 和 NRF1 共同调控 TFAM 的表达。PGC1a 不仅调节线粒体的数量还调节线粒体的大小。所以，PGC1a、NRF1 和 TFAM 是线粒体生物生成的关键核转录因子。另一条是线粒体的分裂，即线粒体动态学中的线粒体分裂（mitofission）。线粒体分裂一次可以产生一个或多个子代线粒体。所以也可以说线粒体来自线粒体。线粒体分裂是通过由 GTPase Drp1（dynamin-related protein 1）调控的蛋白机器来完成的。有意思的是两个或多个线粒体还可以融合成一个线粒体，称为线粒体融合（mitofusion）。其结果是细胞中的线粒体数目减少。线粒体的分离和融合不仅改变线粒体内线粒体的数目，同时也调节线粒体的功能，满足细胞的功能需求。

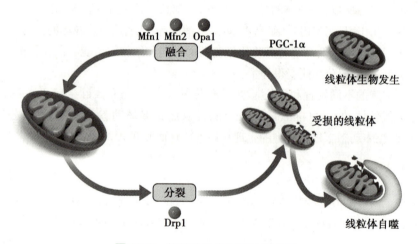

图 10-2　线粒体发生和清除模式图

细胞同样存在线粒体质量控制机制（图 10-2）。异常和受损的线粒体常常会通过这一机制得到清除而保护细胞的正常功能。这一机制主要由线粒体自噬（mitophagy）来完成。线粒体自噬是指细胞通过自噬的机制选择性地清除线粒体的过程，对于整个线粒体网络的功能完整性十分关键，决定细胞的生存和死亡。线粒体自噬一般为受体介导、机制高度保守、选择性清除受损线粒体。近年科学界对线粒体自噬研究很多。主要的受体自噬通路有三条。第一，PINK1-Parkin 信号通路介导的线粒体自噬。PINK1 是一个位于线粒体上的丝氨酸/苏氨酸激酶，感受线粒体损伤。当线粒体发生损伤时，PINK1 稳定于线粒体外膜，磷酸化 E3 泛素蛋白连接酶 Parkin 和泛素（ubiquitin）。促进线粒体自噬体的形成。第二，NIX/BNIP3L 介导的线粒体自噬。NIX/BNIP3L 是定位于线粒体膜和内质网的一种受体蛋白。其与自噬受体 LC3/GABARAP 的结合区域—LIR 结构域的氨基酸序列同源。它可能与自噬受体 LC3LC3 结合，促进线粒体自噬小体形成。第三，FUNDC1 介导的线粒体自噬。FUNDC1 是一个三次跨膜蛋白，定位于线粒体外膜上。与 NIX/bnip3 类似，FUNDC1 也存在保守的 LIR 结构域，并与 LC3 相互作用，线粒体自噬小体形成。

线粒体生成和清除对细胞发挥正常功能极其重要。众多参与线粒体动态学和线粒体自噬基因的突变导致人类疾病。例如,线粒体分裂基因 Drp1 突变导致严重轴索神经病(severe axonal neuropathy)。线粒体融合基因 Opa1 突变引发神经萎缩(optic atrophy)。线粒体自噬基因 PINK1 或 parkin 的突变与遗传性帕金森病相关。最近的研究表明线粒体自噬调节衰老过程。

四、线粒体的主要生物学功能

(一)能量生成

线粒体是真核生物进行糖类、脂肪和氨基酸代谢最终氧化释放能量的细胞器。线粒体通过三羧酸循环与氧化磷酸化进行有氧呼吸。细胞质中完成的糖酵解(glycolysis)生成的 NADH 被进一步氧化成为 NAD^+。经线粒体穿梭途径进入线粒体完成三羧酸循环,最终氧化磷酸化释放能量合成 ATP。在有氧呼吸过程中,1 分子葡萄糖经过糖酵解、三羧酸循环和氧化磷酸化产生 30~32 分子 ATP。NADH 转运到线粒体需消耗 2 分子 ATP。

(二)钙离子储存

线粒体和内质网、细胞外基质等协同作用,调控细胞中的钙离子浓度的动态平衡和钙信号转导。

(三)活性氧生成

活性氧(reactive oxygen species,ROS)是指机体内由氧组成,含氧并且性质活泼的物质的总称。线粒体是活性氧产生的主要场所,也是其发挥作用的主要靶器官。活性氧是吞噬细胞发挥吞噬和杀伤作用的主要介质。在病理状况下,活性氧对核酸、蛋白、生物膜造成损伤。

(四)线粒体与免疫

线粒体动力学调节免疫细胞激活。线粒体外膜是 RIG1 免疫信号途径的平台,也是 NLRP3 炎症信号平台。mtDNA 在病理条件下是一种免疫危险分子(DAMP)。

线粒体还在一系列的代谢中起到关键的作用。例如,程序性细胞死亡、血红素合成、类固醇代谢以及激素的信号传递等。

第二节　线粒体 DNA 的结构特点与遗传特征

一、线粒体 DNA 的结构特点

线粒体是真核细胞核外唯一含有 DNA 的细胞器。S. Anderson 等在 1981 年发表了完整的人 mtDNA 序列。Richard M. Andrews 等在 1999 年通过对胎盘组织 mtDNA 分析后对 mtDNA 序列进一步修订。mtDNA 是一个长 16 569bp 的双链闭环 DNA 分子(见文末彩图 10-3)。mtDNA 编码 13 种蛋白质,包括呼吸链复合体 Ⅰ、Ⅲ、Ⅳ 和 Ⅴ 的核心亚基;22 种 tRNA 和 2 种 rRNA。根据每条 DNA 链基因数的多少,可将人线粒体 DNA 进一步分为重链(H)与轻链(L)。重链上的基因较多,有 12 个蛋白质基因、2 个 rRNA 基因,以及 14 个 tRNA 基因。基因较少的轻链带有 1 个蛋白质编码基因以及 8 个 tRNA 基因。mtDNA 的外环为重链,内环为轻链。mtDNA 两条链的碱基组成差别也较大,重链富含 G,而轻链多含 C。mtDNA 无内含子,唯一的非编码区是约 1 000bp 的 D-环,包含 mtDNA 重链复制起始点、轻链和重链转录的启动子以及 4 个高度保守的序列,分别位于 213~235bp、299~315bp、346~363bp 以及终止区 16 147~16 172bp。mtDNA 具有两个复制起始点,分别起始复制重链和轻链。

与核 DNA 不同,mtDNA 分子上无核苷酸结合蛋白,缺少组蛋白的保护;基因与基因之间少有间隔;而且线粒体内无 DNA 损伤修复系统,这些特征可能是 mtDNA 易于突变且突变容易得到保存的分子基础。mtDNA 的另一特点是每一个细胞中含有数百个线粒体,每个线粒体内含有 2~10 个拷贝的 mtDNA 分子。由此可见,每个细胞可具有数千个 mtDNA 分子,从而构成了同一细胞 mtDNA 异质性的分子基础。

二、mtDNA 的遗传特征

mtDNA 与核 DNA 相比具有其独特的传递规律，了解线粒体的遗传规律可以更好地认识线粒体疾病的病因学与发病机制。

(一) mtDNA 的复制具半自主性

与溶酶体和过氧化物酶体等膜囊结构的细胞器相比，线粒体具有自己的遗传物质，所以有人将 mtDNA 称为第 25 号染色体或 M 染色体。这是指 mtDNA 能够独立地复制、转录和翻译。mtDNA 可以在终末分化细胞(如神经细胞和骨骼肌细胞)中复制。但是，核 DNA 编码蛋白参与 mtDNA 的复制。绝大部分维持线粒体结构和功能的大分子复合物以及大多数氧化磷酸化酶的蛋白质亚单位都由核基因组编码。所以，mtDNA 的功能受核 DNA 的影响，其复制为半自主复制。所以，线粒体也被称为半自主细胞器(semi-autonomous organelle)。

(二) 多顺反子转录

多顺反子(polycistron)见于原核生物。mtDNA 进行多顺反子转录，一次会有多个基因一同转录形成一个转录本。剪切酶将转录本进行剪切加工，将 mRNA、rRNA，以及位于 mRNA 序列之间的短小 tRNA 序列从初始转录本上分开。

(三) 线粒体基因组所用的遗传密码和通用密码有所不同

mtDNA 中 UGA 编码色氨酸，而非终止密码。AGR 并不编码精氨酸，也是终止密码。线粒体中 tRNA 兼用性较强，仅用 22 个 tRNA 就可识别多达 48 个密码子。

(四) mtDNA 为母系遗传

正常情况下，人类受精卵中的线粒体绝大部分来自卵母细胞。这种传递方式称为母系遗传 (maternal inheritance)。一般在受精之后，卵子细胞就会将精子中的线粒体清除。研究显示，父系精子线粒体(含有 mtDNA)带有泛素标记，因而在胚胎中会被识别，进而选择性清除。植物略有变异，但仍然以母系遗传为主。真菌可源自双亲。果蝇、小鼠和绵羊中也发现极少数 mtDNA 的父系遗传 (paternal inheritance)。2019 年，美国研究人员在三个家庭中发现了人类 mtDNA 双亲遗传。

在医学遗传学中，如果家族中发现一些成员具有相同的临床症状，而且是从受累的女性传递下来，就应考虑可能是由于线粒体 DNA 突变造成的。通过对线粒体 DNA 的序列分析可以确定是哪一种类型的基因突变。

(五) mtDNA 的"遗传瓶颈"

有丝分裂中，线粒体的分离是随机的。在发育过程中，一个人的卵母细胞虽有约 100 000 个线粒体，但绝大多数线粒体在卵母细胞成熟时丧失，使数目减至 10 余个，最多不会超出 100 个。此后，经过早期胚胎细胞分裂，线粒体通过自我繁殖使数目达到每个细胞含有 10 000 个或更多。这种线粒体数目从 100 000 个锐减到少于 100 个的过程称为遗传瓶颈(genetic bottleneck)。如果通过遗传瓶颈保留下来的一个 mtDNA 携带一种突变基因，那么这个突变基因组就能够确保在发育完成之后的个体中占有一定的比例。由于在胚胎发生和组织形成的细胞分裂过程中线粒体随机分布，它们在复制后将分离并随机地进入子细胞。可见，一些干细胞很可能接受大量的携带突变基因的线粒体，由它们形成的成体组织细胞会具有较高比例的携带突变基因的线粒体。例如，如果氧化磷酸化系统缺陷的线粒体数量超过野生型，就会造成组织中能量供应水平降低，进而影响组织的功能，特别是那些高需能的组织。所以，遗传瓶颈在线粒体基因突变的传递中起到重要的作用。

(六) mtDNA 阈值效应

"纯质"(homoplasmy)是用来描述一个细胞或一种组织中所有的线粒体具有相同的基因型，或者都是野生型序列，或者都携带一个基因突变的序列。"异质"(heteroplasmy)表示一个细胞或一种组织携带两种或两种以上的线粒体基因型。例如，一个细胞既携带突变型线粒体基因组又携带野生型线粒体基因组。一个细胞或一种组织携带某一种线粒体突变基因组可以是从几个到 100%。另外，如果一种线粒体基因突变会降低 ATP 的产生,那么那些高需能又含有同质性突变 mtDNA 的细胞就会遭受更为严重的损害,而相应的低需能细胞所受影响则较小。在异质性细胞中,突变型与野生型 mtDNA 的比例决定了细胞是否出现能量短缺。如果携带突变型线粒体数量很少,则产能不会受到明显影响。相反,当含有大量突变型线粒体基因组的组织细胞所产生的能量不足以维持细胞的正常功能时,这就会出现异常的性状,即线粒体病(见文末彩图 10-4)。换句话说,线粒体病存在表型表达的阈值。细胞内线粒体突变基因相对野生型基因的比例越高,疾病发病可能越高,症状越严重。这就是 mtDNA 阈值效应。这种线粒体基因突变产生有害影响的阈值明显地依赖于受累细胞或组织对能量的需求。因此,那些高需能的组织,如脑、骨骼肌、心脏和肝脏,更容易受到 mtDNA 突变的影响。同一线粒体突变在不同个体导致的症状和症状的严重程度变化较大。

(七) mtDNA 的克隆增殖特征

在终末分化细胞,由于细胞不再分裂而 mtDNA 可能突变并依然复制,mtDNA 突变有增殖优势,即克隆增殖。这种克隆增殖应该是线粒体基因组复制控制相对不严密引起的随机遗传漂移(random genetic drift)的结果。

(八) mtDNA 的高突变率

mtDNA 的突变率比核 DNA 高 10~20 倍。mtDNA 中氧化磷酸化基因的突变率远比核 DNA 高。mtDNA 的高突变率造成个体及群体中其序列差异较大。任何两个人的 mtDNA,平均每 1 000 个碱基对中就有 4 个不同。人群中含有多种中性到中度有害的 mtDNA 突变,且高度有害的 mtDNA 突变也不断增多。不过有害的突变在线粒体中可以发生选择而消除。故突变的 mtDNA 基因虽很普遍,但线粒体遗传病却不很常见。

核基因组和线粒体基因组的比较见表 10-1。

表 10-1　核基因组和线粒体基因组的比较

特性	核基因组	线粒体基因组
大小	约 3.2×10^9bp	16 569bp
DNA 分子数	生殖细胞:23;体细胞:46	每个细胞可达数千个
基因数	约 25 000 个	37 个
基因密度	约 40 000bp 一个基因	450bp 一个基因
内含子	大多基因有	没有
编码 DNA	约 3%	约 93%
遗传密码	正常密码	AUA:蛋氨酸;TGA:色氨酸;AGA 和 AGG:终止密码
结合蛋白	组蛋白,核小体非组蛋白	没有组蛋白
遗传模式	孟德尔遗传	母体遗传
复制	DNA 聚合酶等	DNA 聚合酶
转录	每个基因转录	全线粒体基因组转录
重组	同源重组	没有发现群体水平重组

三、细胞核与线粒体的相互作用

在大约 1 100~1 500 个线粒体蛋白质中,只有 13 个是由线粒体本身的基因组编码。由此可见,细胞核基因对线粒体的结构和功能有决定性的作用。细胞核与线粒体为发挥它们正常功能存在着协调和相互调节,这一机制就是细胞核与线粒体的相互作用(nucleo-mitochondrial interactions)。尽管目前人们对参与线粒体合成和功能的核基因还不完全确定。这些基因至少可以分为两类。第一类是线粒体正常合成和功能发挥所需的基因;第二类是参与线粒体所有生化反应及其调控的基因。

NOTES

细胞核与线粒体的相互作用对线粒体本身的结构和功能十分重要。线粒体的细胞色素氧化酶(cytochrome oxidase)包含至少 13 个结构蛋白,其中 3 个由 mtDNA 编码,另外 10 个由核基因编码。这一复合体的合成和装配需要 mtDNA 和核基因的共同调控和协作,使得 mtDNA 基因的表达适合于核基因的表达。另外,不同组织消耗不同量的 ATP,产生 ATP 的线粒体氧化呼吸链就要适应细胞的需要,接受核基因和线粒体基因的共同调控。

细胞核与线粒体的相互作用目前研究比较清楚的是同一线粒体功能复合体中和核基因和mtDNA,也就是线粒体基因组编码的基因的转录调控。核编码的转录因子 NRF-1、NRF-2 和 PGC-1α 调控众多核基因编码的呼吸链基因的表达。同时也调节线粒体基因组编码的基因转变。所以,NRF-1 和 NRF-2 是协调呼吸链蛋白表达和这些蛋白装配的重要蛋白。

细胞核基因组与线粒体基因组相互作用的另一个重要证据是它们之间的种属兼容性。例如,人的 mtDNA 是不能在小鼠的细胞中长期存在,反之亦然。

第三节   线粒体基因突变与常见线粒体遗传病

线粒体疾病(mitochondrial disorders)是一组复杂性代谢障碍疾病,主要原因是遗传突变影响线粒体的氧化磷酸化(OXPHOS)功能。"线粒体疾病"的概念最早由 Rolf Luft 在 1962 年提出。多项研究表明,核遗传缺陷是儿童线粒体疾病的主要发病原因,而 mtDNA 的突变在成年人体内更为普遍一些。对于儿童线粒体疾病而言(小于 16 岁),群体发病率估计 5/100 000~15/100 000。而对于成年人而言,mtDNA 突变疾病的发病率约为 9.6/100 000。因为一级亲属会受到影响,另外还有 10.8/100 000 的人存在风险。核遗传造成的线粒体疾病发病率大约为 2.9/100 000。科学家们已经发现 300 多种致病突变影响线粒体的氧化磷酸化功能。在线粒体基因组中,有 50 多种单核苷酸突变与一些多系统紊乱相关。线粒体突变所表现出的临床特征包括:肌病、心肌病、痴呆、突发性肌阵挛、耳聋、失明、贫血、糖尿病和大脑供血异常(休克)。这些临床缺陷的形成与严重程度依赖于多种因素,例如胚胎发育早期线粒体突变基因组的复制分离程度、突变线粒体基因在某一特定组织中存在的数量以及在临床上出现异常之前组织中突变的线粒体 DNA 所需达到的阈值水平等。因此,确定是否存在线粒体基因突变是一个相对复杂的过程。在很多家庭中,线粒体疾病是确定无疑的母系遗传,线粒体基因的点突变也是母系遗传。然而,由于某些突变的线粒体基因组不能够通过遗传瓶颈,因此线粒体病有时也不完全符合母系遗传模式。所以,线粒体疾病临床治疗的最大挑战是基因型-表型关系在不同病人中巨大变化,包括不同器官受累程度的不同和疾病严重程度的不同。

一、线粒体基因突变的类型

(一) 点突变

mtDNA 点突变可以出现在编码蛋白质、tRNA 或 rRNA 的基因中。目前发现的与疾病相关的点突变一半以上是在线粒体 tRNA 基因中。线粒体蛋白编码基因的点突变影响呼吸链复合体的功能。这类突变主要与脑脊髓性及神经性疾病有关,如 Leber 遗传性视神经病(Leber hereditary optic neuropathy,LHON)和神经肌病。线粒体编码 tRNA 的点突变则广泛影响线粒体蛋白质的翻译。这类突变主要与线粒体肌病相关。典型的疾病包括肌阵挛性癫痫伴破碎红纤维综合征、线粒体脑肌病伴高乳酸血症和卒中样发作综合征、母系遗传的肌病及心肌病。点突变绝大部分是"异质"性的和高度的隐性,从而,导致临床表型的异质性。很多的异质性病理突变只影响一种组织,被认为外显不全。有些情况下,这些突变被认为是非致病性的突变,影响致病突变的外显。

(二) mtDNA 重排

大多数 mtDNA 重排突变是大片段的缺失。缺失的片段可以从 1.3kb 到 8kb 不等,且影响到多个基因。单个 mtDNA 缺失偶尔发生在发育的早期,这种缺失可能会出现在受累组织的所有细胞。同一组织中携带的多个 mtDNA 的不同长度缺失突变可能是由于控制 mtDNA 复制、维护和线粒体核酸代谢的核基因的突变造成的。mtDNA 缺失的量和组织分布是临床症状发生的决定因素。某些神经变性疾病病人的神经细胞中就带有多个 mtDNA 缺失突变，例如多发性硬化症（multiple sclerosis）。绝大多数的眼肌病是由缺失突变引起。这类疾病往往无家族史，是散发的。

（三）mtDNA 拷贝数目突变

拷贝数目突变指 mtDNA 拷贝数大大低于正常，这种突变较少，仅见于一些致死性婴儿呼吸障碍、乳酸中毒或肌肉、肝、肾衰竭的病例。

此外，mtDNA 突变还具有相应的组织特异性。不同组织对氧化磷酸化的依赖性差异是线粒体病组织特异性的基础。有人认为这种依赖性的差异是由核 DNA 编码的氧化磷酸化基因的组织特异性调控造成的。应当注意的是，氧化磷酸化过程中五种酶复合体是由 mtDNA 和核 DNA 共同编码的。编码这些酶的核基因突变也可能产生类似于线粒体病的症状。因此，有些线粒体遗传病是核 DNA 与线粒体 DNA 共同作用的结果。

二、常见线粒体遗传病

作为细胞的能量代谢中心，线粒体一旦出现功能改变就会导致病理改变。随着对线粒体生物化学和遗传学的认识不断提高，根据线粒体突变确定出的线粒体疾病也逐渐增多。人类首先识别的线粒体疾病是 Lebers 遗传性视神经病，它是因电子呼吸链酶复合体 I 中的亚单位 NADHQ 氧化还原酶基因发生突变所致，其临床表现为在中年突发失明。部分线粒体基因突变可破坏 NADH 的利用能力，另一部分突变则能够阻断电子传递给辅酶 Q。数十年的线粒体基因突变的累积也可能导致个体衰老、退行性疾病和肿瘤。

人类卵细胞含有几十万个 mtDNA，而精子只有大约几百个。相对于卵子而言，精子对线粒体基因型的影响很小。由于线粒体是母系遗传，而且卵细胞线粒体的数目非常之多，线粒体突变并非涉及所有的线粒体，这也是线粒体疾病复杂的病理表型的分子机制。在一个线粒体疾病家族中，由于突变型 mtDNA 在 mtDNA 总数中所占比例不同，家族成员的临床表型可以从正常表型到非常严重的综合征，并且发病年龄也不尽相同。只有细胞中突变型线粒体达到一定比例，线粒体产生能量的能力下降到一定的阈值时，细胞才会丧失其正常的功能。高度依赖于氧化磷酸化的高需能组织器官，例如神经系统和心脏，在 mtDNA 发生突变时遭受的损害更为严重。

（一）Leber 遗传性视神经病（MIM 535000）

Leber 遗传性视神经病（Leber hereditary optic neuropathy，LHON）是一种罕见的眼部线粒体疾病。最早于 1871 年由德国医生 Theodor Leber 发现并报道。急性或亚急性发作的视力丧失。典型的 LHON 首发症状为视物模糊，随后的几个月之内出现无痛性、完全或接近完全的失明。通常是两眼同时受累，或在一只眼睛失明不久，另一只也很快失明。视神经和视网膜神经元的退化是 LHON 的主要病理特征。另外还有周围神经的退化、震颤、心脏传导阻滞和肌张力的降低。LHON 通常在 15~35 岁时发病，但发病年龄范围可从儿童时期一直到 70 多岁。发病率约为 1/50 000。该病通常存在性别差异，男性患病风险一般是女性的 5 倍。带有致病突变的 50% 的男性和 85% 的女性并不出现失明。

在 9 种编码线粒体蛋白的基因（*ND1*，*ND2*，*CO1*，*ATP6*，*CO3*，*ND4*，*ND5*，*ND6*，*CYTB*）中，至少有 18 种错义突变直接或间接地导致 LHON 表型的出现。LHON 分为两种类型：①单个线粒体突变就足以导致 LHON 表型；②少见的、需要二次突变或其他变异才能产生的临床表型，但其发病的生物学基础尚不完全清楚。对于第一种类型的 LHON 来说，90% 以上的病例中存在 3 种突变（*MTND1*LHON*3 460A、*MTND4*LHON*11 778A、*MTND6*LHON*14 484C），而且在这些患者中，11 778A 突变占 50%~70%。在这类 LHON 家族中，同质性是很常见的现象。在异质性 LHON 家族中突变线粒体 DNA 的阈值水平≥70%。

mtDNA G11778A 突变使电子呼吸链酶复合体 I 中的亚单位（NADH 脱氢酶）上第 340 位 G 突变为 A，使高度保守的精氨酸替换为组氨酸，降低了 NAD 关联底物的氧化作用效率。G3460A 突变减少了复合物Ⅰ大约 80% 的活性。T14484C 突变也降低了复合物Ⅰ的活性。这三种主要的 LHON 突变都不同程度地影响了呼吸链的作用。这些结果说明复合物Ⅰ在光诱导的神经传导通路中具有非常重要的作用。

LHON 的致病性突变会影响线粒体氧化磷酸化作用和 ATP 产生的能力,最主要的受累对象是那些依赖氧化磷酸化的组织。因此,线粒体成分的缺陷对某一特定组织产生影响从而形成临床表型而不是表现出综合征的形式。中枢神经系统(包括脑和视神经)对氧化代谢的需求非常高,这和 mtDNA 突变导致 LHON 的首发临床表现为失明一致。值得提出的是,最近的研究表明 X 连锁核修饰基因 PRICKLE3 突变与线粒体基因突变(G11778A)协同作用引发 LHON。

(二) MERRF 综合征(MIM 545000)

MERRF 综合征即肌阵挛性癫痫伴破碎红纤维综合征(myoclonic epilepsy and ragged-red fibers, MERRF),是一种罕见的、异质性母系遗传病,具有多系统紊乱的症状,包括肌阵挛性癫痫的短暂发作,不能够协调肌肉运动(共济失调),肌细胞减少(肌病),轻度痴呆,耳聋,脊髓神经的退化等等。发病率约为 1/5 000。碎红纤维(ragged-red fibers)是指大量的团块状异常线粒体主要聚集在肌细胞中,电子传导链中复合物Ⅱ的特异性染料能将其染成红色。一般来讲,MERRF 是线粒体脑肌病的一种,包括线粒体缺陷和大脑与肌肉功能的变化。在患有严重的 MERRF 病人大脑的卵圆核和齿状核中发现神经元的缺失,并且在小脑、脑干和脊髓等部位也可观察到上述现象。MERRF 病一般在童年时初发,病情可持续若干年。

大部分 MERRF 病例是线粒体基因组的 tRNA^{Lys} 基因点突变的结果(A8344G)。研究表明 80% 的 MERRF 疾病患者表现出该点突变。其他的突变仅占病例的 10%。约 10% 的 MERRF 患者没有可识别的突变。这个突变正式的名称为 *MTTK*MERRF*8344G。线粒体碱基替换疾病的命名包括 3 个部分:第一部分是确定的位点,MTTK 中的 MT 表示线粒体基因突变,第二个 T 代表 tRNA 基因,K 表示赖氨酸,这说明突变发生在线粒体的 tRNA^{Lys} 基因上。第二部分是在星号之后使用了描述临床特征的疾病字母缩略词,这些临床特征与特定核苷酸位点的碱基突变密切相关,在这里,缩略词就是 MERRF。第三部分中的术语 8344G 表示在核苷酸 8344 位置的鸟嘌呤(G)的变异。

如果神经和肌肉细胞中 90% 的线粒体存在 *MTTK*MERRF*8344G 突变,就会出现典型的 MERRF 症状,当突变的线粒体所占比例较少时,MERRF 的特征也随之变轻。这种 MERRF 突变减少了线粒体蛋白的整体合成水平,产生了一系列 MERRF 特定的翻译产物,而且除了复合物Ⅱ,所有氧化磷酸化成分的含量均降低。

(三) MELAS 综合征(MIM 540000)

MELAS 综合征又称线粒体脑肌病伴高乳酸血症和卒中样发作综合征(mitochondrial encephalomyopathy with lactic acidosis and stroke-like episodes,MELAS),是最常见的母系遗传线粒体疾病。1975 年首次描述了这种综合征,但直到 1984 年才获得了它的现名。发病率约为 1/4 000。临床特点包括 40 岁以前就开始的复发性休克、肌病、共济失调、肌阵挛、痴呆和耳聋。少数病人出现反复呕吐,周期性的偏头痛,糖尿病,眼外肌无力或麻痹,从而使眼的水平运动受限(进行性眼外肌麻痹,PEO),并出现眼睑下垂、肌无力、身材矮小等。乳酸性酸中毒是由于乳酸浓度的增加而导致血液 pH 下降和缓冲能力降低。在 MELAS 病人中,异常的线粒体不能够代谢丙酮酸,导致大量丙酮酸生成乳酸,使后者在血液和体液中累积。MELAS 患者的一个特征性病理变化就是在脑和肌肉的小动脉和毛细血管管壁中有大量形态异常的线粒体聚集。MELAS 虽与 MERRF 的症状相似,但有其独特的临床表现。

在 MELAS 病例中,*MTTL1*MELAS*3243G 突变的发生率超过了 80%。碱基突变发生在两个 tRNA^{leu} 基因中的一个上。值得注意的是,发生在 tRNA$^{leu(UUR)}$ 基因上的 A3243G 突变中,UUR 代表亮氨酸 tRNA 的密码子,前两个位置是尿嘧啶,第三个位置(R)为嘌呤。一般情况下,*MTTL1*MELAS*3243G 是异质性的,当肌肉组织中 mtDNA 的突变 ≥ 正常时,复发性休克、痴呆、癫痫和共济失调的发病风险就会增加。当 A3243G 突变的异质性达到 40%~50% 的时候,就有可能出现慢性进行性眼外肌麻痹(CEPO),肌病和耳聋。此外,MELAS 基因突变还可发生在 tRNA$^{leu(UUR)}$ 基因内 3252、3271

NOTES

和 3291 位点上,以及线粒体 tRNA^{Val}($MTTV$)与 COX Ⅲ($MTCO3$)基因上。

不同种类线粒体突变所导致的临床改变是复杂的。除了 MELAS,MTTL1 基因中的各种单核苷酸突变也能够产生线粒体遗传病复杂多变的表型。在一些有 A3243G 突变的个体中,唯一的表型特点是糖尿病和耳聋,而在 3250、3251、3302、3303 和 3260 位点突变的患者中,肌病是其主要特点。心肌病则是 3260 和 3303 位点碱基替换患者所具有的主要症状。存在 C3256T 突变的患者则表现出 MELAS 和 MERRF 两种疾病的共同症状。总而言之,不同的线粒体 tRNA 基因突变可引起不同的功能紊乱,一些不同线粒体 tRNA 基因突变也可能产生相似的临床症状,而同一 tRNA 基因不同位点的突变又能导致不同的临床表型。

(四)KSS 病(MIM 530000)

KSS 病(Kearns-Sayre syndrome,KSS)又称为线粒体脑肌病、慢性进行性外眼肌麻痹。1958 年 TP Kearns 和 GP Sayre 报道为以慢性进行性眼外肌麻痹、视网膜色素变性和心脏传导功能障碍三联征为主要特征的线粒体脑肌病。典型表现为进行性外部眼肌麻痹和视网膜色素变性。KSS 的表型还包括心肌电传导异常、共济失调、耳聋、痴呆和糖尿病。发病年龄一般低于 20 岁,大多数患者在确诊后几年内死亡。KSS 发病率为 1/100 000~3/100 000。

KSS 并不表现出特定的母系或核基因遗传方式,但其症状表明它仍是一种线粒体疾病。KSS 患者的线粒体 DNA 存在结构上的改变,包括大片段缺失(>1 000bp)和 DNA 重复。线粒体基因组的这种异常可以通过 Southern 杂交检测,使用线粒体特异性 DNA 探针可以确认受累者线粒体中存在的重复或缺失,而后借助序列分析确定 mtDNA 结构异常的性质和程度。大约三分之一的 KSS 病例与 4 977bp 缺失有关,该缺失的断裂点位于 ATP8 和 ND5 基因,并伴随间隔结构和 tRNA 基因的缺失。大多数的 KSS 病例是散发的,但不排除由无症状的母亲遗传而来的可能性。

KSS 的病情严重性是由异质性的程度和 DNA 结构发生改变的线粒体基因组的组织分布决定。当肌细胞中有缺失的线粒体基因组大于 85% 时,可发生 KSS 所有的临床特征。在异质性处于较低水平时,进行性眼外肌麻痹是主要症状。当缺失或/和重复的线粒体基因组在造血干细胞中大量存在时,就会表现出一种致命且早发的疾病,称 Pearson 综合征(Pearson syndrome,PS)。PS 的主要特点是血细胞不能利用铁进行血红蛋白的合成,从而引起缺铁性贫血。

KSS 发病机制主要是当存在缺失的线粒体 DNA 分子在某一组织中的含量非常高时,由于线粒体部分 DNA 包括 tRNA 基因的丧失,能量的产生就会急剧下降。同样,当含有复制的线粒体基因组增加时,线粒体基因(包括 tRNA 基因)的过度表达将会导致氧化磷酸化(OXPHOS)亚基的失衡,从而影响呼吸链中蛋白复合物的组装。

第四节　核基因突变导致的线粒体病

如第一节所述,细胞核基因组在线粒体的结构和功能发挥上起到不可缺少的作用。核基因的突变可致线粒体的结构异常和代谢异常,或两者的异常,引起遗传性线粒体病。绝大多数的核基因突变导致的遗传性线粒体疾病是由于编码线粒体蛋白的核基因的突变造成的。

一、核基因突变导致线粒体病分类和临床特征

核基因突变引起的遗传性线粒体疾病的分类较为复杂。这些疾病可以是常染色体显性遗传,常染色体隐性遗传和 X 连锁遗传。从机制上分类,核基因突变导致的线粒体疾病可分为:mtDNA 多片段缺失(multiple mtDNA deletion)、线粒体 mtDNA 缺失(mtDNA deletion)、呼吸链亚单位异常(respiratory chain subunit defects)、线粒体辅助蛋白异常(defects of ancillary proteins)、CoQ 合成异常(CoQ synthesis defect)、铁代谢异常(iron metabolism defect)、线粒体转运异常(motility defect)、线粒体融合异常(fusion defect)、线粒体分裂异常(fission defect)和线粒体清除异常(clearance defect)等。相关疾病如表 10-2。

表 10-2   核基因与线粒体病

机制	基因	遗传模式	临床表型
线粒体 DNA	TP	AR	线粒体神经肠胃脑肌病（MNGIE）
大片段缺失	ANT1	AD	进行性眼外肌麻痹（PEO）
	TWINKLE	AD,AR	进行性眼外肌麻痹（PEO）、婴儿型脊髓小脑萎缩（IOSCA）
	POLG	AD,AR	进行性眼外肌麻痹（PEO）、SANDO 综合征、帕金森病
线粒体	POLG	AR	Alpers 综合征
DNA 缺失	TK2	AR	线粒体肌病（MM）、脊髓型肌萎缩（SMA）
	SUCLA2	AR	Leigh 综合征
	DGUOK	AR	Alpers 综合征
	MPV17	AR	Alpers 综合征
呼吸链复合物	NDUSFX	AR	Leigh 综合征、GRACILE 综合征
功能缺陷	NDUFVX	AR	Alpers 综合征
	SDHA	AR	Alpers 综合征
装配因子	BCS1L	AR	Alpers 综合征
功能缺陷	SURF1	AR	Alpers 综合征
	SCO2	AR	Alpers 综合征、肥厚型心肌病、神经病变
	COX15	AR	肥厚型心肌病、Alpers 综合征
辅酶 Q 合成缺陷	ATP12	AR	
	CoQ2	AR	线粒体脑肌病、肾小管病、共济失调
	PDSS2	AR	线粒体脑肌病、肾小管病、共济失调
铁代谢异常	ALAS2	X-linked	铁粒幼细胞贫血
	ABCB7	X-linked	铁粒幼细胞贫血伴共济失调
	FRDA	AR	Friedreich 共济失调
线粒体运动缺陷	KIF5A	AD	痉挛性截瘫
线粒体融合异常	MFN2	AD	腓骨肌萎缩症 2A 型（CMT2A）
	OPA1	AD	视神经萎缩
线粒体分裂异常	DLP1	AD	小头畸形、视神经萎缩、弱酸性酸中毒
线粒体自噬异常	PINK1	AR	帕金森病
	PARKIN	AR	帕金森病

注:AD:常染色体显性遗传;AR:常染色体阴性遗传;X-linked:X 连锁遗传。

核基因突变导致的遗传性线粒体病的临床表型较为复杂,发病年龄可以是新生儿也可以是成年人。在儿科的病例中,严重的精神发育迟缓、肌张力低下、乳酸酸中毒较为常见。晚发病例主要表现为神经系统相关的疾病。

二、常见核基因突变导致线粒体病

（一）mtDNA 多片段缺失

第一例 mtDNA 多片段缺失病例是由于胸腺嘧啶磷酸酶（thymidine phosphorylase,TP）基因突变造成的。TP 基因异常导致胸腺嘧啶磷酸化酶功能丧失,引起胸腺嘧啶在血浆中大幅度升高,干扰了线粒体内胸腺嘧啶的代谢。其他一些与核苷酸合成,DNA 合成等相关基因突变,同样可以导致 mtDNA 多片段缺失相关疾病。

（二）呼吸链异常

呼吸链异常一般是呼吸链亚单位的异常。线粒体病中呼吸链复合体Ⅰ（complex Ⅰ）异常较为常见。呼吸链复合体Ⅰ有 45 个亚单位,其中 38 个由核 DNA 编码。其临床表型包括早发性进行性神经变性综合征。呼吸链复合体Ⅱ（complex Ⅱ）异常的病例较少,其临床表型也主要是神经和精神相关症状。复合体Ⅲ、Ⅳ、Ⅴ的改变相关的病例也有报道,与多数线粒体病相似,其临床症状主要来自能量消耗较多的组织,包括神经和肌肉组织,的异常。

（三）CoQ 合成酶基因异常

辅酶 Q10 缺乏（coenzyme Q10 deficiency）是临床异质性常染色体隐性遗传疾病,主要由直接参与合成辅酶 Q 的蛋白质编码基因的突变引起的。辅酶 Q10 缺乏导致呼吸链复合体Ⅰ、Ⅱ、Ⅲ之间的电子传递异常。CoQ10 的合成的酶中至少有 7 个由核基因编码。临床表现主要为智力发育问题,小脑共济失调,癫痫发作等。CoQ 合成酶基因 CoQ2 和 PDSS2 的突变导致的疾病临床症状变化较大。从脑肌病（encephalomyopathy）到肾小管病变（renal tubulopathy）和共济失调神经病变（ataxic neuropathy）。CoQ 治疗对这类病人的一些症状有效。

（四）线粒体运动、融合、分裂和清除异常

线粒体通过细胞骨架调节其在细胞内的运动。同时,线粒体本身处于不断分裂、融合、清除的动态过程中。细胞骨架蛋白基因 KIF5A 的突变引起线粒体运动异常导致痉挛性截瘫（spastic paraplegia）。调控线粒体分裂蛋白 OPA1 基因的突变导致视神经萎缩症（optic nerve atrophy）。调控线粒体融合蛋白 MFN2 基因突变导致遗传性感觉神经病变（sensorimotor neuropathy）。近年来,家族性早发性帕金森病病例中发现 Parkin 和 PINK1 基因的突变。Parkin 编码一个泛素化 E3 连接酶,PINK1 编码一个线粒体蛋白激酶,这两个基因产物结合调节异常线粒体的自噬清除。同时,PINK1 直接调节线粒体分裂,这一过程的异常可能与帕金森病发病有关。

第五节　线粒体遗传病模型、诊断和治疗

一、线粒体遗传病模型制备

如前所述,线粒体蛋白由核基因和线粒体基因编码。核基因突变和线粒体基因突变均可以导致线粒体遗传病。核基因遗传操作有很多的研究,相对稳定和容易。但是,同一细胞有多个线粒体,每一线粒体携带 2~10 个拷贝 mtDNA,突变 mtDNA 和正常 mtDNA 可能存在于同一线粒体。并且,线粒体遗传病的表型一方面依赖于突变 mtDNA 拷贝数相对于正常 mtDNA 拷贝数的比例,另一方面依赖于组织细胞对能量的需求。所以,通过遗传操作研究 mtDNA 突变引发的线粒体疾病就变得异常困难。mtDNA 的遗传操作还存在一个障碍,那就是动物 mtDNA 发生重组的概率很小。于是,核酸介导的基因编辑技术变得更加困难。另外,在运用 CRISPER/Cas9 技术进行基因编辑时,用于引入突变位点的 gRNA 在实验中并不能进入线粒体。所以,这一技术目前还不能用于编辑 mtDNA。

到目前为止,制备 mtDNA 突变细胞和动物模型主要是通过间接的方法来完成的。一种方法是通过化学或物理诱变处理培养的细胞获得 mtDNA 突变体。将突变体转移到胚胎干细胞,然后注射受精卵制备小鼠模型。化学或物理方法诱导活体小鼠 mtDNA 突变相对困难,所以首先在培养细胞中诱变产生 mtDNA 突变体。另一种方法是遗传学改变 mtDNA 复制机器的基因。这些改变的小鼠可以产生 mtDNA 突变体。我们称这类小鼠为“mtDNA 突变制备小鼠（mtDNA mutator mice）”。例如,携带线粒体 DNA 合成酶催化亚基活性破坏突变体 $PolG^{D257A}$ 小鼠中发现 mtDNA 缺失突变和其他 mtDNA 突变体。

二、线粒体遗传病诊断

据文献报道,线粒体遗传病的发病率至少为 1/5 000,是儿童期最为常见的先天性遗传代谢病之一。

由于线粒体遗传病临床表现多样,缺乏特定的生物学标记物,涉及核基因组和线粒体基因组的遗传方式,给基因诊断带来困难。对于疑似线粒体遗传病的患者,如果其临床表型符合已知线粒体遗传病,如MELAS、MERRF,可以对已知 mtDNA 突变实施检测。如果其临床表型不符合已知线粒体遗传病,可以实施线粒体基因组测序分析。在进行 mtDNA 基因突变分析时应特别注意标本的选取。由于线粒体分布存在组织异质性,即不同的组织线粒体分布数量不同。受影响的组织,其突变检出率会更高。

三、线粒体遗传病治疗

线粒体遗传病目前无特效治疗。线粒体遗传病治疗方面所面临的主要挑战之一就是在患者中所发现的表型-基因型关系存在差异,这不仅反映在不同的器官中,还反映在疾病严重程度上。线粒体遗传病患者一般是对症治疗,改善患者的生活质量和增加其预期寿命。如治疗线粒体癫痫使用抗惊厥药、治疗糖尿病使用胰岛素或降糖药、治疗线粒体引发的心脏疾病使用心脏起搏器或植入式电子设备治疗心脏传导障碍等。

Summary

A mitochondrion is a double-membrane-bound organelle found in most eukaryotic organisms. Mitochondria use aerobic respiration to generate more than 90% the cell's supply of ATP, which is subsequently used throughout the cell as a source of chemical energy. Mitochondria are, therefore, called as "the powerhouse of the cell". The mitochondrion has its own genome that is substantially similar to bacterial genomes. Human mitochondrial genome is a circular double-stranded DNA molecule of about 16Kb (mtDNA) that encodes 37 genes. Each mitochondrion has 1-10 copies of mitochondrial genome. The same mitochondrion may contain mitochondrial genomes with different genotypes. Mitochondrial biogenesis is controlled by mitochondrial genome and nuclear genome. The number of mitochondria in a cell can vary widely by organism, tissue, cell type, different growth condition and developmental stage. A mature red blood cell has no mitochondrion, whereas a liver cell can have more than 2 000. The mitochondrion is composed of compartments that carry out specialized functions. These compartments include the outer membrane, intermembrane space, inner membrane, cristae and matrix. Mutations in mtDNA or nuclear genome causes damage and subsequent dysfunction in mitochondria, leading to many types of human mitochondrial diseases. Diseases cause by mtDNA mutations are inherited maternally while those caused by nuclear gene mutations are inherited follows normal Mendelian laws. Diagnosis of mitochondrial diseases relies on analysis of symptoms, genetic traits, mtDNA sequencing and pathology. Currently there is no highly effective treatment or cure for mitochondrial disorders. Treatment is mainly to help reduce symptoms or slow the decline in health.

(张灼华)

思考题

1. 线粒体基因组与核基因组有什么差别?
2. 线粒体遗传的主要特点是什么?
3. 为什么说核基因组与线粒体基因组相互作用调控线粒体生成和功能?
4. 线粒体遗传病动物模型制备的主要挑战是什么?
5. 细胞通过哪些机制生成和清除线粒体?

第十一章
遗传与肿瘤

要点

1. 肿瘤发生的遗传基础为基因突变。
2. 肿瘤是一种体内克隆演变的疾病,是克隆进化的结果,肿瘤进展过程中突变是持续产生的。
3. 癌基因和肿瘤抑制基因在癌症发生发展过程中扮演关键角色。

肿瘤(tumor)是一种遗传性疾病,是机体在各种致瘤因素作用下,局部组织的某个细胞在基因水平上失去了对其生长的正常调控,导致其克隆性异常增生而形成的新生物(neoplasm)。其特点是细胞生长不再受到控制,且能够侵入其他邻近组织甚至扩散(转移)至更远的位置,又称为癌症(cancer)。

肿瘤发生的遗传基础为基因突变,是相关基因发生结构与功能变异的结果。这些基因参与控制细胞增殖、分化和凋亡(apoptosis),或损伤修复。致癌突变主要分为两种:一种是种系突变,直接通过双亲的生殖细胞传给子女,后代所有体细胞和生殖细胞都携带这种突变,有5%~10%的肿瘤由种系突变引起,称为遗传型肿瘤;另一种称为散发突变,可在人生的任何时期发生,它不是从双亲继承而来的,而是后天的新生突变,发生在单个体细胞中,然后经细胞分裂发展为癌症。引起这些突变的原因多涉及干扰细胞分裂和增殖调控,包括紫外线照射、病毒感染、吸烟、年龄或其他诱发因素。散发突变引起的肿瘤称为散发型肿瘤,占全部肿瘤的90%~95%。

肿瘤的遗传基础十分复杂。进入21世纪,人类对肿瘤病因的了解依然有限。多数肿瘤的发生并没有明显的决定性因素。但可以肯定的是,几乎所有的遗传学改变都可以引发肿瘤,尤其当遗传学事件造成正常细胞分裂过程出现失控、细胞分裂周期出现调控缺陷和/或程序性细胞死亡(凋亡)的控制被破坏时均会导致肿瘤的发生。而参与DNA损伤修复和维持染色体形态稳定的若干基因发生突变也会促进肿瘤发展。此外,环境污染、精神压力增加及不良生活方式(如吸烟等)的影响,也在一定程度上提高了肿瘤的发生率。

第一节 染色体异常与肿瘤

20世纪初,德国动物学家Boveri T.H.通过对海胆胚胎不正常有丝分裂的研究,第一次提出了非整倍体对细胞及生物体的生理机能是有害的,非正常的染色体组成可能会导致肿瘤发生。

目前已经证实,非整倍体是人类肿瘤中常见的遗传特征。除了染色体数目的改变,肿瘤细胞还常伴有染色体结构的改变,包括缺失、重复和易位等。这些结构的改变也是肿瘤形成的原因之一。

一、肿瘤细胞中的染色体异常

肿瘤细胞多伴有染色体数目的改变,大多是非整倍体,包括超二倍体、亚二倍体、亚三倍体、亚四倍体等(图11-1)。胸、腹腔积液中转移的癌细胞染色体数目变化较大,常超过四倍体。实体瘤染色体数目多为三倍体左右。此外,肿瘤细胞核型中亦频发染色体的结构异常,包括易位、缺失、重复、环状染色体、双着丝粒染色体、倒位等各种类型。在肿瘤的发生发展过程中,由于肿瘤细胞的增殖失控等原因,导致细胞有丝分裂异常并产生部分染色体断裂与重排,形成了一些特定的结构异常的染色体,

称为标记染色体(marker chromosome),分为特
异性和非特异性标记染色体两种。特异性标
记染色体在肿瘤细胞中稳定遗传,与肿瘤的恶
性程度及转移能力密切相关。

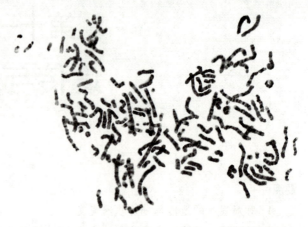

二、肿瘤细胞中非整倍体和染色体不稳定性

一些肿瘤细胞是稳定的非整倍体。这说
明在肿瘤发展中某一阶段发生的染色体错误
分离,可以产生异常核型并能够稳定地遗传给
子代细胞。非整倍体是潜在的染色体组不稳
定的结果,其特点是在细胞分裂时染色体增加

图 11-1   人类恶性肿瘤细胞中染色体数目与结构异常

或丢失的比率增高。非整倍体与染色体不稳定性含义不同;非整倍体代表细胞拥有非正常染色体数
目的状态;而染色体不稳定性则是指染色体获得或丢失的概率增加。例如,Down 综合征存在的染色
体数目异常现象,这是非整倍体,而非染色体不稳定性。

三、非整倍体促进肿瘤形成

利用有丝分裂检查点功能失调的小鼠模型对肿瘤细胞基因组中非整倍体功能的研究显示,其胚
胎成纤维细胞及其他组织细胞发生非整倍体及染色体不稳定性的水平增加,并导致多种肿瘤发生,包
括淋巴瘤、肺癌和肝癌。这说明非整倍体促进了肿瘤的发生发展。

四、标记染色体的发现及其意义

Nowell P. 及 Hungerford D. 于 1960 年发现慢性髓细胞性白血病(CML)中有一个小于 G 组的染
色体,由于是在美国费城(Philadelphia)发现的,故命名为 Ph 染色体。最初认为是 22 号染色体的长
臂缺失所致,后经 Rowley J. 用显带技术证明 Ph 染色体是 t(9;22)(q34;q11.2)(图 11-2)。大约 95%
的 CML 患者都是 Ph 阳性,因此它可以作为 CML 的诊断依据,也可用以区别临床症状相似但 Ph 染
色体为阴性的其他血液病(如骨髓纤维化等)。有时 Ph 染色体先于临床症状出现,故又可用于早期诊
断。Ph 染色体阴性的 CML 患者对治疗反应差,预后不佳。Ph 染色体的发现首次证明了一种染色体
畸变与一种特异性肿瘤之间的相关性,是肿瘤遗传学研究的里程碑。

除了 Ph 染色体,在实体瘤中还发现了一些特异性标记染色体,它们的特点是与特定的肿瘤相关
(表 11-1)。如在 90% 的 Burkitt 淋巴瘤(非洲儿童恶性淋巴瘤)病例中可以见到一个长臂增长的 14 号
染色体(14q+),其中一条 8 号染色体长臂末端的一段(8q24)易位到了 14 号长臂末端(14q32),形成

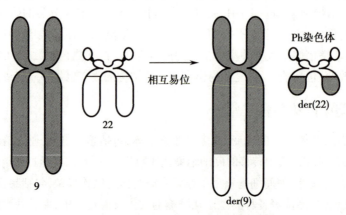

图 11-2   Ph 染色体构成示意图

了 8q– 和 14q+ 两个异常染色体。另外，在部分 Burkitt 淋巴瘤中可见 t（8；22）（q24；q11）或 t（2；8）（p12；q24）两种标记染色体。在视网膜母细胞瘤（RB）中常见 13 号染色体长臂缺失，即 del（13）（q14）。Wilms 瘤常累及 11 号染色体短臂的中间缺失，del（11）（p13p14）。在大多数肺小细胞癌中证实存在大的 3 号染色体短臂缺失，即 del（3）（p14p23）。肺腺癌中出现 del（6）（q23 → qter）（图 11-3）。脑膜瘤常有 22 号染色体长臂缺失（22 q–）或整条 22 号染色体丢失（–22）。

表 11-1　肿瘤中的特异性标记染色体

肿瘤	标记染色体	肿瘤	标记染色体
慢性髓细胞白血病	t（9；22）	软组织肉瘤	t（12；22）（q13；q12）
急性早幼粒细胞白血病	t（15；17）	Wilms 瘤	del（11）（p13p14）
前列腺癌	del（10q）	小细胞肺癌	del（3）（p14q23）
视网膜母细胞瘤	del（13）（q14）	肺腺癌	del（6）（q23qter）
Burkitt 淋巴瘤	t（8；14）（q24；q32） t（2；8）（p12；q24） t（8；22）（q24；q11）	胃癌	del（7）（p15） del（7）（q22） t（1；3）（p11；q11）

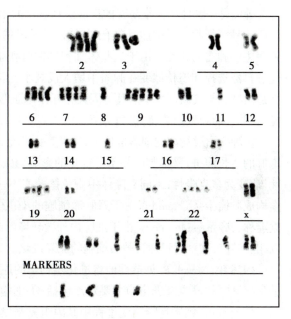

图 11-3　原发性非小细胞肺癌细胞中的染色体改变

第二节　肿瘤中基因突变与克隆进化

一、内源因素和环境因素均会导致基因突变

DNA 易受内源和外源活性分子的攻击。在人体细胞中，DNA 修饰的一个主要原因是活性氧自由基（reactive oxygen species，ROS），而活性氧自由基是线粒体能量代谢的一种副产物。对 8- 氧鸟嘌呤脱氧核苷酸和其他氧化修饰的核苷酸检测发现，单个细胞一天中由于活性氧自由基而发生改变的核苷酸可达到 10 000 个。即使是正常的细胞代谢也会导致每个细胞每天发生多达 50 000 个碱基的 DNA 修饰，如甲基化、烷基化、链间/链内交联以及脱嘌呤。许多人类肿瘤的发生起源于慢性炎症，而慢性炎症中胞外来源的活性氧自由基可导致受累组织细胞产生基因突变。此外，诱变剂在环境中无处不在，它们可诱发多种人类恶性肿瘤，如烟草就是一类典型的致癌物质。

二、肿瘤发生所需要的基因突变数量

肿瘤发生是一个进化过程,在这个过程中肿瘤细胞通过一系列基因组或表观基因组突变逐渐提高了其适应性。那么就会出现一个关键问题:肿瘤发生所需要的基因突变数量究竟是多少呢? 据统计,人类恶性肿瘤的发病率随着年龄的增长逐渐增高,这表明肿瘤驱动过程中至少需要 5~6 个基因突变,每个基因突变都会增加下一个基因突变的概率。但儿童肿瘤例外,如视网膜母细胞瘤只需一个致病基因突变即可发病。一些晚发恶性肿瘤如前列腺癌的发生可能需要多达 10~12 个基因突变。

三、肿瘤进展过程中突变是持续产生的

在恶性肿瘤进展过程中,基因突变是持续产生的。在黑色素瘤、结肠癌和食管癌进展的不同时期会出现不同的染色体变异与基因突变,这些改变出现的顺序与肿瘤的分级和分期相关。从临床的角度来讲,这些按时间顺序出现的恶性突变至关重要,这表明肿瘤进化必须突破一组特定的基因突变瓶颈,而这些基因就是临床上用于肿瘤个体化治疗的分子靶点。

四、肿瘤是克隆进化的结果

肿瘤是一种体内克隆演变的疾病。从进化的角度,肿瘤可以被看作为一个大的、遗传和表观遗传异质的种群细胞。对肿瘤克隆有利、能使其扩增的遗传性和表观遗传改变,通常对宿主有害,最终导致宿主和肿瘤的死亡。由于这些体细胞异常对肿瘤细胞的适应性有不同的遗传效应,突变克隆可能通过自然选择和遗传漂变在肿瘤中增大或减小,而不管对机体产生什么负面影响。肿瘤细胞的适应性是由细胞与其微环境中的其他因素相互作用而形成的。克隆演变通常增加了肿瘤克隆增殖和生存能力,并可能导致侵袭、转移和耐药。

在肿瘤形成初期的细胞群体中,通常是由单个体细胞的克隆构成,即单克隆起源。但随着肿瘤细胞群的生长演进,受细胞内外条件变化的影响,会出现异质性,单克隆起源的肿瘤细胞核型出现多样性,演变为多克隆性,不同克隆体中染色体畸变不一致。在肿瘤的多克隆细胞群中,占主导地位的克隆构成肿瘤干系(stem line),干系肿瘤细胞的染色体数目称为众数(modal number),占非主导地位的克隆称为旁系(side line)。由于细胞内外微环境的改变决定致癌突变的选择优势,干系与旁系地位可以相互转变,这个过程称为肿瘤细胞的克隆进化。

1976 年,Nowell P. 创造性地将进化生物学的原理引入肿瘤生物学领域并第一次提出了肿瘤克隆进化概念。肿瘤克隆进化的主要观点包括:①细胞类似于一个特殊的"物种",细胞克隆相当于物种的无性繁殖;②细胞克隆演变过程中基因组复制发生随机错误(变异),细胞获得去分化、抗凋亡和耐药等表型;③由于变异随机发生,导致肿瘤群体的遗传异质性,产生多种肿瘤亚群并具有不同的表型,也由此获得了适应不同环境的能力;④随着环境的改变,适宜在新环境中生存的肿瘤亚群获得扩张,不适宜的则被淘汰。这一理论最大的贡献在于揭示了肿瘤细胞具有不断进化的能力,这种能力可使子代细胞获得新的表型,它也是肿瘤发展、转移和耐药的根本原因。

克隆的进化是一个反复和动态的过程。这个过程包括两个重要步骤,体细胞突变和克隆扩增。体细胞突变产生利于生长和生存的表型,而克隆扩增则产生大量获得新突变的增殖细胞。可见,癌症是克隆进化的结果,基因突变是其源泉。

第三节　癌　基　因

20 世纪初,德国动物学家 Boveri T.H. 提出了"在分子水平上,肿瘤是由于细胞 DNA 损伤引起的"这一观点。随后研究发现,在反转录病毒的基因组中除了编码病毒本身复制所必需的病毒核心蛋白、外壳糖蛋白及反转录酶等基因外,还包括一个能引起动物宿主细胞恶性转化的基因。这种基因就是

癌基因（oncogene），它是包括人类在内的动物细胞及致癌病毒固有的一类能启动细胞分裂的原癌基因（protooncogene）异常活化而来的，因能引起细胞转化，又名转化基因。

一、癌基因的发现

癌基因的发现可追溯到 20 世纪初对动物致癌病毒的研究。当时人们注意到将患白血病家禽的细胞提取物注入正常家禽体内可引起白血病，并发现这些肿瘤细胞中含有病毒。

1910 年，Rous F.P. 发现一种病毒可使禽类产生肿瘤。此病毒能使鸡胚成纤维细胞在培养过程中恶性转化，再给鸡接种后还能诱发肉瘤，称为 Rous 肉瘤病毒（Rous sarcoma virus，RSV）。后经证实 RSV 是一种 RNA 反转录病毒，除含有病毒复制所需基因外，还含有一种特殊的转化基因，不仅能使培养的细胞转化并呈现恶性表型，也能在动物中引发肿瘤，这种基因被称为病毒癌基因（v-oncogene）。这项研究意义深远。Rous F.P. 于 1966 年获诺贝尔生理学或医学奖。

1969 年，Huebner R. 和 Todaro G. 提出癌基因假说（oncogene hypothesis），认为所有的细胞中都含有致癌病毒的全部遗传信息，这些遗传信息代代相传，其中与致癌有关的基因称为癌基因。通常情况下癌基因处于被阻遏状态，只有当细胞内的有关调节机制遭破坏时癌基因才表达，进而导致细胞癌变。

1970 年，Temin H.M. 等发现致癌的 RNA 病毒中存在一种反转录酶，于是提出了原病毒假设（provirus hypothesis），认为 RNA 病毒通过反向和正向转录以及与宿主细胞 DNA 发生交换或重组，形成癌基因。Temin H.M. 于 1975 年凭此研究成果获得诺贝尔生理学或医学奖。

1970 年 Martin G.S. 用 RSV 的温度敏感突变体证实 RSV 基因组内确实存在能使体外培养的正常细胞转化为癌细胞的基因，即被称为 *src* 的病毒癌基因。*src* 是人类发现的第一个病毒癌基因。

1971 年，Duesberg P.H. 等比较野生型 RSV 和突变型 RSV（*src* 缺失）的基因组，发现 *src* 基因位于野生型 RSV 基因组 RNA 的 3′端，突变型 RSV 除了无致癌作用外一切正常，提示 *src* 对 RSV 的生长和增殖并非必需。在观察了 RSV 及其亲缘病毒后，大多数遗传学家认为，只有 RSV 才是真正的自然病毒，而他们的亲缘病毒则由于某种缘故失去了 *src* 基因，成为相关致癌能力有缺陷的突变病毒。那么 RSV 中 *src* 基因从何而来？

Varmus H. 和 Bishop M. 合作研究很快证实了 *src* 基因的真正来源：1975 年，他们用 *v-src* 序列作为探针作 Southern 杂交分析正常鸡细胞及感染 RSV 的鸡细胞基因，发现在未感染病毒的细胞和感染病毒的细胞中都有与 *v-src* 相同的 *src* 基因，这说明正常鸡细胞在感染 RSV 之前，就已拥有至少一个 *src* 基因，*src* 基因本来就是一个正常的鸡细胞基因，当 RSV 病毒感染鸡细胞时，通过遗传重组，把鸡细胞的 *src* 基因插入自己的病毒基因组中，使正常的细胞基因转化成致癌基因。这是第一个被确认的"细胞癌基因"（cellular oncogene，c-oncogene）。其后，在鸟类和包括人类在内的脊椎动物基因组内也相继发现了 *src* 基因，表明 *src* 基因是所有脊椎动物正常的遗传物质。至此，Huebner R. 和 Todaro G. 有关癌基因的假设在许多实验中得到了证实，病毒癌基因是通过转导作用从宿主细胞基因组中掳获的，即癌基因起源于动物。Varmus H. 和 Bishop M. 小组把正常细胞中的 *src* 基因称作原癌基因，其具有在适当环境下被激活变为癌基因的潜力。目前，包括人类在内的所有脊椎动物基因组中，均发现了多种类型的原癌基因。Bishop M. 和 Varmus H. 由于在癌基因研究中的贡献而获 1989 年诺贝尔生理学或医学奖。

二、癌基因、原癌基因及其功能

原癌基因大多编码调控细胞生长的蛋白质，其通过异常激活转变为癌基因并出现功能改变，诱导易感细胞形成肿瘤。根据原癌基因蛋白产物的功能及生化特性，可将其分为五类：生长因子、生长因子受体、信号转导因子、转录因子及其他，如程序性细胞死亡调节因子。表 11-2 列出了部分重要癌基因的功能及其与之相关的癌症类型。

表 11-2　部分癌基因的功能和相关肿瘤类型

癌基因	产物/功能	肿瘤类型
ABL	通过酪氨酸激酶促进细胞生长	慢性髓细胞白血病
AF4/HRX	影响 HRX 转录因子/甲基转移酶,HRX 也称 MLL、ALL1 和 HTRX1	急性白血病
AKT-2	编码蛋白丝氨酸/苏氨酸激酶	卵巢癌
ALK	酪氨酸激酶受体	淋巴瘤
ALK/NPM	易位后和核仁磷酸基因（NPM）产生融合蛋白	大细胞淋巴瘤
AML1	编码转录因子	急性粒细胞白血病
AML1/MTG8	易位后形成新的融合蛋白	急性白血病
AXL	酪氨酸激酶受体	血液系统癌症
BCL-2,3,6	阻碍细胞凋亡	B 细胞淋巴瘤和白血病
BCR/ABL	BCR 和 ABL 形成融合蛋白引发细胞生长失控	慢性粒细胞白血病和急性淋巴细胞白血病
c-MYC	转录因子,促进细胞增殖和 DNA 合成	白血病;乳腺癌、胃癌、肺癌、宫颈癌、结肠癌;神经母细胞瘤和恶性胶质瘤
DBL	双鸟嘌呤核苷酸交换因子	弥漫性 B 细胞淋巴瘤
DEK/CAN	基因融合形成新蛋白	急性粒细胞白血病
E2A/PBX1	基因融合形成新蛋白	急性前 B 细胞性白血病
EGFR	细胞表面受体,通过酪氨酸激酶活性触发细胞生长	鳞状细胞癌
ENL/HRX	t(11;19)易位产生融合蛋白	急性白血病
ERG/TLS	t(16;21)易位产生的融合蛋白,ERG 蛋白也是转录因子	粒细胞性白血病
ERBB	细胞表面受体,通过酪氨酸激酶活性触发细胞生长	恶性胶质瘤,鳞状细胞癌
ERBB-2	细胞表面受体,通过酪氨酸激酶活性触发细胞生长,也称为 HER2 或 neu	乳腺癌、唾液腺癌和卵巢癌
ETS-1	转录因子	淋巴瘤
EWS/FLI-1	t(11;22)易位产生的融合蛋白	Ewing 肉瘤
FMS	酪氨酸激酶	肉瘤
FOS	AP1 转录因子	骨肉瘤
FPS	酪氨酸激酶	肉瘤
GLI	转录因子	胶质母细胞瘤
GSP	膜相关 G 蛋白	甲状腺癌
HER2/neu	酪氨酸激酶	乳腺癌和宫颈癌
HOX11	转录因子	急性 T 细胞白血病
HST	编码纤维母细胞生长因子	乳腺癌和鳞状细胞癌
IL-3	细胞信号分子	急性前 B 细胞白血病
INT-2	编码纤维母细胞生长因子	乳腺癌和鳞状细胞癌
JUN	AP1 转录因子	骨肉瘤
KIT	酪氨酸激酶	肉瘤
KS3	疱疹病毒编码生长因子	卡波西肉瘤

续表

癌基因	产物/功能	肿瘤类型
K-SAM	纤维母细胞生长因子受体	胃癌
LBC	鸟嘌呤核苷酸交换因子	粒细胞性白血病
LCK	酪氨酸激酶	T 细胞淋巴瘤
LMO1,LMO2	转录因子	T 细胞淋巴瘤
L-MYC	转录因子	肺癌
LYL-1	转录因子	急性 T 细胞白血病
LYT-10	转录因子,也称为 NFκB2	B 细胞淋巴瘤
LYT-10/Cα1	t(10;14)(q24;q32)易位形成的融合蛋白,靠近 Cα1 免疫球蛋白	
MAS	血管紧张素受体	乳腺癌
MDM-2	编码抑制 p53 并导致 p53 降解的蛋白质	肉瘤
MLL	转录因子/甲基转移酶(也称为 hrx 和 ALL1)	急性粒细胞白血病
MOS	丝氨酸/苏氨酸激酶	肺癌
MTG8/AML1	转录阻遏因子融合形成的转录因子,AML1 也称为 RUNX1	急性淋巴细胞白血病
MYB	转录因子	结肠癌和白血病
MYH11/CBFB	16 号染色体倒位形成的融合蛋白	急性粒细胞白血病
NEU	酪氨酸激酶,也称为 erbB-2 或 HER2	恶性胶质瘤和鳞状细胞癌
N-MYC	细胞增殖和 DNA 合成	神经母细胞瘤、视网膜母细胞瘤和肺癌
OST	鸟嘌呤核苷酸交换因子	骨肉瘤
PAX-5	转录因子	B 细胞淋巴瘤
PBX1/E2A	t(1;19)易位形成融合蛋白,转录因子	急性前 B 细胞白血病
PIM-1	丝氨酸/苏氨酸激酶	T 细胞淋巴瘤
PRAD-1	编码细胞周期蛋白 D1,参与细胞周期调控	乳腺癌和鳞状细胞癌
RAF	丝氨酸/苏氨酸激酶	多种癌症
RAR/PML	t(15;17)易位形成融合蛋白,视黄酸受体	急性早幼粒细胞白血病
RAS-H	G 蛋白,信号转导	膀胱癌
RAS-K	G 蛋白,信号转导	肺癌、卵巢癌和膀胱癌
RAS-N	G 蛋白,信号转导	乳腺癌
REL/NRG	2 号染色体缺失形成的融合蛋白,转录因子	B 细胞淋巴瘤
RET	细胞表面受体,酪氨酸激酶	甲状腺癌,多发性内分泌瘤 2 型
RHOM1,RHOM2	转录因子	急性 T 细胞白血病
ROS	酪氨酸激酶	肉瘤
SKI	转录因子	癌
SIS	生长因子	神经胶质瘤,纤维肉瘤
SET/CAN	9 号染色体重排形成的融合蛋白	急性髓细胞白血病
SRC	酪氨酸激酶	肉瘤
TAL1,TAL2	转录因子,TAL1 也称为 SCL	急性 T 细胞白血病
TAN-1	t(7;9)易位产生的 Notch 基因变异体	急性 T 细胞白血病
TIAM1	鸟嘌呤核苷酸交换因子	淋巴瘤
TSC2	GTP 酶激活因子	肾脏和大脑肿瘤
TRK	受体酪氨酸激酶	结肠癌和甲状腺癌

(一) 生长因子

生长因子作为细胞外信号可以刺激靶细胞的增殖。几乎所有的靶细胞都具有和相应生长因子相结合的受体。生长因子与反转录病毒癌基因之间的关系是在研究猴肉瘤病毒的 *pdgfb* 基因的过程中发现的,该病毒是从猴纤维肉瘤中提取分离出来的逆转录病毒。序列分析证实 *PDGFb* 基因编码 PDGF 的 β 链,这表明异常表达的生长因子具有癌蛋白的作用。

(二) 生长因子受体

另一种癌基因为编码具有内源性酪氨酸激酶活性的生长因子受体基因。其蛋白质结构包括 3 个基本区:细胞外配体结合区、跨膜区及细胞内酪氨酸激酶催化区。生长因子与受体的胞外配体结合区相结合,使细胞内酪氨酸激酶催化区激活,触发一系列生化反应,最终导致细胞分裂。当生长因子受体基因突变或者异常表达时会自发维持激活的酪氨酸激酶向胞内传递细胞分裂信号,造成细胞无控式增殖,许多原癌基因都属于生长因子受体,如 *EGFR*、*ERBB2*、*CSF1R*、*KIT*、*MET*、*RET*、*ROS1* 及 *NTRK1* 等。

(三) 信号转导因子

促有丝分裂信号由位于细胞表面的生长因子受体传递到胞核中需要经过一系列复杂的反应途径,即信号转导的级联反应。信息的传递一部分是依靠胞质中相互作用的蛋白质的逐级磷酸化,也有一部分与鸟氨酸结合蛋白及第二信使(如腺苷酸环化酶系统)相关。人类发现的第一个反转录病毒癌基因 *src* 编码的就是信号转导因子。

许多原癌基因都是信号转导通路的组成部分,信号转导因子由于突变可转变为癌基因,使其活性不受控制,继而使细胞出现无限增殖。

(四) 转录因子

转录因子是一种能够调节目的基因或基因家族表达的核蛋白,是信号转导途径的最后一个环节,它将细胞外信号转换为调节基因表达的效应。

在研究同源逆转录病毒时发现许多原癌基因属于转录因子家族,例如 *THRA*、*ETS1*、*FOS*、*JUN*、*MYB* 及 *MYC*,其中 *FOS*、*JUN* 构成 AP-1 转录因子,AP-1 能促进很多目的基因的表达而引起细胞分裂。在造血系统肿瘤和实体瘤中,有转录因子功能的原癌基因通常是由于染色体易位而被激活。

(五) 程序性细胞死亡调节因子

正常组织在细胞增殖与死亡之间的调节会达到平衡。在正常胚胎形成及器官发育过程中,程序性细胞死亡是一个重要的调节机制。研究发现,不受程序性细胞死亡调节的细胞可出现无限增殖并容易形成肿瘤。如滤泡性 B 细胞淋巴瘤的致病基因是调节程序性细胞死亡的原癌基因 *BCL2*。由于染色体易位导致 *BCL2* 异常高表达,进而导致 B 细胞凋亡程序破坏,引发不适宜的免疫反应导致肿瘤发生。

三、癌基因的激活机制

癌基因的激活来源于细胞原癌基因的遗传特性改变。这些遗传特性变异的结果使细胞获得了一定的生长优势。在人类肿瘤中癌基因激活有 4 种机制:突变、基因扩增(gene amplification)、染色体重排和病毒启动子与增强子的插入,这些机制或改变原癌基因的结构或增加其表达量。

(一) 突变

突变的原癌基因通过其编码的蛋白质结构的改变而激活。这些变异通常涉及一些关键的蛋白调节区域,导致突变蛋白不受调控并出现持续性激活。各种类型的基因突变如碱基替换、缺失或插入,都有可能激活原癌基因。例如,反转录病毒癌基因,经常由于缺失而被激活。此外还有 EGFR、KIT、ROS1、MET 及 TRK 癌蛋白是由于氨基末端配体结合区的缺失而被激活。但在人类肿瘤中,典型的癌基因突变多数是由于错义突变导致的,即编码蛋白中仅有一个氨基酸的变异。

人类肿瘤的早期研究发现,在原癌基因 *RAS* 家族(*KRAS*、*HRAS*、*NRAS*)中经常可以检测到点突变,*KRAS* 突变在恶性肿瘤中尤为常见。在 30% 肺腺癌、50% 结肠癌及 90% 胰腺癌中存在 *KRAS* 的突变。*NRAS* 突变主要发生在造血系统的恶性肿瘤中,在急性髓细胞白血病及骨髓异常增生综合征中

NRAS 突变率为 25%。大部分甲状腺癌中同时存在 3 种癌基因（*KRAS*、*HRAS*、*NRAS*）突变，特别是在已分化的滤泡型甲状腺癌中，3 种 *RAS* 基因突变的联合作用尤为明显。*RAS* 基因发现于膀胱癌细胞系，编码 GTP 结合蛋白（G 蛋白）大家族中的一员。正常情况下，通过鸟苷酸交换因子与 GTP 酶激活蛋白来调控是否与 GTP 结合，从而传递细胞分裂信号。由于基因突变使自身的 GTP 酶失活，RAS 蛋白持续结合 GTP，刺激下游有丝分裂信号，使细胞增殖变为肿瘤细胞。

（二）基因扩增

很多基因突变涉及染色体的部分重复或缺失。一旦细胞某些染色体位点（通常含一个或多个癌基因以及毗邻的遗传单位）出现多个拷贝（常常 20 个以上），就导致了基因扩增，即基因组中某个基因拷贝数的显著增加。基因通过其在基因组内异常扩增，引起核型改变，并产生均质染色区（homogeneous staining regions，HSRs）（图 11-4）和双微体（double minute chromosomes，DMs）（图 11-5）等。均质染色区是缺少正常深、浅染色区带的染色体区段；双微体是成对存在的无着丝粒的微小遗传结构。双微体、均质染色区均代表基因组 DNA 高度扩增，其中至少含有几百个拷贝。扩增使基因的表达增高，为细胞生长提供优势。

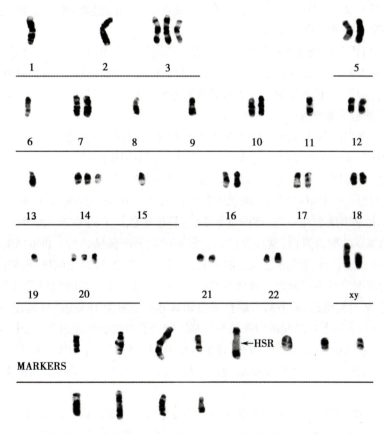

图 11-4　人类恶性肿瘤细胞染色体上的均质染色区（箭头示）

人类肿瘤核型中频繁出现均质染色区与双微体，表明在肿瘤中某些原癌基因的扩增是很常见的，其中 3 个原癌基因家族：*MYC*、*EGFR* 及 *RAS* 的扩增在人类肿瘤中占有很大比例。

（三）染色体重排

在造血系统恶性肿瘤及实体瘤中经常可检测到染色体重排。这些重排主要是染色体易位，其次是染色体片段插入。在血液系统肿瘤中，染色体重排主要通过两种机制致癌：原癌基因的转录激活或产生融合基因。其中原癌基因转录激活是由于染色体重排导致原癌基因易位至免疫球蛋白或 T 细胞受体基因附近，使原癌基因的转录受免疫球蛋白或 T 细胞受体调节因子的控制，调节原癌基因异常表达并使细胞恶性转化。当染色体断裂点位于两个不同基因的时候，染色体重排就可能形成融合基因,即两个不同的基因片段连接形成一种复合结构,由一个基因的"头"和另一个基因的"尾"组成的融合基因。融合基因编码具有转化活性的融合蛋白。一般来说,参与融合的两个基因均编码具有转化能力的融合原癌蛋白。此外,在造血系统肿瘤中,免疫球蛋白或 T 细胞受体基因的重排错误往往又增加了染色体重排发生的频率。

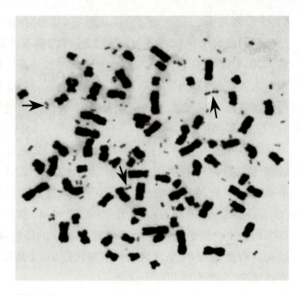

图 11-5   人类恶性肿瘤细胞核型中的双微体(箭头示)

1. 基因激活   在 Burkitt 淋巴瘤中,有 75% 的病例存在 t(8;14)(q24;q32),这是原癌基因转录激活的一个典型例子。染色体重排使位于 8q24 的 *MYC* 基因受到位于 14q32 的免疫球蛋白重链的调节因子控制。易位的结果导致编码调控细胞增殖的核蛋白 *MYC* 基因激活,这在 Burkitt 淋巴瘤中起了关键作用。在 Burkitt 淋巴瘤中,*MYC* 基因也可因与免疫球蛋白轻链基因相关的染色体易位而激活。这些染色体易位包括涉及 2p11.2 上 κ 链的 t(2;8)(p12;q24)及 22q11 上 λ 链的 t(8;22)(q24;q11)。在 Burkitt 淋巴瘤病例中,尽管与 *MYC* 基因相关的染色体断裂点位置有显著的差异,但易位的结果是相同的,均引起 *MYC* 表达的调节失控,导致细胞异常增殖。

在一些急性 T 细胞性淋巴细胞白血病(T-ALL)中,*MYC* 基因是由 t(8;14)(q24;q11)易位激活,*MYC* 基因转录由位于 14q11 的 T 细胞受体基因 α 链上的调节因子调控。

2. 基因融合   基因融合并使原癌基因激活首先是在研究慢性髓细胞性白血病(CML)中 Ph 染色体断裂点时发现的。在 CML 细胞中,染色体发生 t(9;22)(q34;q11)使位于 9q34 的 *ABL1* 基因与位于 22q11 的 *BCR* 基因融合在一起,形成位于 22 号易位染色体上的 *BCR-ABL* 融合基因,它编码相对分子质量为 210kD 的融合蛋白,这种蛋白具有很高的酪氨酸激酶活性。BCR/ABL 融合蛋白可使骨髓肿瘤细胞克隆增多。在急性淋巴细胞白血病(ALL)中,有 20% 以上的病例存在 t(9;22)易位,其中 *BCR* 基因的断裂位点在三分之一病例与 CML 相同,在另三分之二病例则不同于 CML 中的断裂点。于后者,融合基因编码的 BCR/ABL 融合蛋白相对分子质量为 185kD。目前还不清楚 BCR/ABL 融合蛋白的异质性与表型差异之间的内在关系。基因融合有时也会形成融合转录因子。在儿童 ALL 中,出现 t(1;19)(q23;p13),其结果使 *E2A* 转录因子基因(19p13)与 *PBX1* 基因(1q23)发生融合。E2A-PBX1 融合蛋白由 E2A 蛋白氨基末端的反向激活区域与 PBX1 的 DNA 结合同源区域构成,具有转化特性,属于癌蛋白。

除了白血病外,在一些实体瘤中也发现了与肿瘤发生发展相关的融合基因,如可诱发肺癌的融合基因 *EML4-ALK*。该融合基因有多种变异体,在 *EML4* 部分有多个截点,分别位于该基因外显子 2、6、13、14、15、18、20 区域,而 *ALK* 基因部分截点只存在于外显子 20 区域。这些融合基因产生的变异体都具有促进肿瘤生长的作用。在先天性纤维肉瘤中发现了 *ETV6-NTRK3* 融合基因,其染色体重排为 t(12;15)(p13;q25),*ETV6-NTRK3* 融合基因编码的蛋白通过 ETV6 转录因子的螺旋-环-螺旋结构域与 NTRK3 的蛋白酪氨酸激酶结合域连接在一起。ETV6-NTRK3 融合蛋白通过胰岛素样生长因子受体底物 1 连接蛋白与多种信号级联放大反应相连接,在致癌性中起着重要作用。实体瘤中其他的融合基因还包括胆管癌中的 *FGFR2-BICC1* 和 *DNAJB1-PRKACB*,前列腺癌中的 *TMPRSS2-ERG*,甲状腺乳头状瘤中的 *FUS-TLS* 等。

(四)病毒启动子与增强子的插入

启动子是 RNA 聚合酶识别、结合和开始转录的一段 DNA 序列,它含有 RNA 聚合酶特异性结合和转录起始所需的保守序列,能活化 RNA 聚合酶,使之与模板 DNA 准确结合并具有转录起始的特异性。增强子是一类非编码 DNA 顺式作用元件,位于结构基因附近,在真核生物的发育过程中通过结合转录因子、辅因子以及染色质复合物作用于启动子,可以激活或增强基因的转录。原癌基因在正常情况下不表达或表达水平较低,当逆转录病毒感染细胞后,病毒基因组所携带的长末端重复序列(LTR 内含较强的启动子和增强子)插入到细胞原癌基因附近或内部,可以启动下游邻近基因的转录和影响附近结构基因的转录水平。从而使原癌基因过度表达或由不表达变为表达,导致细胞发生癌变。如鸡白细胞增生病毒引起的淋巴瘤,就因为该病毒 DNA 序列整合到宿主正常细胞的 c-myc 的基因附近,其 LTR 亦同时被整合,成为 c-myc 的启动子。这个强启动基因可促使 c-myc 的表达比正常高 30 倍以上。

第四节　肿瘤抑制基因

20 世纪 60 年代,通过肿瘤细胞与正常细胞杂交研究,发现正常细胞与肿瘤细胞融合形成的杂种细胞丢失了肿瘤细胞的表型,这表明正常细胞的染色体可以逆转肿瘤细胞表型。因此,人们提出了正常细胞中存在抑制肿瘤发生的基因,称为肿瘤抑制基因。肿瘤抑制基因(tumor suppressor gene)是一类存在于正常细胞中、与原癌基因共同调控细胞生长和分化的基因,也称抗癌基因(anti-oncogene)或隐性癌基因(recessive oncogene)。肿瘤抑制基因是保护性基因,正常情况下可抑制细胞生长,此作用通过监控细胞分裂速率、修复 DNA 损伤(突变诱因)和控制细胞老化和死亡等多种途径来实现。当肿瘤抑制基因发生突变(由于遗传或环境因素),细胞会出现持续增长并最终形成肿瘤。自从 1986 年在人类视网膜母细胞瘤中首次发现肿瘤抑制基因 RB 以来,目前已经发现了 800 余种肿瘤抑制基因。

一、肿瘤抑制基因的发现

早在 20 世纪初期研究癌基因的过程中就发现了肿瘤抑制基因存在的线索。Boveri T.H. 通过海胆卵操作实验,发现异常的有丝分裂会导致子代染色体缺失,产生与恶性肿瘤相似的异常细胞团块,由此推测染色体异常会产生能够遗传的、有无限增殖能力的恶性细胞。随后,CharlesD.R. 和 ClausenM.L. 根据苯并芘致乳头状瘤的实验结果,提出肿瘤的发生可能与细胞中肿瘤抑制基因的失活有关,并提出了肿瘤抑制基因的概念。

1969 年,Ephrussi B. 和 Harris H. 的体细胞杂交实验使寻找肿瘤抑制基因的研究拨云见日。他们将小鼠恶性肿瘤细胞与小鼠正常细胞融合后,发现形成的四倍体杂种细胞并无恶性表型,接种到特定宿主体内也不再生长肿瘤。由于四倍体细胞不稳定,传代过程中,来自小鼠正常细胞的染色体会逐渐丢失,随着正常染色体的逐步丢失,杂种细胞的恶性表型逐步恢复。既然杂种细胞有来自恶性肿瘤细胞中已激活的癌基因,理应致癌,这显然不符合癌基因显性作用这一理论。由此,Harris H. 等推测小鼠正常细胞中可能存在另一种抑制肿瘤的基因,可以抑制癌细胞的恶性表型,并提出肿瘤是一种隐性性状,在杂种细胞中因存在来自正常细胞的染色体(基因)而被抑制。随后一系列的啮齿类体细胞杂交实验及啮齿类肿瘤细胞-正常人细胞形成的杂种细胞研究结果也都支持此论点。后续发展起来的微细胞技术可以将单个染色体从正常细胞转移到癌细胞中,并证实人类特定的正常染色体可抑制癌细胞的恶性生长。

1971 年,Knudson A. 提出了著名的"二次突变"或"二次打击假说"(two-hit hypothesis),解释了遗传型与散发型视网膜母细胞瘤的遗传机制(图 11-6)。此外,Knudson A. 对其他几种儿童肿瘤(如 Wilms 肾母细胞瘤和多发性内分泌瘤等)的调查分析都支持二次突变理论。

1976 年 Francke U. 报道在遗传型视网膜母细胞瘤患者外周血淋巴细胞和皮肤成纤维细胞中都发现了 13q14 缺失。1983 年,Cavenee W.K. 等用检测杂合性缺失(loss of heterozygosity,LOH)方法证实散发性病例瘤细胞中 13q14 存在杂合性丢失。1985 年,Cavenee W.K. 等又在两个视网膜母细胞瘤家系中发现肿瘤细胞中丢失的正是 13 号染色体上的正常等位基因。1987 年,李文华等发表了人视网

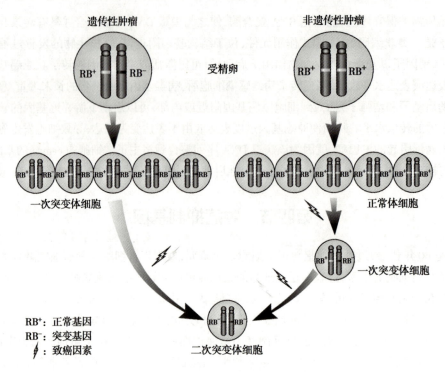

图 11-6　Knudson 二次突变假说示意图

膜母细胞瘤易感基因的克隆、鉴定和序列,这是人类发现的第一个肿瘤抑制基因。

二、肿瘤抑制基因分类与功能

在细胞复杂的生命过程中,肿瘤抑制基因通过发挥不同的功能来抑制肿瘤的发生。根据其参与生命过程的不同,可将肿瘤抑制因子分为七类:①转录调节因子;②负调控转录因子;③周期蛋白依赖性激酶抑制因子;④信号通路的抑制因子;⑤DNA 修复因子;⑥发育及凋亡相关的信号途径组分;⑦其他。由于基因组中一些重要基因具有多重功能,可同时分属不同类别,因此按最主要的功能进行归类。

(一) 转录调节因子

转录调节因子能够通过调节转录因子活性来间接控制转录过程,进而改变细胞代谢。具有抑癌作用的转录调节因子能够抑制细胞的生长、迁移、周期进程等多种生命过程。属于这一类的典型肿瘤抑制基因有 *RB1*、*TP53*、*SMAD* 家族、*TGFBR2*、*MAP2K4* 和 *VHL* 等。

(二) 负调控转录因子

基因转录具有正负两种调控方式,其中负调控起到抑制基因转录的作用。在正常细胞中,某些负调控转录因子能够抑制细胞的生长,起到抑制癌症发生的作用。属于这一类典型肿瘤抑制基因如 *WT1*。

(三) 周期蛋白依赖性激酶抑制因子

细胞周期的正常运行是细胞增殖的基本保证,因此当调节周期进程的激酶受到抑制时,细胞增殖也会相应受到影响。周期蛋白依赖性激酶抑制因子就是基于这一机制发挥抑癌作用。属于这一类的典型肿瘤抑制基因包括 *CDKN2A*(*P16*)、*CDKN2B*(*P15*)、*CDKN1A*(*P21*)和 *CDKN1B*(*P27*)等。

(四) 信号通路相关抑制因子

细胞的生长需要多种信号通路网络的协同作用,有效抑制这些通路的功能,能够实现对细胞增殖能力的调控。然而,当这些调节出现障碍时,细胞可能出现恶性增殖。属于这一类的肿瘤抑制基因有 *PTEN*、*NF1* 和 *MCC* 等。

(五) DNA 修复因子

基因组在复制、转录等生命过程中常产生 DNA 损伤,若未能及时合理修复,可能会引起基因组不稳定,甚至导致细胞的癌变。因此在 DNA 损伤修复中起到重要作用的因子都是抑制癌症发生的候选基因,包括:①参与同源重组修复的基因 *BRCA1/2*、*ATM*、*FANC* 家族、*WRN* 和 *BLM* 等;②参与碱基错配修复的基因 *MSH2*、*MSH6*、*MLH1*、*PMS1* 和 *PMS2* 等;③参与核苷酸切除修复的基因 *XPA*、*XPB*、*XPC*、*XPD*、*XPF* 和 *XPG* 等。

(六) 发育及凋亡相关的信号途径组分

分化能力较强的细胞分裂能力相对较弱,此类细胞在分化时可避免其发生不正常的分裂。细胞凋亡是维持有机体内细胞数动态平衡的最关键的生命程序,当其出现功能障碍时,可导致肿瘤的发生。这类肿瘤抑制基因包括 *APC*、*CDX2*、*BAX*、*DCC* 和 *NF2* 等。

(七) 其他

随着对肿瘤抑制因子的研究深入,又发现了许多具有肿瘤抑制功能的基因。这些基因发生功能异常时,会对细胞的增殖、迁移以及黏附等多方面功能造成影响,进而增加肿瘤发生的可能。例如,*NM23* 基因是一种肿瘤转移相关抑制基因,在低转移性肿瘤中的表达水平明显高于高转移性肿瘤的表达水平。另外还有 *FHIT*、*MEN1*、*PTCH1* 等。然而这些基因的具体功能仍有待进一步的研究。

目前已经明确的肿瘤抑制基因及其功能见表 11-3。

表 11-3　部分肿瘤抑制基因的功能和相关肿瘤类型

肿瘤抑制基因	产物/功能	肿瘤类型
APC	肿瘤发生和发展相关特异性转录因子的功能调控	家族性腺瘤和结直肠癌
BRCA1、*BRCA2*	DNA 损伤修复	遗传性乳腺癌和卵巢癌
CDKN2A	编码 p16 和 p14ARF	脑部肿瘤
DCC	Netrin-1 受体,调节细胞增殖和肠道上皮细胞凋亡	结直肠癌
DPC4(*SMAD4*)	发育相关转录因子,参与肿瘤转移和侵袭	结直肠肿瘤、胰腺肿瘤
MADR2/JV18(*SMAD2*)	介导生长因子受体信号,协助 SMAD4 运输入核	结直肠癌
MEN1	编码与转录因子、DNA 修复蛋白和细胞骨架蛋白互作的 Menin 蛋白	多发性内分泌瘤 1 型
MTS1	细胞周期蛋白依赖性激酶抑制剂,调控细胞周期由 G1 进入 S 期	黑色素瘤
NF1	RAS-GTP 激活蛋白(RAS-GAP)	神经纤维瘤 1 型
NF2	ERM 蛋白质,通过组装蛋白复合物生成细胞质和膜并将其与肌动蛋白连接	神经纤维瘤 2 型
p53	编码 p21 的转录因子,可使细胞停滞在 G1 期;参与调控细胞大小、DNA 完整性和染色体复制	膀胱癌、乳腺癌、结肠癌、食管癌、肝癌、肺癌、前列腺癌、卵巢癌;脑肿瘤、肉瘤、淋巴瘤和白血病
PTEN	脂质磷酸酶,调节细胞增殖	Cowden 综合征,增加乳腺癌和甲状腺癌风险
Rb	结合并抑制 E2F 转录因子,暂停细胞周期进程	视网膜母细胞瘤,肉瘤;膀胱癌、乳腺癌、食管癌、前列腺癌和肺癌
VHL	细胞周期调控,增加 p53 的稳定性和活性	肾细胞癌
WRN	DNA 解旋酶和核酸外切酶,参与 DNA 断裂修复	Werner 综合征
WT1	转录因子,在发育中起至关重要作用	Wilms 瘤

NOTES

第五节 遗传型恶性肿瘤

部分人类恶性肿瘤的发生具有家族聚集性,即一个家族内有多个成员患有同一种肿瘤或几种肿瘤,这又称为遗传型恶性肿瘤综合征。随着人类肿瘤分子遗传学的研究进展,人们对其发生的分子机制有了更深刻的认识。目前认为,各种癌基因、肿瘤抑制基因、生长相关基因、细胞周期调控基因、信号转导基因和细胞凋亡相关基因等的改变均是肿瘤发生的遗传学基础,它们构成了个体对肿瘤的遗传易感性。这种对肿瘤的遗传易感性可以从亲代传递到子代,使子代更易患肿瘤,并对环境致癌因素更加敏感。遗传型恶性肿瘤综合征在人群中具有发病早、恶性程度高和多发性等特点,符合孟德尔遗传规律。

一、常染色体显性遗传的恶性肿瘤综合征

(一)家族性视网膜母细胞瘤

1. 疾病概述 视网膜母细胞瘤(retinoblastoma,RB)[MIM 180200]是一种起源于胚胎视网膜细胞的眼内恶性肿瘤,发病率约为 1/30 000~1/15 000。该病多发生于儿童早期,常见于 3 岁以下儿童,发病无种族、性别和地域差异,具有家族遗传倾向,可单眼、双眼先后或同时罹患,是婴幼儿最常见的眼内恶性肿瘤,成人中罕见。

视网膜母细胞瘤的临床表现为早期眼底出现灰白色肿块,此时肿瘤仅在眼内生长,对眼睛外观无影响,且多无自觉症状。随着肿瘤进一步增长,突入到玻璃体或接近晶体,使瞳孔呈黄白色光反射,表现为类似"猫眼"的白瞳症。视网膜母细胞瘤病例均呈现典型的面部特征:前额突出、鼻根低且宽、鼻短呈球状、嘴大、上唇薄、人中长及耳垂突出。

视网膜母细胞瘤可分为遗传型和非遗传型两大类,具体表现为三种情况。

(1)遗传型视网膜母细胞瘤约占 40%。其中约 85% 为双眼发病,15% 为单眼发病,外显率为 90% 左右。遗传型视网膜母细胞瘤患者发病早,多在 1 岁半以内发病,通常有家族史,有多个病灶,易发生第二种肿瘤。其发病是由患病或携带致病基因的父母遗传,或正常父母生殖细胞的突变所致。遗传方式符合常染色体显性遗传。临床上将双眼视网膜母细胞瘤、有家族史的单眼视网膜母细胞瘤或多病灶的单眼视网膜母细胞瘤归入遗传型。

(2)非遗传型视网膜母细胞瘤约占 60%。一般为单眼发病,发病较迟,多在 2 岁以后发病,通常没有家族史,单个病灶,不易发生第二种肿瘤。其发病是由患者视网膜母细胞发生突变所致,其后代视网膜母细胞瘤的发生率与一般人群无显著差异。

(3)遗传型视网膜母细胞瘤中约有 5% 为体细胞染色体变异所致。这类患者除视网膜母细胞瘤外,根据染色体缺失节段大小的不同,常伴有轻重不等的全身异常。主要表现为智力低下和发育迟滞,还可出现小头畸形、多指畸形及先天性心脏病。外周血淋巴细胞出现 13 号染色体长臂中间缺失。尽管不同病例缺失节段长短不同,但均累及 13q14 区域,最小缺失节段为 13q14.2。

2. 发病遗传机制 该病由位于人类 13q14.2 的视网膜母细胞瘤基因(*RB1*)突变导致。*RB1* 基因突变的类型包括:①大片段缺失,缺失断裂点可出现在整个 *RB1* 基因范围内;②碱基的插入或缺失,位于基因编码序列中,引起阅读框移位;③点突变,包括错义突变和无义突变。

关于本病的发病机制,存在多种学说,例如二次突变学说、隐性基因突变学说和复等位基因学说等。目前,Kundson A. 提出的二次突变学说为学术界多数学者所接受。

(二)Wilms 瘤

1. 疾病概述 Wilms 瘤(Wilms tumor,WT)[MIM 194070]又称肾母细胞瘤(nephroblastoma),1899 年由德国医生 Wilms M. 首次描述,是婴幼儿泌尿系统最常见的恶性肿瘤,占全部儿科肿瘤的 5%~6%,其发病率约为活婴的 1/10 000,约 75% 的 Wilms 瘤发病在 1~5 岁之间,平均发病年龄 3.5 岁。

NOTES

Wilms 瘤显著的临床表现为婴幼儿虚弱伴上腹季肋部肿块。多数患者在 5 岁前发病,偶见于成年人。肿块多呈圆形或椭圆形,橡胶样硬,表面光滑或呈轻度分叶状,边缘整齐,无压痛,部分患儿有腹痛、血尿、高血压、贫血和发热等症状。Wilms 瘤恶性度较高,生长速度快,发生转移事件早,常可转移至肺、肝、胸膜、主动脉旁及肾门淋巴结等。

Wilms 瘤发病方式可分为遗传型和散发型,其患者所占比例分别约为 38% 和 62%。Wilms 瘤包括单侧和双侧发病,双侧性 Wilms 瘤无论是散发性或家族性,均为遗传型;而单侧性发病的患者中约 10% 是遗传型,其余属散发型。家族性 Wilms 瘤的遗传方式是具有不同外显率和表现度的常染色体显性遗传。

2. 发病遗传机制 遗传型 Wilms 瘤的发生具有遗传异质性,在不同的 Wilms 瘤家系或不同的 Wilms 瘤患者中,常分别涉及 *WT1*(11p13)、*WT2*(11p15.5)、*WT3*(16q)、*WT4*(17q12-q21)、*WT5*(7p14.1)和 *WT6*(4q12)等不同的易感基因。这些基因在不同时期不同阶段通过各种途径发生突变而导致肿瘤的发生。

Wilms 瘤发生机制有二次突变学说和肾源性剩余(nephrogenic rest)学说。二次突变学说与视网膜母细胞瘤相同。肾源性剩余学说是指某些个体肾脏组织中存在胚胎期肾组织,并认为其是 Wilms 瘤的癌前病变。这两个学说都具有自身适用的局限性。

(三)家族性腺瘤性息肉病

1. 疾病概述 家族性腺瘤性息肉病(familial adenomatous polyposis,FAP)是一种以结肠和直肠多发息肉为特征的家族性肿瘤综合征,主要分为四种类型,分别是 FAP1、FAP2、FAP3 和 FAP4。其中 FAP1[MIM 175100]最为常见,发病率约为 1/15 000~1/10 000,以多发性腺瘤性息肉为主要特征。

典型的家族性腺瘤性息肉病的肠内表现为多发性结直肠腺瘤性息肉,多出现在 20 岁前,肠镜下可见成百上千的腺瘤性息肉。患者临床表现为腹痛、便血、腹泻、全身乏力、消瘦、贫血、肛门坠胀、里急后重、肠梗阻等。FAP 患者的早期临床症状较轻,如不预防性切除大肠,至 40 岁癌变的概率可达 80%~100%。

2. 发病遗传机制 该病由位于 5q22.2 的结肠腺瘤性息肉病(adenomatous polyposis coli,*APC*)基因突变导致。60%~70% 的 FAP1 家系存在 *APC* 基因突变。*APC* 基因的突变会影响肠细胞的正常生长和功能,使细胞过度增长产生结肠息肉。尽管带有 *APC* 基因突变的个体最终将发展成结直肠癌,但是息肉的数量及成癌的时间取决于基因突变的位点。FAP2 是由位于 1p34.1 的 *MUTYH* 基因突变导致的常染色体隐性遗传病;FAP3 是由位于 16p13.3 的 *NTHL1* 基因突变导致的常染色体隐性遗传病;FAP4 是由位于 5q14.1 上的 *MSH3* 基因突变导致的常染色体隐性遗传病。

(四)遗传性非息肉性结直肠癌

1. 疾病概述 遗传性非息肉性结直肠癌(hereditary nonpolyposis colorectal cancer,HNPCC)又称 Lynch 综合征(Lynch syndrome)[MIM 120435],1966 年由美国医生 Lynch H. 首次报道,是一种较为常见的常染色体显性遗传病,约占所有结直肠癌的 2%~5%,人群发病率约 1/1 000~1/200。HNPCC 最为明显的临床特征是家族性聚集,发病年龄较早,多见于右半结肠,伴同时性或异时性的肠外恶性肿瘤,特别是子宫内膜癌、胃癌、卵巢癌等。其临床特征明显区别于家族性腺瘤性息肉病转化的结直肠癌,发病时结直肠内没有大量的息肉病变,且致病基因不同。

2. 发病遗传机制 DNA 错配修复(mismatch repair,*MMR*)基因突变是发病的主要原因。这些错配修复基因主要包括 *MLH1*、*MSH2*、*MSH6* 及 *PMS2* 基因,前二者较多见。除此之外,*BRAF* 突变和 *EPCAM* 基因的缺失也可导致 HNPCC 发生。

二、常染色体隐性遗传的恶性肿瘤综合征

一些以体细胞染色体断裂为主要表现的综合征多具有常染色体隐性遗传特性,统称为染色体不稳定综合征。

（一）Bloom 综合征

1. 疾病概述　1954 年 Bloom D. 首次报道了 Bloom 综合征（Bloom syndrome，BLM/BS，布卢姆综合征）[MIM 604610]，是一种罕见的 AR 遗传病，又称"面部红斑侏儒综合征"。Bloom 综合征比较罕见，目前在人群中的发病频率仍未确定。

侏儒体型是 Bloom 综合征的特有体征，表现为比例相称的身材矮小。Bloom 综合征对日光高度敏感，典型面容包括面部毛细血管扩张性蝶形红疹，皮损集中于颊和鼻部；皮疹也可以出现在其他日光暴露区，皮肤表现是以躯干为主要分布区的局限性咖啡斑或色素沉着。轻度颜面部畸形，通常表现为面部狭长、下颌小和耳鼻突出。

Bloom 综合征患者具有高度癌症易感性，约 50% 的 Bloom 综合征患者可罹患癌症，最常见的是实体瘤（约 53%）、白血病（11.3%）或淋巴瘤（25%）；Bloom 综合征患者癌症发病年龄早，平均发病年龄约 15 岁；癌症是 Bloom 综合征患者死亡的常见原因。

2. 发病遗传机制　引起 Bloom 综合征的分子基础是由位于 15q26.1 的 *BLM* 基因（RECQL3）突变。

Bloom 综合征是一种典型的"染色体断裂综合征"，隐性的 *BLM* 基因突变导致遗传性染色体断裂和重排。*BLM* 基因编码产物是 RecQ 解旋酶，其功能为维持 DNA 的结构和稳定性，防止过多的姐妹染色单体交换。*RECQL3* 基因突变产生截短蛋白并丧失了 DNA 解链酶的功能；错义突变可能影响该酶蛋白的激活，同样失去解链酶功能，导致高频染色体断裂或染色体不稳定增加。由于缺失 RECQL3 蛋白，Bloom 综合征患者细胞姐妹染色单体交换的频率大约是正常人的 10 倍。Bloom 综合征患者对阳光等 DNA 损伤因素具有高度敏感性，这是由于细胞修复紫外线引起的 DNA 损伤功能降低，从而不能修复在 DNA 复制过程中出现的各种异常 DNA 结构，以致出现染色体断裂、易位和姐妹染色单体交换等染色体不稳定综合征的细胞遗传学特征，这种基因改变促使细胞无序分裂从而导致 Bloom 患者癌症的发生。

（二）Fanconi 贫血

1. 疾病概述　1927 年瑞士儿科医生 Fanconi G. 发现一种罕见的 AR 遗传病，表现为贫血、先天畸形及骨髓脂肪化，1931 年该病被正式命名为 Fanconi 贫血（Fanconi anemia，FA）[MIM 227650]。Fanconi 贫血是一种先天性家族性再生障碍性贫血，又名先天性全血细胞减少症，发病率为 1/160 000。

Fanconi 贫血患者罹患再生障碍性贫血、骨骼异常、器官缺陷和癌症发病风险增高。大约 90% Fanconi 贫血患者骨髓造血功能受损，导致再生障碍性贫血；患者由于贫血出现极度疲劳，因中性粒细胞减少而频发感染，因血小板减少导致出现凝血障碍。

Fanconi 贫血患者常出现血液系统、头颈部、皮肤、消化系统或生殖系统肿瘤的发病风险增高。患者儿童期患白血病的发病风险明显增高，尤其易患急性髓细胞性白血病。

2. 发病遗传机制　Fanconi 贫血的分子基础是 DNA 修复基因发生突变。遗传性 Fanconi 贫血致病基因具有遗传异质性，目前已经确定 17 个相关基因突变可以导致 Fanconi 贫血，其中 16 个基因位于常染色体，仅 *FANCB* 定位于 X 染色体上，表现为隐性遗传。这 17 个 FA 相关基因均参与 DNA 损伤的识别和修复，如果其中一个基因发生突变则会使损伤的 DNA 无法修复而导致肿瘤发生。80%~90% 的 Fanconi 贫血病例是由于 *FANCA*、*FANCC* 和 *FANCG* 三个基因中的一个突变引起。

（三）毛细血管扩张性共济失调症

1. 疾病概述　毛细血管扩张性共济失调症（ataxia-telangiectasia，AT）[MIM 208900] 由 Louis-Bar D. 在 1941 年首次报道，是一种罕见的 AR 遗传性神经变性，发病率为 1/100 000~1/40 000，无种族和民族差异。

AT 患者首发症状表现为共济失调，为神经系统退行性变所致。感染和肿瘤为本病的常见症状，患儿伴发白血病、淋巴瘤和乳腺癌等恶性肿瘤的概率比正常人高约 100 倍。1 岁左右即可发病，发病初期仅表现姿势和步态异常，闭目难立征阳性，两上肢意向性震颤和眼球震颤等，可有吞咽困难、膝反射消失，随年龄增长缓慢加重。10~20 岁左右出现手足徐动、舞蹈样动作、发音不清及智力低下。本病患者很少存活过儿童期。

2. 发病遗传机制　*ATM* 基因是 AT 唯一的致病基因,位于 11q22.3,有 66 个外显子,是迄今发现的外显子最多的基因之一,编码由 3 056 个氨基酸残基组成的蛋白质。AT 发生的分子基础是 *ATM* 基因突变导致编码的 ATM 蛋白缺失,丧失对下游基因的调控作用,阻碍 DNA 修复,从而导致染色体断裂和基因组不稳定并出现恶性肿瘤。

(四)着色性干皮病

1. 疾病概述　着色性干皮病(xeroderma pigmentosum,XP)[MIM 278700]等是一组罕见的 AR 遗传病,主要临床特征是患者皮肤对日光,特别是紫外线高度敏感,暴露部位的皮肤易发生色素沉着、萎缩、角化过度和癌变等。

XP 发病率较低,欧美人群报道的发病率约为 1/1 000 000,东亚、中东和北非人群发病率稍高一些,发病无性别差异。XP 共有 8 种亚型,其分布有明显地域差异。

2. 发病遗传机制　与 XP 发病相关的有 7 个 DNA 损伤修复基因(*XPA~XPG*)和 1 个 DNA 错配修复基因变异型(*XPV*),它们均是核苷酸切除修复(nucleotide excision repair,NER)的关键因子,这些致病基因突变导致的 DNA 切除修复酶系统功能缺陷是 XP 的病因。

Summary

Tumors are categorized as benign or malignant and are identified as neoplasms formed by a group of cells with uncontrollable proliferating ability. A malignant tumor results from a genetic occurrence within somatic cells and is triggered by structural and constitutional alterations of tumor-related genes(including oncogenes and tumor suppressor genes), which are frequently accompanied by genome instability or telomerase activation. The cell integrates and interprets the host of signals it receives from its environment and determines whether to grow or stop growing and differentiate. Tumor-related genes are normally involved in the regulation of cell growth and the repair of DNA damage. However, 5% of cancers are caused by germline mutations and can be passed on to the next generation.

Despite the many scientific discoveries of the 21st century, our understanding of tumor aetiology remains insufficient. In addition, cancer incidence and mortality rates continue to increase, even as promising gains against infectious diseases and increases in longevity are made. Increases in cancer incidence and mortality are closely associated with environmental pollution, stress, and unhealthy habits, such as smoking. Thus far, however, no apparent determining factor has been identified in the pathogenesis of most malignant tumors, in which a genetic basis is believed to play a critical role. It would be relatively easy to understand the initiation and promotion of cancer if cancer was a disease involving a single gene mutation. Unfortunately, this is not the case. Current theories assume that cancer develops via the accumulation of a series of genetic alterations and that missteps in the induction of proliferation or regulation of the cell cycle and/or programmed cell death (apoptosis) inevitably lead to the development of a tumor.

（傅松滨）

思考题

1. 人类染色体异常与肿瘤发生发展的关系。
2. 肿瘤中的基因突变与克隆演化。
3. 癌基因与肿瘤抑制基因在肿瘤发生中的作用。

第十二章

遗传与免疫

要点

1. ABO血型抗原是存在于人体红细胞上的跨膜糖蛋白,可以被同种异体血清中的天然抗体所识别,引发输血反应。

2. RH血型抗原也是红细胞上的抗原,阴性者接受RH阳性血液,将产生抗RH抗体,如果再次输入RH阳性血液即可导致溶血性输血反应。

3. 主要组织相容性抗原是器官移植中引发排斥反应的主要抗原;其编码基因MHC有高度多态性和连锁不平衡,是组织配型的依据。

4. 移植排斥反应分为超急性、急性和慢性排斥反应,分别主要由血中针对移植物的天然抗体、T细胞和B细胞介导。

5. 原发性抗体缺陷是人类最常见的遗传性免疫缺陷病,Bruton酪氨酸激酶(Btk)基因缺陷造成的X连锁无丙种球蛋白血症是代表性的原发性抗体缺陷病,而选择性IgA缺陷是最常见的免疫缺陷。

6. 遗传关联的自身免疫病主要有两类,HLA关联自身免疫病和原发性免疫缺陷引起的多发自身免疫病。

免疫反应是机体对抗原物质进行识别和应答的过程。抗原物质既包括来自体外的病原或非病原生物分子,也包括机体自身的突变、损伤以及老化中产生的异常分子;机体出于维持自身稳态的需要,对抗原的应答可以是清除,也可以是耐受。由于免疫系统在自身稳态和对外来抗原进行反应中的作用,故免疫系统的异常就不仅表现为免疫缺陷和过敏等免疫系统疾病,而且广泛参与恶性肿瘤、组织退行性疾病、代谢病等疾病的发生和进展。免疫遗传学(immunogenetics)是解析个体遗传变异对免疫反应的影响,从而揭示免疫反应的遗传基础,以及异常免疫应答的病因和机制的科学。近年来,由于基因组学的飞速发展,免疫遗传学也进入了基因组时代。相关成果可浏览免疫基因组计划(Immunological Genome Project)网站等提供的数据。

免疫系统要完成对抗原分子的免疫反应,首先需要在分子水平区分"自我/非我",即免疫识别。长期的进化形成了物种之间、同种异体之间的分子差异,免疫系统可以在不同层次上对这些分子差异以及自身的异常分子进行识别。此外,个体遗传变异和突变会影响免疫反应的不同环节的相关分子的表达、结构和功能,并对机体免疫应答产生不同的影响。本章将重点介绍人类个体间的遗传相容性及其在输血和器官移植中的意义,以及基因突变和多态性引发的免疫缺陷病和自身免疫病。

第一节　血型系统的遗传

血型(blood groups;blood types)是以血液抗原的形式表现出来的一种遗传性状。虽然广义的血型可包括血液中各成分的抗原在个体间出现的差异,但一般意义的血型仅指红细胞抗原在个体间的差异。人体红细胞上的一些抗原分子可以被同种异体血清中存在的天然抗体所识别。这些抗原称为血型抗原。它们虽然一般不直接参与免疫应答,但在临床上的同种异体间,以及异种间的输血相容性中十分重要。血型系统(blood group system)是根据红细胞膜上同种异体抗原关系进行分类的组合。

第一个血型系统是1900年奥地利维也纳大学的 Karl Landsteiner 发现的 ABO 血型系统。在此基础上，到目前为止人类已发现了271种红细胞血型抗原。这些抗原按1995年国际输血协会（International Society of Blood Transfusion，ISBT）的命名可分为23个血型系统（表12-1）。血型系统抗原由一个基因位点或数个紧密连锁基因位点所编码。有些血型含有几个在血清学、生物化学或遗传学上有关的抗原，但尚未达到独立系统标准，称为集合组血型。低频血型抗原在人群中出现概率小于1%，至少遗传2代；高频血型抗原在人群中的概率大于90%。血型系统代表一种相对简单的个体差别，但在输血的相容性中极为重要。

表 12-1　23 个血型系统的简况

ISBT	系统命名	系统符号	抗原数	基因命名	染色体定位
001	ABO	ABO	4	*ABO*	9q34.1-q34.2
002	MNS	MNS	40	*GYPA,GYPB,GYPE*	4q28-q31
003	P	P1	1	*P1*	22q11.2-qter
004	RH	RH	45	*RHD,RHCE*	1p36.11
005	Lutheran	LU	18	*LU*	19q12-q13
006	Kell	KEL	22	*KEL*	7q34
007	Lewis	LE	3	*FUT3*	19p13.3
008	Duffy	FY	6	*FY*	1q22-q23
009	Kidd	JK	3	*JK*	18q11-q12
010	Diego	DI	9	*AEI*	17q12-q21
011	Yt	YT	2	*ACHE*	7q22
012	Xg	XG	1	*XG*	Xp22.32
013	Scianna	SC	3	*SC*	1p36.2-p22.1
014	Dombrock	DO	5	*DO*	未知
015	Colton	CO	3	*AQP1*	7p14
016	Landsteiner-Wiener	LW	3	*LW*	19p13.2-cen
017	Chido/Rodgers	CH/RG	9	*C4A,C4B*	6p21.3
018	Hh	H	1	*FUT1*	19q13
019	Kx	XK	1	*XK*	Xp21.1
020	Gerbich	GE	7	*GYPC*	2q14-q21
021	Cromer	CROM	10	*DAF*	1q32
022	Knops	KN	5	*CR1*	1q32
023	Indian	IN	2	*CD44*	11p13

一、ABO 血型系统

ABO 血型系统（ABO blood group system）是输血和器官移植中最为重要的血型系统。ABO 血型抗原分子为跨膜糖蛋白，主要分布在红细胞膜上，此外尚存在于淋巴细胞、血小板、内皮细胞、上皮细胞上，因此亦被称为组织血型抗原。另外，80% 的个体在各种体液中（脑脊液除外）还存在分泌型的 ABO 抗原分子。

（一）ABO 抗原系统及其编码基因

ABO 抗原蛋白上的不同糖基化形成了不同的 ABO 抗原决定簇（以下简称 ABO 抗原）。负责形成 ABO 抗原的关键分子是一组糖苷转移酶，催化将不同的糖基转移到底物即 ABO 抗原蛋白上。这些糖苷转移酶由三组基因所编码,即 *H* 和 *h*,*A*、*B* 和 *O*,*Se* 和 *se*,分别位于不同的染色体位点:人类 *ABO* 基因位于第 9 号染色体长臂末端(9q34.2),与腺苷酸激酶连锁;*H* 基因与 *Se* 基因紧密连锁,位于人类第 19 号染色体上。

　　H 基因的产物是 L-岩藻糖转移酶(L-fucosytransferase),可将 L-岩藻糖转移到前体物质(precursor substances,PS)上形成 H 物质。H 物质是 A 和 B 抗原的前身物。*Se* 基因产物也是 L-岩藻糖转移酶,能将 PS 转化为 H 物质,但主要作用于分泌腺。*h* 基因和 *se* 基因分别为 *H* 和 *Se* 的无效等位基因,均无编码产物。下一步由 *ABO* 等位基因控制:*A* 等位基因产物为 α1-3-N-乙酰半乳糖胺转移酶(A 转移酶),能将 N-乙酰半乳糖胺(GalNac)加在 H 物质的岩藻糖末端上,产生 A 抗原。*B* 等位基因产物为 α1-3-D 半乳糖转移酶(B 转移酶),能将半乳糖加在 H 物质末端产生 B 抗原。红细胞上既无 A 抗原又无 B 抗原者为 O 型,受 *O* 等位基因控制。*O* 等位基因为 *ABO* 位点的无效等位基因,不能产生 A 转移酶或 B 转移酶,因此不能产生 A 或 B 抗原。AB 型者则同时具有 *A* 和 *B* 等位基因,带有 A 和 B 两种糖基转移酶,能同时产生 A 和 B 抗原(见文末彩图 12-1)。

　　同一个 *ABO* 基因位点为什么会在不同的个体产生不同的酶蛋白、从而形成不同的 ABO 血型抗原呢? 这是因为人类的 *ABO* 基因是一个共显性的复等位基因。在 *ABO* 基因位点上,人群中存在两种以上的等位基因(*A*、*B* 和 *O* 基因)。人类 *ABO* 基因长约为 18Kb,由 7 个外显子与 6 个内含子组成。其中,第七外显子在人群中的变异最大。目前已知 *A* 等位基因有 15 个变异体,*B* 等位基因有 11 个变异体,*O* 等位基因有 8 个变异体。但这些变异体并不引起血型抗原改变。

(二) ABO 血型的遗传

　　AB 抗原的遗传遵循孟德尔规律。一个个体的 ABO 血型是由父母遗传而来,由三个等位基因中的组合所决定。*A* 等位基因纯合者称为 A 型,*B* 等位基因纯合者称为 B 型。*A* 和 *B* 等位基因属于共显性遗传。因此,同时具有 *A* 和 *B* 等位基因的个体为 AB 型(同时具有 A 和 B 抗原)。而无 *A*、*B* 等位基因者则为 O 型(表 12-2)。

表 12-2　ABO 血型的基因型和表现型

血型	基因型	血型抗原
O	*OO*	—
A	*AA*	A
	AO	A
B	*BB*	B
	BO	B
AB	*AB*	AB

　　有一种人,由于缺乏 *H* 基因(*hh*),红细胞上不能形成 H 物质,从而也不能产生 A 抗原或 B 抗原,表现为一种特殊的 O 型,用 Oh 表示。因首次在印度孟买发现,故称为孟买型(Bombay phenotype)。

(三) ABO 血型抗体

　　正常情况下,红细胞上缺乏 A 或 B 抗原时,则在血浆中存在相应的抗体即抗 A 抗体或抗 B 抗体。出生时婴儿不存在此类抗体,在 3~6 个月后就逐渐产生直至生命晚期,在 5~10 岁时达成人水平。这类抗体称为天然抗体,可能是由于机体与广泛存在的各种微生物、种子、植物和食物中的类 ABO 物质接触所产生。这种抗原与抗体的互补关系成为红细胞分型的基础。

　　通常,这些"天然"抗体是以 IgM 为主,但如果由于输血、怀孕或类 ABO 物质的刺激使抗体浓度增加,则这种抗 A 或抗 B 抗体则多半为 IgG,特别在 O 型母亲,母体 IgG 型抗 A 或抗 B 抗体可通过胎盘引起新生儿溶血症。

(四) ABO 血型的检测

　　临床上常规 ABO 血型检测用血清学方法来鉴定。血清学方法包括直接试验或正向定型试验

（forward grouping test），即用已知抗 A、抗 B 抗体检查红细胞上有无相应的抗原。反向定型试验（reverse grouping test）则是用已知 A 及 B 型红细胞检查血清中是否存有抗 A 和抗 B 抗体。此外，也可以利用分子遗传学技术对 *ABO* 基因进行较为精确的分型。

二、Rh 血型系统

Rh 血型系统（Rh blood group system）是临床上重要性仅次于 ABO 血型的另一个血型系统。1940 年 Landsteiner 和 Wiener 以恒河猴（*Macaca rhesus*）红细胞免疫兔，发现兔抗恒河猴红细胞的抗血清不仅可凝集恒河猴的红细胞，而且可凝集 85% 的白种人的红细胞，由此可将人群划分为凝集与不凝集两大群。这种凝集抗原用恒河猴种名的前两个字母命名为 RH 抗原。凝集者表示其红细胞上存在该血型物质（RH 抗原），为 RH 阳性［RH（+）］；不凝集者则缺乏该抗原，为 RH 阴性［RH（-）］。RH 阳性血型在我国汉族及大多数民族个体中约占 99.7%，个别少数民族约为 90%。在国外的一些民族如欧美白种人中，RH 阳性血型的个体约为 85%。

（一）*RH* 基因

RH 是遗传学名词，指编码 RHD 和 RHCE 蛋白基因的总称。编码 RH 蛋白的基因位于 1 号染色体短臂（1p36.11），包括两个紧密连锁的基因，间隔仅 30kb，两个基因的全共长 69kb，分别是 *RHD* 和 *RHCE*。*RHD* 和 *RHCE* 基因以尾-对-尾方式排列组成双基因位点，两个基因之间靠近 *RHEC* 基因的 3′ 端还有一个 *SMP1* 基因（图 12-2）。从结构上推测，*RHD* 起源于进化中的基因复制（duplication）事件，且在复制中在 *RHD* 基因两侧引入了两个约 9Kb 长的同源重复序列（homologous repeat sequence），称为 Rhesus 盒（Rhesus box）。*RHD* 基因可因上、下游 Rhesus 盒间的不均等交换（unequal crossing over）而从基因组上缺失（deletion）。*RHD* 和 *RHCE* 基因均含有 10 个外显子和 9 个内含子，具有高度同源性。此外，第六号染色体短臂（6p12.3）上还存在一个称为 *RHAG* 的基因，编码 RH 关联糖蛋白。*RHAG* 基因与 *RHD* 和 *RHCE* 高度同源（同源性约 40%），也由 10 个外显子组成，长约 32Kb。

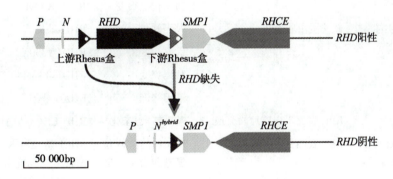

图 12-2 人 *RHD-RHCE* 基因的结构

RHCE 基因和 *RHD* 基因 3′ 相对，二者之间存在 *SMP1* 基因。*RHD* 基因两侧分别有上、下游 Rhesus 盒，二者之间的不均等交换可使 *RHD* 缺失。

（二）RH 抗原蛋白

RH 蛋白属于氨转运/甲基氨透过酶（ammonium transport/methylammonium permease）超家族。RHD 和 RHCE 蛋白高度同源，只在约 36 个氨基酸残基位置上不同（差别的氨基酸数目随着选择的参照基因而有所不同），分子量均为 30Kd。RH 蛋白有 12 个跨膜区，形成 6 个胞外环和 6 个胞内环。血清学上将 RHD 抗原分为 6 组即 RHD Ⅱ 到 RHD Ⅶ。采用抗 RHD 蛋白的单克隆抗体可进一步鉴定 RHD 蛋白的不同表位。RHD 和 RHCE 蛋白在功能上也可替代，因此 RHD 的缺失并不影响红细胞功能。RH 抗原蛋白以复合体形式，复合体中除包括 RH 蛋白外，还有 RH 辅助蛋白（RH accessory proteins），包括 ICAM-4、整合素相关蛋白 IAP（CD47）、血型糖蛋白 B（GPB）、Fy 血型糖蛋白和 Band 3（AE1）等。RH 蛋白是由 2 个 RHAG 和 2 个 RHCE 或 RHD 蛋白分子组成的四聚体，分子量约 170Kd。

（三）RH 抗原的变异

RHD 抗原不表达（r）最常见的原因是 RHD 基因缺失（deletion）（−）。RHD 基因缺失的单倍型同时能检测到杂化（hybrid）Rhesus 盒，提示 RHD 基因上、下游 Rhesus 盒之间发生了不均等交换（unequal crossing over）。此外，已报道的 RHD 等位基因超过 200 个，可以根据其血清学和分子特征进行分组（表 12-3）。大多数等位基因是单核苷酸多态性（single nucleotide polymorphisms，SNPs）变异或者是 RHD/RHCE 的杂化等位基因，可能通过基因转换（gene conversion）形成。其中有些 RHD 等位基因也可产生不同的表现型，如部分 D（partial D）指氨基酸置换变异发生在胞外环而影响线性表位或所在胞外环的三维空间结构，这些变异有些可以在暴露于正常 RHD 抗原（R）时产生抗体；弱 D（weak D）（Du）指 RHD 蛋白中的氨基酸置换发生于跨膜区或胞内环，可使得 D 抗原的水平降低；DEL（detection by elution）是一种极端形式的弱 D，其 RHD 抗原只能在抗 RHD 抗体吸附后再洗脱才能被检测到，且常见等位基因（C1225A）在亚裔的 RHD 阴性个体中常见（因而被称为亚洲型 DEL），可发生抗 RHD 免疫；有些 RHD 等位基因是无功能的，如 RHD 假基因（RHψ）、RHD-CE-D 杂交等位基因以及移码突变等位基因。RH$_{null}$ 等位基因既没有 RHD 也没有 RHCE 基因。此外，RHAG 协助 RH 蛋白在红细胞上的组装，RHAG 缺陷引起红细胞上没有 RHD 和 RHCE 表达，称为调节性 RH$_{null}$ 表型。

表 12-3　表达不同 D 抗原表型的 RHD 等位基因的代表性分子变化

抗原变异分类	D 抗原表型	分子基础		RHD 等位基因	曾用名
		蛋白质变异	机制		
部分 D	定量变化	RBC 表面氨基酸置换	错义突变	RHD（G355S）	DNB
		RBC 表面蛋白质片段交换	基因转换（杂化）	RHD-CE（3-6）-D	DVI3 型
弱 D	定量变化	跨膜区或胞内区氨基酸置换	错义突变	RHD（V270G）	弱 DI 型
DEL	主要定量变化	大幅降低翻译或蛋白质表达	错义突变	RHD（M295I）in CDe	无
			拼接位点突变	RHD（K409K）	无
D 阴性	D 阴性	缺乏蛋白质表达	基因缺失	RHD-缺失	D 阴性
			无义突变	RHD（Y330X）	无
			移码突变	RHD（488del4）	无
			基因修饰	RHAG 缺陷	RH$_{null}$
		RBC 表面蛋白质片段交换	基因转换（杂化）	RHD-CE（3-7）-D	Cde[5]
RHCE 蛋白对应抗原	表达抗原 E 或抗原 e	RBC 表面氨基酸置换	RHCE 的 226 位氨基酸错义突变	RHCE 等位基因：Ala226 编码抗原 e，Pro226 编码抗原 E	无

RHCE 基因很少有缺失，但也存在多种等位基因如 C、c、E、e，以及部分（partial）RHCE 基因和一些其他等位基因。部分 CE 的携带者可产生针对变异 RHCE 蛋白上缺失表位的抗体，但血清学上较少检出部分 CE 抗原，因为它们被来自另一条染色体的常规 RHCE 蛋白所掩盖，所以红细胞上表达 e 抗原变异体时很容易被判断为 E 纯合子。一般而言，携带 RHCE 变异体的人很少。

在临床上，RH 阴性者不能接受 RH 阳性者血液，因为 RH 阳性红细胞上的 D 抗原将刺激 RH 阴性人体产生 RH 抗体。如果再次输入 RH 阳性血液，即可导致溶血性输血反应。但是，RH 阳性者可以接受 RH 阴性者的血液。

三、新生儿溶血症

新生儿溶血症（hemolytic disease of newborn）或称胎儿有核细胞增多症（erythroblastosis fetalis），系由胎儿与母亲红细胞抗原不相容所引起。由于胎盘渗血和分娩时胎盘剥离，少量胎儿红细胞有可能进入母亲血流。大约 5%~10% 的孕妇在妊娠 2 个月时,在血液中可以找到胎儿的红细胞;妊娠 7~9 个月时,可达 10%~20%。如胎儿从父源遗传的红细胞抗原恰为母亲所缺,母亲就会被致敏而产生 IgG 型抗体,可通过胎盘屏障而进入胎儿循环,导致胎儿红细胞大量凝集破坏,引起胎儿或新生儿的免疫性溶血症。新生儿溶血症大多为轻症,出生时无明显贫血,几天后逐渐出现贫血和黄疸,容易误诊为新生儿生理性黄疸。少数重症病例可致死胎、流产或早产;或出生时即有贫血、水肿、肝脾大、腹水、心脏扩大,如不及时治疗可死于心力衰竭;也可因大量胆红素渗入脑组织引起核黄疸。核黄疸死亡率高,幸存者常有神经细胞发育、智力和运动能力障碍。

母胎 ABO 血型不合常发生于母亲 O 型,胎儿血型为 A 型或 B 型时。其引起的新生儿溶血症一般病情较轻,往往不需治疗。Rh 血型不合所引起的新生儿溶血症一般症状较重,常致宫内死亡或新生儿核黄疸。D 抗原具有高度免疫原性,当输入 D 阳性血液时,80%D 阴性个体会发生免疫应答。Rh 血型不合所致新生儿溶血症常见于 RH(-)孕妇妊娠 RH(+)胎儿时。第一胎时产生的抗 D 抗体效价较低,一般对胎儿无明显影响。如再次怀孕 RH 阳性胎儿时,母亲的抗 D 效价很快升高并通过胎盘进入胎儿血循环,与胎儿的 RH 阳性红细胞结合而导致 RH 新生儿溶血症。故妊娠分娩次数越多,抗体产生越多,胎儿患病的机会也越大,病情越重。

白种人中 ABO 血型 O 型频率约在 40%~50% 之间,我国约为 30%;白种人 RH(-)频率高达 16.8%,我国汉族一般为 0.2%~0.5%。因此白种人中新生儿溶血症远比我国多见,尤其是 Rh 血型不合所致新生儿溶血症。据上海市调查,母胎血型不合中,ABO 血型不合占 85%,Rh 血型不合占 14.6%,其他血型不合占 0.4%。

为了预防 RH(-)母亲被 RH(+)胎儿所致敏,可以在 RH(-)母亲出生第一胎 RH(+)婴儿后,给予母亲抗 D 血清制剂(RH 免疫球蛋白)以破坏血流中的胎儿红细胞,可预防下一胎 RH(+)新生儿患溶血症。

第二节　人类组织相容性的遗传和移植免疫

器官移植(organ transplantation)是将一个器官的整体或局部从一个个体(供体)用手术方式转移给另一个个体(受体)、以替代受体丧失的该器官功能的医疗技术。器官移植在现代医疗中占据十分重要的位置,有器官移植需求的病例每年可达百万之多。

器官移植大多在同种异体(allogenic)之间进行。由于个体间存在遗传差异,供体和受体细胞之间势必发生免疫识别和应答,严重时引起移植器官的排斥。这种不同个体间组织或器官移植时,供、受体双方相互接受的程度称为组织相容性(histocompatibility)。目前已经知道存在 30 个以上的组织相容性基因位点,可引起不同程度的移植排斥反应。其中最重要的是主要组织相容性复合体(major histocompatibility complex,MHC),其编码的同种异体抗原可在同种异体间引起强烈的排斥反应。这是由于 T 细胞抗原受体(T cell receptors,TCR)不能直接与抗原结合,而只能识别抗原呈递细胞(antigen presenting cells,APC)通过 MHC 呈递的抗原肽片段。因此,T 细胞的免疫应答不仅取决于 TCR,还取决于 MHC,这一现象称为 MHC 限制性。其他的组织相容性基因产物可引起较弱的排斥反应,因此也被称为次要组织相容性抗原。这些抗原通常是细胞成分,当大量的次要组织相容性抗原存在差异时,也能引起强烈的移植排斥反应。

一、人 MHC 基因位点的结构和多态性

MHC 的研究起源于同种异体器官移植中的组织不相容性。当移植物中带有受者所缺乏的抗原时,就可被受者免疫系统所识别从而引起排斥反应。供者和受者之间的这种组织不相容性是临床上器官移植的主要障碍。

1958 年 Dausset 从三个多次接受输血的病人血清中检出人类第一个移植排斥相关的抗原——人

类白细胞抗原（human leukocyte antigen，HLA）。后来发现 HLA 就是人类的 MHC 抗原。MHC 抗原是一组直接与器官移植成败有关的抗原系统，代表移植供体与受体组织相容的程度，故亦称移植抗原。MHC 抗原在基因组上由 *MHC* 基因编码。至今研究过的脊椎动物基因组都存在结构、功能相似的 MHC 基因区域，如小鼠的 H-2 基因区域，猪的 SLA 基因区域，以及人的 HLA 基因区域。

　　HLA 基因区域定位于 6 号染色体短臂（6p21.3），长 3 600Kb，相当于基因组的 1‰。HLA 区域内的基因位点根据其编码 HLA 分子的分布、多态性与功能不同分为三个区即 HLA Ⅰ类基因区（端粒侧）、Ⅱ类基因区（着丝粒侧）和Ⅲ类基因区（图 12-3）。整个 HLA 区域由一系列紧密连锁的基因位点所组成，其具有以下特点：①基因密度高，在 3.6Mb 区域内共确认了 224 个基因位点，其中 128 个为功能性基因，平均每 16kb 就有一个基因；②免疫功能相关基因多，128 个基因中 39.8% 的基因产物具有免疫功能；③高度多态性，至 2014 年 10 月已正式命名的等位基因数目达 12 242 个，并且不断有新的等位基因被鉴定；④与疾病关联十分密切（表 12-4）。

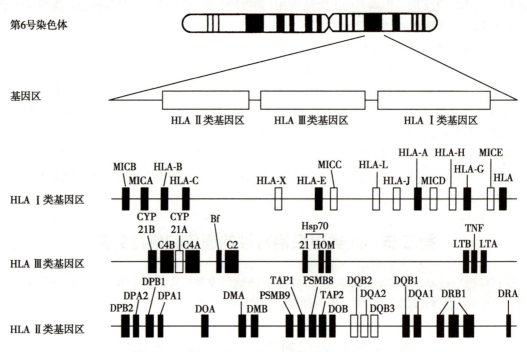

图 12-3　第 6 号染色体短臂 HLA 基因区域的结构

表 12-4　HLA 区域内主要基因及已正式命名的等位基因数（2014 年）

Ⅰ类分子		Ⅰ类分子假基因		Ⅱ类分子		Ⅱ类 DRB 分子		非 HLA 基因	
位点	等位基因数	位点	等位基因数	位点	等位基因数	位点	等位基因数	位点	等位基因数
A	2 946	H	12	DRA	7	DRB1	1 582	TAP1	12
B	3 693	J	9	DRB	1 684	DRB2	1	TAP2	12
C	2 466	K	6	DQA1	52	DRB3	58	MICA	100
E	15	L	5	DQB1	712	DRB4	15	MICB	40
F	22	P	0	DOA	12	DRB5	21		
G	50	T	0	DOB	13	DRB6	3		
		U	0	DMA	7	DRB7	2		
		V	3	DMB	13	DRB8	1		
		W	0	DPA1	38	DRB9	1		
		X	0	DPB1	472				

（一）HLA 基因的结构与功能

根据 HLA 区域中编码 HLA 分子的分布、多态性与功能不同,HLA 区域分为三类基因区。

1. HLA Ⅰ类基因区　Ⅰ类基因编码人的 MHC Ⅰ类分子,负责向 CD8 阳性的细胞毒性 T 细胞呈递抗原。

（1）经典 HLA Ⅰ类基因（HLA-Ⅰa）:经典Ⅰ类基因是指三个最早发现的功能位点:HLA-A,HLA-B 和 HLA-C。*HLA-Ⅰa* 基因均具有高度多态性,2014 年已命名的等位基因数分别为 2 884（A 位点）,3 590（B 位点）和 2 375 个（C 位点）。每个等位基因均编码 HLA Ⅰ类抗原分子的重链（α 链）。轻链（β 链）为 β2-微球蛋白（β2m）,其编码基因位于第 15 号染色体上。α 链与 β 链由非共价键相连组成 HLA-Ⅰa 分子。α 链有三个结构域分别称为 α1、α2 和 α3。α1 和 α2 结构域相对称,组成抗原结合沟槽,可容纳 8~10 个氨基酸大小的抗原肽。不同的 MHC 分子具有几乎相同的空间结构。TCR 识别的是 MHC 分子的 α 螺旋的表面结构,也就是肽片段结合沟槽的形状和电荷,由此决定了向 TCR 呈递的肽片段。HLA-Ⅰa 分子广泛分布于机体有核细胞表面,其主要功能是提呈经加工处理的内源性抗原肽给 CD8 阳性 T 细胞。

（2）非经典 HLA Ⅰ类基因（HLA-Ⅰb）:与经典 *HLA-A、B、C* 基因不同,HLA-E、-F、-G 三个基因位点的多态性有限,编码产物分布局限,称为非经典 HLA-Ⅰ类基因。*HLA-E* 基因位于 HLA-C 和 HLA-A 位点之间,已命名的等位基因有 15 个。*HLA-F* 基因位于 *HLA-G* 基因外侧。细胞膜表面低表达 HLA-E 分子,但在胎盘滋养层上有较高表达。HLA-E 分子是 NK 细胞抑制性受体 CD94/NKG2 的特异性配体,在免疫调节中起重要作用。*HLA-G* 基因位于 HLA-A 位点远侧。已被正式命名的等位基因有 50 个。*HLA-G* 基因编码产物的分布具有独特性,仅表达于与母体组织直接接触的胎儿滋养层细胞上,而这些细胞不表达经典的Ⅰ类与Ⅱ类抗原。HLA-G 分子可能是 NK 细胞抑制性受体 KIR2DL4 的配体,在母胎耐受中起重要作用。

（3）假基因:HLA Ⅰ类区域内存在很多假基因,主要位于 *HLA-A* 基因附近,已经命名的假基因有 *HLA-L、HLA-H、HLA-K* 和 *HLA-X*。所有假基因均因突变而没有产物表达在细胞膜表面。

（4）*MIC*（MHC class Ⅰ chain-related,MIC）基因:*MIC* 基因是一个家族,目前已发现有 5 个基因位点,分别命名为 MIC A、B、C、D、E。*MICA* 和 *MICB* 是 *MIC* 家系中的二个功能基因,*MICC、MICD* 和 *MICE* 为假基因。*MICA* 基因也具有高度多态性,目前至少有 100 个 *MICA* 等位基因被确定。MICA 分子主要表达在胃肠道的上皮细胞上,其表达受到热休克蛋白的调节。现已清楚,MICA 分子是 NK 细胞抑制性受体 NKG2D 的配体。因此,可能在上皮细胞防止感染、肿瘤发生及某些疾病发病中发挥作用。

2. HLA Ⅱ类基因区域　Ⅱ类基因编码 MHC Ⅱ类分子,负责向 CD4 阳性的辅助性 T 细胞呈递抗原。

（1）DR 亚区:DR 亚区有一个 *DRA* 基因,其产物为 DR 分子的重链（α 链）。有 9 个 *DRB* 基因分别命名为 *DRB1~B9*。*DRB1* 编码 DR 分子的 β1 链,它与 *DRA* 编码的 α 链共同组成由血清学方法检出的 DR1~DR18 抗原特异性。*DRB1* 等位基因已达 1 540 个,是Ⅱ类区域中多态性最丰富的基因。DR 亚区中 *DRB* 基因的数目随单倍型的不同而变化,根据单倍型的不同可分为五个组。DR1 组主要包含 *DR1* 与 *DR10*;DR51 组包含 *DR15、DR16*;DR52 组主要包含 *DR3、DR11、DR12、DR13、DR14*;*DR8* 单独组成一组;*DR4、DR7* 及 *DR9* 组成 DR53 组。

（2）DQ 亚区:位于 *DRB1* 和 *DOB* 基因之间。有两对 *DQA* 和 *DQB* 基因,其中 *DQA1* 和 *DQB1* 为功能基因,分别编码 DQα 链和 DQβ 链,α 链和 β 链构成 DQ 分子。*DQA2、DQB2* 和 *DQB3* 为假基因,无表达产物。与 *DR* 基因不同,*DQA1* 和 *DQB1* 基因均具有高度多态性,已被正式命名的 *DQA1* 等位基因有 52 个,*DQB1* 等位基因 664 个。

（3）DP 亚区:位于 DQA 内侧靠近着丝粒方向。有两对 *DPA* 和 *DPB* 基因,*DPA1* 和 *DPB1* 为功能基因,分别编码 DP 分子的 α 链和 β 链,*DPA2* 和 *DPB2* 为假基因无产物表达。

DR、DQ、DP 分子表达在 B 淋巴细胞、巨噬细胞、朗罕氏细胞、胸腺上皮细胞及激活的 T 细胞表面。

DR、*DQ*、*DP* 基因所编码抗原分子的主要功能是将经过加工处理的外源性抗原肽呈递给 CD4 阳性 T 细胞，引起免疫应答。*DR*、*DQ* 及 *DP* 基因由于其编码分子分布相似且均具有高度多态性又被称为经典的 HLA Ⅱ类基因。

（4）DM 区域：位于 HLA 区域内 HLA-DQA 和 PSMB9 之间，含有二个 *DM* 基因，即 *DMA* 和 *DMB* 基因，亦称为非经典 HLA Ⅱ类基因。*DMA* 基因具有多态性，已正式命名的有 7 个等位基因。有 13 个 *DMB* 等位基因已被正式命名。*DM* 基因所编码的蛋白分子结构与 DR 分子相类似，在外源性抗原加工递呈中发挥重要作用。

（5）TAP 和 PSMB 区域：DMB 和 DQB2 之间含有一对 *TAP*（*TAP1* 和 *TAP2*）和一对 *PSMB* 基因（*PSMB9* 和 *PSMB8*）。与其他 HLA 基因一样，*TAP* 基因也具多态性。12 个 *TAP1* 等位基因和 12 个 *TAP2* 等位基因已被正式命名。*TAP* 基因所编码的 TAP 分子即抗原肽转运子，是由 TAP1 和 TAP2 亚单位组成的位于内质网膜上的跨膜异源二聚体，属于 ABC 转运体超家属成员。主要功能是将 PSMB 酶解后的内源性抗原肽选择性地转运到内质网中，与新合成的 MHC Ⅰ类分子结合。

两个编码蛋白酶体相关序列的基因分别位于二个 *TAP* 基因的端粒侧，称为 *PSMB9* 和 *PSMB8*。PSMB 的功能是在细胞内将要被处理的内源性蛋白质切割成小片段的肽，以供 HLA 分子结合。

3. HLA Ⅲ类基因区　该区域位于 HLA Ⅰ类区域与Ⅱ类区域之间，亦称中央区。Ⅲ类区域是人类基因组中基因密度最大的区域，平均每 15kb 就有一个基因。其中典型的免疫相关的基因有补体基因 *C2*、*Bf* 和 *C4*，21-羟化酶基因（*P450C21A* 或 *CYP21A*、*P450C21B* 或 *CYP21B*），70KD 热休克蛋白（HSP-70）家族基因，以及 *TNF*、*LTA* 和 *LTB* 基因等。这些基因具有重要的免疫学功能，但与组织相容性并不直接相关，HLA 数据库中已不收录 HLA Ⅲ类基因区的多态性信息。

（二）HLA 基因的多态性和连锁不平衡

1. HLA 基因的多态性（polymorphism）　HLA 复合体是由一系列紧密连锁的基因位点所组成，每一个基因又由于其 DNA 序列的变异而存在许多等位基因，如编码Ⅰ类分子的 A 位点有 2 884 个、B 位点有 3 590 个，编码Ⅱ类分子的 DRB1 有 1 540 个等位基因。每一个个体在任何一个基因位点上可拥有最多两个不同的等位基因，而且绝大多数个体在其两条染色体同一基因位点上的等位基因均不相同，即为该位点的杂合子。两条染色体同一位点上的等位基因所编码的产物均可表达在同一细胞表面，因此为共显性。HLA 系统的这种多基因性（polygenism）、多态性和共显性，使每一个体都带有自己独特的一套生物学身份证，有别于其他同种异体。HLA 系统的多态性保证了机体对各种病原体产生合适的免疫反应以维持机体稳定性。同时，高度多态性使 HLA 抗原系统成为一个极好的人类遗传学标记，是人类学研究的有用工具。

2. HLA 基因位点的连锁不平衡（linkage disequilibrium）　HLA 系统的另一个特点是连锁不平衡现象。连锁不平衡是指实际观察到的某两个连锁的等位基因出现在同一单倍型上的频率与预期值有一定的差异，差异大小用 △ 表示，称为连锁不平衡参数。如白种人中常见的 *A1-B8-DR3-DQ2* 单倍型。其中 *A1* 基因频率为 0.12，*B8* 基因频率为 0.17，预期 *A1-B8* 单倍型应为 0.12×0.17=0.02，但实际为 0.09。不同人种有不同的连锁不平衡单倍型，如白种人中 *A3-B8-DR3* 单倍型常见，而东方人中 *A2-B46-DR9* 为常见单倍型。

二、器官移植排斥反应

临床上为了代偿器官功能的丧失，需要进行器官移植。由于供体和受体的遗传差异，所以移植可以启动多层次的固有和适应性免疫应答，即针对移植物的排斥反应，成为器官移植的最大障碍。

（一）移植排斥反应

临床上最常见的移植是一个人的器官移植给遗传学上不同的另一个人，即同种异体移植。由于在特定基因位点上存在差异，同种异体移植物的细胞表面存在可被受体识别的同种异体抗原，引发宿主针对移植物的多种形式的排斥反应。在骨髓移植时，还会发生移植物抗宿主反应或供体淋巴细胞

NOTES

对受体的攻击,严重时发生移植物抗宿主病(graft-versus-host disease,GVHD)。GVHD是骨髓移植最重要的并发症,主要造成皮肤和肠道等组织的损伤。为了避免其发生,需要进行严格的组织配型,或者从移植细胞中去除成熟T细胞,以及使用免疫抑制药加以避免。

(二)排斥反应的机制

妨碍移植成功的根本机制是供体和受体之间的遗传差异,造成了不同层次上的组织不相容性。组织相容性是由多层次的个体遗传差异决定的。

1. 血型抗原　血型抗原可以表达在内皮细胞和一些上皮细胞,受体血浆中的抗血型抗原天然抗体可以与之反应造成组织损伤,引发组织不相容。此外,受体血浆还可能存在一些其他的天然抗体,识别供体抗原,也造成组织不相容。

2. 固有免疫应答在移植排斥中的作用　固有免疫主要由单核巨噬细胞、树突状细胞、NK细胞等完成。在单核巨噬细胞中,供体-受体细胞膜的CD47-SIRPa信号不匹配,会刺激对靶细胞的吞噬作用和树突状细胞成熟,促进抗移植物的免疫应答。在NK细胞表面表达的有些NK细胞受体可被不匹配的MHC I类分子激活,促进对靶细胞的杀伤。固有免疫细胞对供体组织细胞的杀伤不仅直接破坏移植器官,还会加工同种异体抗原并呈递给T细胞,触发针对供体的适应性细胞免疫和体液免疫应答,并且通过分泌细胞因子调控适应性免疫应答的性质和幅度。此外,在移植手术过程中必然存在的缺血-再灌注等组织损伤,还可以释放损伤相关分子模式(damage-associated molecular patterns,DAMPs),进一步激活固有免疫。

3. 适应性免疫的作用　T细胞对同种异体抗原的识别,以及后续激活的细胞毒性T细胞应答和抗体介导的特异性体液免疫应答,在移植排斥中发挥关键作用。T细胞是移植排斥反应的主要细胞。MHC分子表达于移植物上。I类抗原可以表达于几乎所有的有核细胞,II类抗原表达于抗原呈递细胞(如树突状细胞、巨噬细胞等)、B细胞,以及活化T细胞和血管内皮细胞。通常情况下,T细胞的抗原识别需要通过APC将抗原蛋白加工成肽片段,并由MHC分子呈现于APC的表面,再呈递给T细胞。器官移植中,供体和受体的固有免疫细胞都可以进行抗原呈递。因此,T细胞可以由三种机制进行活化。①直接途径,即供体抗原呈递细胞的MHC分子直接活化受体的CD4阳性T细胞。参与排斥反应的T细胞可识别移植物上供体来源的肽片段和MHC抗原。供体和受体的MHC分子呈递不同的肽片段群。正常生理状态下,受体MHC分子沟槽中是细胞内处理的自身细胞来源的肽片段群。能够引起自身免疫的自体肽片段和自体MHC复合体在T细胞发育中清除了自身反应性T细胞克隆,从而形成不对自体发生反应的T细胞库;在感染的细胞(如病毒感染细胞)中,正常细胞来源的肽片段被外来肽片段置换,使得T细胞可以对结合有外来肽片段的MHC分子发生反应。然而在遗传背景不同的移植物中可出现第三种情况。移植物上的MHC分子的沟槽形状和电荷与受体不同,可向细胞表面提呈与受体完全不同的肽片段群;而移植物中存在大量与受体不同的等位基因产物(次要组织相容性基因位点的产物),也提供全新的外来肽片段群。这些组成了被受体T细胞识别的大量外来抗原群。由供体和受体MHC差异(不同的沟槽形状和电荷)以及次要组织相容性抗原差异(不同的肽片段),可以激活同种异体移植受体中10%的T细胞。②间接途径,即与常规免疫应答一样,受体来源的APC摄取来自移植物的抗原,并呈递给Th细胞,使后者活化启动免疫应答。③半直接途径,指未加工的供体MHC I类分子可被受体抗原呈递细胞利用,直接刺激受体CD4阳性T细胞。

4. 其他免疫细胞和因子的作用　B细胞、抗体以及其他细胞和细胞因子也参与移植排斥中。对细胞介导的排斥反应最重要的细胞因子是IL-2和IFN-α。IL-2可活化细胞毒性T细胞,IFN-α可在许多不表达MHC的细胞上诱导大量的MHC分子表达,这与移植排斥反应密切相关。此外,活化B细胞的细胞因子IL-4、5、6可促进产生抗移植物抗体。这些抗体与补体一起损伤血管内皮细胞,引起出血、血管内血小板凝集和血栓形成,并可溶解移植器官的细胞并引起炎症。

排斥反应中血管内皮细胞的损伤会产生严重后果。内皮细胞本来不表达或表达很低水平的MHC II类分子,但IFN-α可明显提高内皮细胞上MHC II的表达。IFN-α还上调血管内皮细胞的黏

NOTES

附分子群的表达,这使得血中的白细胞更加容易与黏附分子相互作用而侵入到移植物中。

(三) 排斥反应的临床表现和分期

1. 超急性排斥反应　该反应指移植物与受体血管接通后数分钟至 24 小时内发生的排斥反应。这一反应是患者血中存在的针对移植物的抗体引起的非常快速的排斥反应。其主要机制是已经存在的抗体与补体结合损害血管内皮细胞,引起细胞和体液向血管外泄漏,同时在血管内发生血小板凝集,阻断微循环,造成移植物血液供给障碍。输血、多次妊娠、既往器官移植史等都可产生抗 HLA 抗体。抗 ABO 血型抗体也可引起超急性排斥反应。此外,人体含有针对动物的 IgM 和 IgG 型天然抗体,可以引起动物向人体的移植器官的超急性排斥反应。通过除去抗体、补体,或通过基因工程方法改变供体动物,可使之不易引起超急性排斥反应。

2. 急性排斥反应　该反应是最常见的移植排斥反应,一般发生在移植术后几个小时至六个月内。临床表现为发热、全身不适,移植物肿大和疼痛同时伴有移植物功能突然减退。Th 细胞介导的迟发型变态反应是造成移植物损伤的主要原因。移植物的 HLA 抗原直接刺激受体 T 细胞,或者 T 细胞接收呈递的移植物抗原间接启动免疫应答,造成移植物排斥。已经接触过移植物抗原的人再次接受移植物抗原刺激时,由于存在免疫记忆,其 T 细胞可启动二次免疫反应,产生加速性细胞排斥反应。这种二次免疫排斥在皮肤移植中可引起剧烈的排斥反应,即白色移植物排斥反应,使得移植物在外科伤口愈合前即被排斥。

3. 慢性排斥反应　供体和受体的遗传学差异和免疫抑制处理的综合作用,使得排斥反应在移植后数月到数年间缓慢进行的状态。慢性排斥反应以体液免疫为主,由于循环中特异性抗体引起的低水平免疫应答导致血管周围炎症。其表现各种各样,可以是轻度的细胞性排斥反应,也可以是移植物上抗体或抗原抗体复合物的沉积。最终主要表现为血管腔闭塞和间质纤维化。这些过程是由于针对移植器官的免疫应答和其他原因造成的损伤引起各种细胞因子如 TGF-β 释放,伤害血管内皮细胞并使之活化,引起异常的修复反应。

三、组织配型

如上所述,虽然器官移植已经成为许多临床疾病的重要治疗手段,但大部分同种异体器官移植仍然面临着排斥反应导致移植失败的风险。如何防止和降低移植排斥反应、提高移植器官的存活是重要的临床问题。综合起来,降低排斥反应的思路有免疫学和遗传学两种途径。

(一) 免疫学方法

降低移植排斥的免疫学思路一方面是免疫抑制疗法,包括抗原非特异免疫抑制治疗和抗原特异性免疫抑制治疗;另一方面就是诱导供体对移植物的免疫耐受。这些方面涉及的免疫学知识可参考相关的免疫学教科书。

(二) 遗传学方法

排斥反应的根本原因是供、受体之间的遗传差异。通过组织配型(tissue matching)可以了解供、受体双方组织在遗传学上相容的程度,并可为受体寻找组织相容性最合适的供体。ABO 血型和 HLA 抗原是人类两大主要组织相容性系统。ABO 血型抗原不仅存在于红细胞表面,同时也存在其他组织细胞上。ABO 血型抗原相容是器官移植的首要条件。其配型原理、方法与输血相同。

1. HLA 的遗传　每一个体的 HLA 抗原均由其父母遗传而来。HLA 系统各基因位点紧密连锁,组成重组频率很低的单倍型(haplotype),作为一个单位遗传给子代(见文末彩图 12-4)。从双亲获得的 HLA 单倍型以单纯孟德尔方式遗传,呈共显性表达。子代总是得到一条父亲的单倍型和一条母亲的单倍型,因此亲子之间一定共同拥有一条单倍型,即 HLA 半相同(semi-identical)。同胞之间则存在 3 种情况:HLA 完全相同(identical)、HLA 半相同及 HLA 不相同(non-identical)。以 ab 和 cd 分别代表父母的 2 条 HLA 单倍型,子代可有 ac、ad、bc、bd 四种基因型,每种基因型的机会各为 1/4。所以在家系中子代之间半相同的机会为 1/2,完全相同或完全不相同的机会各为 1/4,这为器官移植 HLA

相同供体提供了有利条件。由于 HLA 的遗传单位是单倍型,所以家系中数个位点基因相同即可代表一单倍型上其他基因也相同,这点与非血缘关系的供体不同。

组织相容性抗原完全一致的供体和受体只有同卵双生子。但这种情况在人类只是个例,几乎所有的供体和受体在主要以及次要组织相容性抗原上都有差别。由于Ⅰ类和Ⅱ类抗原众多的多态性,人群随机筛选 HLA 完全相合的概率极低,Ⅰ类抗原和Ⅱ类抗原基因型和表型完全相合的供体和受体几乎仅见于同胞兄弟姐妹之间,因此相配供者的来源相当有限。解决的办法一是选择单体型相同的家庭成员为供体,二是建立无血缘关系供体(URD)的组织器官库和骨髓库(UBMT),从中筛选 HLA 相合的供体。

2. HLA 抗原的检测　HLA 抗原可以采用血清学、细胞学技术以及分子生物学方法检测。

(1)用血清学及细胞学技术检测抗原特异性:HLA 抗原(分子)的检出最初由诺贝尔奖获得者法国 Dausset 用白细胞凝集反应测定。随后有荷兰 van Rood、美国 Terasaki 等建立了血清学分型技术,即补体依赖的微量淋巴细胞毒试验,其通用的标准方法称为 NIH 二步法。血清学检测只需 2~3小时,适用于实时获得脏器供体后的检测。在微量滴定板上将备检细胞与抗原特异性抗血清(例如HLA-B8)、补体及台盼蓝共孵育,细胞死亡以台盼蓝染色判定。细胞死亡则说明细胞表面具有加入的抗体针对的抗原(如 HLA-B8)。HLA-A、HLA-B 和 HLA-C 抗原及 HLA-DR、HLA-DQ 和 HLA-DP 抗原可用血清学方法分别检出。检出的抗原特异性覆盖面较广,称为宽特异性。

混合淋巴细胞培养(mixed lymphocyte reaction,MLR)也可以检测受体对供体细胞表面抗原的反应性。HLA-Dw 与 HLA-DPw 特异性可分别通过纯合子分型细胞(homozygote typing cell,HTC)及预致敏淋巴细胞(primed lymphocyte test,PLT)方法检测,MLR 反应性低,则移植器官的存活率显著提高。但是混合淋巴细胞培养需要 4~5 天才能完成,而心脏死亡或脑死亡患者的供体器官很难保存 24~48小时以上,仅活体器官移植可以采用这一方法。由于分型所需细胞来源困难及细胞表面表达抗原的复杂性,细胞学方法已不再用于常规分型。MLR 对于骨髓移植十分重要,可以判定供体细胞是否对受体细胞起反应,即判断是否会发生 GVHD。

用细胞学方法所检出的特异性均加上 w。为了与补体成分相区别,C 位点抗原后也均加上"w"。血清学检测的特异性书写时在基因位点后直接写上抗原即可,如 HLA-A2、HLA-DR9 和 HLA-DQ3 等。

(2)用分子生物学方法检测等位基因:20 世纪 80 年代后期,分子生物学引入 HLA 领域,并进一步在 PCR 基础上发展了各种 DNA 分型技术,常用有 PCR-RFLP(限制性片段长度多态性)、PCR-SSO(序列特异寡核苷酸探针)、PCR-SSP(序列特异性引物)和 PCR-SBT(序列直接分型)等。进行等位基因分型后,发现同一个血清学特异性可被数个甚至数十个等位基因所编码。如编码 HLA-A2 抗原的等位基因至少有 39 个;编码 HLA-DR4 的等位基因也至少有 36 个。为此,世界卫生组织命名委员会制定了命名原则,其要点是:对一个等位基因命名,先写出位点名,下接 *,再用 4~8 个数字代表等位基因的名字。现以 *HLA-DRB1*13* 为例说明之(表 12-5)。

表 12-5　HLA 等位基因的命名

命名	含义
HLA	HLA 区域及 HLA 基因的前缀
HLA-DRB1	HLA 基因名称,即 DRB1 基因
*HLA-DRB1*13*	编码 DRB 抗原的一组等位基因,即相当于血清学命名
*HLA-DRB1*1301*	一个等位基因名称(氨基酸不同)
*HLA-DRB1*1301N*	一个无效等位基因
*HLA-DRB1*130102*	同义突变所致的等位基因
*HLA-DRB1*13010102*	编码区以外突变所致的等位基因
*HLA-DRB1*13010102N*	编码区以外突变所致的无效等位基因

　　根据对 HLA 等位基因检出的精细程度,DNA 分型方法可分三类:检出宽特异性的低分辨 DNA 分型(low resolution DNA typing);检出部分等位基因的中等分辨 DNA 分型(medium resolution DNA typing)及可基本检出全部等位基因的高分辨 DNA 分型(high resolution DNA typing)。宽特异性的 DNA 分型相当于血清学方法检出的抗原特异性。通常,对供受体的 HLA 分型分两步进行,首先用血清学方法或低分辨 DNA 分型方法检出宽特异性,然后根据需要进一步检出其精细等位基因。

　　HLA 配型和移植成功之间有一定的规律可循。①供体和受体在 MHC Ⅱ 类抗原,特别是 HLA-DR 位点相合,可明显提高移植器官的存活。这是因为该抗原可直接刺激受体的 Th 细胞。而且 HLA-DR 与 HLA-DQ 基因距离很近,DR 相合往往 DQ 也相合,而 DP 在移植中的作用还不明确。②供体和受体的 HLA-A 和 HLA-B 相配位点越多(3~4 个),移植物存活率越高,HLA-C 位点的重要性不高。③人群的近交程度越高,配型后效果越好,如欧洲人比美国人近交程度高,血缘关系相近,HLA 配型后移植排斥的发生率较低。④受体 HLA-DR 的类型对移植物存活影响也较大。

第三节　遗传性免疫缺陷病和遗传关联自身免疫病

　　人体免疫系统对抗原的识别和应答涉及大量蛋白分子和信号通路的参与,以及不同免疫细胞亚群之间的互相调控。参与这些过程的基因突变和多态性往往引起免疫应答的异常,严重时引起免疫缺陷病或自身免疫病。本节简要介绍人类遗传性免疫缺陷病和遗传关联自身免疫病。

一、遗传性免疫缺陷病

　　免疫缺陷是指免疫系统的一个或多个分子的缺损或低下引起的免疫功能不全。免疫缺陷可以是后天的,也可以是先天的。原发性免疫缺陷病(primary immunodeficiency diseases)往往是基因突变造成的遗传性免疫缺陷。这些突变影响的基因既可以在特定免疫细胞群或亚群中发挥作用,也可以影响免疫细胞间的相互作用而造成免疫反应异常。根据国际免疫学联合会的统计,自从 1952 年报道 X 连锁无丙种球蛋白血症(Bruton 病)以来,原发性免疫缺陷已经超过 350 种。

(一)原发性抗体缺陷

　　原发性抗体缺陷(primary antibody deficiency)是人类最常见的遗传性免疫缺陷病,约占免疫缺陷的一半。患者有反复化脓性感染如肺炎、中耳炎、鼻窦炎等,以及机会性感染。由于治疗困难,反复的肺部感染造成气道弹性破坏,最终可合并重症阻塞性肺病。近年来,外显子测序、遗传修饰小鼠模型等新型基因组学和分子遗传学技术的应用,鉴定了许多新的原发性抗体缺陷的致病基因,并发现原发性抗体缺陷不仅可由直接影响 B 细胞功能的基因突变造成,许多在其他免疫细胞发挥作用的基因突变,也可以造成抗体产生异常。一些已经明确致病基因的原发性抗体缺陷的表现型和影响的分子见表 12-6。这些基因产物可影响 B 细胞早期发育如前 B 细胞受体的组分和信号,B 细胞生存、活化和分化,抗体基因的类别转换以及相应的细胞外调控信号,抗体蛋白的分泌等等(见文末彩图 12-5)。而且临床上基因型-表现型之间的复杂性,提示还有更多的遗传因素和环境因素都参与了原发性抗体缺陷的发病。

表 12-6　原发性抗体缺陷的主要表现型

表现型	主要临床特征	B 细胞的主要变化	影响的分子
泛无丙种球蛋白血症	细菌感染(呼吸道),胃肠道病毒感染	无 CD19⁺ B 细胞	λ5、BLNK、BTK、Cμ、Igα、Igβ、PI3K
多变泛低丙种球蛋白血症(CVID)	细菌感染,(呼吸道和胃肠道),自身免疫,肿瘤,肉芽肿风险	CD27⁺记忆 B 细胞减少,组织中浆细胞缺陷	CD19、CD20、CD21、CD27、CD81、DNMT3B、ZBTB24、ICOS、SAP、TACI、BAFFR
类别转换重组(CSR)缺陷(无或低 IgG 和 IgA)	细菌和机会感染	CD27⁺记忆 B 细胞减少	CD40、CD40L
	细菌感染,自身免疫,淋巴腺病	CD27⁺记忆 B 细胞正常	AID、UNG

续表

表现型		主要临床特征	B 细胞的主要变化	影响的分子
选择性抗体缺陷	选择性 IgA 缺陷	大多无症状	不明	不明
	选择性 IgM 缺陷	频繁荚膜细菌感染	无 IgM 产生（无同种异体血球凝集素和多糖特异性抗体）	不明
	选择性 IgG2 及/或 IgG4 缺陷	频繁细菌感染，2 岁后诊断；有时为童年期一过性表现	缺乏多糖特异性抗体产生	不明
选择性多糖抗体缺陷		细菌感染（2 岁后）	IgG 水平正常（包括 IgG2 及 IgG4）	NF-κB 通路蛋白（CARD11、HOIL1、NEMO）、BTK、CD20

1. X 连锁无丙种球蛋白血症（X-linked agammaglobulinemia，X-LA）　无丙种球蛋白血症是指出生后母体来源的抗体消失后（出生后 6 个月左右），血清中没有 γ 球蛋白或其水平极低的状态，往往由 B 细胞早期发育障碍造成。X-LA 是代表性的原发性抗体缺陷病。患病男子血中和淋巴组织中没有或仅有极少数 B 细胞，淋巴结很小，扁桃体缺失。通常血液中检测不到 IgA、IgM、IgD、IgE，而 IgG 含量极低（低于 100mg/dl）。患儿一般在生后 6 个月左右可以依靠母亲来源的抗体抵抗感染，过了这一时期后血中 IgG 水平下降，出现反复的化脓性感染。静脉注射大量 γ 球蛋白可维持患者的健康生活。X-LA 基因位于 X 染色体长臂，该区域存在众多的与免疫缺陷相关的其他基因。确定这些基因的状态对于产前诊断具有重要意义。X-LA 的致病基因主要是 *BTK*，其突变占无丙种球蛋白血症的 85%。*BTK* 基因产物 Bruton 酪氨酸激酶（Bruton tyrosine kinase，BTK）属 Btk/Tec 家族酪氨酸激酶，定位于胞质，是 B 细胞分化的关键分子。X-LA 患者骨髓中存在前 B 细胞，BTK 的缺陷阻碍了 B 细胞的进一步发育。

B 细胞受体为膜结合型的免疫球蛋白，包含多种组分，介导前 B 细胞发育的必需信号。所以，除了 BTK 之外，前 B 细胞受体（pre-BCR）信号通路上的关键分子的突变，也可以造成 B 细胞发育缺陷和无丙种球蛋白血症。如 Pre-BCR 组分 15、Cμ、Igα、Igβ，以及 pre-BCR 信号通路分子 PI3K 的 p85a 亚基和支架蛋白 BLNK，其突变可以造成罕见的、常染色体隐性遗传的无丙种球蛋白血症。

B 细胞发育来自造血干细胞。早期淋巴细胞发育和抗原受体基因重排涉及的分化相关基因和位点特异性 DNA 重组酶，其突变则同时造成 B 细胞和 T 细胞的发育障碍，导致重症联合免疫缺陷。有效的抗体应答还需要 B 细胞从骨髓迁移到外周淋巴器官如脾脏、B 细胞的生存、B 细胞的激活。这些环节上的关键基因突变，同样引起原发性抗体缺陷。WHIM（Warts，hypogammaglobulinaemia，infections，and myelokathexis）综合征是罕见的常染色体显性遗传病，由 CXCR4 的获得功能突变引起，患者的 B 细胞滞留于骨髓造成外周 B 细胞缺乏。有些联合免疫缺陷也由于 B 细胞迁移障碍而出现抗体缺陷，如 Wiskott-Aldrich 综合征、DOCK8（dedicator of cytokinesis 8）缺陷（常染色体隐性遗传）、MST1（mammalian STE20-like protein kinase 1）缺陷（常染色体隐性遗传）。TACI（transmembrane activator and CAML interactor）和 BAFFR（B cell-activating factor receptor）调控 B 细胞生存，其缺陷引起人原发性抗体缺陷。CD19 复合物参与 B 细胞激活，其组分（CD19、CD21、CD81 以及 CD225）的突变造成低丙种球蛋白血症。BCR 下游信号相关分子，如 NFAT、DNMT3B、NF-κB 相关分子突变，也会影响抗体产生。

2. IgM 增多伴随免疫缺陷（immunodeficiency with increased IgM，HIGM）　患者不能进行免疫球蛋白恒定区类别转换。由于特殊的免疫缺陷，使得 IgG 和 IgA 缺陷而多克隆 IgM 大量产生（高于 200mg/dl）。患者易发化脓性感染，必须静脉注射 γ 球蛋白才能治疗。容易产生针对组织抗原、嗜中性粒细胞、血小板等血液成分的 IgM 自身抗体，出现免疫缺陷合并自身免疫的现象。HIGM 患者不能进行 IgM 向 IgG、IgA、IgE 的类别转换。患者主要的遗传缺陷是 CD40-CD40 配体（CD40L）的基因突变。其中 70% 的 HIGM 是 X 连锁隐性遗传的 CD40L 突变。此外，本病由于 CD40 刺激信号的缺陷，巨噬细胞功能也存在异常，易发原虫感染。

免疫球蛋白基因的类别转换重组还涉及其他多种分子。CD40 突变则造成罕见的常染色体隐性遗传病,同时存在类别转换重组障碍和抗体基因可变区的体细胞超突变障碍;活化诱导的胞嘧啶脱氨酶(AID)突变也造成常染色体隐性遗传病,其类别转换重组和抗体基因可变区的体细胞超突变缺陷;UNG 突变也造成常染色体隐性遗传病,其类别转换重组缺陷和抗体基因可变区的体细胞超突变异常。

3. IgA 缺陷及 IgG 亚型缺陷(IgA deficiency,IgG subclass deficiency) 选择性 IgA 缺陷(SIgAD)是最常见的免疫缺陷,在欧美人中患病率约 1/700。大多数无症状。有症状患者存在 B 细胞终末分化异常,易发生免疫复合物病(Ⅲ型过敏反应)。有些患者与 TACI 或 MHC 基因的多态性相关。IgA 缺陷患者约 20% 同时患有 IgG2、IgG4 缺陷,容易发生化脓性感染,这是因为人针对化脓性细菌的荚膜多糖的抗体多为 IgG2。IgG3 的缺陷也容易发生反复感染,有些患者与抗体恒定区基因缺陷有关,但大部分患者原因不明。

选择性 IgM 缺陷(SIgMD)是罕见病,婴儿期反复感染,多为荚膜细菌感染,致病基因不清。

4. 分类不明的免疫缺陷病(common variable immune-deficiency,CVID) CVID 是一类致病基因不明的原发性抗体缺陷,表现为泛低丙种球蛋白血症、抗体应答缺陷,有时伴有肉芽肿、自身免疫和肿瘤。有些存在 T 细胞向 B 细胞的信号缺陷。CVID 患者通常在 20、30 岁以后呈现获得性低 γ 球蛋白血症,男女都可罹患,反复发作 EBV 类型的病毒感染。CVID 患者易发化脓菌感染、重症痢疾,还对肠道内原虫易感。多数患者(80%)B 细胞未成熟或功能缺陷,有些存在循环 B 细胞和记忆 B 细胞降低,10%~20% 由 IgA 缺乏。B 细胞本身大致正常,但来自 T 细胞的信号的缺陷,详细机制尚不清楚。静脉注射 γ 球蛋白可以预防和治疗化脓性感染。许多患者合并自身免疫病,如恶性贫血。

CVID 的致病基因不明,而且很可能是异质性的。全基因组关联分析(GWAS)提示有些 CVID 可与 MHC 位点多态性关联,包括 TNF、某些 MHC 单倍型如 HLA-B8 和 HLA-DR3、补体、错配修复蛋白 MSH5 等。

5. 婴儿期一过性低 γ 球蛋白血症(transient hypogammaglobulinemia of infancy) 患儿有 IgG 产生延迟。婴儿最初有来自母亲的 IgG,半衰期约 30 天。正常婴儿从 3 个月开始产生自身的 IgG,但抗细菌荚膜脂多糖的抗体直到 2 岁都不能开始。一部分婴儿的 IgG 产生可延迟到 36 个月时,在此之前容易发生化脓性感染。其原因也是来自 CD4+ T 细胞的辅助信号异常。

(二)原发性 T 细胞免疫缺陷

T 淋巴细胞的发育虽然也起源于骨髓造血干细胞,但其分化成熟主要在胸腺中完成。T 细胞在胸腺中发育成熟过程中,T 细胞受体基因片段按照一定的顺序发生重排形成成熟 TCR。与 B 淋巴细胞产生抗体的相对单一的功能不同,T 细胞在免疫反应中的功能极为复杂,如与 MHC 复合物配合完成抗原的识别、进行细胞免疫应答、辅助体液免疫应答、免疫调节等。所以原发性 T 细胞免疫缺陷也有更为复杂的原因和表型,其中许多尚未被明确(表 12-7)。一般 T 细胞缺陷或功能低下患者易发共生菌感染;而且由于人的 B 细胞功能明显依赖于 T 细胞,所以 T 细胞缺陷也往往伴有 B 细胞功能障碍。

表 12-7　原发性 T 细胞缺陷的主要机制

机制	疾病/基因产物/通路
发育缺陷	SCID
	DiGeorge 综合征、FOXN1
抗原呈递	MHC Ⅰ类/Ⅱ类分子
TCR 激活	CD3γ、LCK、ZAP70、ITK、MAGT1、ORAI-1、STIM-1、RhoH
共刺激功能	OX40、CD27、CD40L、ICOS
增殖	CTPS1
静息	MST1
迁移/生存	WASP、DOCK8、coronin 1A、MST1
记忆	NF-κB、CARD11、BCL10、MALT1、IKKγ、IKBKB、IkBα

续表

机制	疾病/基因产物/通路
效应功能	广泛:IL-21、IL-21R、CD40L
	TH1:L-12/IFN-γ 通路
	TH17:STAT3、IL-17、IL17RA、STAT1
	TFH:AP、ICOS、STAT3
	CTL:穿孔素(perforin)、胞吐(exocytic)通路
老化调控	TPP Ⅱ
调节功能	AIRE、FAS、FASL、ITCH、CTLA4、PI3K、FOXP3、STAT5B、CD25、IL-10、IL-10R、STAT3、STING、LRBA
复合/未知	PGM3、TTC7A、RMRP、SMARCAL

1. **重症联合免疫缺陷(severe combined immunodeficiency,SCID)** 已有 15 种遗传缺陷可以引起严重的 T 淋巴细胞发育障碍,造成免疫功能的重大缺陷,称为 SCID。患者出生早期即出现反复感染;胃肠道的病毒和细菌感染引起腹泻,多种原虫感染引起的肺炎,口腔和皮肤出现白念珠菌等共生菌增殖。减毒脊髓灰质炎病毒疫苗或结核菌活菌疫苗(BCG)预防接种时,本来的减毒株微生物会造成进行性感染,引起患者死亡。患儿血中淋巴细胞极低(少于 3 000/mm³),淋巴组织中也缺乏或缺少淋巴细胞,胸腺没有发育为淋巴组织。大多数 2 年内死亡。SCID 的最佳治疗方法是完全相合的骨髓移植,通常是健康的兄弟姊妹来源的骨髓,但由于 70% 的兄弟姐妹间的组织相容性不相合,也可采用半相合的父母来源的骨髓。此外,还可进行针对 ADA 缺陷基因治疗。成功进行骨髓移植后可形成供体来源的淋巴细胞的嵌合体状态,从而恢复正常。

SCID 在女童多于男童,50% 以上由 X 连锁的基因异常造成。该基因编码 IL-2 受体的 γ 链,该 γ 链同时也是 IL-4、IL-7、IL-9、IL-15 受体的组成部分。其中 IL-7 和 IL-7R 的作用对于 T 细胞发育至关重要。该突变使得淋巴祖细胞增殖和成熟必需的多个信号途径受阻。其他的 SCID 为其他的染色体隐性遗传,其中过半为腺苷脱氨酶(adenosine deaminase,ADA)或嘌呤核苷酸磷酸酶(purine nucleoside phosphorylase,PNP)的基因缺陷造成。这些嘌呤分解酶的缺陷造成淋巴祖细胞中 dATP 和 dGTP 的蓄积,抑制核苷酸还原酶的活性,阻断 DNA 合成和细胞增殖。虽然 ADA 和 PNP 在所有的哺乳类细胞中都存在,但在其他细胞中含有核苷酸酶,可以防止 dAMP 和 dGMP 的蓄积,代偿 ADA 和 PNP 的缺陷,所以这些基因缺陷只影响到淋巴祖细胞。转录因子 GATA2 单倍剂量不足也造成显著的低白细胞症,涉及造血干细胞和所有免疫细胞,包括单核细胞、树突状细胞、B 细胞、NK 细胞,对 T 细胞的影响主要是 CD4⁺的 T 细胞。此外,有 10 个遗传突变会影响端粒(端粒病变,telomeropathy,最严重的是 Hoyeraal-Hreidarsson 综合征),也会造成骨髓衰竭,影响 T 细胞发育。

2. **MHC Ⅱ类分子缺陷病(MHC class Ⅱ deficiency)** T 细胞由抗原呈递细胞激活。抗原提呈细胞(树突状细胞、巨噬细胞、B 细胞等)上不表达 MHC Ⅱ类分子,会造成辅助 T 细胞缺陷。转录因子 CⅡTA 结合于 MHC Ⅱ类分子基因 5′端的启动子,在 MHC Ⅱ类分子表达中发挥关键作用。其基因突变与 6 号染色体上的 MHC 基因座不连锁,呈常染色体隐性遗传。患儿有反复感染,尤其是胃肠道感染。由于 CD4⁺ T 细胞的发育依赖于胸腺中的 MHC Ⅱ类分子,所以患者有 CD4⁺ T 细胞缺陷。辅助 T 细胞的缺陷也引起抗体产生的缺陷。此外,同样调控 MHC Ⅱ分子启动子的转录因子 RFXANK、RFX5、RFXAP 基因突变也造成 MHC Ⅱ缺陷。但是一些影响 Ⅰ类分子表达的突变,如 TAP1 和 TAP2 的突变,却主要影响 NK 细胞发育和引起血管疾病,不影响 T 细胞发育。

3. **迪格奥尔格综合征(DiGeorge syndrome)** DiGeorge 综合征由染色体 22q11 区域的微缺失引起,该缺失引起第 3、4 鳃弓的先天性发育缺陷。人的胸腺上皮在胚胎 6 周末从第 3、4 鳃弓发育而来,然后来自内胚层的淋巴祖细胞侵入,并分化成为 T 细胞。因此 DiGeorge 综合征有胸腺发育异常。

T 细胞缺陷的程度随胸腺发育缺陷的程度而变化。甲状旁腺发育自相同的胚芽器官,所以还有甲状旁腺缺陷、机能减退和低血钙,造成新生儿出现手足搐搦症,低血钙症倾向。患儿表现为特殊面孔,患儿眼距加宽,耳廓低位,鼻唇沟缩短。常存在大血管异常,如法洛四联症和主动脉弓右位。生后早期(3~4 个月)可发生各种严重的病毒、真菌如念珠菌和卡氏肺囊虫感染,而细菌感染较轻。细胞免疫功能丧失,减毒的活病原体疫苗接种易发生严重反应,甚至致死。

4. 遗传性共济失调-毛细血管扩张症(ataxia telangiectasis,AT)　致病基因是负责 DNA 断裂修复的 *ATM* 基因,常染色体隐性遗传。患儿生后 18 个月出现摇摆步态,6 岁前出现眼和皮肤的毛细血管扩张。AT 伴有各种的 T 细胞缺陷,70% 的 AT 患者有 IgA 缺陷,还有些有 IgG2、IgG4 缺陷。血中 T 细胞计数和 T 细胞功能都能大幅下降,细胞免疫功能低下,重症患者有鼻窦和肺部感染。核型分析可见染色体断裂,尤其是 TCR 所在的 7 号染色体和 Ig 重链所在的 14 号染色体的断裂多见。对电离辐射敏感。

5. 其他遗传性 T 细胞免疫缺陷　由于 T 细胞功能的复杂性,参与 T 细胞发育和免疫应答功能的众多分子的基因突变都可以造成原发性 T 细胞免疫缺陷。如在 TCR 信号通路上,至少 8 个分子的突变可以引起 TCR 活化异常,造成 T 细胞免疫缺陷;并且由于调节性 T 细胞(Treg)的异常而发生自身免疫。共刺激分子 CD27 和 OX40 的缺陷造成常染色体隐性遗传的 T 细胞免疫缺陷,引发 EB 病毒易感。三磷酸胞苷合成酶 1(CTPS1)是嘧啶从头合成的关键酶,其缺陷引起常染色体隐性遗传的 T 和 B 细胞扩增障碍,引发病毒和细菌感染易感。在 Wiskott-Aldrich 综合征(WAS,WASP 缺陷)、MST1 缺陷、Coronin 1A 缺陷以及 DOCK8 缺陷,也存在 T 细胞迁移和生存的异常。WAS 男性患者血小板变小,数量下降。血清 IgA 和 IgE 增加而 IgG 正常、IgM 降低。T 细胞功能异常,细胞免疫功能进行性低下。电镜下 T 细胞结构异常,细胞骨架有缺陷,细胞表面绒毛减少,这些可能导致 T-B 细胞相互作用异常。DOCK8 是一种鸟苷酸交换因子,其缺陷造成 T 细胞免疫功能异常,对皮肤病毒高度易感。NF-κB 通路多个分子的缺陷造成记忆性 T 细胞缺陷,表现为免疫应答异常和循环记忆性 T 细胞的显著减少。在效应功能方面,除了 IL-21 和 IL-21R 突变影响各个 T 细胞亚群外,不同亚群的效应功能也受到不同的基因突变的影响,不再一一赘述。

(三) 固有免疫缺陷

固有免疫是一类非特异性免疫。固有免疫系统包括组织屏障,固有免疫分子如补体、细胞因子、酶类物质等,以及固有免疫细胞如吞噬细胞、杀伤细胞、树突状细胞等,能对各种入侵的病原微生物和其他抗原进行快速反应,同时启动并调节适应性免疫。

1. 模式识别受体信号缺陷　模式识别受体(pattern recognition receptor,PRR)是固有免疫细胞识别抗原的主要受体分子,可识别病原体表达的病原相关分子模式(pathogen-associated molecular pattern,PAMP)。Toll 样受体(Toll-like receptor,TLR)是代表性的模式识别受体。TLR 信号通路上的关键分子的遗传缺陷,可增加患者对感染的易感性(见文末彩图 12-6)。如 IRAK-4 和 MyD88 的缺陷增加对细菌的易感性;而 NEMO 和其他下游分子的缺陷造成更加广泛的对细菌、病毒和真菌感染的易感性;但 TLR3 信号的缺陷只增加对 1 型单疱病毒(HSV-1)的易感性。TLR 信号的缺陷还参与其他的原发性免疫缺陷病的发病,如 CVID、慢性肉芽肿、XLA 等。

2. 补体蛋白缺陷　补体系统由众多蛋白构成,在固有免疫中发挥重要作用。

(1)补体缺陷:补体蛋白缺陷造成免疫复合物的除去、炎症、吞噬作用和溶菌的障碍。经典补体成分 C1q、C1r、C1s、C4、C2 缺陷患者易发全身性狼疮样免疫复合物病。这与经典补体通路的基本功能——免疫复合物的解离有关。C3、H 因子、I 因子的缺陷易发化脓性感染,这是因为 C3 具有促进化脓性细菌调理素化的重要功能。经典途径的 C5、C6、C7、C8 以及替代途径的组分 D 因子、备解素的缺陷造成对淋病奈瑟菌和脑膜炎球菌易感,因为这些细菌的溶菌需要替代途径和高分子膜侵袭复合体的作用。

(2)遗传性血管神经性水肿(hereditary angioneurotic edema,HAE):临床上最重要的补体缺陷病,系 C1 抑制因子缺陷造成。该分子与 C1r2C1s2 结合,解离活化的 C1,其缺陷造成 HAE。该疾病为常染色体显性遗传,患者体内不同部位出现反复发作的肿胀(血管性水肿)。当出现在肠道时,引起剧烈腹痛和呕吐；发生在上呼吸道时可引起气道闭塞甚至窒息，需要迅速采取措施保持呼吸通畅。此外，C1 抑制因子的作用不仅限于补体经典通路的抑制，还与激肽（kinin）、血纤维蛋白溶酶（plasmin）等凝血相关因子有关。水肿的原因是对补体和接触凝血系统的抑制不足，使得 C2 活化产生的 C2 激肽与接触凝血反应产生的缓激肽（bradykinin）增多引起。这两种多肽可作用于毛细血管、微静脉，引起血管内皮细胞收缩，血浆外渗。HAE 有两种遗传型。Ⅰ型是 C1 抑制因子基因缺陷而无转录物产生，Ⅱ型是 C1 抑制因子基因点突变形成缺陷蛋白。值得注意的是Ⅱ型会形成突变蛋白，因此不能单纯依靠 C1 抑制因子的定量来诊断，而需要同时测定 C4 的含量，因为不能抑制 C1 活化会造成 C4 耗竭，引起血浆中 C4 含量下降。C1 抑制因子缺陷也可以是后天性的。有些临床患者存在针对 C1 抑制因子的自身抗体。还有些慢性淋巴细胞白血病、多发性骨髓瘤、B 细胞淋巴瘤患者会产生单个 B 细胞克隆的大量增殖，引起抗 Ig 独特型抗体的大量产生。由于不明的原因，独特型-抗独特型反应造成 C3 沉积和负责清除补体复合物的 C3 转换酶形成减少，引起 C1、C4、C2 以及 C1 抑制因子的耗竭。

3. 吞噬细胞缺陷　吞噬细胞包括多形核白细胞和单核-巨噬细胞系细胞对于化脓性感染和其他的细胞内寄生微生物的宿主防御发挥重要作用。多形核白细胞的严重减少（中性粒细胞减少症）容易发生重症细菌感染。慢性肉芽肿症和白细胞黏附缺陷症也是吞噬细胞基因异常造成，容易发生重症感染，常常临床致死。

（1）慢性肉芽肿病（chronic granulomatous disease，CGD）：CGD 患者有 NADPH 氧化酶缺陷，因此不能将氧分子还原生成超氧阴离子。这样，患者的吞噬细胞在吞噬微生物后，由于不能产生超氧自由基和过氧化氢，因此不能杀灭吞噬的细菌或真菌，尤其是可以产生过氧化氢酶的细菌。CGD 患者的吞噬细胞中有细菌生存。这种持续存在的细胞内微生物可以诱导针对细菌抗原的细胞免疫应答，形成肉芽肿。CGD 患儿常发生肺炎、淋巴结感染（淋巴结炎）、皮肤和肝脏等脏器的脓肿。CGD 的诊断依靠激活的吞噬细胞不能还原硝基四氮唑蓝（NBT）色素的现象。NBT 为淡黄色透明的色素，吞噬细胞在吞噬颗粒的同时可吞噬 NBT，NADPH 氧化的结果使 NBT 接受 H 而还原，吞噬细胞内呈现深紫色的沉淀物。CGD 患者的吞噬细胞不能形成这种沉淀物。NADPH 氧化酶反应十分复杂。酶复合体含有众多亚基。静止期吞噬细胞的膜含有吞噬细胞特异的细胞色素（CytB558），这一细胞色素由位于 X 染色体短臂的基因编码 91kD 分子和位于 16 号染色体的基因编码的 22kD 蛋白组成。吞噬作用开始后，胞质中的数个蛋白被磷酸化后向膜移位，与 CytB558 结合，形成的复合体作为催化 NADPH 氧化的酶，并催化氧自由基形成，CGD 最常见的突变是 X 连锁的 CytB558 的 91kD 蛋白缺陷。其他的三种突变还包括常染色体上 CytB558 的 22kD 蛋白缺陷，p47Phox 缺陷和 p67phox 缺陷（phox 为吞噬细胞氧化酶的缩写）。

（2）白细胞黏附缺陷（leukocyte adhesion deficiency，LAD）：为整合素基因缺陷造成。调理素化的微生物上的 C3bi 与吞噬细胞膜上的受体结合是吞噬细胞进行吞噬的必要步骤。在 LAD 患者，这一 C3bi 的受体（CR3，即整合素）缺陷，使得患者容易发生重症细菌感染，尤其是口腔和胃肠道感染。CR3 为 165kD 的 α 链（CD11b）和 95kD 的 β 链（CD18）组成。LAD 由位于 21 号染色体上的 β 链基因缺陷引起。还有两种整合素蛋白共用相同的 β 链，即 LFA-1（淋巴细胞功能相关抗原 1）和 p150/95。二者分别有各自的 α 链（CD11a 和 CD11c），LAD 中也可发生缺陷。LFA-1 为重要的细胞黏附分子，与血管内皮细胞即其他细胞上的 ICAM-1 相结合。LFA-1 的缺陷使 LAD 患者的吞噬细胞不能与血管内皮细胞黏附，从而不能经血管向感染部位游走，因此感染部位不易化脓而使侵入的细菌很快播散。

4. NK 细胞缺陷　天然杀伤（natural killer cell，NK）细胞是机体重要的固有免疫细胞，可表达低亲和力的 CD16 分子，与靶细胞 IgG 抗体复合物结合后，释放细胞毒性物质（如穿孔素和颗粒酶），杀伤靶细胞。NK 细胞还可以通过天然细胞毒性以及介导凋亡等方式杀伤靶细胞。此外，NK 细胞产生的细胞因子，如 IFN-γ、TNF-α、IL-1、IL-10 等，也发挥重要的免疫学功能。

除了多种原发性免疫缺陷病可影响 NK 细胞外，还有一些基因的突变特异性造成 NK 细胞的异常。如 *GATA2*、*MCM4*、*RTEL1*、*GINS1*、*IRF8* 突变造成 NK 细胞数量下降，而 *FCGR3A* 突变造成 NK 细胞功能异常。这些 NK 细胞数量或功能异常增加患者对病毒感染的易感性。

二、遗传关联自身免疫病

自身免疫性疾病是指机体对自身抗原发生免疫反应而导致自身组织损害所引起的疾病。自身免疫病的临床表现多种多样,可以是全身性,也可以是器官特异性;其病因可以是后天性的,也可以是遗传性的或遗传关联性的。

(一)HLA 关联自身免疫病

HLA 是抗原呈递的关键分子,HLA 基因位点具有高度的多态性。HLA 与疾病的关联也一直是研究的热点,并且已经发现一些自身免疫病与某些 HLA 等位基因呈强相关(表 12-8)。

表 12-8　一些与 HLA 关联的疾病

疾病	频率/%			
	HLA 分子	患者	对照	RR
强直性脊椎炎(ankylosing spondylitis)	B27	>95	9	>150
Reiter 病	B27	>80	9	>40
急性前葡萄膜炎(acute anterior uveitits)	B27	68	9	>20
亚急性甲状腺炎(subacute thyroiditis)	B35	70	14	14
银屑病(psoriaisis vulgaris)	Cw6	87	33	7
发作性睡眠(narcolepsy)	DQ6	>95	33	>38
突眼性甲状腺肿(grave's disease)	DR3	65	27	4
重症肌无力(myasthenia gravis)	DR3	50	27	2
Addison 病	DR3	69	27	5
类风湿关节炎(rheumatoid arthritis)	DR4	81	33	9
乳糜泻(celiac disease)	DQ2	99	28	>250
多发性硬化(multiple sclerosis)	DR2,DQ6	86	33	12
1 型糖尿病(IDDM)	DQ8	81	23	14

1. 强直性脊椎炎(ankylosing spondylitis,AS)　AS 是第一个与 HLA 抗原有强相关的疾病。与 AS 强相关的是 B27,检查 B27 抗原的存在与否可作为 AS 的诊断标准之一。AS 与 B27 之间的强关联在多项群体研究中得到证实:AS 发病率与 B27 在群体中频率有关;B27 的各个等位基因都与 AS 发病相关联;把人 B27 基因转入大鼠或小鼠中,可出现 AS 样疾病。这些证据证明 B27 基因与 AS 的发生直接有关,但确切机制仍不明。近年来,大量家系调查、基因组研究、双生子研究,提示 AS 遗传因素作用约为 98%,同卵双生子患病一致率与异卵双生患病一致率之比为 5.4,提示除 B27 以外尚有其他基因参与。

2. 类风湿关节炎(rheumatoid arthritis,RA)　在世界范围内不同群体研究均发现 RA 发病与 DR4 有关。在 DR4 频率较高的白种人中 DRB1*0401、*0404 和 *0408 增加;而在 DR4 频率低的群体中 DRB1*0101 增加;在日本人中 DRB1*0405 增加;DRB1*0402 在所有群体中均与 RA 发病无关联。在氨基酸序列水平,在 DRβ 链上 67~74 位是 LLEQRRAA 序列,是形成抗原结合沟槽的位置,可能与 RA 发病有关。但约 10% RA 患者不带有上述 RA 关联 DR 等位基因。

3. 系统性红斑狼疮(systemic lupus erythematosus,SLE)　SLE 是一种多器官受累的自身免疫性疾病,以存在一系列针对细胞核和细胞表面抗原的自身抗体为特征。SLE 是一种多基因疾病,从近交系小鼠研究中发现参与 SLE 发病的基因在 10 个以上;在人的研究中 HLA Ⅱ类和Ⅲ类基因与 SLE 发病相关联。SLE 与 HLA Ⅲ类抗原即补体成分的缺失有明显的关联;而Ⅲ类区域中 TNFα 与 SLE 发病也发现有某些关联,如带有 DR2-DQw1 单倍型的 SLE 病人的 TNF 的诱导性表达最低。此外,HLA

Ⅱ类基因与SLE病人产生抗体类别之间存在较明显关联。

4. 1型糖尿病　该病是以胰岛β细胞被破坏为特征的自身免疫病。1型糖尿病发病有明显种族差异；同卵双生子患病一致率为5%~50%；反映多基因病的家族聚集程度的患者同胞与群体风险比为（λs）为15。这些都说明1型糖尿病有明显遗传倾向。目前已发现的1型糖尿病易感基因位点至少有15个，分别命名为IDDM1~IDDM15，其中IDDM1是1型糖尿病关联的主基因。IDDM1并非单一的基因，它包含HLA区域内一组与1型糖尿病关联的连锁位点，主要是DRB1、DQA1和DQB1（参见第七章）。

（二）原发性免疫缺陷引起的多发自身免疫病

在同一个患者出现一种以上自身免疫病称为多发自身免疫病（polyautoimmunity）。一般而言，其发生与环境因素和遗传因素等都相关。但在有些单基因免疫缺陷中，由于突变的基因具有免疫调节和维持免疫耐受的功能，因此表现为多发自身免疫病。因此，虽然原发性免疫缺陷一般表现为对感染的易感性增加，但有些可以表现为自身免疫，如AIRE、FOXP3、IL2RA、LRBA、CTLA4、IL-10、IL-10R、FAS、FASL、STAT5B、STAT3的获得功能突变等。

这类多发自身免疫病的发生机制可涉及T细胞负选择异常造成的中央耐受缺陷，B细胞功能和耐受缺陷，细胞凋亡缺陷，外周耐受缺陷，淋巴细胞反应性增加，细胞因子信号通路的过度活化等。

Summary

Genetic variations and mutations influencing immune-related genes exhibit various impacts on immune responses. One naturally existing example is the blood group system. The most important blood group systems in human are the ABO blood system and the Rh blood system, which are defined by the expression of ABO antigens and the RH antigens, respectively, on red blood cells. In blood type-incompatible pregnancy, red blood cells from fetus may enter the blood stream of mother to stimulate the production of anti-blood group antigen antibodies, leading to hemolytic disease of the newborn (HDN). In organ transplantation, allogenic immune response determines the degree of acceptance of allogenic organs, defined as histocompatibility, which primarily depends on a genomic locus called major histocompatibility complex (MHC, HLA in human). MHC antigens are highly polymorphic in population, and MHC genes are highly linkage disequilibrium. Therefore, transplantation rejection could be minimized using appropriate tissue matching technology. Moreover, mutations in critical genes involved in the development and function of the immune system may result in abnormal immune responses, leading to primary immunodeficiency diseases (PIDs). So far, more than 350 types of PIDs have been defined, influencing the innate and/or adaptive immunity, such as X-linked agammaglobulinemia (X-LA) resulted from Bruton's tyrosine kinase (Btk) mutation, severe combined immunodeficiency (SCID) caused by mutations in adenosine deaminase (ADA) or purine nucleoside phosphorylase (PNP), hereditary angioneurotic edema (HAE), chronic granulomatous disease (CGD), and leukocyte adhesion deficiency (LAD).

（韩　骅）

思考题

1. 试阐述新生儿溶血症的发生机制。
2. 简述HLA抗原多态性形成的遗传学机制。
3. BTK缺陷如何造成X连锁无丙种球蛋白血症？

第十三章

遗传与发育

要点

1. 人体的发育是一个纷繁复杂的过程,受到遗传因素及环境因素的综合影响。

2. 发育相关基因及其所涉及的分子信号通路在发育过程中高度协调,一旦受到有害遗传变异的影响,就可能导致发育缺陷。

3. 一部分发育相关基因是剂量敏感的,其杂合的有害变异(包括点突变和结构变异)就可以通过显性遗传模式导致各类出生缺陷。

4. 不同的发育相关基因之间还存在相互作用,协同导致发育缺陷。

第一节 遗传与发育相互关系

一、人体发育过程的简介

人类的受精卵通过不断的细胞分裂和分化,逐步发育成一个含有 200 多种不同类型细胞、细胞总数约 40 万亿~60 万亿的成体。人类在母体内的发育过程大约需要 38 周(表 13-1)。

表 13-1　人类在母体内发育的主要阶段

宫内发育的主要阶段	受精后的对应时期
受精卵的首次细胞分裂	第 30 小时
在宫腔内植入	第 5~6 天
原条的形成	第 19 天
开始形成大脑、脊髓、心脏和肢芽	第 4 周
大脑、眼睛、心脏和四肢在迅速发育,肠和肺开始发育	第 6 周
耳朵、肾脏、肝脏和肌肉发育	第 8 周
上颚闭合,关节形成	第 10 周
基本完成性别分化	第 12 周
感觉到胎动	第 16~18 周
眼皮张开	第 24~26 周
体重快速增加,肺脏逐渐成熟	第 28~38 周

注:参考 *Elements of Medical Genetics*,15th edition,Elsevier,2017.

早期的发育阶段从受精开始。受精卵的第一次有丝分裂大约在第 30 小时发生,形成二细胞;约第 40 小时变成四细胞;继续有丝分裂,进入桑椹期。伴随着背腹极性的建立,进一步的细胞分裂并形成胚泡。其内细胞团将会形成胚胎,外侧的滋养层将产生胎盘。内细胞团首先会转化为二胚层胚盘,然后是三胚层胚盘。这一原肠胚形成的过程发生在受精后第 2~3 周。在第 4~8 周之间,身体形态逐步建立。三胚层胚盘的生发层进而产生外胚层、中胚层和内胚层结构。外胚层将发育成为中枢神经系统、外周神经系统、表皮(包括头发和指甲)、皮下腺体、牙釉质等。中胚层将发育成为结缔组织、软骨和骨头、平滑肌和横纹肌、心血管系统、泌尿生殖系统等。内胚层将发育成为胸腺和甲状腺、胃肠系统、肝脏和胰腺等组织器官。

二、人体发育相关的重要基因家族

人体的发育是一个经由各种分子信号通路高度协调的复杂过程。涉及多个重要的发育相关的基因家族;例如,*TGF-β*、*Wnt*、*HOX* 等基因家族。本节将对具有代表性的发育相关基因家族进行简要介绍。

(一) *TGF-β* 基因家族

人类 *TGF-β* 基因家族编码产物涉及三十多个 TGF-β 家族蛋白,它们都是二聚体的分泌型多肽。根据序列、结构及信号转导分子的差异,TGF-β 细胞因子可以被分为两个亚家族;TGF-β、activin、nodal 和 myostatin 等属于一个亚家族,BMP、GDF 和 AMH 等组成 BMP 亚家族。TGF-β 家族配体二聚体与膜上相应的 Ⅱ 型受体和 Ⅰ 型受体形成复合物,诱导 Ⅱ 型受体磷酸化 Ⅰ 型受体,并激活其激酶活性,然后 Ⅰ 型受体招募并活化下游的 SMAD 蛋白,从而诱导 SMAD 蛋白在细胞核内聚集,并作为转录因子发挥转录调控作用。除了经典的 SMAD 通路,TGF-β 家族细胞因子也能以细胞类型依赖的方式激活一些其他信号分子。

TGF-β 家族广泛参与了细胞自身和个体发育过程,包括:调节细胞周期、细胞迁移、细胞大小的控制、原肠胚形成、免疫监督、组织修复与成体代谢稳态平衡等。*TGF-β* 基因家族发生遗传变异可以导致 TGF-β 信号转导异常,进而导致出生缺陷在内的多种疾病,例如先天性心脏病、马方综合征、组织纤维化、免疫性疾病、糖尿病、肿瘤等。

(二) *Wnt* 基因家族

Wnt 基因家族编码一个分泌蛋白生长因子的大家族。在人类中,已鉴定出 19 种 Wnt 蛋白。在经典的 Wnt/β-catenin 信号通路中(图 13-1),Wnt 配体通过 Frizzled 家族跨膜受体/LRP(低密度脂蛋白受体相关蛋白)的异二聚体膜结合蛋白复合物来传递信号,主要调控发育过程中细胞的命运。*Wnt* 基因家族的变异可以导致器官发育的异常。例如,*WNT10A* 基因变异会导致一种外胚层发育不良(牙甲-真皮发育不良;MIM 181450),*WNT4* 基因变异与罕见的 Mayer-Rokitansky-Küster-Hauser 综合征有关,涉及女性生殖道的畸形(MIM 158330)。

(三) *HOX* 基因家族

HOX 基因指同源异型基因。多数 *HOX* 基因中会含有一段约 180 个核苷酸的同源异型盒,所对应的翻译产生蛋白中一段约 60 个氨基酸序列,称为同源蛋白质区段(homeodomain)。*HOX* 基因家族

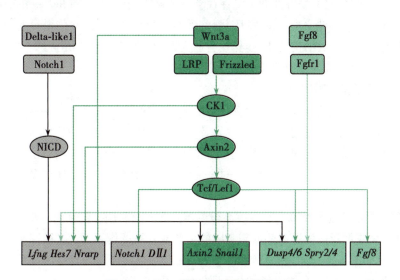

图 13-1　Wnt 等信号通路之间的互作

参考 *Trends in Cell Biology* 2010,20;593-600。

在调控生物形体的过程中发挥作用,一旦这些基因家族成员发生变异,可以产生身体的变形。人类的 *HOX* 基因可分成 4 个基因集(*HOXA*、*HOXB*、*HOXC* 与 *HOXD*),在人体发育中发挥了重要作用,涉及中枢神经系统、骨骼和四肢、胃肠道和泌尿生殖等器官的发育。例如,*HOXA1* 基因变异可以导致罕见的、隐性遗传的 Bosley-Saleh-Alorarainy 综合征(MIM 601536),涉及中枢神经系统异常、耳聋、心脏和喉管的异常。*HOXA13* 基因变异会导致罕见的手足生殖器综合征(hand-foot-genital syndrome,HGFS;MIM 140000)。*HOXD13* 基因变异会导致多指畸形(synpolydactyly;MIM 186000)。*HOXB* 系列的基因涉及红细胞的发育。

(四) *TBX* 基因家族

1927 年 *T*(*Brachyury*)基因被首次发现。小鼠的 *T* 基因参与近轴中胚层和脊索的分化;*T* 基因的变异可以导致短尾、椎体畸形等表型。*T* 基因编码一个转录因子,在 N 端有一个高度保守的 DNA 结合域,称为 T-box 区。因此,编码具有 T-box 结构的蛋白的基因被归入 *TBX* 基因家族。*TBX* 基因在人体发育中起着关键的作用,其突变将导致多种疾病。*TBX3* 基因的变异可以导致 Ulnar-Mammary 综合征(MIM 181450),涉及尺骨上段发育异常和乳腺发育不全。*TBX5* 基因的变异可以导致 Holt-Oram 综合征(MIM 142900)。这是一类常染色体显性遗传病,涉及先天性心脏异常。*TBX6* 基因的变异与先天性脊柱侧凸、脊椎肋骨发育不全、女性生殖道异常等疾病有关(MIM 602427)。

第二节　遗传变异对人体发育的影响

人体的发育是一个高度程序性的过程,受到发育相关基因及其分子网络的精密调控。因此,发育相关基因的遗传变异和功能改变会影响人体的正常发育,甚至导致严重的发育性疾病。已知的出生缺陷等发育性疾病相关基因中,剂量敏感型(dosage-sensitive)基因比较多见。NCBI 数据库收录的基因信息中就提供了剂量敏感与否的相关证据。当剂量敏感型的发育相关基因发生变异,可以导致该基因剂量的下降或者升高,进而使基因的功能异常减弱或者增强,最终对人体的正常发育产生影响。

一、发育相关基因的序列变异

(一) 基因编码区的变异

基因的编码区是核心功能区。当全外显子组测序(whole exome sequencing,WES)技术在出生缺陷的分子筛查和基因诊断等领域被广泛应用的背景下,基因编码区变异无疑成为医学遗传学分析的重要环节。无义突变和移码突变等变异类型往往会导致基因功能的丢失(loss of function),此类变异的有害性比较明确。但是,错义突变对基因功能的影响比较多样化,是遗传变异的有害性分析的难点;需要结合所编码蛋白质的结构变化、变异在普通人群中的频率等多个角度综合判断,也需要结合 SIFT、PolyPhen-2 等生物信息学工具进行辅助分析。

(二) 基因非编码区的变异

即便全外显子组测序已经可以高效地发现基因编码区的变异,但是也只解析了发育性疾病中部分的遗传因素。因此,关注其他类型的遗传变异及其致病作用是今后疾病遗传学研究的重点方向之一。针对候选基因的侧翼非编码区、内含子区等进行靶向测序,甚至可以利用全基因组测序(whole genome sequencing,WGS)技术进行更加全面的遗传变异分析,将有助于发现更多的与发育性疾病相关的非编码遗传变异。

对非编码区变异的功能预测和分析是现阶段的难点之一。利用报告基因实验对特定非编码区变异开展研究,可以大致判断该变异对邻近靶基因的上调或者下调作用;但是,受限于发育相关基因可能存在组织器官之间的表达差异,利用细胞模型进行的体外实验不一定能够准确反映非编码区变异对于特定发育性疾病的作用。在体的基因表达证据或许更加可靠。

通过对人类群体的大规模基因组分析,已经发现了大量的遗传多态性位点,其中绝大多数为单核苷酸多态性（single nucleotide polymorphism，SNP）。并且，多数的 SNP 位点位于基因的非编码区。这些常见遗传变异有可能影响到邻近基因的表达，并产生生物学效应。GTEx（Genotype-Tissue Expression）研究项目针对受捐赠获得的人体样本开展了基因表达研究，并在不同组织和细胞内系统分析了人类基因组上常见 SNP 与特定基因表达水平之间的关联。这些信息都可以通过在线的公共数据库进行检索。此类基于组织器官水平的基因表达研究将大大促进生物学界对人类基因组非编码区变异的功能解析，帮助认识非编码区变异在人类发育性疾病中的作用。

二、基因组重排对发育基因的影响

（一）拷贝数变异对发育基因的影响

基因组上可以发生涉及大片段 DNA 序列的基因组重排（genomic rearrangement），进而产生染色体亚显微水平的微重复（microduplication）和微缺失（microdeletion）。这些变异会减少或者增加特定基因的拷贝数，因而此类遗传变异也被称为拷贝数变异（copy number variation，CNV）。

大片段 CNV 可以同时涉及多个甚至数以百计的基因，只要其中一个基因是人体发育相关的剂量敏感型基因，就很可能导致该发育相关基因的表达异常，进而导致发育性疾病。单倍剂量不足（haploinsufficiency）一般指基因拷贝数减少后会产生有害性的情况；对于常染色体上的具有单倍剂量不足特性的基因，分别遗传自父母的两个拷贝都是维持正常人体发育所必需的，一旦其中一个拷贝发生缺失或者功能缺陷，就可能导致发育异常。三倍剂量敏感（triplosensitivity）一般指基因拷贝数增加后会产生有害性的情况；对于常染色体上的具有三倍剂量敏感特性的基因，分别遗传自父母的两个拷贝刚好可以维持正常人体发育，额外再增加的基因拷贝会导致基因表达水平过高，从而导致发育缺陷。基于研究证据明确的此类基因剂量敏感性分类信息，可以通过 NCBI 数据库进行检索。

同一致病性 CNV 位点上的缺失变异（deletion）和重复变异（duplication）常常导致截然不同的临床表型，这也被称为镜像表型（mirror phenotype）。例如，16p11.2 缺失变异患者的体重一般情况下低于平均水平，而 16p11.2 重复变异患者则表现出过度肥胖。又如，1q21.1 缺失变异患者表现出小头症（microcephaly）的症状，而 1q21.1 重复变异患者则可能出现巨头畸形（macrocephaly）。这些镜像对应的临床表型可能反映了同一个发育相关基因的异常下调表达和异常上调表达之间的对应关系。

（二）结构变异对发育基因的影响

基因组重排也会产生倒位（inversion）和平衡易位（balanced translocation）等变异。此类不改变 DNA 片段拷贝数的重排变异和 CNV 一起被统称为基因组结构变异（structural variation，SV）。在特定情况下，倒位和平衡易位的重排断点可能落在某一发育相关基因内部，从而实质性地破坏基因功能。在更多的情况下，倒位和平衡易位等变异一般不涉及基因拷贝数的改变。因此，其生物学效应和有害性更多地源于基因组高级结构的改变所导致的基因表达异常。

基因组上存在拓扑相关结构域（topologically associating domains，TAD）。细胞核内的染色质可分为常染色质（通常为活性区域）及异染色质（通常为非活性区域），两者分别聚合成特定的三维结构。在此框架下，染色质进一步形成 TAD 及染色质环（chromatin loop）等更为精细的染色质高级结构，以调控基因转录、表观遗传修饰等功能。因此，SV 即便在没有改变发育相关基因的拷贝数的情况下，仍旧可能破坏 TAD 结构，从而导致基因表达和调控的异常。例如，*KCNJ2* 和 *SOX9* 基因处于的 17q24.3 区域存在不同的 TAD 结构，此区域内的不同位置发生不同类型的 SV，可以导致性发育异常、骨骼畸形等不同临床表型。

三、发育性疾病中遗传变异之间的相互作用

（一）同一基因上不同遗传变异类型之间的共同作用

单个重要基因的变异就可能导致发育性疾病。这些病例多数符合经典的孟德尔遗传模式。但是，也存在一些特殊情况，需要同一基因上不同类型的遗传变异相互作用才能致病，且遗传模式不

同于经典的隐性遗传病。例如，在先天性脊柱侧凸的遗传学研究中发现：*TBX6* 是脊柱发育过程中重要的基因之一；*TBX6* 基因的功能丧失性变异（包括：缺失、无义突变、移码突变等）在病例中显著富集，且以杂合子的形式存在。但是，家系分析和其他发育性疾病研究证据显示：杂合的 *TBX6* 基因功能丧失性变异本身不足以导致先天性脊柱侧凸；而这些变异的纯合子导致胚胎发育致死，比先天性脊柱侧凸的表型更严重。进一步的研究显示，只有当 *TBX6* 的另一个等位基因上携带亚等位基因（hypomorphic）变异时，才会以较高的外显率导致先天性脊柱侧凸。从分子机制角度看，杂合的功能丧失性突变本身只导致 *TBX6* 基因的整体表达水平减少为正常水平的约 50%，这一基因剂量水平还可以维持正常的脊柱发育。当 *TBX6* 的另一个等位基因上同时存在亚效的遗传变异时，*TBX6* 基因的表达水平进一步降低，达到触发先天性脊柱侧凸的阈值（图 13-2）。此类遗传变异组合致病的情况不仅仅限于 *TBX6* 基因本身。例如，*TBX4* 基因相关的肺脏发育异常、*RBM8A* 基因相关的血小板减少伴桡骨缺失综合征，以及多种其他出生缺陷也都符合上述遗传机制。这也提示：隐性胚胎致死的基因也可能在能存活的出生缺陷病例中具有重要的贡献。

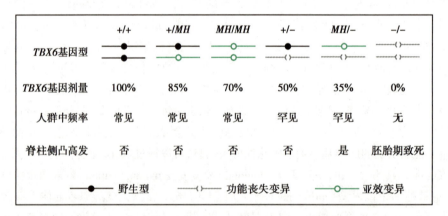

图13-2　*TBX6* 基因上不同变异共同导致基因剂量异常下降，最终达到先天性脊柱侧凸的发病阈值

（二）不同基因变异之间的相互作用

发育性疾病中，也存在不同基因互作进而共同致病的例子。与单基因（monogenic）致病模式不同，存在双基因（digenic）或者寡基因（omnigenic）共同致病的病例。

米勒管发育不良（Müllerian anomalies，MA）是女性生殖系统发育畸形的统称，是一个复杂的先天性发育疾病。多数的 MA 病例无法用单基因致病模式来解释。在对 MA 患者进行系统的遗传分析时发现，某些病例可以携带两个发育相关基因的严重变异。例如，*GEN1* 基因和 *WNT9B* 基因同时存在杂合的有害变异，提示"*GEN1*+*WNT9B*"的变异组合可能是导致人类 MA 的致病原因之一。相关科学假说也得到了后续动物模型研究的支持。小鼠模型中 *Gen1* 或 *Wnt9b* 单基因的杂合突变都不足以产生明显的发育异常，但是两个基因杂合突变的叠加则可以对小鼠的雌性生殖道发育产生有害的影响。

类似双基因变异互作致病的例子也存在于其他疾病中。例如，*SMAD6* 基因和 *BMP2* 基因同时变异导致的颅缝早闭。此外，2019 年 *Science* 期刊报道了三个基因（*MKL2*、*MYH7* 和 *NKX2-5*）同时携带的杂合错义突变共同导致心肌病的特殊病例。因此，发育相关基因及其变异存在协同作用，从而增加出生缺陷的发病风险。

第三节　发育性疾病的遗传因素及其致病机制

发育性疾病的种类众多，其遗传致病机制也较复杂。本节将介绍几类具有代表性的人体发育性疾病及其遗传机制。此外，生殖细胞的发生异常作为一类特殊且重要的人体发育性疾病，也一并进行重点介绍。

一、先天性肢端畸形

肢端畸形为指（趾）的数目、长度以及解剖学形态的异常，是常见的出生缺陷，在新生儿中的发生率为1‰~2‰，占新生儿出生缺陷的首位。肢端畸形可分为多种类型，如短指（趾）、并指（趾）、多指（趾）和缺指（趾）等。

（一）短指（趾）畸形

短指（趾）（brachydactyly，BD）是由于指（趾）骨和掌（跖）骨短小或融合导致的指（趾）缩短。原因包括病毒感染、电离辐射和化学致畸剂等环境因素及遗传因素。BD可单独发生，也可为综合征的一部分。非综合征性BD分为A~E五型，一般为常染色体显性遗传。

1. 临床表现

（1）BDA 主要表现为中节指（趾）骨缩短、缺失或与远节指（趾）骨融合，有时还会累及掌（跖）骨，根据受累指/趾不同可分6种亚型：BDA1以中节指骨短小、缺失或与远节指骨融合为特征（图13-3）；BDA2为第二指/趾中指/趾骨短小；BDA3为第五指/趾中节指/趾骨短小，并向桡侧偏离；BDA4为第二和第五指中节指骨短小，部分患者第四指/趾受累。BDA5为指/趾骨短缩伴指甲发育不全，中节指/趾骨缺失，拇指远端指/趾骨重复。BDA6表现为短中指伴肢中部短小及腕骨和跗骨骨化障碍。

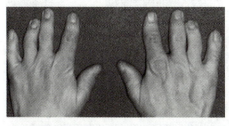
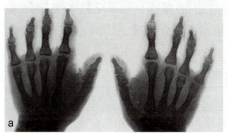
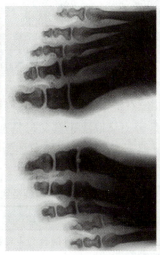
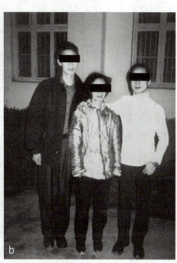

图 13-3　BDA1患者临床表现为2-5指（趾）短小，中节缺失或中远节融合

改编自 *Nature Genetics* 2001，28：386-388。

（2）BDB 为BD中最严重的一类，主要特点为远节指（趾）骨缩短，常伴有指（趾）甲发育不良、中节指（趾）骨缩短和指（趾）间关节粘连，患者多有并指（趾）（第2~3并趾常见），BDB根据致病基因不同分为2种亚型，BDB1临床上类似截肢的表型，严重患者出现扁宽拇指，可伴有远节和/或中节指/趾骨末端分叉或双重远节指骨和并指/趾（图13-4）。BDB2与BDB1类似，以远节指骨发育不全或缺失为特征，伴指骨关节融合，腕、跗骨融合，局部皮肤性并指。拇指短、拇指指甲发育不全或缺失，足部表型类似但略轻。

（3）BDC 主要为第2、3和5指中节指骨缩短，近节指骨分节过多，可伴有身材矮小。

（4）BDD 为拇指（趾）远节指（趾）骨短宽畸形。

（5）BDE 为一或多个掌（跖）骨缩短伴身材矮小、关节松弛，分为3个亚型。BDE1限于第四掌/跖骨的短小畸形，BDE2多种掌/跖骨短缩畸形，合并第1、3指/趾远端指骨和第2、5指/趾中节指骨短缩，BDE3尚不确定，可能为多种掌骨短小但无指/趾骨畸形。

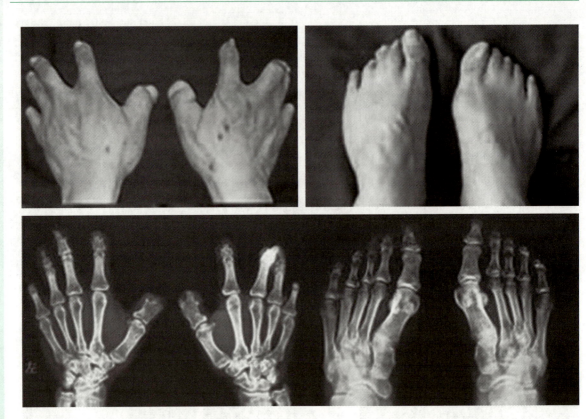

图 13-4　BDB1 患者临床表现为指（趾）远节短小或缺失、并指（趾）、拇指远节分叉
改编自 *Journal of Human Genetics* 2009，54：422-425。

2. 致病基因和遗传咨询　非综合征 BD（表 13-2）按常染色体显性遗传方式进行遗传咨询，多数患者有家族史。患者的同胞是否患病取决于其父母是否是短指/趾症。如果父母正常，那么先证者的同胞患病的概率非常低。但不能排除父（母）可能为生殖腺嵌合情况，所以先证者同胞患病

表 13-2　BD 的临床表现及致病基因

BD 类型		主要表现	致病基因
BDA	1	中指（趾）骨短小、缺失或与远节指（趾）骨融合为主要特征，患者可见掌（跖）骨短小畸形和身材矮小	*IHH*，*GDF5*
	2	仅第 2 指（趾）中节指（趾）骨短小	*BMPR1B*，*GDF5*，*BMP2*
	3	仅第 5 指中节指骨短小	
	4	第 2 和第 5 指中节短小，第 4 指桡侧偏位，2～5 趾中节趾骨缺失	*HOXD13*
	5	所有中指骨缺失	
	6	短中指伴肢中部短小及腕骨和跗骨骨化障碍	
BDB	1	第 2～5 指（趾）远节/指（趾）甲发育不良或缺失，中节短小或与发育不良的远节融合；拇指扁平、宽大或分叉；少数患者手足膜性并指（趾），是最严重的短指（趾）畸形	*ROR2*
	2	远节指骨发育不全或缺失，部分患者伴指骨关节融合，腕、跗骨融合，局部皮肤性并指	*NOG*
BDC		2、3 指中节指骨及近节指骨异常，近节指骨分节过多	*GDF5*
BDD		拇指（趾）有短而宽的末节指（趾）骨	*HOXD13*
BDE		掌骨和跖骨短小	*PTHLH*，*HOXD13*

风险较群体发病率高。当双亲之一患病,则先证者的同胞患病概率为 50%;患者的后代有 50% 的可能性患短指/趾症。BD 无有效治疗手段,轻者无需治疗,畸形严重者可以手术改善手足外观和功能。

(二)并多指(趾)畸形

并多指(趾)(synpolydactyly,SPD)是一种罕见的常染色体显性遗传的肢端畸形,属于并指(趾)畸形,也被称为 II 型并指(趾),是最常见的并指(趾)(syndactyly,SD)畸形。

1. **临床表现和分型** 典型 SPD 表现为第 3~4 并指及第 4~5 并趾,第 3~4 指及第 4~5 趾间部分或完全多指(趾),为常染色体显性遗传。SPD 可分为三种亚型,其中 SPD1 主要表现为第 3~4 指和第 4~5 趾并多指(趾)(图 13-5),SPD2 表现为第 3~4 指多并指及掌骨和跖骨的融合,SPD3 主要特征包括第 3 和第 4 指骨性融合和足补轴后并趾,可变特征包括皮肤蹼、异常掌骨和曲趾畸形等。

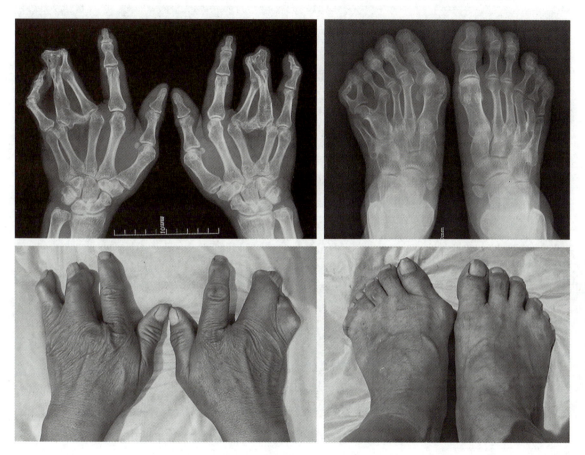

图 13-5 该 SPD 患者临床表现为 3~4 指并多指、4~5 趾并多趾

2. **遗传学病因** SPD1 致病基因为位于 2q31.1 的 HOXD13。HOXD13 基因包含两个外显子,第 1 外显子含有一个多聚丙氨酸链(polyalanine,PolyA)编码区,编码 15 个丙氨酸(A)的 PolyA 链。多聚丙氨酸延展(polyalanine expansion,PAE)致使 PolyA 链长度超过 22 丙氨酸(Ala)时可导致典型的 SPD1,且 PolyA 长度与 SPD1 患者手足畸形严重程度和疾病外显率正相关,PolyA 越长 SPD 的表型越严重,外显度越高。HOXD13 基因的缺失和错义突变可引起不典型 SPD1。SPD2 致病基因为位于 22q13.31 的 FBLN1。2006 年,在一个巴基斯坦大家系中报道了 SPD3,并将其致病基因定位在 14q11.2-q12。

该病可按常染色体显性遗传方式进行遗传咨询。患者的同胞是否患病取决于其父母是否是并指/趾症。如果父母正常,那么先证者的同胞患病的概率非常低。但不能排除父(母)可能为生殖腺嵌合情况,所以先证者同胞患病风险较群体发病率高。当双亲之一患病,则先证者的同胞患病概率为 50%。患者的后代有 50% 的可能性患并指/趾症。SPD 通常需手术治疗,手术矫正并指的目的在于建立满意的指蹼形状和避免手指继发屈曲挛缩。

（三）手足裂畸形

手足裂畸形（split-hand/split-foot malformation，SHFM）又被称为缺指（趾）（ectrodactyly），是一种罕见的严重先天性肢端畸形，是肢端正中轴发育不全而剩余指（趾）呈不同模式的融合造成的。国外曾报道此病的发病率为 1/90 000~1/10 000，其中约 60% 的缺指为单独发生，其余病例伴有四肢其他骨骼畸形或非四肢骨骼的其他器官发育异常。

1. 临床表现　SHFM 典型表现为手足中央裂隙、并指（趾）、指（趾）骨及掌（跖）骨发育不全，即所谓龙虾爪（中央轴缺陷）或独指（桡侧轴缺陷而无裂隙，第 5 指不受累）。该病家系内及不同家系间手足裂表现度变异广泛，轻者只表现 3~4 指部分并指，重者可缺失手足及上下肢长骨（图 13-6）。

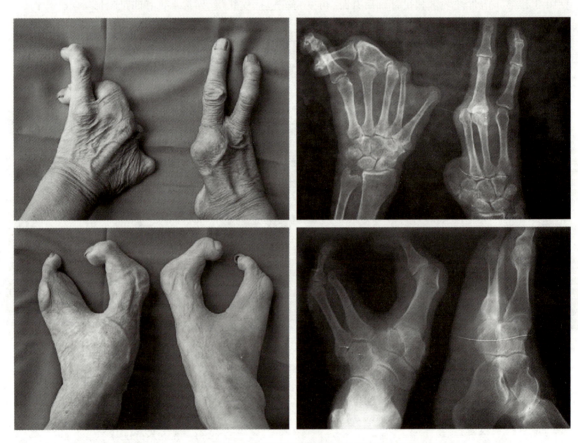

图 13-6　SHFM 患者主要临床表现为缺指（趾）导致的龙虾爪状手足

2. 遗传学病因　SHFM 具有显著遗传异质性。遗传方式可分为完全常染色体显性、不规则常染色体显性、常染色体隐性和 X 连锁等遗传方式，但绝大多数非综合征缺指家系为完全外显的显性传递。目前，国外研究已将综合征性及非综合征性的缺指定位于五个遗传位点，并根据临床和致病基因将 SHFM 分为 6 个亚型。

（1）SHFM1 主要临床表现包括缺指（趾）、三节拇指、宽拇趾和曲趾畸形及轴后手指发育不良、融合和挛缩，致病基因定位在 7q21.3，该区域的缺失、易位、倒位和基因重排以及 *DLX5* 基因变异可导致 SHFM1，在家系中呈常染色体显性遗传。

（2）SHFM2 主要临床表现手足裂、单指龙虾爪畸形、部分并指、指骨、掌骨发育不全，X 连锁遗传，女性患者病情较轻；SHFM2 位点定位于染色体 Xq26 内 5.1Mb 的区域内。

（3）SHFM3 主要表现手足裂、缺指（趾）、曲指，部分患者上颌发育不良、小颌畸形、耳朵发育不良、传导性或混合性听力损失，高颚弓、唇腭裂、肾发育不良，甲板发育不良和智力发育迟缓。SHFM3 在家系中呈常染色体显性遗传,其致病基因位于染色体 10q24,并已缩小到大约 0.5Mb 的区域内。

（4）SHFM4 主要临床表现为单侧或双侧手足裂、龙虾爪手足、单指、指骨/掌骨/跖骨缺失、并指（趾）、蹼状手足、三节拇指、拇指重复;表现度差异、外显不全;SHFM4 的致病基因为 TP63 基因,在家系中呈常染色体显性遗传。

（5）SHFM5 主要表现手足单骨或单指（趾）、手足裂、指（趾）骨/掌（跖）骨发育不良,部分患者存在生长发育迟缓、小阴茎、小睾丸,智力迟钝和特殊面容。SHFM5 位点定位于染色体 2q31,并限定在 HOXD 基因簇着丝粒侧约 5Mb 区间。该亚型在家系中呈常染色体显性遗传。

（6）SHFM6 主要临床表现为缺指、手足裂、毛发稀疏、断眉,表现度变异;SHFM5 的致病基因定位在染色体 12q13.12 区域,在家系中呈常染色体隐性遗传。

该病表型谱广泛、遗传异质性显著,需根据家系中现存患者的临床特征和致病遗传基础进行针对性遗传咨询。该病家系多为常染色体显性遗传,患者同胞是否患病取决于其父母是否为 SHFM。如果父母正常,那么先证者的同胞患病的概率非常低。但不能排除父（母）可能为生殖腺嵌合情况,所以先证者同胞患病风险较群体发病率高。当双亲之一患病,则先证者的同胞患病概率为 50%。患者的后代有 50% 的可能性患并指/趾症。SHFM 手足畸形严重,手术可操作性差。轻型患者可通过手术矫正建立满意的手部形态和功能。

二、神经发育性疾病

遗传变异是神经发育性疾病的重要致病因素。本节将介绍两种较为常见的疾病（分别涉及周围神经系统和中枢神经系统的发育）以及一种神经系统的罕见病。

（一）腓骨肌萎缩症

腓骨肌萎缩症 1A 型（Charcot-Marie-Tooth disease type 1A,CMT1A）是一类常染色体显性遗传的周围神经病。CMT1A 型患者多于 5~25 岁起病,进展缓慢。临床表现多见起始于下肢远端的肌无力和肌萎缩,可累及上肢,伴轻中度感觉障碍。神经系统检查可见小腿肌肉明显萎缩,呈"鹤腿样"表现,膝、踝反射减低或消失,足下垂,可伴弓形足。神经电生理检查显示神经传导速度减慢,神经活检见有髓神经纤维的数量减少,节段性脱髓鞘和髓鞘再生,形成"洋葱球"结构。

CMT1A 型病例的遗传致病因素被定位到人类基因组 17p12 区域,其上的微重复变异是导致 CMT1A 的主要原因。这些微重复变异中,99% 以上都具有相同的起止位置和片段大小（1.4Mb）。其突变机制是由 17p12 上相距约 1.4Mb 的两个呈顺向排列的长片段重复序列（CMT1A-REP）之间发生非等位同源重组（non-allelic homologous recombination,NAHR）所致。该微重复区域中的致病基因被鉴定为人类周围神经髓鞘蛋白 22（PMP22）基因。

除了上述的 1.4Mb 大小的常见致病性微重复,17p12 上还存在其他的可导致 CMT1A 的 CNV 类型。包括:①大小不一的、但都涉及整个 PMP22 基因的重复突变,再次说明了 PMP22 基因是 CMT1A 的致病基因;②不涉及 PMP22 基因编码区但影响到该基因上游序列的重复突变,提示这些重复突变可能通过改变基因上游区域的调控序列而影响基因剂量从而致病。

CMT1A 一般由人类基因组 17p12 区域或者其上的 PMP22 基因的微重复突变所导致,与之对应的是 PMP22 基因的拷贝数从原本的 2 拷贝增加到 3 拷贝,额外的 PMP22 基因拷贝及其异常增加的基因剂量是 CMT1A 的发病原因。在特殊情况下,遗传变异可以导致更高的 PMP22 基因拷贝数。例如,还可以使单个 PMP22 基因拷贝发生三倍化（triplication）,使病人基因组的 PMP22 基因拷贝数总数达到 4。由 CMT1A 致病的基因剂量敏感机制可知,这些含有 4 拷贝 PMP22 基因的病人的临床表型将会更加严重（见文末彩图 13-7）。

由于绝大多数 CMT1A 病例的遗传致病原因都涉及 PMP22 基因本身的拷贝数增加,因此,利用定量 PCR、MLPA 等技术对 PMP22 基因进行定点的拷贝数定量分析,即可实现对 CMT1A 的遗传检测。当然,更高通量的 DNA 测序技术或者基因芯片技术只要能覆盖 PMP22 基因,可以实现 CMT1A 及其他遗传发育性疾病的同时检测。

由于 CMT1A 呈常染色体显性遗传,且该病一般不会威胁到病患的生命,所以病人有较大概率(约 1/2)将该病传递给后代。此外,在家系遗传过程中有可能发生后续的进一步变异,产生更高的 *PMP22* 基因拷贝,导致更严重的临床表型。对于没有家族史的散发病例来说,其病因常常是新发突变。

(二)孤独症谱系障碍

孤独症谱系障碍(autism spectrum disorder,ASD)是一系列包括孤独症、阿斯伯格综合征和待分类的广泛性发展障碍的神经发育障碍性疾病,以社会交往障碍、交流障碍、活动内容和兴趣局限、行为刻板等为基本特征。75% 的患儿伴有智力障碍,成年后仍有 50%~70% 的患者社会适应不良或终生障碍,生活不能自理,成为社会和家庭巨大的经济和精神负担。ASD 的发病率呈逐年增高趋势,约占全球儿童人口的 1%;在我国,ASD 也是儿童致残的常见原因之一。

遗传变异是 ASD 的重要致病原因。国际 ASD 遗传学研究的知名学者 Sebat 的早期研究显示:新发突变产生的有害 CNV 在 ASD 患者中显著富集($P=0.000\ 5$),其中常见的有害 CNV 包括 15q11-13 区的重复(AUTS4;MIM 608636)和 16p11.2 区的缺失(AUTS14;MIM 611913)。

随着高通量测序技术的发展,针对 ASD 的全外显子组测序甚至是全基因组测序又发现了大量的 *de novo* 点突变。提示健康父母在生育后代过程中新发的遗传变异是导致后代 ASD 的重要原因。通过遗传学研究,已经发现了至少 100 多个 ASD 相关基因。其中,常见的遗传因素包括:*CHD8* 基因的新发点突变、*NRXN1* 基因的缺失变异等。

当然,ASD 的致病原因不局限于新发变异,遗传自父母的罕见有害变异以及常见的遗传多态性都在 ASD 的发病中起到了重要的作用。这提示了 ASD 遗传致病机制的复杂性。

(三)佩利措伊斯-梅茨巴赫病

除了上述常见的神经发育性疾病,遗传变异在神经系统的罕见病中也有重要的作用。佩利措伊斯-梅茨巴赫病(Pelizaeus-Merzbacher disease,PMD)是一种罕见的弥漫性脑白质髓鞘形成障碍疾病,呈现 X 连锁隐性遗传。PMD 的典型临床表现为眼球震颤、肌张力低下、共济失调及进行性运动功能障碍。在疾病发展过程中,多数患者在十岁以内会出现智力运动发育缓慢进步的阶段,然后逐渐倒退,且运动功能障碍比智力障碍更显著。

1885 年,Pelizaeus 率先报道了含有 5 例男性患者的家系,主要表现为眼球震颤、四肢麻痹、共济失调、发育迟缓等。Merzbacher 于 1910 年再次对 Pelizaeus 所报道的家系进行研究,此时受累的患者有 14 例,有 2 例女性患者,结果发现此病具有 X 连锁隐性遗传特征,并且在脑组织活检中发现白质髓鞘缺失。因此,此病被命名为 PMD。此病病理表现为髓鞘区与脱髓鞘区交错,呈虎斑样外观,镜下可见嗜苏丹样物质沉积于半卵圆中心、脑干和小脑内。PMD 是较严重的致死、致残性神经遗传病,患者寿命根据临床分型的不同而不同,一般均缩短,严重者仅能存活至几岁,甚至生后即死亡。PMD 发病率在美国为 1/500 000~1/300 000,我国尚缺乏相关的发病率研究。北京大学第一医院在国内针对 PMD 开展了临床诊断和遗传分析研究。

PMD 的致病基因定位于 Xq22.2 的蛋白脂蛋白 1 基因 *PLP1*。该基因含有 7 个外显子,编码含有 276 个氨基酸的 PLP1 蛋白和 241 个氨基酸的剪切异构体 DM20,有四个跨膜区域,包括 1 个胞内环与 2 个胞外环,N-末端与 C-末端均位于胞质内。PLP1 蛋白是中枢神经系统髓鞘的主要成分,约占整个髓鞘蛋白的 50%;其主要功能是组成并稳定髓鞘,同时对少突胶质细胞前体细胞的发育起重要作用。*PLP1* 基因主要在少突胶质细胞表达。少突胶质细胞是髓鞘形成细胞,少突胶质细胞正常发育为中枢神经系统髓鞘的完整性提供了保障。人体中 PLP1 蛋白表达过度可以导致少突胶质细胞/髓鞘功能异常,从而导致髓鞘形成异常、少突胶质细胞死亡,使得广泛白质区域髓鞘缺乏或减少。小鼠模型研究表明:PLP1 过表达可以造成认知行为损害,可能与少突胶质细胞/髓鞘功能障碍进而改变了谷氨酸能与多巴胺能信号转导导致的神经环路异常有关。

PMD 的分子遗传学检测对于先证者确诊、携带者检出以及准确的遗传咨询具有重要价值。*PLP1*

基因的致病性具有多样性,其中以重复突变最为常见,占 PMD 患者总数的 50%~70%,点突变占 PMD 患者总数的 10%~25%。因此,临床上为疑似佩利措伊斯-梅茨巴赫病患者进行基因诊断的策略是:先进行 *PLP1* 基因重复突变检测,结果为阴性时再运用 DNA 直接测序方法进行点突变检测。

三、生殖细胞的发生障碍

与人体器官的发育过程类似,配子细胞的发生也容易受到遗传因素、环境因素及其交互作用的影响。遗传变异对于人类健康生育而言是一个必须重视的环节。本节将简要介绍几类常见的生殖细胞发生障碍及其遗传机制。

(一)早发性卵巢功能不全

卵巢是雌性生殖系统的性腺,是卵子发育的场所,具有生殖和内分泌的重要功能。人类卵巢的发育受到遗传、环境、体质、营养状况、心理精神因素等多方面的综合影响。不良的卵巢发育不仅与女性的生育力密切相关,还会导致女性因激素紊乱引起神经、代谢、心血管系统异常,严重威胁女性健康。

早发性卵巢功能不全(premature ovarian insufficiency,POI)是一种常见的卵巢疾病,指的是女性在 40 岁以前出现卵巢功能减退,主要表现为月经异常(闭经、月经稀发或频发)、促性腺激素水平升高、雌激素水平波动下降。对女性群体闭经年龄的研究数据显示,约 1% 的女性在 40 岁之前会出现 POI 症状,约 0.1% 的女性会在 30 岁之前诊断为 POI。在中国,POI 受累育龄期女性近 400 万。POI 患者存在女性性器官和第二性征发育不良、不孕、更年期样生理和心理变化,可诱发神经、代谢、心血管系统异常、骨质疏松等一系列临床问题。POI 的病因异质性高,染色体数目及结构异常、自身免疫性疾病、医源性损伤(如卵巢手术、癌症放化疗)、环境因素等都能够诱发 POI。

临床上发现 10%~15% 的 POI 患者存在同样患病的一级亲属,强烈提示遗传因素是 POI 的重要致病原因。根据卵巢相关分子生物学研究和模式动物的生殖系统表型分析发现:一些影响减数分裂、卵泡特异性基因转录调控、激素信号传递、代谢和免疫调节等环节的基因是 POI 的潜在致病因素。例如,减数分裂相关的 *MCM8*、*MSH4*、*MSH5*、*DMC1* 等,特异性转录因子 *NOBOX*、*NR5A1*、*NANOS3*、*FIGLA*、*FOXL2*、*SOHLH1* 等,激素代谢途径相关 *FSHR*、*AMH*、*AR*、*CYP11A1* 等。

POI 的遗传异质性高。单个 POI 相关基因及其变异只能解释一小部分的 POI 病例。例如,在基因分析层面,脆性 X 智力低下基因(fragile X mental retardation 1 gene,*FMR1*;MIM 309550)被认为是最常见的 POI 致病基因。*FMR1* 基因的 5'-UTR 区包含不稳定的 CGG 重复。CGG 重复根据数量可分为以下四类:正常(<45),灰区(45~54),前突变(55~200)和全突变(>200)。在西方人群的 POI 遗传研究中,携带 *FMR1* 基因前突变的患者比例可以超过 3.3%,但是这一研究结果不具有人群的普适性。在中国人群中开展的 POI 遗传研究中显示,*FMR1* 前突变对中国 POI 人群的贡献率低于 1%,提示了 POI 遗传致病谱的复杂性。

(二)非梗阻性无精子症与 Y 染色体微缺失

男性不育症是对健康生育的重大威胁。从临床资料统计角度可将男性不育的病因大体分为四大类:精子发生障碍、输精管道梗阻、性腺器官发育异常、性功能异常。其中又以精子发生障碍最为常见,这是导致非梗阻无精症的主要原因。

除了常见的染色体核型异常以外,Y 染色体变异是非梗阻无精症中最常见的遗传因素。1976 年,Tiepolo 和 Zuffardi 发现 6 个无精子患者存在显微镜下可见的 Yq11 远端缺失,推测在 Yq11 上存在着精子生成相关基因,并在此基础之上提出了无精子因子(azoospermia factor,*AZF*)的概念。此后越来越多的研究支持在 Yq11 远端存在精子发生调控基因,而且并非单一基因,这些基因的缺失或突变可引起精子发生的异常。

1996 年,德国海德堡大学的 Vogt 等观察到 Y 染色体的缺失是有一定规律性的,有三个分别位于 Y 染色体长臂近端、中部、末端互不重叠的 3 个次级区域可以发生缺失,并把它们区分为 *AZFa*、*AZFb* 和 *AZFc*。男性不育患者中发现的 Y 染色体缺失病例,其中以 *AZFc* 区域缺失最为多见。

1. AZFa 及其精子发生相关基因　*AZFa* 位于 Yq11 中，大小约 800kb。2000 年，美国麻省理工学院的研究团队通过对携带有 *AZFa* 缺失的病人进行 STS（sequence-tagged site）检测发现，病人的缺失位点存在高度的相似性。通过对缺失区域两端的序列进行比对，发现一对长约 10kb 的具有高度的同源性的前病毒（provirus）序列，属于 HERV15 内源性反转录病毒。正是该对序列之间的非等位同源重组，导致了长约 800kb 的 *AZFa* 区域及其上精子发生相关基因的缺失，使精子的发生过程产生障碍。几乎在同一时间，德国海德堡大学的小组得到了同样的研究结果。

AZFa 缺失会导致男性生殖细胞的发育不全，即唯支持细胞综合征，不能产生精子。这说明，该缺失区域内含有对于生殖细胞发育至关重要的基因。该基因功能的丧失会直接导致精子发生的障碍。目前，*UPS9Y* 和 *DBY* 被认为是 *AZFa* 的重要候选成分。

2. AZFb 及其精子发生相关基因　*AZFb* 位于 Yq11.23 区域。2002 年，Repping 等人的研究发现，*AZFb* 区缺失是由于回文序列 P5 和近端的 P1 间的同源重组导致的。该缺失长度达到 6.2Mb，涉及 32 个基因的缺失。与以往的"*AZFb* 和 *AZFc* 是两个独立区域"的认识不同，该研究发现 *AZFb* 缺失涉及了 *AZFc* 的部分区域。因此，*AZFb* 和 *AZFc* 有一小部分区域是重叠的。

AZFb 中精子生成相关的候选基因主要为 *RBMY1A1*（RNA binding motif protein，Y-linked，family 1，member A1）。1993 年，Ma 等自 Y 染色体长臂 6 区上分离得到该基因，并在两例少精症病人中检测到该基因的缺失。

3. AZFc 及其精子发生相关基因　*AZFc* 位于 Y 染色体长臂 MSY 部分远端的 Yq11 区，长度约为 3.5Mb。其中，最为常见的男性不育的遗传因素为 *DAZ* 基因的缺失。该基因在睾丸组织内特异性的表达，编码一种 RNA 结合蛋白。人类基因组参考序列显示，*DAZ* 基因在 Y 染色体上有四个拷贝，但是各个 *DAZ* 基因拷贝的外显子和内含子构成不完全相同。1999 年，Slee 等人发现人类 *DAZ* 基因在小鼠体内的同源基因 *Dazl* 上的有害突变可以导致小鼠的精子发生障碍，当通过转基因技术把人的 *DAZ* 基因导入 *Dazl* 缺陷的小鼠体内时，可以部分地恢复小鼠的生精能力。这一结果支持了 *DAZ* 的生精作用。

人体内 *DAZ* 基因的缺失多数是由于 *AZFc* 的全缺失造成的。多数病人的缺失区段具有高度的一致性。对缺失边界序列的分析表明，该类缺失为顺向重复序列 b2 和 b4 间发生同源重组造成的，被确定为 *AZFc* 全缺失。*AZFc* 全缺失不仅导致了 *DAZ* 基因的缺失，同时还丢失了 *AZFc* 区域内所有其他的基因（见文末彩图 13-8）。除了 *DAZ* 基因家族（*DAZ1-DAZ4*）外，已知还有两个蛋白质编码基因家族 *CDY1* 和 *BPY2*。另外，还有至少五个非蛋白质编码基因家族 *TTTY3*、*TTTY4*、*TTTY17*、*CSPG4LY* 和 *GOLGA2LY*。2003 年，Kleiman 等人发现 *CDY1* 基因的表达与精子发生过程密切相关。因此，*AZFc* 上有不止一个基因对于精子发生是重要的。

除了 Y 染色体微缺失，常染色体以及 X 染色体上也存在有大量精子发生的相关基因。通过高通量 DNA 测序分析发现了多个重要的非梗阻性无精症致病基因。例如，*M1AP*、*MSH4*、*MSH5*、*SHOC1*、*STAG3*、*SYCE1*、*TEX11* 等。这些基因多数以常染色体隐性、X 连锁隐性遗传的模式导致非梗阻性无精症。

(三) 弱畸精子症

即便男性精液中的精子浓度达到标准，也有可能导致不育。因为精子的活力和形态等指标也是判断精子发生是否正常的重要方面。例如，尾部鞭毛的正常摆动是精子进入生殖系统并到达输卵管壶腹部进行受精的前提条件。人类精子尾部又称鞭毛，长约 55μm，分为颈段、中段、主段和末段。颈段由前端的小头、后端的节柱和中央的中心粒组成。中段长约 5~7μm，由内向外主要由轴丝、外周致密纤维、线粒体鞘和细胞膜组成。轴丝由 9 对外周双联微管和中央的两根单独微管组成，每对双联微管分为 A 亚微管和 B 亚微管，每个 A 亚微管向下一个 B 亚微管伸出 2 个短臂，分别称为内侧和外侧动力蛋白臂。内外侧动力臂包括重链、轻链及许多调节蛋白组成，构成多蛋白的 ATP 酶复合物，为精子向前游动提供动力。

精子鞭毛多发形态异常（multiple morphological abnormalities of the flagella，MMAF）是导致弱畸精子症的重要原因，这些异常在显微镜下表现为精子鞭毛缺失、短、卷曲、弯曲和不规则形。此类异常曾被命名为纤维鞘发育不良（dysplasia of the fibrous sheath，DFS）。由于病变精子不仅表现为短尾，超微结构也不仅表现为纤维鞘增生和发育不良,而是整个精子鞭毛的组装异常,为了更好地体现精子畸形特点,2014 年被更名为 MMAF。

轴丝动力蛋白重链 1(dynein axonemal heavy chain 1,*DNAH1*)基因是 MMAF 中最常见的致病基因,约 1/3 的 MMAF 携带 *DNAH1* 基因致病突变,且符合常染色体隐性遗传模式。2017 年以来,通过外显子组测序和比较基因组杂交芯片的联合应用,并利用基因编辑技术进行小鼠模型验证实验新发现了 20 多个 MMAF 的致病新基因。包括编码如下蛋白的基因:纤毛鞭毛相关蛋白编码基因(例如,*CFAP43*、*CFAP44*、*CFAP47*、*CFAP65*、*CFAP69*、*CFAP251* 等)、鞭毛内运输复合物相关蛋白编码基因(*TTC21A*、*TTC29*)、纤维鞘相关蛋白编码基因 *FSIP2* 等。这些基因多数以常染色体隐性遗传模式导致 MMAF,另外少数为 X 连锁遗传。

Summary

The development of human body is a complicated biological process, which is affected by the combination of genetic factors and environmental factors. As for the genetic factors, human development is a highly coordinated process regulated by various molecular signaling pathways and development-related gene families; for example, TGF-β, Wnt, HOX, T-box etc. This chapter briefly introduces some representative development-related gene families.

Human development is precisely regulated by development-related genes and their interaction networks. Therefore, genetic variants and functional alterations of development-related genes can affect the normal development of the human body, and even lead to severe developmental disorders and birth defects. The types of deleterious variants are variable, including single nucleotide variants, short insertions/deletions, and structural variants. These pathogenic variants can be in both coding and non-coding regions of development-related genes. Notably, many of these genes are dose-sensitive (including haploinsufficient and triplosensitive), and their pathogenic variants lead to the abnormal decrease or increase in gene dosage, thereby affecting the normal development of the human body. Furthermore, different development-related genes can interact and result in a combinative effect on human development. The digenic (two-gene combination) and omnigenic (the combination of multiple genes) models have been revealed in the etiology of birth defects.

There are many types of developmental disorders, and their genetic pathogenic mechanisms are also complex. This chapter introduces several representative types of human developmental disorders(including congenital deformity and neurodevelopmental disorders)and their underlying molecular mechanisms. Furthermore, the abnormal genesis of human germ cells is also highlighted together.

（张　锋　张　学）

思考题

1. 请列举几个与人体发育密切相关的基因及信号通路。

2. 除了染色体异常外,还有哪些遗传变异类型与出生缺陷相关?

3. 遗传性出生缺陷中,除了常染色体显性、常染色体隐性、X 连锁、线粒体遗传等经典的遗传模式外,还存在哪些特殊的遗传机制?

4. 一例手足裂畸形患儿的父母表型正常,再次生育,B 超检查胎儿仍然是该病患儿,妊娠 28 周,孕妇前来遗传咨询,请结合遗传学知识的学习,就该家系致病原因和遗传方式给予分析。

第十四章

药物基因组学

要点

1. 药物基因组学在基因组水平上研究不同个体、不同种族或民族以及人群对药物反应的差异，探讨用药的个体化、精准化，制定合理的临床用药方案，以实现药物的最佳疗效和最小不良反应。并以特殊人群为对象进行新药的开发。

2. 药物遗传学关注的是单个基因与个体药物反应变异性的关系，而药物基因组学从整个基因组的角度阐释个体的药物反应变异性。

3. 某些药物不良反应的遗传变异现象在现实生活很常见。例如，G6PD 缺乏症患者在食用蚕豆或服用伯氨喹等抗疟疾药后出现急性溶血、头晕、头痛、倦怠、发热、恶心呕吐、腹痛、黄疸等表现；恶性高热是患者使用全身性吸入麻醉剂（氯烷、乙醚等）或肌肉松弛剂（琥珀酰胆碱等）麻醉时，出现体温骤升（可达 42℃）、肌肉强直、心动过速、心律失常、呼吸困难等体征，若不及时抢救，可致死亡。

4. 细胞色素氧化酶 P450 超家族成员存在于肝细胞的内质网和线粒体内，主要对药物及其他代谢物进行氧化修饰。56 个基因中最重要的是 *CYP2D6*，其参与代谢的药物占 25% 以上。由于 CYP2D6 酶分子的高度多态性，某些个体对药物表现为快代谢，某些个体则表现为慢代谢。

5. 药物基因组学的研究是个体化医疗、精准医疗、分层治疗（"量身制定"）的基础。例如，磺酰脲类药物专治某些单基因遗传的糖尿病；Herceptin 专用于 HER2 过表达的乳腺癌患者；Gleevec（imatinib）专治慢性髓细胞性白血病；给 HIV 感染者开具 abacavir 药处方之前，必须常规检测其 *HLA-B*5701* 基因型，以降低潜在的致命性过敏反应风险。

在日常生活中，每一个人都免不了与各种各样的药物打交道。然而，用药后的疗效却经常因人而异。由药物作用引起的不良反应（adverse reaction，ADR）难题长期困扰着临床医师和患者，至今没有很好的解决方法。这正是药物基因组学（pharmacogenomics，PGx）探讨的主要内容。药物基因组学是药理学与遗传学的有机融合，不仅研究与药物代谢、药物作用有关的基因及其在不同的个体、种族或民族、人群中的多态性变异，而且探讨其对药物的疗效、毒性作用或不良反应等影响。另外，药物基因组学以特殊人群为对象进行新药的研发，对药物的设计、开发、应用乃至整个医药产业均带来革命性的改变。

药物在体内的作用取决于机体对药物的吸收，药物在器官间的分布，药物与细胞受体的互作以及药物的代谢。这些过程受环境因素（如食物和其他药物）的调控，更受遗传因素即个体变异性（individual variability）的影响。这一观点早在 20 世纪 20 年代便由英国内科医生、"精准医学之父""生化遗传学之父" Archibald Garrod（1857—1936）提出，并于 50 年代得到了广泛的公认。1957 年，美国著名遗传学家 Arno Motulsky（1923—2018）首次强调了药物反应（drug response）取决于每一位患者的基因组成，故被尊称为"药物遗传学之父"。1959 年，德国遗传学家 Friedrich Vogel（1925—2006）创造了"药物遗传学"（pharmacogenetics）术语"，意指从单个基因的角度解释药物与遗传之间的关系，认为药物代谢过程涉及各种酶和受体。如果基因突变产生异常的酶，或由于酶的缺乏产生异常的蛋白质，形成异常的药物受体，则药物代谢的过程就可能发生改变，从而引起异常的药物反应。药物遗传学旨在通过根据个体的基因型调整治疗方案，减少人体对药物反应的差异。

20 世纪 90 年代，随着人类基因组计划的提出和实施，许多人类基因相继被鉴定，使得人们对药物与遗传之间关系的认识不断得到深化。目前认为,药物在人体内的代谢是一个复杂的过程,不可能用单个基因的原理阐述清楚,而是要从全基因组的整体中予以考虑。因此,"药物基因组学"的概念于 1997 年应运而生。

第一节 药物遗传学

药物遗传学主要研究遗传因素对不同种族或民族的不同个体的药物吸收、分布、代谢的影响,尤其是由遗传因素引起的异常药物反应。

一、药物代谢的遗传学研究

药物被机体摄入之后,经过吸收、分布、作用,再在细胞内发生转化后失去药效,排出体外。这是药物代谢的过程,称为解毒(detoxication)(图 14-1)。药物首先从肠道被吸收,进入血流,然后分布到各种组织和组织液中。一种药物的总剂量中仅有一小部分会产生特定的药理作用,而大部分被转化(分解)或无改变地排出体外。药物的解毒作用主要在肝脏中进行。

研究一种药物的代谢及其效应,通常是给予受试者一份标准剂量,经适当间隔后测定血液中的药物水平或其他表示药物代谢速率的参数。药物反应的个体变异可能是连续的或不连续的。如果以大样本进行测定,将受试者的反应分类后作图,则可得到连续变异(continuous variation)者的一条钟形曲线,呈单峰分布;在不连续变异(discontinuous variation)者中,其频数

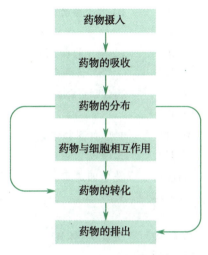

图 14-1 药物代谢的过程

分布曲线将呈双峰,有时为三峰分布。单峰分布意味着该药物代谢受控于多基因;双峰或三峰分布则意味着该种药物的代谢受单基因控制。如果某一药物的正常代谢受显性等位基因 R 控制,某些个体由于为隐性基因纯合子(rr)而对该药物无代谢能力,这时就存在 3 种基因型:RR、Rr、rr。如果纯合子(RR)和杂合子(Rr)的表型难以区分,即其对该药物的反应相同,为双峰分布;如果 RR 和 Rr 的表型可以区分,表明其对该药物的反应略有不同,则为三峰分布,每个峰代表一种表型(图 14-2)。

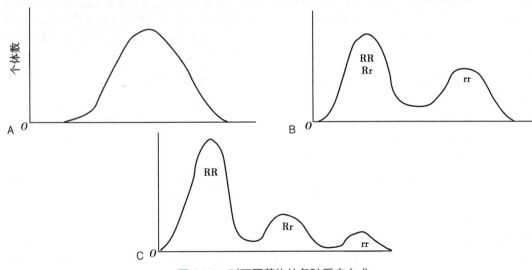

图 14-2 对不同药物的各种反应方式

横坐标表示药物的反应,纵坐标为个体数。
A. 多基因调控的药物反应方式,表现为连续变异;B. 单基因调控的不连续变异(双峰);C. 单基因调控的不连续变异(三峰)。

　　某些药物反应的差异并非由遗传决定。例如,青年人和老年人对吗啡及其衍生物比较敏感,而肝病患者也对吗啡及其衍生物较为敏感。药物遗传学研究的是由基因决定的药物反应差异(表 14-1)。

表 14-1   至少有 2 项研究结果已证实的与药物反应显著相关的遗传变异体

基因(染色体定位)	编码蛋白	等位基因变异体	相关的药物反应
药物靶点/信号通路蛋白			
ACE (17q23.3)	血管紧张素 I 转换酶	ins/del	del/del 型与 ACE 抑制剂治疗肾病引起的蛋白尿减少相关
ADRB1 (10q25.3)	β1-肾上腺素受体	p.Arg389Gly	Arg/Arg 纯合子对 β-肾上腺素受体拮抗剂的反应更强烈
ADRB2 (5q32)	β2-肾上腺素受体	p.Arg16Gly	Gly 型与沙丁胺醇(albuterol,salbutamol)的反应降低相关
AGT (1q42.2)	血管紧张素原	p.Met235Thr	Thr 型与降压治疗后血压下降幅度更大和左心室质量下降幅度更大相关
AGTR1 (3q24)	1 型血管紧张素 Ⅱ 受体	A1166C	C 等位基因与对血管紧张素 Ⅱ 受体拮抗剂的更强烈反应相关
ALOX5 (10q11.21)	花生四烯酸 5-脂氧合酶	启动子的 VNTR 重复次数(野生型为 5;非野生型为 3、4 或 6)	非野生型纯合子对 5-脂氧合酶抑制剂和白三烯受体拮抗剂的反应降低
BDKRB2 (14q32.2)	缓激肽受体 B2	C-58T	T 等位基因与 ACE 抑制剂相关性咳嗽有关
CETP (16q13)	胆固醇酯转运蛋白	TaqIB 多态性 B1/B2	B1/B1 型与普伐他汀(pravastatin)和阿托伐他汀(atorvastatin)反应增强相关
DRD2 (11q23.2)	多巴胺 D2 受体	3'-UTR Taq1A 多态性 A1/A2	A1 与抗精神病药物氟哌啶醇(haloperidol)和奈莫普利(nemonapride)的更强阳性反应相关
DRD3 (3q13.31)	多巴胺 D3 受体	p.Ser9Gly	Gly 型与氯氮平(clozapine)反应相关;Ser/Ser 型无反应
DRD4 (11p15.5)	多巴胺 D4 受体	第 3 外显子 VNTR(2~7 次重复)	与对氯氮平有反应的患者相比,在对典型的镇静剂有反应的患者中,7 等位基因的频率明显低于 4 等位基因;4/4 纯合子对镇静剂有较高的良好反应率
GNB3 (12p13.31)	G 蛋白 β-多肽 3	第 10 外显子 C825T	CC 型与抗抑郁药的反应相关
GRIN2B (12p13.1)	离子型 N-甲基-D-天冬氨酸 2B 谷氨酸受体	C2664T	CC 基因型与精神分裂症较高的氯氮平平均剂量相关
HTR2A (13q14.2)	5-羟色胺受体 2A	T102C	CC 基因型或 C 等位基因与抗精神病药物所致迟发性运动障碍易感性相关
HTR2A (13q14.2)	5-羟色胺受体 2A	p.His452Tyr	Tyr 型与抗精神病药氯氮平的反应降低相关
LIPC (15q21.3)	肝脂肪酶	C-514T	CC 基因型与对他汀类药物(statins)的反应增加相关
MTHFR (1p36.22)	5,10-亚甲基四氢叶酸还原酶	C677T	TT 基因型对甲氨蝶呤治疗的毒性增加

续表

基因（染色体定位）	编码蛋白	等位基因变异体	相关的药物反应
SLC6A3（5p15.33）	溶质载体家族6成员3（多巴胺转运蛋白）	3'-VNTR的10次重复	10/10型与哌甲酯（methylphenidate）治疗注意缺陷多动障碍的不良反应相关
SLC6A4（17q11.2）	5-羟色胺转运蛋白（5-HTT）	启动子ins/del（长/短）	长/长型对氟西汀（fluoxetine）或帕罗西汀（paroxetine）的反应优于短/短型
TPH1（11p15.1）	色氨酸羟化酶1	A218C	A218C多态性与抗抑郁药物反应相关
TYMS（18p11.32）	胸苷酸合酶	TSER*2/*3（TSER=thymidylate synthase enhancer region）	与*2等位基因相比，*3对5-氟尿嘧啶治疗的反应降低；*3/*3基因型需更高的剂量
药物转运蛋白			
ABCB1（7q21.12）	ATP结合盒亚家族B成员1	C3435T	TT基因型比CC型发生耐药癫痫的风险更小，并且在抗反转录病毒治疗开始后免疫恢复增强
代谢			
BCHE（3q26.1）	丁酰胆碱酯酶	包括p.Asp70Gly（dibucaine或非典型变异体）和p.Ala539Thr（K等位基因）在内的多个突变	变异体与对琥珀酰胆碱的不良反应相关
COMT（22q11.21）	儿茶酚-O-甲基转移酶	p.Val108/135Met	Met型与较高的每日神经安定药剂量和不良反应相关
CYP2C19（10q23.33）	细胞色素P450 2C19	*2和*3等位基因	强代谢者对奥美拉唑（omeprazole）治疗幽门螺杆菌感染的反应降低
CYP2C9（10q23.33）	细胞色素P450 2C9	*2和*3等位基因	非野生型等位基因与降低华法林每日常规剂量相关
CYP2D6（22q13.2）	细胞色素P450 2D6	许多无活性的等位基因，如*3、*4和*5	非野生型等位基因与抗精神病药物所致迟发性运动障碍易感性相关
DPYD（1p21.3）	二氢嘧啶脱氢酶	DPYD*2A（IVS14+1G>A）	*2A等位基因与5-氟尿嘧啶治疗的严重毒性和致命后果相关
GSTM1（1p13.3）	谷胱甘肽硫转移酶M1	GSTM1-null	在紫杉醇（paclitaxel）和顺铂（cisplatin）治疗卵巢癌后，null等位基因携带者的生存时间延长，无进展期延长；白血病细胞毒性治疗的复发风险降低
GSTM3（1p13.3）	谷胱甘肽硫转移酶M3（脑）	*A/*B等位基因	GSTM1*0/GSTM3*A单体型不太可能在类风湿关节炎中显示对D-青霉胺的有益反应；GSTM3*A增高顺铂耳毒性的风险
GSTP1（11q13.2）	谷胱甘肽硫转移酶-π	p.Ile105Val	Val型与5-氟尿嘧啶和奥沙利铂（oxaliplatin）治疗结直肠癌的生存率增高以及多发性骨髓瘤的后续治疗相关
GSTT1（22q11.2）	谷胱甘肽硫转移酶-η	GSTT1-null（常见纯合子；del）	GSTT1伴GSTM1-null等位基因，与他克林（tacrine）肝毒性和曲格列酮（troglitazone）肝毒性易感性相关
NAT2（8p22）	N-乙酰转移酶2	慢乙酰化等位基因：*5B、*6A、*7A、*7B、*14A和*14B	慢乙酰化状态增高抗结核药物引起的肝毒性风险

续表

基因（染色体定位）	编码蛋白	等位基因变异体	相关的药物反应
TPMT （6p22.3）	硫嘌呤甲基转移酶	*2、*3A 和 *3C 等位基因	硫嘌呤治疗后，非野生型等位基因纯合子具有严重造血毒性的高风险；杂合子具有剂量限制性毒性的中风险
UGT1A1 （2q37.1）	UDP-葡萄糖醛酸转移酶 1A1	*28 等位基因	*28 与伊立替康（irinotecan）治疗期间发生腹泻和白细胞减少症的风险增高相关
其他			
ADD1 （4p16.3）	内收蛋白 1（α）	p.Gly460Trp	Trp 型与高血压患者对利尿剂氢氯噻嗪（hydrochlorothiazide）的反应增加相关
APOE （19q13.32）	载脂蛋白 E	ε4 等位基因	ε4 与他汀类药物的不良反应相关
FCGR3A （1q23.3）	FcγRⅢa 受体蛋白	p.Phe158Val	Val/Val 型对利妥昔单抗（rituximab）治疗非 Hodgkin 淋巴瘤的反应更好，免疫抑制药物治疗特发性血小板减少性紫癜的完全缓解率更高
HLA-B （6p21.33）	人类白细胞抗原Ⅰ类分子 B	*5701 等位基因	与阿巴卡韦（abacavir）超敏反应相关
IL10 （1q32.1）	白介素 10	A-1082G	GG 基因型在泼尼松（prednisone）治疗白血病中有较好的反应，在慢性丙肝感染的抗病毒治疗中有持续反应（作为单体型的一部分：108bp-2575T-2763C-1082A-819T-592A）
TNF （6p21.33）	肿瘤坏死因子	G-308A	A 基因型与再生障碍性贫血和卡马西平（carbamazepine）超敏患者免疫抑制治疗的良好反应相关
XRCC1 （19q13.31）	DNA 修复蛋白 XRCC1	p.Arg399Gln	Gln 型与 5-氟尿嘧啶和奥沙利铂（oxaliplatin）化疗耐药相关，Gln/Gln 型发生治疗相关急性粒细胞白血病的可能性较低

二、药物代谢异常相关的遗传变异

在已明确与遗传变异相关的药物代谢中，常见的药物包括异烟肼、伯氨喹、抗凝剂香豆素、某些麻醉剂、硫嘌呤和异喹胍。

（一）异烟肼的快乙酰化和慢乙酰化

合成抗生素异烟肼（isoniazid）旧称雷米封（rimifon），是一线全效杀菌药，对结核分枝杆菌具有强大的杀菌作用，是目前敏感结核病治疗方案的核心药物。异烟肼被肠道迅速吸收，导致最初的高血药浓度，随着药物的失活（乙酰化灭活）和排泄，血药浓度缓慢降低（图 14-3）。某些患者排出很快，称为快乙酰化者（fast acetylator）或快灭活者（fast inactivator）；某些患者排出很慢，称为慢乙酰化者（slow acetylator；MIM 243400）或慢灭活者（slow inactivator）。家系分析表明，这种乙酰化（acetylation）特征呈常染色体隐性遗传，由 N-乙酰转移酶 2 基因（NAT2。8p22）多态性决定。快乙酰化者为 NAT2 显性基因纯合子；慢乙酰化者为 NAT2 隐性基因纯合子，肝脏内的 N-乙酰转移酶（N-acetyltransferase）的活性较低；杂合子则使异烟肼灭活的速度居中。不同种族或民族、人群的 N-乙酰转移酶活性差异明显。在美国和西欧，约 52% 的人为慢

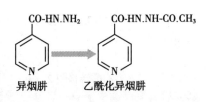

图 14-3　抗结核药物异烟肼的乙酰化

灭活者,而日本人主要为快灭活者。与服用相同剂量的快灭活者相比,慢灭活者的异烟肼血药浓度在长时间内保持更高的水平,故慢灭活者发生不良反应的风险要大得多。而在必须间歇给药时,快灭活者的治疗反应较差。显然,快灭活者需要较大的药量,以保证足够的体内血药水平,才能有效治疗结核病。但是,这也增加了快灭活者的肝损伤风险。

异烟肼快灭活者有可能发生异烟肼肝炎。原因是异烟肼在肝内乙酰化后被水解为异烟酸(isonicotinic acid)和乙酰肼(acetylhydrazine),后者在肝内又形成乙酰作用物质,进而导致肝组织坏死。快灭活者的肝内有较多的乙酰异烟肼,从而产生较多的乙酰肼而导致异烟肼肝炎。

值得一提的是,*NAT2* 基因的变异还可能与多种癌症(包括膀胱癌、结直肠癌、乳腺癌和肺癌)的发生相关。分子机制是由于芳香族和杂环胺致癌物的乙酰化差异所致。

(二)伯氨喹敏感与 G6PD 缺乏症

某些个体对抗疟药伯氨喹(primaquine)较为敏感。在服药开始几天并无反应,继之则突然尿液变为暗黑色,出现黄疸。随着红细胞被破坏,红细胞计数和血红蛋白浓度下降。患者通常会逐渐恢复,但偶尔有患者由于大量溶血而致命。原因在于受累者缺乏葡萄糖-6-磷酸脱氢酶(glucose-6-phosphate dehydrogenase,G6PD)。

G6PD 是糖酵解的戊糖磷酸代谢途径中的第一个酶,也是第一个限速酶。它催化葡萄糖-6-磷酸生成 6-磷酸葡萄糖酸内酯,同时生成 NADPH。NADPH 作为供氢体,参与体内的多种代谢反应,其作用之一是维持谷胱甘肽的还原状态。还原型谷胱甘肽可以将机体在生物氧化过程中产生的过氧化氢(H_2O_2)还原为水(H_2O),避免了组织、细胞的氧化性损伤。G6PD 缺乏症(G6PD deficiency)患者由于G6PD 的活性降低,红细胞内葡萄糖通过戊糖磷酸途径的代谢发生障碍,不能产生足够的 NADPH,影响谷胱甘肽的生成,导致 H_2O_2 堆积,致使红细胞膜遭受氧化性损伤;同时,H_2O_2 等过氧化物含量增加,

使得血红蛋白 β-链第 93 位半胱氨酸的巯基氧化,造成血红蛋白的 4 条肽链解开,血红蛋白变性成为 Heinz 小体(图 14-4),含有 Heinz 小体的红细胞变形性较低,不易通过脾或肝窦而被阻留破坏,最终引起血管内和血管外溶血。显然,作为体内输送氧气的运输工具——红细胞在接触到氧化剂时,若没有 G6PD 的保护而遭到损伤,就会大量溶血。人体流血是血液流失到体外去,而溶血却是发生在体内。被破坏的红细胞堆积在身体内,在处理这些红细胞"尸体"时,人体将产生大量的胆红素,故患者会出现黄疸现象。在新生儿期,黄疸太高可引起高胆红素血症,严重者可破坏脑神经,由此产生的后遗症会造成无法挽救的遗憾。

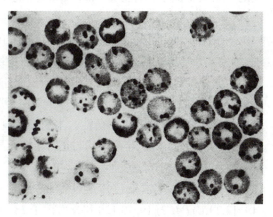

图 14-4　G-6-PD 缺乏者红细胞示 Heinz 小体

G6PD 缺乏症为 X-连锁不完全显性遗传病,致病基因 *G6PD* 定位于 Xq28。男性半合子发病,女性杂合子可能具有不同的表现度。酶学检测的方法不能检出 G6PD 酶活性正常的女性杂合子,基因诊断是检出女性杂合子的有效方法。

值得一提的是,G6PD 缺乏症为世界性疾病,几乎所有的种族或民族都有病例报道,估计全世界有4亿人口受累。但各地区人群的发病率与等位基因频率差别较大。本病相对集中于非洲、地中海沿岸、中近东及东南亚、美洲黑种人、中美洲及南美洲某些印第安人。G6PD 缺乏症是我国最常见的一种遗传性酶缺乏病,发病率呈南高北低的特点,主要分布在黄河流域以南各省,尤以广东、广西、贵州、云南和四川等省省发生率较高,约为 5%~20%。

G6PD 缺乏症患者在进食蚕豆或蚕豆制品时亦可引发溶血危象,故俗称蚕豆病(favism)。本病是最早发现的药物遗传学疾病。早在公元前 500 年,古希腊哲学家毕达哥拉斯(Pythagoras of Samos,约

公元前 570~公元前 495）就曾严厉警告他的信徒不要吃蚕豆，以避免中毒的危险。

G6PD 缺乏者不仅对伯氨喹敏感，而且可能对其他药物（解热镇痛药、呋喃类药、磺胺类药、砜类药等）产生超敏反应。

（三）恶性高热

恶性高热（malignant hyperthermia；MIM 145600）是麻醉时发生的一种虽然罕见但最可怕的并发症，发生率儿童为 1/15 000，成人为 1/100 000。当患者使用全身性吸入麻醉剂（如氯烷、乙醚、甲氯氟烷、环丙烷等）或使用肌肉松弛剂（琥珀酰胆碱等）麻醉时，会出现体温骤然升高（可达 42℃），肌肉强直，心动过速，心律失常，换气过度，呼吸困难，呼吸性与代谢性酸中毒，电解质紊乱（高钾血症、低钙血症），尿中出现肌蛋白，骨骼肌中肌酸激酶（creatine kinase，CK）升高等体征。若不及时进行降温处理或用丹曲林（dantrolene）药物等抢救，可由于心脏停搏而导致死亡。

本病呈常染色体显性遗传，也有多基因遗传的报道，表现度多变，在不同的家系中症状的严重程度也各不相同。本病的易感基因 RYR1 定位于 19q13.2，编码骨骼肌雷诺丁受体（ryanodine receptor）。雷诺丁受体是一类位于细胞内质网膜上最主要的钙离子释放通道，包括 3 种亚型：RyR1、RyR2（心肌中）和 RyR3（非肌细胞中）。雷诺丁受体是调节其 Ca^{2+} 向胞质释放以维持胞内 Ca^{2+} 动态平衡的膜蛋白，为骨骼肌和心肌细胞兴奋 – 收缩偶联过程的关键蛋白。由于心肌与骨骼肌的肌质网膜与钙的结合能力低，当接触药物时，就有大量 Ca^{2+} 进入肌浆，引起体温升高，肌肉强直，代谢亢进。某些遗传缺陷的个体，血清中 CK 含量常增高，故在麻醉前检查血清 CK 值，可粗略地预测发病风险；或进行肌肉活检，准确诊断。

（四）香豆素（华法林）抗性

香豆素抗性（coumarin resistance，MIM 122700）是遗传变异引起受体突变，从而导致药理效应改变的一个典型例子。香豆素（coumarin）是抗凝血药，常用的有双羟香豆素（bishydroxycoumarin）、华法林（warfarin）和苯茚双酮。香豆素类通过抑制正常凝血过程所需要的 4 种凝血因子（F2、F7、F9 和 F10 等）的合成而起作用，这些凝血蛋白在肝中合成时需要足够的维生素 K 浓度。在正常个体的肝脏中，维生素 K 环氧化物还原酶能使无活性的维生素 K（环氧化物）转变为有活性的维生素 K 而起凝血作用。而香豆素类药物与维生素 K 结构相似，能抑制维生素 K 的生成，使无活性的维生素 K 不能转变成有活性的维生素 K。香豆素抗性个体由于肝中的维生素 K 环氧化物还原酶受体部分变异，与抗凝剂的亲和力降低而产生耐药性。本病患者口服或静脉注射常规药量华法林（每日 6.8mg/kg）治疗无效，血浆中药物浓度、半衰期均与正常个体无异，但要达到抗凝效果必需 20 倍于正常剂量才能起到抗凝血作用。

香豆素抗性呈常染色体显性遗传，已发现与 CYP2C9（10q23.33）、VKORC1（16p11.2）、CYP2A6（19q13.2）、CYP4F2（19p13.12）和凝血因子 F9（Xq27.1）等基因的突变有关。例如，CYP2C9 基因的 2 种变异体 CYP2C9*2 和 CYP2C9*3 可导致香豆素的代谢降低。

第二节　药物基因组学与个体化医疗

影响个体药物反应的因素包括 5 类：①基因型（SNP、插入、缺失、重复和倒位等）；②表观遗传（DNA 甲基化、RNA 干扰、组蛋白修饰和染色质重塑等）；③内源性因素（年龄、性别、种族或民族、运动、病情、肾脏等器官的功能状态）；④环境因素（饮食、吸烟、生活方式、药物互作、职业化学品和其他环境污染物的显著接触）；⑤体内的微生物组（microbiome）差异。药物基因组学就是在基因组水平上研究不同个体及人群对药物反应的差异，并探讨用药个体化和以特殊人群为对象的新药开发的学科。个体化医疗（personalized medicine）实际上是精准医疗（precision medicine）的别称，是指以个体的基因组信息为基础，结合蛋白质组、代谢组等相关信息，为患者制订最佳的治疗方案，以取得最佳治疗效果和最小不良反应的个人定制式医疗措施。遗传学在个体化医疗中的具体功能，就是将患者的基因

NOTES

档案（genetic profile）纳入其有关诊断和治疗的决策中。

一、细胞色素 P450 多态性与药物代谢

一般认为，某一种药物的药理作用都是由多基因控制的。因为在药物代谢途径中，一系列蛋白和酶的基因均可能对药物作用产生影响。以某种药物具有代谢酶多态性与药物作用受体多态性为例，不同的个体可能产生 9 种不同的药物治疗效果和药物毒性的表型（图 14-5）。在图 14-5A 中，具有野生型（wild type）纯合子代谢酶的个体在代谢后剩余 30% 的药物去作用于靶受体，按靶受体野生型和突变型（mutant）的不同，可产生 3 种治疗效果和毒性反应。在图 14-5B 和图 14-5C 中，由于代谢基因型是杂合子或突变型纯合子，它们的药物代谢较慢，代谢后剩余的药物浓度分别达到 65% 和 99%，治疗效果和毒性也依不同受体的基因型而表现出很大差异。

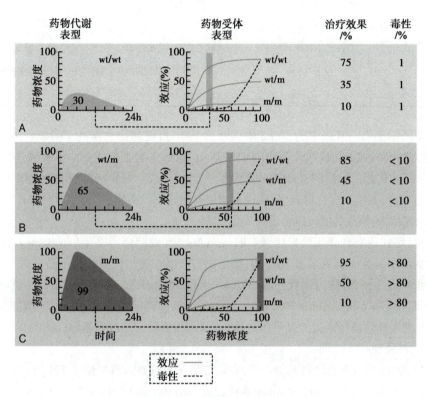

图 14-5　药物反应的多基因控制

wt/wt：野生型纯合子；wt/m：野生型、突变型杂合子；m/m：突变型纯合子。

（一）细胞色素 P450 蛋白

细胞色素是具有电子传递功能的血红素蛋白，其还原态在 510nm 至 615nm 间有很强的吸收谱带。细胞色素 P450（cytochrome P450）则是一类以还原态与 CO 结合后在波长 450nm 处有吸收峰的含血红素的单链蛋白，即含有血红素的单加氧酶的统称。肝脏等组织的微粒体（microsome）所含的细胞色素 P450 具有对多种外源物（包括药物）进行代谢的功能。细胞色素 P450 超家族成员包括 56 种不同的功能酶，其命名方法是由 CYP 后接上阿拉伯数字表示族（1~4）、一个字母表示亚族（A~F）以及一个阿拉伯数字表明同工酶（1~20）。星号后面的数字表示其等位基因的变异体。细胞色素 P450 的主要变异体可见表 14-2。其中 6 个特异的基因：*CYP1A1*、*CYP1A2*、*CYP2C9*、*CYP2C19*、*CYP2D6* 和 *CYP3A4* 最为重要，所编码的 6 种酶参与了 >90% 常用药物的代谢。

（二）强代谢者、弱代谢者与 CYP2D6

由于细胞色素 P450 种类繁多，某些底物可被几种细胞色素 P450 催化，而某些细胞色素 P450 又

表14-2　细胞色素P450的主要等位基因

酶蛋白	主要基因突变	突变种类	酶功能的改变
CYP2A6	CYP2A6*2	亮160组	酶失活
	CYP2A6del	缺失	不产生酶
CYP2C9	CYP2C9*2	精144半胱	降低对底物的黏附性
	CYP2C9*3	异亮359亮	改变对底物的特异性
CYP2C19	CYP2C19*2	异常联接点	酶失活
	CYP2C19*3	翻译提前终止	酶失活
CYP2D6	CYP2D6*2xN（N=2,3,4,5,13）	基因重复	酶活性增高
	CYP2D6*4	缺陷联接	酶失活
	CYP2D6*5	缺失	不产生酶
	CYP2D6*10	脯34丝、丝486苏	酶不稳定
	CYP2D6*17	苏107异亮、精296半胱 丝486苏	降低对底物的黏附性

可催化几种不同的底物。肝脏中的CYP2D6含量占P450肝脏蛋白总量的1%~2%，虽然含量不高，但参与代谢的药物却占总P450代谢药物的25%以上，包括β-肾上腺能受体阻断剂、抗抑郁药、抗心律不齐药和抗精神病药。脑内的CYP2D6也具有多态性特点，而且影响脑的功能。细胞色素氧化酶P450 2D6（CYP2D6）是迄今研究得最多、阐述最为透彻的药物代谢酶。CYP2D6存在于肝细胞内质网和线粒体内，主要对药物及其他代谢物进行氧化修饰。

20世纪70年代曾发现降压药异喹胍（debrisoquine）和催产药司巴丁（sparteine）在不同个体中存在很大差别的反应性。研究后发现，它们都是由CYP2D6氧化代谢的失活造成的。大部分个体对这两种药物的代谢正常，称为强代谢者（extensive metabolizer，EM），属于正常；但某些个体代谢较弱，称为弱代谢者（poor metabolizer，PM；MIM #608902），对药物的反应和不良反应增加。统计显示，5%~10%的白色人种为弱代谢者。家系研究显示，氧化代谢反应是由单基因控制的，PM属于隐性纯合子，羟基化活性降低。

随着对CYP2D6基因多态性研究的不断深入，之后又发现在人群中除了PM和EM外，还存在中间代谢者（intermediate metabolizer，IM）和超快代谢者（ultrafast metabolizer，UM）（图14-6）。

CYP2D基因定位于22q13.2，包括CYP2D8P、CYP2D7P和CYP2D6三个基因。尽管3个基因之

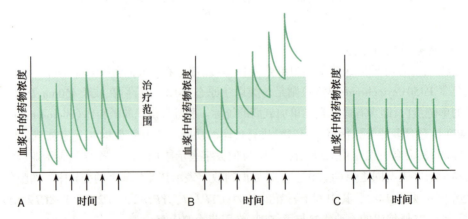

图14-6　重复给药后三类不同的药物代谢个体中的血清药物水平
A.在治疗范围内，正常个体（强代谢者）达到稳定水平；B.弱代谢者体内的药物累积到毒性水平；C.超快代谢者无法将药物水平维持在治疗范围内。

间的同源性很高,但 *CYP2D8P* 和 *CYP2D7P* 都存在变异,不能转录为特异的 mRNA,故均为假基因,仅 *CYP2D6* 可编码产生蛋白产物。*CYP2D6* 基因包含 9 个外显子和 8 个内含子,已发现了 18 种等位基因变异体。由于基因突变导致的 CYP2D6 活性降低或缺失见表 14-3。

表 14-3　*CYP2D6* 基因多态性及其特征

表型	特征	临床建议
PM	主要变异体:*CYP2D6*3*、**4*、**5*、**6* 酶失活 分布频率:5%~10% 白色人种,1%~2% 中国人和日本人	血浆中的药物维持高水平 可能引发药物相关性不良反应 应减少用药剂量
IM	主要变异体:*CYP2D6*9*、**10*、**41* 残余的低酶活性	某些患者应低剂量用药
EM	尚无统一的分类 代谢率正常	大多数患者使用标准剂量
UM	具有多拷贝的 *CYP2D6* 酶活性极高	血浆中的药物水平极低 失去药效

表 14-4 列举了 CYP2D6 与另外 2 种细胞色素 P450 氧化酶 CYP2C9 和 CYP2C19 在弱代谢者中的治疗效果。除了 CYP2D6 之外,CYP2C9 和 CYP2C19 均为在诱导情况下出现的症状。诱导条件与剂量有关,并且均可逆。有几种亚族竞争结合同一区域,可产生阻碍作用。

表 14-4　三种细胞色素氧化酶弱代谢者的治疗结果

酶	代谢的药物	不良反应	减少的药物前体形式
CYP2C9	S-华法林	出血	氯沙坦(非肽类血管紧张素 II 的受体拮抗药)
	苯妥英	共济失调	
	氯沙坦		
	甲苯磺丁脲	低血糖	
	NSAID	消化道出血(?)	
CYP2C19	奥美拉唑	镇定	氯胍(proguanil)
	地西泮		
CYP2D6	三环化物抗抑郁药	心脏毒性	曲马多(镇痛药)
	氟哌啶醇	帕金森症状	可待因
	抗心律失常药	心律失常	乙基吗啡(ethylmorphine)
	奋乃静		
	哌克昔林	神经症状	
	5-羟色胺重摄取阻滞剂	恶心	
	珠氯噻醇(抗精神病药)		
	S-米安色林(抗抑郁药)		

CYP2D6 表型可以用探药(probe drug)来鉴定。探药有司巴丁、异喹胍和右美沙芬(dextromethorphan)。常用异喹胍代谢率法,即晚上口服异喹胍后收集 8h 尿样,用气相色谱测定尿中异喹胍及其代谢产物 4-羟基异喹胍含量,然后以下列公式计算异喹胍代谢率(metabolic rate,MR):

MR=尿中异喹胍量/尿中 4-羟基异喹胍量

MR>12.6,为 PM;MR<12.6,为 EM。

PM 个体除对异喹胍-司巴丁存在代谢缺陷外,还对 30 余种重要的药物,如非那西丁、苯乙双胍、恩卡尼（encainide）和普萘洛尔（propranolol）等有代谢障碍。

可见，异喹胍氧化代谢的多态性是 CYP2D6 的缺陷造成的。通过对弱代谢者肝 mRNA 的克隆和测序研究，目前已鉴定出 *CYP2D6A*、*CYP2D6B*、*CYP2D6C*、*CYP2D6D*、*CYP2D6E*、*CYP2D6F*、*CYP2D6H*、*CYP2D6L*、*CYP2D6T*、*CYP2D6Z* 和 *CYP2D6ch*（或称 *CYP2D6J*）等 18 个与异喹胍弱代谢有关的 *CYP2D6* 突变型等位基因。

CYP2D6 除对药物有灭活作用外，还对某些药物修饰后起激活作用。如可待因就需要在 CYP2D6 的作用下才能发挥止痛效果，PM 患者对此药有耐受。恩卡尼在 PM 患者中则达不到抗心律失常的作用。

除 CYP2D6 外，其他一些细胞色素 P450 酶也呈现多态性，如 CYP2C9、CYP3A4 等。细胞色素 P450 被认为是药物代谢 I 期（修饰作用）中的主要酶类。而 II 期的酶主要起结合反应。

业已发现，CYP2D6 代谢的多态性还与某些疾病的易感性相关，如肿瘤（肺癌、膀胱癌、肝癌和脑瘤等）、Parkinson 病、Alzheimer 病、强直性脊柱炎、系统性红斑狼疮和类风湿关节炎。

总之，细胞色素 P450 的多态性可改变药物的药动学（pharmacokinetics），导致药效增强或降低甚至毒性作用的增加，也是产生个体差异的遗传学原因。尤其对于治疗范围窄的药物，药物代谢多态性将会带来严重的临床后果。

二、临床个体化用药和新药开发

个体化药物治疗（individualized drug therapy）是个体化医疗（personalized medicine）的重要组成部分。药物基因组学将产生重要的新型分子诊断技术，并将成为临床常规实验室的检测技术，医师和药剂师可以参考这些测试结果为患者选择最合适的药物和剂量，真正实现"药到病除"。不同于过去基于经验的逐步解析诊断方法，依靠第二代、第三代测序技术，药物基因组学可以为每一位患者的不同病情提供精准诊断以及最优化的药物治疗方案。从几毫升血液或几微克组织中分离出的基因组 DNA 或 mRNA，可以同时检测出几千种相关基因型或所有 SNP（SNP profile，SNP fingerprint）。这一点尤为关键，因为许多药物的作用均为多基因作用的结果，故对于治疗方案的选取也应该基于其代谢相关的 SNP 分型。这些测试结果还可以进一步演绎为患者诊断和治疗选择的临床指标。新的检验手段并不会完全代替传统的治疗，只是为优化用药方案提供新的选择。药物基因组学将使今后的用药和剂量趋于更为有效、更低毒性。

（一）寻找药物相关基因

每种药物进入体内后都会与许多蛋白质（如载体蛋白、转运蛋白、代谢酶类以及多种受体等）相互作用。这些蛋白质决定了药物的吸收、分布、靶向作用、药理作用、代谢和排泄等过程。因此，许多基因的多种多态性都可能影响药物的作用，需要在全基因组中寻找与药物有关的基因。

已知基因组内有几千种受体基因。许多受体基因是由同一祖先基因进化而来，具有较高的同源性。因此，一种药物可能不只是与一种受体结合，而是与几种受体均存在互作。例如，氯丙嗪就与几种多巴胺能受体、肾上腺素能受体和 5-羟色胺能受体相互作用。因此，多种基因的多个多态性都可能影响药物反应。

以前，寻找和鉴定疾病相关基因主要是采用连锁分析的方法，即应用微卫星（microsatellite）DNA 多态性标志对家系成员进行基因分型，然后根据哪个微卫星标志与疾病相关，再去寻找与该微卫星连锁的基因，并最终分析确定相关致病基因。由于欲找到家系中每一位成员服用药物反应的详细记录非常困难，故连锁分析不适用于寻找药物相关基因。后来，又盛行全基因组关联研究（genome-wide association study，GWAS），即在人群无关个体中分析染色体某一区域与某种表型的相关性。但由于在开放人群中无关个体的亲缘关系比家系成员要远得多，因而需要 10 万个或更多的多态性标志。这样，已知的小卫星 VNTR 和微卫星 DNA 即短串重复序列（short tandem repeat，STR）的多态性位点都不够用。幸好发现了 SNP 可以用于此目的。目前在基因组数据库中登录的 SNP 位点超过 1 400 多万个，其中 6 万多个 SNP 分布于基因的编码序列区，具有功能相关意义。因此，这些 SNP 多态位点就可作为药物基因组学研究的相关位点。

(二) 基因分型及蛋白质分析技术

在基因组范围内进行药物相关基因的研究,工作量是巨大的。例如,研究某一药物的反应需在1 000 例患者中进行,对 10 万个遗传标志进行基因分型(genotyping),就需要做 1 亿次基因分型,用常规的方法显然可行性差,故必须采用新的技术方法。例如,采用基因芯片技术就是解决问题的方法之一。先将各种标志的探针点在膜上或玻璃片上,再与个体标本 DNA 进行杂交,就可迅速测定某一个体的所有基因型。然后与药物反应的表型进行相关分析,即可确定哪些多态性与此相关。研究甚至在不清楚药物的作用机制情况下也可进行,待找到相关基因多态性,再与功能联系起来分析。在完成了人类基因组图谱和 SNP 图谱后,利用大量药物遗传学研究进行 SNP 基因分型检测是药物开发过程中不可缺少的一步。例如,通过基因芯片技术快速检测 G6PD 基因突变,进行 G6PD 缺乏症的筛查,早已在国外应用于临床的预防和治疗。近年来,高通量测序技术飞速发展,替代了基因芯片分型方法。

检测某种细胞或组织的全部基因表达图谱具有更强的科学意义。比较不同患者服药后基因表达图谱的差异,就可分析药物在不同个体中作用机制及代谢等方面的差异。组织基因表达图谱分析特别适用于癌症患者。可将组织活检标本或手术切除标本进行 mRNA 抽提和分析。肿瘤中改变的基因表达可指导有效药物的选择,避免不必要的毒性和无效药物的应用。例如,对乳腺癌患者的癌基因 *ERBB2*(*HER2*)进行检测,就可预测用曲妥珠单抗(trastuzumab)治疗的效果。在其他疾病中,转录表达图谱也可用于确定一些候选基因的改变。如从气管中取得的上皮和炎症细胞转录图谱可确定哮喘治疗的药物反应等。在进行临床检测转录图谱中较困难的是取得单一种类的细胞。许多标本往往掺杂着各种细胞,对转录图谱有很大干扰。现已有激光捕获微量切片(laser capture microsection,LCM)方法,可从组织切片中只取单个细胞,然后进行单细胞测序和 mRNA 分析,保证了转录图谱分析的准确性。

基因的最终产物是蛋白质,故蛋白质组也是药物基因组学研究的重要内容。比较用药前、后细胞表达蛋白的差异,可了解药物作用的效果等信息。而不同个体中表达图谱的差异可作为用药的依据。特别蛋白质芯片技术可能更适合于临床应用。将抗体固定在膜片或玻片上,然后与细胞表达的各种蛋白分子分别结合。某些 SNP 位点可能正好位于蛋白质抗原决定簇,因而不同的基因型可产生不同的抗体。检测哪种抗体与蛋白质结合,就可了解个体属于哪一种基因型,同时也就掌握了蛋白质表达图谱。

理论上,了解人类基因组中结构基因所表达的每一种蛋白质的确切结构形成将有助于设计出化合物来填充蛋白的位置,从而刺激或阻止蛋白质的相作。这种研究就是通常所说的合理药物设计。一旦人类蛋白质的结构全部被阐释之后,风行一时的无疑将是蛋白质,而不再是基因。

(三) 药物基因组学向个体化医疗、药物研发和药物调控的临床转化

一般来说,医师根据人群中统计的平均适用药物剂量来进行治疗。这种"一种药物适用所有人(One size fits all)"的现状终将得到彻底改变。经过药物基因组研究之后,医师能够选择有效的药物与患者独特的基因型相匹配。这包括将具有相同表型的患者根据其不同的疾病遗传学变异和药物反应性分成更小的群体。针对这种小群体的用药比起针对广泛人群的用药显然更加有效、毒性更低。

在临床上,尽管疾病的症状看起来是似乎是相同的,但个体之间的差异,特别是患者自身多基因网络的作用,使得药物在每个机体身上会产生不同的疗效和毒性。药物基因组学可以将患者不同的反应与他们不同的基因变异联系起来。人们希望以此推进新药的研发,并且确定某一种药物特定适应的人群,这样也可以将过去一些由于不良反应而被"宣判死刑"的药物重新投入使用。不同的是,这一次是使用在适合的患者人群中。

以往的研究已证实,遗传上的杂合子与药物反应的不同有着密切的关系。有些药物在某些患者

身上能够达到其他人所没有的良好效果,而在另一些患者身上却会引起明显的毒性反应。为了使个体化药物治疗达到良好的预期转归,必须考虑患者所属的地理环境、种族或民族区域人群的不同药物反应模式。由于在 DNA 分析上具备高输出的技术,药物基因组学可以更个体化地进行预测性用药。判明个体独特的疾病易感性和药物反应的遗传特征将对人类理解疾病的病理、选择有针对性的治疗方案产生深远的影响,也可以在为个体选择药物剂量时提供信息。这样,才有可能真正达到理想化的个体化治疗,通俗地说就是"针对某个患者进行的特定药物、适当剂量的治疗"。通过药物基因组学的大规模研究,人类首先可以通过基因分型而避免极少数患者因个体差异而遭受严重的药物毒性反应,甚至丧失生命的悲剧。药物也可预先进行设计,以避免造成太大的个体差异。例如,设计的药物在代谢中不再与 CYP2D6 互作,以防止 PM 患者引发的毒性反应。

某些药物常常仅在少数患者中具有很好的治疗效果,而在大部分患者中效果很差,甚至没有效果。如晚期大肠癌手术加化疗治愈率仅为 20%~40%,大部分患者对化疗反应不良。因此,有必要在患者治疗前为其选择最合适的药物。在治疗前分析患者的基因型可达到此目的。唯有提前预测哪些患者对哪种药物敏感,对哪种药物耐受,选择最合适的药物治疗才会事半功倍。

药物基因组学可在药物开发研究上节省大量费用。过去某些药物的疗效很好,只是因为其在某些患者中产生严重的不良反应而不得不忍痛放弃。现在采用药物基因组学的技术区分出是哪一种基因型个体产生了不良反应,就可以安全地在其他不同基因型个体中应用此种药物,这无疑大大增加了研发药物的实用性,从而减少了研发费用。

药物基因组学的当务之急是系统地鉴定出一整套遗传多态性标记,在此基础上建立与药物反应差异相关的数据库。这套数据库既可对患者服药反应的表型进行相关基因型评估,又可为研究其他各种表型作进一步的铺垫,从而不断充实数据库。因此,应该大力鼓励个人和家庭建立各种细胞、组织和体液等样本的数据库,以便对疾病和药物作用进行精细的研究并指导今后的治疗。

几乎在人类基因组计划进行的同时,许多学者便对其他物种的基因组进行分析,试图在人与某些物种的比较中发现和寻找可用于人体的新药。人类与果蝇、线虫、酵母和小鼠等模式生物的基因所编码的蛋白质十分相似。任何一个人类基因在线虫或果蝇的基因组中找到足够相似的对应者的概率约为 50%~90%,故可这些物种可作为模式生物来进行研究,寻找适用于人体的药物。例如,黑腹果蝇的基因组序列显示,在 268 种已知的人类疾病基因中,60% 在果蝇中可以找到对应的基因,全部果蝇蛋白质的 50%(约 7 000 种)与已知的哺乳类蛋白相似。最重要的抑癌基因 *TP53* 就是其中之一,这种类似性使得果蝇成为研究人体癌肿遗传的"良好对等物",未来的抗肿瘤新药很可能首先在果蝇身上取得突破。再如,秀丽线虫的 1/3 蛋白质(约超过 6 000 种)与已知的哺乳类蛋白相似。某些生物工程和制药公司正利用这种长约 1mm 的模式生物进行自动筛选试验,以寻找新的治疗糖尿病的药物。又如,酵母是第一种被测序的有核生物(1996 年)。约 38% 的酵母蛋白质(2 300 种左右)与已知的哺乳类蛋白相似,使得酵母成为一种极好的癌症研究物种模型。国外学者从酵母的研究中了解了许多有关细胞分裂和 DNA 修复的机制,这些资料对肿瘤治疗的研究具有重要意义。利用酵母可解释一些现用的抗肿瘤药物是如何作用的。已有的发现之一就是普通的化学药物顺铂对杀死癌细胞特别有效,而这些细胞在修复 DNA 的能力方面存在特定的缺陷。由于所有的新药最终都必须在哺乳类身上进行试验,而小鼠是首选的对象。因为从基因组的角度而言,小鼠与人非常接近。而从已经识别出的小鼠蛋白质图谱来看,与已知的人类蛋白质的结构很相似。作为一种理想的模式生物,小鼠基因组的测序已于 2002 年完成。小动物模型多见于筛选实验,而大动物模型则多见于实验治疗和中毒机制的研究。显然,对大动物(big animal)尤其是灵长类模型的研究是未来的发展趋势。

药物基因组学在药物设计、制造和应用方面正经历着一场根本性的革命。必须将目前依据患者群共性的药物治疗转向今后根据不同人群及不同个体的基因档案来设计和制造药物,从而实现个体化治疗,造福人类认识自我,保持健康,延长寿命。

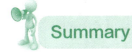 **Summary**

Therapeutic drugs and other drugs administered in medical procedures(such as anesthetics)can produce extreme responses in some people. Adverse drug reactions are very common, being responsible for a significant proportion of all hospital admissions and can result in disability or permanent damage, birth defects, and an extraordinary number of fatalities. Each person's response to natural and synthetic chemicals is determined in part by polymorphisms in genes that control pathways of biotransformation and the chemical's target. Pharmacogenomics is the study of the interaction of an individual's genetic makeup and response to a drug. The key distinction between pharmacogenetics and pharmacogenomics is that the former describes the study of variability in drug responses attributed to individual genes and the latter describes the study of the entire genome related to drug response.

Poor drug metabolizers are at risk of a drug overdose (the drug does not get cleared quickly; repeated drug doses drive up the concentration). Others are ultrafast metabolizers and may get little therapeutic benefit (the drug is cleared too rapidly). Six cytochrome P450 enzymes carry out more than 90% of phase Ⅰ drug metabolism. Each handles the metabolism of multiple drugs; conversely, some individual drugs may be metabolized by two or more cytochrome P450 enzymes.

Genetic testing for polymorphisms associated with variation in drug metabolism or effectiveness can lead to better predictions of a person's response to drugs and can reduce the incidence of drug-related side effects. Examples of so-called personalized or precision medicine include sulfonylurea therapy for certain monogenic subtypes of diabetes, trastuzumab for breast cancers showing HER2 overexpression, imatinib for chronic myeloid leukemia, and gefitinib for non-small cell lung cancers with activating EGFR mutations. Personalized medicine is an approach to medical care in which treatment is designed specifically for the individual patient. In genetics, the goal is to incorporate the genetic profile of the patient into decisions about diagnosis and treatment.

（张咸宁）

 思考题

1. 试述药物遗传学和药物基因组学如何辅助医生为患者选择最佳药物。
2. 试分析阻碍个人遗传信息普遍进入目前的临床医学体系的潜在因素。

第十五章
遗传病的诊断

要点

1. 遗传病诊断分为临症诊断、症状前诊断、产前诊断等。胚胎植入前遗传学诊断是产前诊断一个新的重要分支。

2. 临症诊断是根据已出现症状患者的各种临床表现及辅助检查(包括遗传学检测)给出疾病诊断,系谱图是判断遗传方式重要的依据。

3. 细胞基因组检查,包括染色体核型分析、基因组拷贝数变异检测。

4. 生化检查包括一般的临床生化检验和遗传病的特异检查,是遗传病诊断中的重要辅助手段。

5. 基因诊断指利用 PCR、MLPA、NGS 等分子生物学技术,直接检测 DNA 或 RNA 在结构或表达水平上的变化,从而对疾病作出诊断。

6. 人类基因测序变异分为五个级别:致病性变异、可能致病性变异、意义不明的变异、可能良性变异和良性变异。"可能致病"和"可能良性"用来表达 90% 以上确定性的致病或良性变异。

7. 产前诊断分有创性和无创性。无创指通过孕妇外周血胎儿游离 DNA、B 超等进行胎儿结构畸形和遗传病的产前诊断。有创指通过对绒毛组织、羊水细胞及脐带血中胎儿细胞的染色体或基因进行检测,以判断胎儿是否发生染色体病或单基因病。

遗传病的诊断是开展遗传病防治工作的基础。遗传病的病因是身体内遗传物质的改变,但其表型的改变可能涉及身体的各个组织器官,因此遗传病的诊断是项复杂的工作,往往需要临床多个学科的密切配合。根据诊断时间的不同,遗传病诊断可分为临症诊断、症状前诊断、产前诊断或称出生前诊断几种类型。临症诊断是医务工作者根据已出现症状患者的各种临床表现进行分析,并进行疾病的诊断和遗传方式的判断;症状前诊断主要针对发病年龄较晚的遗传病进行诊断;产前诊断分为无创产前检测和有创产前诊断,是指对可能罹患遗传病的胎儿在其出生前利用各种方法予以确诊的一种诊断方法。近年来,随着生物技术与生殖医学的发展,产前诊断又形成了一个新的分支——胚胎植入前遗传学检测。胚胎植入前遗传学检测是指在胚胎植入前阶段对胚胎或者卵子进行遗传学检测。

第一节 临 症 诊 断

临症诊断是医务工作者根据已出现症状患者的各种临床表现进行分析,并进行疾病的诊断和遗传方式的判断,是遗传病临床诊断的主要内容。伴随着社会进步和经济发展,人类的疾病谱正在逐步改变,遗传病也越来越多地出现在医生面前,需要医生作出详尽的临症诊断。

一、临症诊断的对象

由于遗传信息控制着生命有机体的各种性状,因此对人类而言,遗传物质的改变有可能带来各种疾病体征或症状,其中有很多特殊体征和症状提示就诊患者可能患有遗传病。如个体外观有较明显的改变或畸形、器官发育异常;智力语言、肢体活动能力、神经反应等有明显异常,都应考虑就诊个体是否患有遗传疾病。

二、临症诊断的方法及应用

(一)病史、症状和体征

1. **病史**　遗传病多有家族聚集现象,由此病史的采集极为重要,采集过程中要遵循准确、详细的原则。另外,还要根据不同的遗传病进行特别的调查。

2. **症状和体征**　遗传病有和其他疾病相同的症状和体征,往往又有其本身特异性表型,为诊断提供线索。由于大多数遗传病在婴儿或儿童期即可有体征和症状表现,故除观察外貌特征外,还要注意身体发育快慢、智力增进情况、性器官及第二性征发育是否异常等。

(二)系谱分析

准确地记录家族史对遗传病的诊断非常重要,最有效的方法就是绘制系谱。系谱分析有助于判断遗传病的遗传方式,以区分某些表型相似的遗传病。系谱分析时应注意:系谱的系统性、完整性和可靠性;分析显性遗传病时,应注意对已有延迟显性的年轻患者,由于外显不全呈隔代遗传时,不要误认为是隐性遗传;要注意显性与隐性概念的相对性,同一遗传病可因观察指标不同而得出不同的遗传方式,从而导致发病风险的错误估计;近亲婚配者隐性遗传病的发病风险远高于随机婚配者,出现此类遗传病时,应询问双亲是否近亲婚配;现代家庭子女数较少,小家系越来越多,有些遗传病家系除先征者外,家庭成员中找不到其他患者,此时应优先考虑是不是隐性遗传病,再考虑是否为新发基因突变导致的显性遗传病。

(三)细胞基因组检查

细胞基因组检查,包括染色体核型分析、基因组拷贝数变异检测。核型分析是较早应用于遗传病诊断的辅助手段。随着显带技术的应用以及高分辨染色体显带技术的出现和改进,能更准确地判断和发现更多的染色体数目和结构异常综合征。结合分子生物学手段开发的染色体原位杂交技术,以及近十年发展起来的染色体微阵列分析技术,基因组低深度测序拷贝数变异分析技术,可以对全染色体基因组 100kb 以上的 CNV 进行检测,还可以发现新的微畸变综合征。

染色体检查标本的来源,主要取自外周血、绒毛、羊水中脱落细胞和脐血、皮肤等各种组织。

染色体检查的指征:有明显的智力发育不全;生长迟缓或伴有其他先天畸形者;夫妇之一有染色体异常,如平衡结构重排、嵌合体等;家族中已有染色体异常或先天畸形的个体;多发性流产妇女及其丈夫;原发性闭经和女性不育症;无精子症男子和男性不育症;两性内外生殖器畸形者;疑为先天愚型的患儿及其父母;原因不明的智力低下患者;35 岁以上高龄孕妇之胎儿。

1. **染色体显带技术**　20 世纪 70 年代前后发展起来的染色体显带技术是细胞遗传学的一大突破。G 显带技术仍然在临床诊断中广泛使用。利用染色体显带技术,可以使许多疾病在染色体水平找到原发性改变,如肿瘤、发育缺陷、心血管疾病等。

2. **染色体原位杂交(chromosome in situ hybridization)**　荧光原位杂交(fluoresces in situ hybridization,FISH)应用最为广泛的是染色体原位杂交技术。FISH 技术具有快速、经济、安全、灵敏度高、特异性强等优点,可有效诊断传统显带技术无法检出的微缺失或重复等染色体结构变异疾病。

3. **染色体微阵列分析技术(chromosome microarray analysis,CMA)**　CMA 又称基因芯片技术,是指将成百上千甚至数万个寡核苷酸或 DNA 片段密集有序地排列在硅片或聚丙烯等固相支持物上,通过相应探针与检测样本进行杂交,再将荧光信号转换成数据,最后通过数据分析 DNA 片段是否存在剂量变化。其分辨率是普通染色体核型分析的 10~100 倍以上,使用的探针越多分辨率越高。

4. **拷贝数变异测序技术(copy number variation sequencing,CNV-seq)**　CNV-seq 是指采用二代测序技术对样本 DNA 进行全基因组低深度测序,测序结果与人类参考基因组碱基序列进行比对,通过生物信息分析以发现受检样本存在的基因组拷贝数变异。CNV-seq 与核型分析、CMA 等技术相比,具有检测范围广、通量高、操作简便、兼容性好、所需样本量低等优点。

(四)生化检查

生化检查是遗传病诊断中的重要辅助手段,包括一般的临床生化检验和遗传的特异检查。不

NOTES

同类型的遗传病的缺陷不同,因此生化检查也各种各样,用于分析酶变型的方法主要有电泳速率、酶动力学、指纹分析和免疫反应等常用技术;用于分析蛋白质变型的方法主要靠电泳技术、肽链和氨基酸顺序分析来辨认。另外,测定中间代谢产物也有助于诊断代谢病,比如,通过测定尿中苯丙酮酸或苯乙酸可诊断苯丙酮酸尿症。

遗传代谢病是一组先天性生化紊乱所致的疾病,属单基因病。目前已知的遗传代谢病中,多数为酶缺陷病,少数为非酶缺陷病。酶缺陷病中大部分为常染色体隐性遗传,个别为 X 连锁隐性遗传。由于基因突变导致蛋白质缺如和结构异常或翻译后加工修饰缺陷等,即可导致酶蛋白的缺如或功能异常(参见第九章)。各种遗传性代谢病的发生率都很低,一般在 1/10 万~1/5 万,它在不同地区、不同种族中发病率的差异很大。目前临床上常用的生物化学检查是检测酶的缺陷和代谢中间产物。血和尿液由于易采集,加之检测技术和方法的不断改进,目前串联质谱(tandem mass spectrometry,MS/MS)技术因其具有灵敏、快速、高通量等特点,在检测包括氨基酸、有机酸、脂肪酸氧化代谢紊乱方面广泛应用。

(五) 基因诊断

基因诊断(gene diagnosis)又称为分子诊断,是指利用分子生物学技术,直接检测体内 DNA 或 RNA 在结构或表达水平上的变化,从而对疾病作出诊断。基因诊断区别于传统诊断主要在于直接从基因型推断表型,即越过产物(酶与蛋白质)而直接检测基因作出诊断。基因诊断不仅可以对遗传病患者作出诊断,还可以在发病前作出症状前诊断,也可以对有遗传病风险的胎儿/胚胎作出产前/植入前诊断。由于基因诊断不受基因表达的时空限制,也不受取材细胞或组织类型的限制,还可以有效检出携带者,因此自基因诊断于 1978 年应用于镰状细胞贫血症的检测以来,其已逐渐从实验研究进入临床应用,并且在遗传病的诊断中发挥出越来越重要的作用。

目前基因诊断主要通过聚合酶链反应(polymerase chain reaction,PCR)及相关技术扩增目的 DNA 或 cDNA 片段,再经 Sanger 双脱氧测序法测定致病突变,达到诊断的目的。另一个有效的基因诊断技术是多重连接探针扩增技术(multiplex ligation-dependent probe amplification,MLPA),通过简单的杂交(hybridization)、连接(ligation)及 PCR(polymerase chain reaction)扩增反应,于同一反应体系内同时检测出几十种基因组 DNA 或 RNA 拷贝数变化。MLPA 操作简单、通量高、稳定可靠,某些较为常见的遗传性疾病已经开发出商品化的检测试剂盒,该技术在遗传病诊断中的应用已得到迅速推广(参见第四章)。

(六) 基因组学分析

传统的基因诊断技术适合应用于对已知或有明确的候选致病基因的遗传病的诊断,但实际上很多患者无法从已知或多个候选基因中检出致病突变,无法完成基因诊断。而基因组学技术及分析工具可以做到高通量、全覆盖,有效检出未知致病变异,因此已经成为遗传病诊断的新手段。

1. 新一代测序技术(Next generation sequencing,NGS) 基因组学分析可以对成千上万的 DNA 片段同时进行检测,其中最具代表性的技术就是新一代测序技术(next generation sequencing,NGS),与 Sanger 测序相比,NGS 具有显著的高通量、整体性、精准性、微观化的优势,可以分析碱基变异和包括基因内 2 个外显子以上的拷贝数变异。

第二代测序技术以焦磷酸测序、DNA 簇、可逆性末端终结或四色荧光标记寡核苷酸的连续连接反应为基础,能够在短时间内高效检测包含数亿碱基的序列,广泛用于全基因组重测序(whole genome sequencing)、外显子组测序(exome sequencing)、转录组测序(transcriptome sequencing)、小分子 RNA 测序(small RNA sequencing)以及长链非编码 RNA 测序(long noncoding RNA sequencing)等多方面。随着成本的逐渐降低,外显子组测序已经应用于遗传病的日常诊断。

第三代测序技术的最大特点是单分子实时测序,可以实现高通量、长读长且能无扩增 DNA 直接测序,能够检出染色体结构异常、基因融合、串联重复等变异,第三代测序将极大推动个人基因组及个体化医学时代的到来。

2. DNA 芯片(DNA chip) 这是一种基于 DNA 杂交的高通量核酸检测技术,可对上千种甚至更多基因的表达水平、突变和多态性进行快速、准确的检测,常应用于遗传异质性强、致病基因及突变位点多的已知突变检测。如非综合征性耳聋的基因诊断,可利用基因芯片技术一次性检测多个致病基因的已知突变。

3. 变性高效液相色谱（denaturing high performance liquid chromatography,DHPLC） DHPLC是一种针对已知和未知单核苷酸多态性和突变均可筛查的技术。近年来应用 DHPLC 技术对一些遗传病开展了基因诊断或突变筛查,包括常染色体显性遗传的 Marfan 综合征、隐性遗传的白化病、X 染色体连锁遗传的进行性假肥大性肌营养不良以及一些线粒体疾病和甲基化异常疾病。

(七) 代谢组学分析

代谢组学（metabonomics/metabolomics）是继基因组学和蛋白质组学之后系统生物学最新的组成部分,它采用高通量的色谱、质谱和磁共振等技术,结合统计学方法进行数据分析,通过定性或定量分析生物体液（如血液、尿液）、动物或人体的器官组织（如肝、肾脏）和细胞等生物样本中分子量在 100~1 000Da 的小分子代谢物,从而反映复杂生命体的整体功能状态,找寻代谢物与生理或者病理变化之间的联系。代谢组学主要有两个分析策略:非靶向代谢组学分析和靶向代谢组学分析。非靶向代谢组学无偏向性地分析整个代谢组以期获得尽可能多的代谢物;靶向代谢组学有针对性地采用代谢物的标准品,建立优化分析方法和标准曲线,然后对样品进行分析,准确地定量特定的代谢物。目前已有研究者对遗传代谢疾病及其他单基因遗传病患者、筛查染色体病胎儿的母血或尿液等进行代谢组学分析,为疾病的诊断提供新的依据。

三、DNA 序列变异致病性分级

基因测序可以精确查看基因的序列变异,基因的序列变异是否导致疾病,主要根据美国医学遗传学与基因组学学会（The American College of Medical Genetics and Genomics,ACMG）制定的序列变异解读指南进行解读。

(一) 序列变异相关术语及变异命名法则

人类基因测序变异分为五个级别:致病性变异、可能致病性变异、意义不明的变异、可能良性变异和良性变异。其中"可能致病"和"可能良性"用来表达 90% 以上确定性的致病或良性变异。

变异的命名应遵循标准基因变异命名法,以确保基因组信息能够有效共享。临床报告应该包括参考序列,以确保在 DNA 水平上对变异体进行明确的命名,并提供编码和蛋白质命名法以帮助功能解释（例如,"g."用来表示基因组序列,"c."用来表示 cDNA 序列的编码,"p."用来表示蛋白质,"m."用来表示线粒体等）。编码命名法应使用 ATG 翻译起始密码子的"A"作为位置号 1 来描述。如果使用了历史替代命名法,则应使用当前命名法以及历史命名的附加符号。在传统命名已被使用的地方,当今命名应该对传统命名进行额外注释。参考序列应该是完整的,并来源于具有版本号的美国生物技术信息参考序列数据库或 LRG（locus reference genomic）数据库。基因组坐标应根据标准基因组版本（如 hg19）或覆盖整个基因（包括 5' 和 3' 非翻译区以及启动子）的基因组参考序列来界定。当描述编码变异时,应该在报告中使用和提供每个基因的一个参考转录本。该转录本应该是最长的已知转录本或者是最具临床相关的转录本。协会支持的参考转录本通常可以通过 LRG 数据库、人类基因突变数据库、临床变异（ClinVar）数据库或特异基因座数据库来确定。然而,当这些区域发生临床可解释的已知变异时,实验室应该评估该变异对所有临床相关的转录本的影响,包括含有其他外显子或非翻译区延伸的可变剪切转录本。人类基因组变异（Human Genome Variation,HGVS）数据库并未覆盖所有类型的变异（如复杂变异）,但是复杂变异的可能描述已被报道。此外,ACMG 支持 HGVS 命名规则之外的三种特殊例外:①除了当今 HGVS 推荐的"*"和"Ter","X"仍然被认为用于报告无义变异;②建议根据指定变异选择的参考转录本对外显子进行编号;③通常因为临床解释直接评估致病性,所以推荐使用术语"致病性"而不是"影响功能"。

(二) 序列变异分析的生物信息学基础

在序列变异分析中,生物信息学的应用至关重要,主要包括文献和数据库的使用、计算型预测程序的使用两个方面。

1. 文献和数据库的使用　序列变异方式多样,均收录于各大数据库中。进行序列变异的分析时,需要大量查数据库和已发表的文献。

人群数据库在获得大型人群中的变异频率方面很有用。常用的人群数据库有千人基因组计划数据(1 000 Genomes Project)和全外显子整合数据库(Exome Aggregation Consortium,ExAC)等。人群数据库不能假定只包括健康个体和已知的致病变异。人群数据库不包含变异的功能研究或表型的广泛信息。在使用人群数据库时,必须确定使用的是健康群体还是患者群体,甚至是否包括一个家庭中的多个个体,以及受试者的年龄范围等。

疾病数据库主要包含在疾病患者中发现的变异和变异的致病性评估。常用的疾病数据库有临床变异(ClinVar)、在线人类孟德尔遗传(Online Mendelian Inheritance in Man,OMIM)和人类基因突变数据库(Human Gene Mutation Database,HGMD)等。值得注意的是,疾病和基因特异性数据库往往包含错误的变异分类,包括因为许多数据库不进行初步证据审查而在评审文献中发表的错误声明。因此数据的正确使用非常重要,如下所述。

在使用数据库时,临床工作者应:①确定数据库更新的频率,是否支持数据整理,以及使用什么方法进行整理;②确认 HGVS 命名法的使用,并确定基因组构建和用于命名变异的转录文本引用;③确定数据对分析准确性的验证程度(例如 Sanger 验证),并通过阅读相关文献评估用于评估数据准确性的任何质量指标;④确定所列结果的来源和独立性。

变异评估还包括搜索医学文献。使用较旧的命名和分类或基于单一观察的文献应谨慎使用。在识别带有变异的个人和家庭成员以及相关的表型时,考虑患者是如何被确诊的尤为重要。在评估这些文献的数据时需要谨慎客观,这是由于受累患者及相关个体在基于不同背景和规模的研究中常常被多次重复报道。重复报道的发生可能是由于作者重叠、实验室间合作或先证者及其家庭成员同时被不同临床系统随访。而这些重复报道可能会导致受累个体被错误地重复计数,进而使变异频率假性增高。作者或其研究机构互相重叠是发现数据集重复的第一线索。

临床工作者应建立一个内部系统对已报告的基因序列变异及临床诊断进行记录。这对于分析基因型-表型之间的相关性,以及该变异在患者和正常人群中的发生频率尤为重要。临床工作者也应该积极提交变异数据到相关数据库,如 ClinVar 数据库,包含提交临床评估信息以及用于变异分类的证据,以帮助人们不断加深对人类遗传变异所产生的效应的理解。提供临床数据应遵循"健康保险携带和责任法案(HIPAA)"对个人隐私保护的规定。临床实验室应与临床医生合作,以获得临床信息,从而更好地理解基因型是如何影响临床表型的,并解决不同实验室对遗传变异解读存在差异的问题。临床变异数据库极大地促进临床实验室工作的开展,因此需对其进行扩展并标准化。标准化便于临床实验室获取数据库的最新信息,同时有助于提交更新的信息。

2. 计算机预测程序的使用　各种公共和商业化计算机工具可以辅助解读序列变异。每种工具使用的算法可能有差异,但都会包含序列变异在核苷酸及氨基酸水平上作用影响的判断,包括变异对主要转录本,可变转录本,其他基因组元件影响作用的确认,也包括对蛋白质潜在影响作用的判定。这些工具主要分为两类:一类可以预测错义变异是否会破坏蛋白质的功能或结构;另一种可以预测是否影响剪接。新的工具已可以处理额外的非编码序列。错义改变的影响作用是由不同的条件决定的,例如一个氨基酸或核苷酸的进化保守性、其在蛋白质序列中的位置及其上下游序列,以及氨基酸置换导致的生化结果等。对各种计算机算法中的一个或几个条件进行评测可以进一步评估错义改变带来的影响。已经有一些工作在评估预测软件的预测性能,是通过对这些预测软件之间的相互比较评估他们预测已知致病突变的能力来实现的。一般情况下,多数算法预测已知致病的错义突变的准确率能达到 65%~80%。但是大多数工具的特异性较低,导致有些错义改变被过度预测为有害突变,而且对于影响较小的错义变异的预测也不可靠。目前临床实验室常用的错义变异解读工具有 PolyPhen 2、SIFT 和 MutationTaster 等。

目前已开发出许多用于预测剪接的软件,这是基于内含子或外显子水平上剪接位点的丢失或产生原理基础上而完成的。一般情况下,相对于特异性(60%~80%),预测工具在预测剪接位点异常方面具有较高的敏感性(90%~100%)。

虽然许多不同的分析软件程序使用不同的算法进行预测,但其基本原理是相似的;因此,在序列解读中,不同软件工具组合的预测结果被视为单一证据而不是相互独立的证据。因为每个软件工具基于他们使用的算法都各有优缺点,所以仍然建议使用多种软件进行序列变异解读;很多情况下,预测性可能因为基因和蛋白质序列的不同而有差异。总之,这些软件分析结果只是预测,他们在序列变异解读中的应用应该慎重,不建议仅使用这些预测结果作为唯一证据来源进行临床判断。

(三) 序列变异解读的拟定标准

1. 序列变异解读的基本方法　序列变异解读的拟定标准主要包括两套:一是用于对致病或可能致病的变异进行分类(表 15-1),另一是用于对良性或可能良性的变异进行分类(表 15-2)。致病变异标准可分为非常强(very strong,PVS1),强(strong,PS1-4);中等(moderate,PM1-6),或辅助证据(supporting,PP1-5)。良性变异证据可分为独立(stand-alone,BA1),强(strong,BS1-4),或辅助证据(BP1-6)。其中,数字只是作为有助于参考的分类标注,不具有任何意义。每个类别中的数字不表示分类的任何差异,仅用来标记以帮助指代不同的规则。对于一个给定的变异,用户基于观察到的证据来选择标准。根据表中的评分规则把标准组合起来进而从 5 级系统中选择一个分类(表 15-3)。这些规则适用于变异上的所有可用数据,无论是基于调查现有案例获得的数据,还是来源于先前公布的数据。未发表的数据也可以通过公共数据库(如 ClinVar 或位点特异数据库)和实验室自有数据库获得。为了对变异分类具有较好灵活性,基于收集的证据和专业判断,可以把某些依据用到不同的证据水平上去。例如,如果一个变异多次和已知致病性变异处于反式位置(位于另一染色体上),PM3 可以上调到强。相反,在数据并不像描述的那么强的情况下,可以改判变异到一个较低的水平(表 15-1)。如果一个变异不符合分类标

表 15-1　致病性证据分类

致病性证据	分类
非常强	PVS1:当一个疾病的致病机制为功能丧失(LOF)时,无功能变异(无义突变、移码突变、经典 ±1 或 2 的剪接突变、起始密码子变异、单个或多个外显子缺失)。注:①该基因的 LOF 是不是导致该疾病的明确致病机制(如 GFAP、MYH7)。②3'端末端的功能缺失变异需谨慎解读。③需注意外显子选择性缺失是否影响到蛋白质的完整性。④考虑一个基因存在多种转录本的情况
强	PS1:与先前已确定为致病性的变异有相同的氨基酸改变。例如:同一密码子 G>C 或 G>T 改变均可导致缬氨酸→亮氨酸的改变。注意剪切影响的改变。 PS2:患者的新发变异,且无家族史(经双亲验证)。 PS3:体内、体外功能实验已明确会导致基因功能受损的变异。注:功能实验需要验证是有效的,且具有重复性与稳定性。 PS4:变异出现在患病群体中的频率显著高于对照群体。注:①可选择使用相对风险值或者 OR 值来评估,建议位点 OR 大于 5.0 且置信区间不包括 1.0 的可列入此项。②极罕见的变异在病例对照研究可能无统计学意义,原先在多个具有相同表型的患者中观察到该变异且在对照中未观察到可作为中等水平证据
中等	PM1:位于热点突变区域,和/或位于已知无良性变异的关键功能域(如酶的活性位点)。 PM2:ESP 数据库、千人数据库、EXAC 数据库中正常对照人群中未发现的变异(或隐性遗传病中极低频位点) PM3:在隐性遗传病中,在反式位置上检测到致病变异。注:这种情况必须通过患者父母或后代验证。 PM4:非重复区框内插入/缺失或终止密码子丧失导致的蛋白质长度变化。 PM5:新的错义突变导致氨基酸变化,此变异之前未曾报道,但是在同一位点,导致另外一种氨基酸的变异已经确认是致病性的,如:现在观察到的是 Arg156Cys,而 Arg156His 是已知致病的。注意剪切影响的改变。 PM6:未经父母样本验证的新发变异

续表

致病性证据	分类
支持证据	PP1:突变与疾病在家系中共分离(在家系多个患者中检测到此变异)。注:如有更多的证据,可作为更强的证据。 PP2:对某个基因来说,如果这个基因的错义变异是造成某种疾病的原因,并且这个基因中良性变异所占的比例很小,在这样的基因中所发现的新的错义变异。 PP3:多种统计方法预测出该变异会对基因或基因产物造成有害的影响,包括保守性预测、进化预测、剪接位点影响等。注:由于做预测时许多生物信息学算法使用相同或非常相似的输入,每个算法不应该算作一个独立的标准。PP3在一个任何变异的评估中只能使用一次。 PP4:变异携带者的表型或家族史高度符合某种单基因遗传疾病。 PP5:有可靠信誉来源的报告认为该变异为致病的,但证据尚不足以支持进行实验室独立评估。

表 15-2   良性证据分类

良性影响的证据	分类
独立证据	BA1:ESP 数据库、千人数据库、EXAC 数据库中等位基因频率>5% 的变异
强	BS1:等位基因频率大于疾病发病率。 BS2:对于早期完全外显的疾病,在健康成年人中发现该变异(隐性遗传病发现纯合、显性遗传病发现杂合,或者 X 连锁半合子)。 BS3:在体内外实验中确认对蛋白质功能和剪接没有影响的变异。 BS4:在一个家系成员中缺乏共分离。 注:这部分需要考虑复杂疾病和外显率问题
支持证据	BP1:已知一个疾病的致病原因是某基因的截短变异,在此基因中所发现的错义变异。 BP2:在显性遗传病中又发现了另一条染色体上同一基因的一个已知致病变异,或者是任意遗传模式遗传病中又发现了同一条染色体上同一基因的一个已知致病变异。 BP3:功能未知重复区域内的缺失/插入,同时没有导致基因编码框改变。 BP4:多种统计方法预测出该变异会对基因或基因产物无影响,包括保守性预测、进化预测、剪接位点影响等。 注:由于做预测时许多生物信息算法使用相同或非常相似的输入,每个算法不应该算作一个独立的标准。BP4 在任何一个变异的评估中只能使用一次。 BP5:在已经有另一分子致病原因的病例中发现的变异。 BP6:有可靠信誉来源的报告认为该变异为良性的,但证据尚不足以支持进行实验室独立评估。 BP7:同义变异且预测不影响剪接

表 15-3   遗传变异分类联合标准规则

标准	描述
致病的	(i) 1 个非常强(PVS1)和 (a) ≥1 个强(PS1~PS4)或 (b) ≥2 个中等(PM1~PM6)或 (c) 1 个中等(PM1~PM6)和 1 个支持(PP1~PP5)或 (d) ≥2 个支持(PP1~PP5) (ii) ≥2 个强(PS1~PS4)或 (iii) 1 个强(PS1)和 (a) ≥3 个中等(PM1~PM6)或 (b) 2 个中等(PM1~PM6)和≥2 个支持(PP1~PP5)或 (c) 1 个中等(PM1~PM6)和≥4 个支持(PP1~PP5)

续表

标准	描述
可能致病的	（i）1 个非常强（PVS1）和 1 个中等（PM1~PM6）或 （ii）1 个强（PS1~PS4）和 1~2 个中等（PM1~PM6）或 （iii）1 个强（PS1~PS4）和 ≥2 个支持（PP1~PP5）或 （iv）≥3 个中等（PM1~PM6）或 （v）2 个中等（PM1~PM6）和 ≥2 个支持（PP1~PP5）或 （vi）1 个中等（PM1~PM6）和 ≥4 个支持（PP1~PP5）
良性的	（i）1 个独立（BA1）或 （ii）≥2 个强（BS1~BS4）
可能良性的	（i）1 个强（BS1~BS4）和 1 个支持（BP1~BP7）或 （ii）≥2 个支持（BP1~BP7）
意义不明确的	（i）不满足上述标准或 （ii）良性和致病标准相互矛盾

准（致病的或良性的），或良性和致病的证据是相互矛盾的，则默认该变异为"意义不确定的"。程度判断评价标准如表所示。请注意，当考虑所有依据以解读变异证据强度的差异时，需专家介入进行判断。

评估变异证据的方法是用来解释在临床诊断实验室中具有疑似遗传（主要指孟德尔遗传）疾病患者的变异。并不适用于解读体细胞变异、药物基因组（PGx）变异，或者是多基因非孟德尔复杂疾病相关的基因变异。在外显子组或基因组研究中，对候选基因［意义不明确的基因（GUS）］应用这些准则时应当谨慎。

2. 序列变异解读的注意事项　序列变异解读过程中，有一些需要注意的地方，比如：

（1）人群频率高于 2% 通常被认为不太可能致病，但不能保证为良性突变。在常染色体隐性遗传携带者或较低外显率的疾病中，可能会带有突变，但没有表型。反之，由于绝大多数测序发现的突变（>98%）是罕见的（人群频率小于 1%），所以罕见也不一定是致病的。

（2）很多软件可以用于突变致病性评估，如错义突变是否致病可以通过突变编码氨基酸位置是否高度保守；是否为其他物种的同源蛋白；特定氨基酸替代是否不耐受来确定致病性，但这种方法是不精确的，不能作为致病性依据。

（3）如果有的突变通过体外实验证明其影响了蛋白表达，细胞功能，模式生物健康等，那么则提示较强致病性。但依据这些指标评估为良性的突变，由于人的生命周期长、生长环境不同、可能没有动物的补偿基因等原因，在人类中仍可能是致病的。

（4）在一个或更多家系突变与疾病是不共分离的，通常认为是良性的。在家系中患者不携带突变，是良性较强证据。携带突变不发病，可能与疾病外显不全有关。对于常染色体显性遗传病，需要 5 次共分离才是强的致病性证据。因为如果家系病人不够多，可能会出现随机现象。

（5）如果带有编码外显子新发突变的患儿疾病表型明显，则是支持该突变致病的附加证据。然而一个正常小孩，编码区至少有 1~2 个新突变，因此，新发突变不一定是致病的。

（6）如果一个基因发生无义突变、移码突变、剪接位点附近 1~2 位核苷酸的变异等可以影响蛋白长度的突变，则很可能预测影响蛋白功能。同义突变一般被认为不致病，但同义突变如果影响正常剪接，从而导致蛋白长度发生改变，则可以致病。在包含多个外显子的基因中，当无义突变出现在最后一个外显子，或者出现在倒数第二个外显子的最后 50 个碱基对时，这种无义突变介导的 mRNA 降解可能不会发生，而截断蛋白功能仍比较完善，该突变致病概率则相应降低。

（7）在数据库有多次致病记录，是重要的致病证据。如果突变发生在之前已知的蛋白质致病性位点的错义突变的同一位置，即使错义突变未被报道，致病的可能性也是很大的。

（四）序列变异检测报告的出具及解读

临床报告是实验室检测结果的最终体现，通常会放入到患者的电子健康档案中。因此，有效的报告应该是简明扼要且易于理解的。报告应该使用清晰的语言书写，避免使用医学遗传学术语，当必须使用时需指明所用术语的定义。报告应包含所有的检测基本要素，包括结构化的结果、解释、参考文献、检测方法和适当的免责声明。《临床实验室改进法案》（CLIA）以及美国病理学家学会在针对新一代测序临床实验标准中，也强调了上述基本要素。

结果部分应根据 HGVS 命名规则（见命名部分）列出变异。考虑到在基因检测中发现的变异数目越来越多，以包含基本内容的表格呈现变异结果可能是传达信息的最好方法。这些基本内容包括在核苷酸（基因组和 cDNA）和蛋白质水平的命名、基因名称、疾病、遗传模式、外显子、合子性及变异的分类。若亲本来源明确，也可包括在内。此外，如果变异是通过基因分型检测的，实验室应特别注明受检变异的完整描述及曾用名。当报告外显子组或全基因组测序结果，或偶尔报告包含基因数目较多的疾病基因包检测结果时，将变异按"与表型明确相关的疾病基因的变异""与表型可能相关的疾病基因的变异"及（在适当情况下）"附带（次要）发现"进行分类可能有益。

解读应包含对变异检测结果进行分类的证据，包括编码蛋白的功能影响预测，以及检测所发现的变异是否可能全部或部分地解释患者的临床表型。报告也应包括对临床医生的建议，这些建议包括一些需补充的临床检测，如对患者进行细胞酶学/功能的检测，以及对患者家系其他成员进行的变异检测，以便为进一步解读变异检测结果提供支持。解读应当包括检测结果部分描述的全部变异，以及其他附加信息。对于各个变异需要注明是否已经在先前的文献、疾病病例或对照数据库中有过报道。在报告结尾处需要列出对变异检测结果分类时所引用的全部参考文献和信息。解读部分其他的附加信息可以包括对变异位点进行进化保守性分析的结果总结。由于医务工作者可能不熟悉预测算法的局限性，因此，应该避免报告对个体进行生物信息学预测的计算结果（如分数，诸如"破坏性"之类的术语），以免造成医务工作者对报告产生误解。如果存在疾病的外显率下降和表现度差异，也需要将有关的讨论包含在最终的报告中。

报告中应说明使用的实验方法、检测所涉及的变异类型、检测过程的难点，以及检测变异所使用的方法的局限性。需要说明的实验方法应包括核酸的获取方法（如聚合酶链式反应、捕获、全基因组扩增等）以及核酸的检测方法（如双向 Sanger 测序、下一代测序、染色体基因芯片、基因分型技术等），这些信息可以为医务工作者提供必要的信息，以帮助其决定是否需要追加实验来跟进这些检测结果。方法部分还应包括人类基因组组织基因命名委员会批准的正式基因名称、转录本的 RefSeq 登录号和所参考的基因组版本。对于大的基因包，基因水平的信息可以通过引用 URL 来加以说明。实验室还可以选择增加对检测过程中常见问题（如样本质量问题、样品混合污染等）的免责声明。

尽管不提倡在实验室报告中对患者提供具体临床指导，但是在报告中提供对于检测结果分类的总体信息（如全部阳性检测结果）是恰当且有益的。大量病人群体和临床试验现在可用于多种疾病的支持和治疗。实验室可以选择将此信息添加到报告的正文或附加信息，并且与报告一起发送给医务工作者。在充分保护患者隐私的前提下，当某一变异检测结果被归为意义不明确时，实验室可尝试帮助医务工作者和特定的疾病研究小组建立联系。

第二节　症状前诊断

一、症状前诊断的对象

某些遗传病的发病年龄较晚或延迟，如某些遗传性肿瘤、涉及神经系统的多种常染色体显性疾病等，其中有些疾病可以在发病之前通过早期干预或预防性治疗防止疾病的发生或延缓疾病的进程。一般而言，症状前诊断的对象是那些尚未出现临床症状的已诊断遗传病患者的亲属，而且较早的症状前诊断可以使这些个体的健康直接受益。许多迟发性遗传病一旦确诊后并不能得到有效治疗，而症状前诊断结果对确诊者及家属可能造成巨大的精神压力，因此需要谨慎评估是否为相关个体进行诊断。

新生儿疾病筛查是一类特殊的症状前诊断,通过生物化学手段或者分子生物学检测技术检测采自出生 3~7 天的新生儿足跟血样本,就可以发现尚无明显临床表现的患儿,从而争取到疾病对患儿产生健康损害的治疗时间。

二、症状前诊断的方法与应用

由于进行症状前诊断的个体尚无临床症状和体征出现,因此其诊断主要依赖于家系调查和系谱分析,依赖于分子诊断技术的应用。通过家系调查和系谱分析,可估计出家系中各成员的发病风险。对风险较高的个体,可以作进一步检查,以明确诊断。前述细胞遗传学技术、基因诊断、基因组学分析、生化诊断及代谢组学分析方法均可用于遗传病的症状前诊断。

第三节 产 前 诊 断

产前诊断是对胚胎或胎儿在出生前是否患有某种遗传病或先天畸形作出准确的诊断。遗传病的产前诊断最早出现于 1966 年,当时 Steele 和 Breg 发现胎儿的染色体组成可以通过羊水细胞的培养来进行分析,这一产前诊断技术对于染色体病综合征的诊断非常重要。随着物理学(超声诊断、影像诊断)、生物化学(生化分析)、分子生物学(DNA 分析)技术的发展,产前诊断的疾病谱得到了极大扩展。胎儿先天结构畸形和已知遗传学基础的疾病均可通过产前诊断得以确诊。

一、产前诊断的对象

产前诊断对象在每个国家、每个地区接受产前诊断的指征可能会略有不同,公认的产前诊断指征包括:①母亲年龄达到或超过 35 周岁;②孕妇产前筛查高风险;③有不良孕产史,包括畸胎史或智力发育迟滞儿分娩史、染色体异常儿分娩史、2 次以上流产、死胎或新生儿死亡史等;④家族有遗传病史,或遗传病儿分娩史;⑤夫妇一方有染色体异常;⑥遗传病基因突变携带者;⑦正在孕育的胎儿有畸形或可疑畸形。

产前诊断的目的是在当父母未来生育某种受累子女的风险极高时,能够为他们提供一种无受累子女的相对安全保证。产前诊断在一定程度上改变了患某种特定疾病的风险概率,但不包括可能发生的所有遗传病及先天畸形。

二、产前诊断的方法与应用

产前诊断又称宫内诊断、出生前诊断,是遗传病预防的重要环节。分为介入性产前诊断和无创性产前检测。

(一)无创性产前检测

无创性产前检测是指通过孕妇外周血胎儿游离 DNA、B 超进行胎儿结构畸形和遗传病的产前诊断。

1. 胎儿游离 DNA 分析在无创性产前检测中的应用 怀孕 7 周后,孕妇的血浆中含有胎儿滋养细胞来源的基因组 DNA 片段,12~20 周稳定在一定的浓度水平,通过高通量测序和/或连锁分析的方法可以进行单基因病的基因诊断。孕妇血浆中的胎儿游离 DNA 也被用来在 Rh 位点上对胎儿进行基因分型。还可以用于无创胎儿非整倍体筛查和常见微缺失、微重复的筛查。

2. 超声检查在产前诊断中的应用 超声检查是一项操作简便、对胎儿和母体损伤极小的产前诊断方法。常用的超声诊断仪有 A 超、B 超、超声多普勒及 M 型超声诊断仪,其中 B 型超声波的图像清晰、分辨力强,应用最广。一般认为超声强度在 20mW/cm² 以下,持续时间不超过 30 分钟,对孕早期 3 个月以内的胎儿是安全的。现该检查方法已广泛应用于神经管缺陷(如无脑儿、脑膨出、脊柱裂等)、内脏畸形(如多囊肾、肾盂积水、食管闭锁、肺发育不全、先天性心脏病等)、肢体短小残缺(如成骨发育不全、侏儒症)等 200 多种先天畸形的产前诊断。一旦常规超声检查发现或怀疑畸形,可能需要进行三维甚至四维(随着时间的推移,三维,如胎儿超声心动图)的详细超声检查。随着超声分辨率的提高,在妊娠早期可以发现越来越多的胎儿结构性异常。超声检查可发现的一些胎儿异常与染色体非整倍体有关,包括21-三体、18-三体、13-三体、X单体、X-三体和许多其他异常核型。此外,还可直接对胎心和胎动进行动态观察,并可摄像记录分析,亦可作胎盘定位,选择羊膜腔穿刺部位,引导胎儿镜操作、采集绒毛和脐带血标本等。

此外,超声检查最早可以在怀孕13周时确定胎儿性别。对于那些被确认为高危妇女的X连锁隐性疾病(如血友病)的产前诊断,如果通过超声检查确定了胎儿为女性(则很可能不患病),产妇可能会决定不继续进行介入性产前诊断。

3. 胎儿磁共振成像　产前超声检查始终是胎儿产前诊断首选的影像学检查方法。胎儿超声有着无创、准确、快速、实时等其他影像学方法无可替代的优势,但它也存在一定的不足,如视野范围偏小,难以穿越胎儿颅骨,在羊水过少、母体存在子宫肌瘤等病例中,超声对胎儿病变显示欠佳,此时需要其他检查方法加以补充。胎儿磁共振成像(magnetic resonance imaging,MRI)是在1983年由Smith等首次报道,磁共振成像作为一种无电离辐射的安全影像学诊断方法,在胎儿畸形诊断中具有独特的优势。胎儿磁共振成像视野大,软组织对比分辨率高,不受母体和胎儿情况如母体过于肥胖、合并子宫肌瘤、羊水过少、多胎、胎儿体位不正以及晚孕期胎儿颅骨钙化等可能导致超声显示胎儿结构异常清晰度减低的影响,可作为胎儿超声的补充手段。

(二)介入性产前诊断

介入性产前诊断是指通过对绒毛组织、羊水细胞及脐带血中胎儿细胞的染色体或基因进行检测,以判断胎儿是否发生染色体病或单基因病。

1. 羊膜腔穿刺术(amniocentesis)　羊膜腔穿刺术是指将带针芯的穿刺针经腹部插入羊膜囊并取出羊水样本的过程。羊水中的细胞主要来自胎儿的皮肤、胃肠道、呼吸道和泌尿生殖道或羊膜内层(包括表皮细胞、羊膜细胞、未分化细胞、吞噬细胞等)。由于此技术操作简单,对孕妇及胎儿基本安全,现已成为临床应用最普遍的一种胎儿标本采集术。羊膜腔穿刺术前,常规使用超声扫描来评估胎儿存活率、胎龄(通过确定各种生物测量参数,如头围、腹围和股骨长度)、胎儿数量、羊水量、胎儿解剖结构的正常程度以及胎儿和胎盘的位置,以确定最佳的置针位置。羊膜腔穿刺术通常是在末次月经第一天之后的第17周到第22周之间在门诊进行。因为此妊娠阶段子宫已超出盆腔,羊水量较大(妊娠16周羊水约200ml,妊娠20周已达500ml),在超声引导下经腹壁进针容易抽取羊水,且不易伤及胎儿。此外,这一时间段抽取的羊水中活细胞比例相对较高,羊水细胞容易培养成功,孕中期羊水抽取量一般不宜多于30ml。羊水细胞可直接抽取DNA进行CNV检测或基因病产前诊断,亦可经过培养增殖行染色体核型分析。在羊水细胞培养过程中一旦出现培养失败或母体细胞的污染,又或者出现胎儿细胞体外培养期间发生畸变而出现假性嵌合的情况,这时就需要考虑第二次羊水穿刺或脐静脉穿刺,第一次手术两周后方可考虑第二次穿刺。

除了胎儿染色体和基因组分析外,羊水生化分析还可以辅助代谢病的诊断。羊水中甲胎蛋白(Af-AFP)的浓度检测与妊娠18~19周的超声扫描联合使用时,能识别出几乎所有的开放性脊柱裂胎儿和无脑胎儿。

妊娠17~22周中期羊膜腔穿刺术的主要并发症为流产,其风险为1/1 000~1/500。其他并发症则不常见,包括羊水栓塞、羊水渗漏、感染和针刺伤害到胎儿。在10到14周之间进行早期羊膜腔穿刺术,会使羊水渗漏的风险增加,手术相关性流产的风险增加3倍,马蹄内翻足(马蹄内翻足)的风险增加大约6~7倍,因此不建议做孕早期羊膜腔穿刺。

2. 绒毛膜取样(chorionic villus sampling,CVS)　绒毛组织位于胚囊之外且又具有和胚胎同样的遗传属性,故早孕期进行绒毛活检已经被广泛应用于胎儿遗传病的早期产前诊断。在孕早期,绒毛组织是最清楚而且又较容易取得的组织。用于产前诊断的绒毛取样手术时间一般在妊娠10~13周之间,经腹部穿刺,如果早于这一时期进行手术,可能导致胎儿异常,且由于胎盘绒毛太薄,超声下很难将其与包绕它的蜕膜组织区分开，而不易取得绒毛组织。与羊膜腔穿刺术一样，超声扫描是在 CVS 前进行的，以确定最佳的取样方法。

不同诊断目的所需的绒毛量不同，染色体核型分析需 10mg 左右，DNA 分析大约 5mg 即可。故一次绒毛活检获取 20mg 左右的绒毛组织可满足任何产前诊断的需要。绒毛组织既可以直接制片进行染色体观察，也可以经细胞接种、培养增殖后制备染色体，或采集后直接提取 DNA 进行 CNV 检测或基因病的产前诊断。但直接法制备染色体受标本量和标本新鲜程度的限制，所收获的可供分析的细胞一般较少而不适于进行染色体病的产前诊断。培养法是目前应用较多也是最常规的进行绒毛显带染色体核型分析的方法。

与中期羊膜腔穿刺术相比，CVS 的主要优点是，CVS 可以在怀孕早期获得结果，可以在妊娠早期进行流产。染色体核型分析或 CMA 分析的成功率与羊膜腔穿刺术相同（99% 以上）。但是，Af-AFP 在这个阶段不能进行检测。因此，对可能的开放性神经管缺陷的评估必须通过其他方法进行，包括产妇血清 AFP 筛查、羊膜腔穿刺术 Af-AFP 检测和超声检查。大约 1% 的 CVS 样本会因为染色体嵌合性（真性嵌合和假性嵌合）而导致结果不准确，这种情况建议进行后续羊膜腔穿刺术，以确定胎儿是否有染色体异常。

3. 脐静脉穿刺术（cordocentesis）　脐静脉穿刺术是在 B 超引导下经孕妇腹部进针采集胎儿脐静脉血，采集的标本经过 48~72h 的细胞培养后进行染色体制备核型分析或采集后直接提取 DNA 进行 CNV 检测或基因病的产前诊断。采集的脐血标本可作为绒毛或羊水细胞培养后出现的假性嵌合或细胞培养失败而进行校正采取的补救措施。脐血管穿刺在妊娠 18 周至足月妊娠均可进行。一般情况下，妊娠 20 周以后取脐带血量 5ml 以内对胎儿循环无影响。脐静脉穿刺时易混有母体血，可影响检测结果的判定，需对采集的标本进行胎血、母血鉴定方能保证检测结果的真实性。

4. 胎儿镜检查　胎儿镜检查又叫羊膜腔镜检查，是一种带有羊膜腔穿刺的双套管的光导纤维内窥镜，又细分为胚胎镜和胎儿镜，前者应用于妊娠 12 周以前，镜子细小；在 12 周后应用的多为胎儿镜，孕中期胎儿镜的功能已由诊断转向宫内治疗领域。胎儿镜的并发症有羊膜腔内出血、胎儿丢失、胎膜早破和羊水遗漏等。

20 世纪 80 年代初，胎儿镜还是一种非常有用的技术，用于诊断早孕、中孕期超声波难以诊断的畸形以及获取胎儿组织进行组织活检，此外还可用于胎儿宫内输血。随着高分辨超声检查的出现，提高了对胎儿畸形的诊断水平，在超声连续监测下也可以进行胎儿活检和胎血取样，因此 80 年代后期，中孕期诊断性胎儿镜应用逐渐减少。如今随着治疗性胎儿镜应用的发展，妊娠中后期胎儿镜应用于宫内治疗的价值甚至超过了其诊断价值。近年来，由于纤维内窥镜技术的发展，出现了更小直径的胚胎镜和胎儿镜，使操作创伤减少，同时高分辨率超声波将胎儿畸形的发现提前到早孕期 12 周之前，而某些畸形在 12 周前的超声又比较难以确诊，需要尽早进行超声-内镜评估，因此，早孕期诊断性胚胎镜又开始重新被认识。

第四节　胚胎植入前遗传学检测

植入前遗传学检测（preimplantation genetic testing，PGT）是指在胚胎植入前阶段对胚胎或者卵细胞进行遗传学检测，避免携带遗传缺陷的患儿出生、改善妊娠结局的一种技术。其将常规产前检测提早到胚胎植入子宫之前，避免了孕妇反复流产，也避免了常规产前诊断所面临的选择性流产的窘境及伦理问题。植入前遗传学检测按其应用的目的，主要可归纳为两大类：植入前遗传学诊断和植入前遗传学筛查。植入前遗传学诊断（PGD）是针对有传递特定基因或染色体异常给子代高风险的夫妇，选择未携带异常基因或染色体的胚胎进行移植的诊断性检测。植入前遗传学筛查（preimplantation genetic screening，PGS）是在体外受精胚胎移植（in vitro fertilization-embryo transfer，IVF ET）过程中从遗传学的角度进行胚胎筛选的手段，在进行检测之前并不明确胚胎可能发生何种遗传异常。根据国际生殖医学相关学会最新的术语约定，植入前遗传学检测按其适应证又可分为三类：PGT M（PGT for monogenic/single gene

NOTES

defects），即针对单基因疾病的 PGT；PGT SR（PGT for chromosomal structural rearrangement），即针对染色体结构重排的 PGT；PGT A（PGT for aneuploidies），即针对染色体数目异常的 PGT。前两种新的分类对应于 PGD 的概念范畴，后一种新的分类对应于 PGS 的概念范畴。本部分按 PGT 的定义和分类进行阐述。

一、胚胎植入前检测的对象

胚胎植入前遗传学检测的对象包括：

1. 夫妻双方之一或双方为染色体异常携带者或患者，包括染色体结构异常，如相互易位、罗伯逊易位、倒位、复杂易位、致病性微缺失微重复等，也包括染色体数目异常，最常见的为性染色体的数目异常，如 47,XXY 可酌情考虑是否进行 PGT，但 47,XYY 和 47,XXX 不建议行 PGT，这主要是因为 47,XYY 和 47,XXX 等产生性染色体异常后代的概率相对较低，但 47,XXY 的患者生育染色体异常后代的风险相对增加。

2. 主要针对具有生育常染色体显性/隐性、X 连锁显性/隐性、Y 连锁遗传病子代高风险的夫妇，如地中海贫血、DMD、SMA 等疾病，并且家族中致病基因突变已诊断明确或致病基因连锁标记明确，从而为 PGT 提供明确的靶标。另外，线粒体基因组突变导致的疾病因线粒体 DNA 突变负荷与疾病的严重程度相关，可以酌情考虑 PGT。

3. 一些携带有严重疾病的遗传易感基因的致病突变的夫妇，如遗传性乳腺癌的 BRCA1、BRCA2 致病突变，也可酌情考虑进行 PGT。

4. 针对曾生育需骨髓移植治疗的严重血液系统疾病患儿的夫妇，通过 PGT 进行 HLA 配型，选择与已生育患儿 HLA 配型相同且发生相同血液系统疾病风险低的胚胎移植，以期通过采集新生儿胎盘脐带血中造血干细胞，进行干细胞移植，治疗先前生育的患儿。

5. 女方高龄，年龄在 38 岁及 38 岁以上者。

6. 不明原因反复自然流产 2 次及 2 次以上者。

7. 不明原因反复移植失败者，移植 3 次及 3 次以上或移植高评分卵裂期胚胎 4~6 枚或高评分囊胚 3 枚及 3 枚以上均失败者。

8. 严重畸精子症患者。

二、胚胎植入前遗传学检测的方法及注意事项

(一) 胚胎活检方法

胚胎活检是 PGT 成功的重要步骤之一。主要通过化学法、机械切割法、透明带激光打孔法在透明带上形成缺口后进行活检。化学法多利用 Tyrode 酸或酶溶解透明带，其易造成卵母细胞的溶解、损伤并影响纺锤体的形成，现已基本不用。机械切割法直接用显微操作针在透明带上作"+"或"V'"形切口，该方法操作烦琐、难度较大，增加胚胎在体外的操作时间，可能对胚胎的后续发育潜力造成潜在影响。激光打孔法是采用特定波长（1.48pm）的远红外激光光束产生的热效应在透明带上进行非接触式打孔。激光法操作简便省时，可在短短几秒内完成打孔，且打孔尺度精确，在活检囊胚滋养层细胞时亦可辅助显微操作快速切断细胞粘连。采用激光法活检的整个过程迅速顺畅，激光打孔也不会引起胚胎的热损伤和机械损伤，从而最大限度降低体外操作对胚胎发育造成影响，是一种安全简捷的方法，因而是目前应用最为广泛的方法。

(二) 胚胎活检取材

PGD/PGS 中胚胎活检材料包括极体，卵裂期卵裂球，囊胚期滋养层细胞。

1. **极体活检**　极体是由卵母细胞减数分裂产生非功能性的子细胞，包括第一极体和第二极体。第一极体产生于卵母细胞完成第一次减数分裂时；第二极体产生于卵子受精后，启动并完成第二次减数分裂之后。极体本身不参与卵母细胞的受精和胚胎发育过程，因此对极体活检降低了损伤卵子或胚胎的风险，带来的伦理学争议较小。另外，由于活检时间早于胚胎卵裂时间，给活检后的遗传学检

测争取了更多的分析时间。极体活检可对母源性遗传异常进行诊断和筛查,但因无法评估父源性遗传异常,其应用范围较受限。但是在一些法律或者伦理不允许对胚胎进行活检和检测的国家,活检极体进行遗传学检测是唯一的选择。

极体活检可分步进行第一极体和第二极体活检,即在取卵后或显微注射(intra-cytoplasmic sperm injection,ICSI)后 0.5~2h 活检第一极体,而在 ICSI 后 8~14h 活检第二极体;也可以在 ICSI 后 8~14h 内同时活检两个极体。

2. 卵裂期卵裂球活检　卵裂球是较常用的活检材料,其获取较容易。一般卵裂期活检在授精后 66~70h 进行,此时胚胎发育至 6~10 细胞时期,活检一般针对碎片含量少于 30% 的优质胚胎进行。该时期胚胎的卵裂球仍具有全能性,因此活检 1~2 个卵裂球不会对胚胎干性和发育造成严重影响。另外,在卵裂期活检后若能在 2~3 天内完成遗传学检测,则可以满足在“种植窗”期内进行新鲜胚胎移植,避免了胚胎冻存与复苏。通过卵裂球活检可对父源和母源及胚胎发育过程中的遗传物质异常进行检测,但是卵裂球活检的检测结果易受胚胎嵌合影响,活检 1~2 个卵裂球进行检测可能无法反映出胚胎整体的遗传组成,从而出现假阳性或假阴性结果。且需对单细胞进行操作增加了扩增和其他相关实验的难度,诊断失败率也较高。

3. 囊胚滋养层活检　由于卵裂期卵裂球活检存在较高的检测失败率和潜在的误诊率,因此目前采用卵裂球活检来进行 PGT 的周期数已逐步减少。随着囊胚培养技术的发展完善,且对囊胚滋养层细胞检测可同时活检多个细胞进行检测,具有更高的安全性和诊断准确性,囊胚滋养层活检逐步成为目前主要的活检方式。囊胚滋养层活检一般是在授精后第 5~6 天进行,待囊胚腔充分扩张且囊胚的质量评级需达 Gardner 评级 4B 以上,一般活检 3~8 个细胞为宜。由于体外胚胎培养的限制(最多可培养至囊胚期,即授精后第 5~6 天),囊胚期胚胎活检后需要进行胚胎冷冻,以待遗传实验室进行遗传检测确定检测结果后再根据患者子宫内膜和内分泌情况择期进行冻融胚胎移植。因囊胚滋养层细胞最终发育为胎盘,所以对滋养层细胞活检不会对胚胎本身造成损伤,且滋养层活检可获得足量的细胞来进行检测分析以保证检测结果的准确性。但也需要考虑,患者胚胎中仅部分胚胎可发育到囊胚阶段,从而限制了可供活检的胚胎数目(在一定程度上也节约了检测成本,因为胚胎不能发育至囊胚阶段说明其发育潜能较低),而受到移植时机的限制,采用滋养层细胞活检的患者一般只能选择冻融胚胎移植(一些 PGS 的方法可在 24 小时内得出遗传学检测结果,则可争取进行新鲜胚胎移植)。若有移植新鲜胚胎的要求,则需考虑采用卵裂球活检或者囊胚期授精后第 5 天活检结合快速遗传学检测方法实现。另外也需要注意,由于胚胎可能存在染色体组成的嵌合现象,滋养层与内细胞团之间、滋养层各个细胞之间或者内细胞团各个细胞之间均可能存在不同的染色体组成,因而活检的滋养外胚层细胞可能无法真实反映胚胎的染色体组成而导致结果分析的不准确性。

(三) 遗传学检测

1. 荧光原位杂交技术　由于 FISH 检测快速简洁、结果直观,曾被广泛应用于胚胎染色体异常的检测。然而 FISH 检测时,特异的探针需用不同颜色的荧光素标记以示区分,常见的 FISH 检测一般为双色或三色标记,因此检测的位点数目有限,尽管多色 FISH 可同时用 3 种以上的颜色来标记多个位点,但仍旧不能全面检测整个染色体组,目前已报道的利用 FISH 技术最多只能用三轮杂交对 13 条染色体进行 FISH 检测。另外,由于 FISH 的结果判读是依据荧光信号的数目,所以杂交过程中信号的强弱、信号分离、信号重叠、无信号或非特异信号都可能直接影响结果的判定,导致误诊或漏诊。

2. 聚合酶链式反应　1990 年,Handyside 等首次采用 PCR 技术扩增胚胎 Y 染色体长臂特异性序列,对胚胎进行性别诊断,筛选出女性胚胎进行移植,从而避免了高危 X 连锁疾病患儿的出生。PCR 技术在单基因疾病的 PGD 中应用广泛,但由于胚胎样本 DNA 模板量极少,常规 PCR 易出现等位基因脱扣(allelic drop-out,ADO)现象,易导致误诊或漏诊。巢式 PCR、多重 PCR 及荧光 PCR 等的发展,扩展了 PGT 的检测范围,同时也提高了诊断率和诊断准确性。

3. 全基因组扩增技术(whole genome amplification,WGA)　力求以最小的扩增偏倚,对整个基因组序列进行非选择性的随机扩增,以达到增加痕量 DNA 进行遗传学检测分析的起始量的要求,从而能提供更为全面的遗传信息,为实现痕量 DNA 多基因位点分析和重复检测提供了可能。目前 WGA 最常用的方法主要基于 PCR 技术,如简并寡核苷酸 PCR(degenerate oligonucleotide-primed PCR,DOP PCR),或者基于等温扩增的技术,如多重置换扩增(multiple displacement amplification,MDA)。多重退火成环循环扩增技(multiple annealing and looping based amplification cycles,MALBAC)是一种新颖的 WGA 方法,其结合了 MDA 和 DOP PCR 的部分特点,通过 Bst 聚合酶链置换预扩增和 PCR 扩增,能实现高效均一的单细胞基因组扩增。近年也发展出更多新的扩增方法,如乳液化单细胞扩增法(emulsion WGA,eWGA)、转座子插入线性扩增法(linear amplification via transposon insertion,LIANTI)等。

4. 染色体微阵列芯片技术　WGA 扩增后的产物需要结合其他的检测手段来对遗传异常进行检测。针对单基因病,目前最常用的方法是利用 WGA 产物直接对致病基因进行扩增及检测分析。但是对于一些片段较大的染色体拷贝数变异(缺失/重复),尽管可以通过 FISH 方式来进行检测,但是由于 FISH 受到探针的限制,检测效率并不高,要更好地解决这一问题就需要寻求一种高通量的检测技术。染色体芯片技术的发展正好克服了这一问题。

5. 高通量测序技术　近年发展迅速的高通量测序技术,亦能全面检测单个细胞水平上的遗传异常,如 SNV、CNV 等,成为 PGT 的有效策略。在 PGT 周期中,活检获得单个细胞(卵裂球或极体)或者少量细胞(3~8 个滋养层细胞)进行 WGA 后通过高通量测序检测胚胎的遗传组成,最后选出遗传组成正常的胚胎移植回母体子宫。基于 NGS 技术的 PGT 前景广泛,但目前仍面临一些技术瓶颈。例如,在痕量 DNA 的水平上检测染色体拷贝数的分辨率有限,通常情况下该技术体系可检测 10Mb 及其以上的染色体拷贝数变异,但对 5Mb 以下的拷贝数变异检测精度有限,尽管增加测序深度可以在一定程度上提高检测分辨率,但检测成本也随之提高。另外,基于 NGS 技术进行染色体结构重排携带者的 PGT 时,常规仅能与染色体微阵列芯片技术一样检测区分染色体不平衡胚胎和染色体平衡胚胎,而无法区分染色体平衡胚胎中的正常胚胎和携带平衡性结构重排的胚胎。尽管 NGS 检测拷贝数变异的灵敏度较染色体微阵列芯片技术高,但目前该方法对痕量 DNA 水平上染色体拷贝数嵌合的检测,尤其是嵌合比例的确定也需要优化和完善(参见第四章)。

(四)胚胎植入前检测的注意事项

1. 等位基因脱扣　等位基因脱扣(ADO),即一个细胞来源于双亲的两个等位基因只有一个扩增到可供检测的水平。尽管 WGA 技术的发展使 ADO 发生率不断降低,但这种情况的发生仍可导致杂合子胚胎的误诊,降低了 PGT 诊断的准确率。如针对显性遗传疾病,当致病位点发生 ADO 时,可能导致突变的等位基因位点脱扣而被解读为正常胚胎导致假阴性结果,使得异常胚胎被移植,其后果严重;而针对隐性遗传疾病,ADO 可能导致杂合型的携带者胚胎被误诊为正常胚胎或者异常胚胎。ADO 主要是由于优势扩增导致,其他原因可能包括染色体非整倍体及嵌合体、扩增前细胞裂解不彻底或变性温度太低。另外,DNA 降解、扩增片段的长度及 PCR 体系和条件等可能也是 ADO 和优势扩增发生的原因。结合多个遗传标记位点的连锁分析(单倍体分型)可以最大限度地降低 ADO 对诊断结果的影响,即便是少数位点发生 ADO,仍能通过其他位点的连锁状态正确推断出胚胎遗传的单体型以作出间接的诊断。

2. 污染　单细胞水平的扩增反应由于起始模板量十分有限,极易受到内源性和外源性 DNA 的污染。污染的来源包括亲本来源的颗粒细胞或者精子的 DNA 污染、其他微生物的 DNA 污染或者实验过程中气溶胶等引入的污染等。污染可导致整批扩增和诊断结果不可信,因此 WGA 实验室应采取一系列的措施以避免污染,包括严格划分实验区域(PCR 前区和 PCR 后区)、严格分区放置扩增试剂和所有的样本、将扩增试剂分装以减少从单一试管中取样的次数、在层流通风柜中进行操作、穿戴专用的灭菌服、帽子、口罩和一次性手套并定期更换、定期用 DNA 变性去污剂清洗工作台面并用紫外线消毒层流通风柜等。每次扩增均须设置阴性对照以检测扩增体系是否存在污染。针对胚胎样本的 WGA,还应设置活检后的样本清洗缓冲液作为检测胚胎活检和转移操作中是否引入内源性或外源性污染的阴性对照。

3. 扩增失败　主要是针对单细胞水平的 WGA 或直接的 PCR 扩增。由于扩增起始量极其有限,增加了扩增失败的风险。扩增失败的原因可能为：①活检的胚胎样本在转移和运输的过程中丢失；②活检出的细胞标本发生降解或细胞本身存在核的异常；③细胞裂解不充分，DNA 未完全释放出来；④扩增体系存在问题导致扩增失败等。每次扩增均须设置阳性对照（可采用稀释到单细胞水平的基因组 DNA 作为阳性对照）以检测扩增体系是否存在问题。

4. 安全性　PGT 中除了进行常规的体外受精、胚胎培养及胚胎冷冻等操作外，还增加了活检操作。活检对配子或胚胎造成机械或化学刺激，且胚胎细胞在活检后有相应减少。尽管目前未发现 PGT 会影响胚胎的发育潜能以及增加胎儿畸形率等不良妊娠的风险，但其安全性仍需要进行长期的随访来验证。另外，PGT 是在体外受精胚胎移植（IVF-ET）的基础上实现的，增加了患者在行 IVF-ET 治疗过程中以及妊娠、分娩及分娩后阶段并发症的发生风险。

5. 伦理问题　PGT 的应用越来越广泛，确实解决了部分携带染色体异常或单基因致病突变患者的生育问题，在改善反复流产及反复植入失败等患者的妊娠结局方面也发挥了重要作用。但 PGT 也存在一些伦理的争议，值得我们关注和思考。比如 PGT 技术结合 HLA 配型，为了拯救已出生的患儿而使另一个作为脐血或骨髓永久供体孩子的出生，对新生的孩子是否会造成身体和心理上的创伤值得思考。再比如，PGT 可针对一些遗传易感性高的肿瘤进行检测，但许多肿瘤易感综合征的发病都是迟发性的，且可以用外科手术进行治疗，也并非所有携带肿瘤易感基因的个体都会发生恶性肿瘤，因此也需要充分考虑其针对肿瘤疾病应用范围。在 PGT 技术进步的同时，制定并遵循合理的治疗指征与伦理原则并建立严格的伦理监督制度，十分必要（参见第十八章）。

Summary

The diagnosis of genetic diseases is the basis for the prevention and treatment of genetic diseases. Depending on the time of diagnosis, genetic disease diagnosis can be divided into clinical diagnosis, presymptomatic diagnosis or prenatal diagnosis. Clinical diagnosis means that medical workers analyze various clinical manifestations of patients with symptoms, and make disease diagnosis and genetic judgment; presymptomatic diagnosis is mainly for the diagnosis of genetic diseases with a later age of onset; prenatal diagnosis is divided into two categories: non-invasive and invasive prenatal diagnosis. Prenatal diagnosis refers to a diagnostic approach that uses various methods to diagnose individuals with genetic diseases before they are born. In recent years, with the development of biotechnology and reproductive medicine, prenatal diagnosis has formed a new branch-preimplantation genetic diagnosis. Preimplantation genetic diagnosis aims at the genetic testing of embryos or eggs during the preimplantation stage.

（邬玲仟　赵红珊）

　　思考题

　　1. DNA 序列变异判读结果为"致病"的变异，是否一定会导致疾病的发生？为什么？
　　2. 胚胎植入前检测包括 PGD 和 PGS，他们之间有何异同？

扫码获取
数字内容

第十六章
遗传病的治疗

要点

1. 遗传病病因学和遗传诊断知识是学习遗传病治疗的基础。
2. 代谢缺陷和药物代谢酶是理解遗传病药物治疗的核心概念。
3. 基因治疗是基于基因递送和遗传定位修饰的疾病治疗手段。

人类遗传病治疗的临床实践,是基于对疾病遗传病因本质特征的认识和理解。以单基因病为代表的人类遗传病的基因定位及分子机制的研究始于 20 世纪 70 年代初期,单基因病病因学知识的快速积累得益于 80 年代中期基因定位克隆(positional cloning)技术的兴起。伴随着 1990—2003 年人类基因组计划的实施和完成,以及基因组学技术及其分析工具的迅速发展和对基础基因组资源的开发利用,大大推动了对人类遗传病病因学本质及其发生发展规律的认识。迄今,已阐明的人类单基因病致病基因达 4 245 个,复杂疾病及感染的易感基因 502 个。这些基因及其相关调控通路中所发现的遗传靶点,为研发特异性治疗药物和基因治疗(gene therapy)技术奠定了坚实的基础。

探索人类单基因病的临床治疗经历了百余年漫长艰辛的过程,从基于基因定位的遗传诊断到针对病因的临床治疗是近 40 年来人类遗传病研究中最引人注目的进展。以 β-地中海贫血(β-thalassemia,简称"β-地贫")为例,美国医生 Cooley 于 1925 年在世界上报道了首例患儿,故也称之为 Cooley 贫血。在经历了几乎半个世纪后的 1974 年,β-地贫成为首个通过基因定位发现致病基因突变的单基因病。随着本病分子病因学的阐明以及造血干细胞移植技术的发展,8 年之后的 1982 年,全球首例 β-地贫骨髓移植(bone marrow transplantation)治疗获得成功。此后,再经过近 30 多年的发展,2010 年出现了采用慢病毒(lentivirus)载体基因治疗技术治愈 β-地贫的临床研究报道。源于单基因病的细胞和基因治疗技术的发展,不仅开拓了单基因病临床治疗的新局面,而且推动了针对包括癌症、先天性心脏病和 2 型糖尿病等在内的常见复杂疾病新治疗方案的发展。近几年面世的根据基因治疗原理设计的细胞免疫治疗新技术——嵌合抗原受体 T 细胞免疫治疗(chimeric antigen receptor T-cell immunotherapy,CAR-T),在某些癌症的临床治疗中显示出良好的应用前景。然而,由于遗传病发病机制复杂多样,且仍有数量众多罕见病的分子病因仍不清楚,大多数严重遗传病目前仍无法得到有效的临床治疗,解决遗传病治疗难题的技术创新任重道远。

本章主要聚焦在单基因病病因学研究基础上发展起来的治疗手段,分为二节内容。第一节为药物治疗(drug treatment),主要围绕两个主题阐述遗传病药物治疗的基本概念和原理:一是基于基因靶点发现的遗传代谢病治疗,二是基于药物基因组学的个体化用药(individualized medication)。第二节是本章的重点内容——基因治疗。近 40 年来,基因治疗取得了显著成就,代表了临床医学实践中人类疾病治疗的发展方向,也是学习遗传病治疗原理和策略的必备基础知识,可以帮助我们进一步理解基因治疗技术未来在人类常见病和感染性疾病中的发展趋势和临床应用潜力。

第一节 药 物 治 疗

遗传病的药物治疗是伴随着先天性代谢缺陷(inborn errors of metabolism,IEM)这一人类孟德尔病的临床发现和病因学研究而提出并逐步发展的。英国医学家 A. Garrod 从 1902 年开始,通过对尿黑酸尿症(alkaptonuria)等 4 种有家族史的遗传病长达 10 余年的深入研究,明确了尿黑酸氧化酶缺乏是尿黑酸尿症的病因,并在阐明引起其他同类疾病的代谢酶缺乏病因的基础上,在世界上最先提出了 IEM 的概念。20 世纪 40 年代初以后,随着美国学者 G. Beadle 和 E. Tatum 对"一个基因一种酶"假说的证实,生化遗传学逐步兴起,使得许多由代谢酶缺乏导致的遗传病得以发现,从而奠定了开展这类疾病临床治疗的研究基础。

早期 IEM 的治疗主要采用补偿酶缺陷的酶替代疗法和控制异常代谢物的饮食疗法,其中最著名的饮食疗法案例是通过低苯丙氨酸饮食预防性治疗新生儿筛查中发现的苯丙酮尿症(phenylketonuria,PKU)受累婴儿。由于绝大多数 IEM 是发病率很低的罕见病,其市场规模造成制药企业的研发投入难以为继,故这类罕见病治疗药物被称为"孤儿药"(orphan drug),早期即使少数药物上市,也因价格昂贵而受益者寥寥。随着现代制药工业的技术进步和 1983 年以来欧美等国立法促进孤儿药的研发,一批治疗罕见病的特效药逐步上市。经过半个多世纪的研究,目前已经明确了 7 000 余种罕见病,其中 80% 为遗传缺陷症,因此,采用包括基因治疗在内的特效药治疗遗传性罕见病的应用前景未来可期。

在人类基因组计划和后基因组时代成果的推动下,尤其是过去 20 多年来基于人类个体的基因组测序海量数据的积累及其生物信息分析技术的发展,以追求个体化精准医疗为目标的基因组医学得到了空前的发展,个体化用药是近 20 年来药物基因组学研究所取得的最引人注目的临床应用成果之一。从基因组遗传变异的角度来看,药物代谢在人群和个体之间的差异,既是涉及人体药物反应的遗传学基础研究问题,又是需面对的个体化用药的临床实践问题(详见第十四章)。

一、遗传代谢病的治疗

(一) 药物治疗的基本概念

IEM 又称遗传代谢病(inherited metabolic disorder,IMD),是指先天性遗传缺陷使机体正常代谢所必需的酶蛋白、载体蛋白、膜蛋白或受体蛋白等发生缺陷而引发的一类遗传病(参见第九章)。典型的 IMD 主要是指酶缺陷症。随着研究的深入,愈来愈多地参与细胞内代谢活动的非酶蛋白缺陷导致的疾病被揭示,使得 IMD 治疗的对象不仅仅局限于酶缺陷症,也涉及其他代谢调控蛋白缺陷所致疾病,但其药物疗法的基本点仍然是基于对人体生化代谢通路及分子病理学机制的理解。因此,从药物靶点设计的本质上分析,IMD 药物治疗需要明晰几个重要概念:①以酶蛋白为代表的酶或蛋白替代治疗所针对的是遗传缺陷的结果而非病因;②去除酶缺陷引起的底物蓄积的药物治疗或选择性限食疗法亦非病因治疗;③针对基因或其转录产物靶点的基因治疗才是真正的遗传病病因治疗,其疗效理论上优于上述非病因治疗。

(二) 药物治疗的基本原理

IMD 的药物疗法和饮食疗法领域已经建立了 3 种主要的药物治疗策略(表 16-1)。其内涵包括:

表 16-1　人类遗传代谢病治疗的 3 种疗法

比较内容	药物治疗策略		
	酶替代疗法	减少底物疗法	药物分子伴侣疗法
基本原理	正常酶替代体内缺乏的酶	减少体内蓄积的致病代谢底物	修复酶蛋白错误折叠及功能障碍
药物靶标	缺陷的代谢酶	蓄积的代谢底物	错误折叠的代谢酶
药物分子	大分子,酶蛋白	小分子,酶类似物、酶抑制剂或受体配基等	小分子,底物类似物、受体配基或酶抑制剂等
给药方法	静脉注射为主	口服、注射、饮食疗法	口服给药为主

①酶替代治疗（enzyme replacement therapy，ERP），即指使用酶制剂给药进入人体，用于替代导致遗传病发生的患者体内先天性缺乏的某种特定的酶，从而治疗遗传病的疗法。常用的给药方式是静脉注射。②减少底物疗法（substrate reduction therapy，SRT），即指通过给药使体内减少或消除由于先天性酶缺陷导致的致病性底物蓄积，或阻断底物蓄积的致病通路，从而治疗遗传病的疗法。口服用药是常用的治疗手段。此外，饮食疗法也是一种可选的通过控制摄入来减少底物的手段。③药物伴侣疗法（pharmacological chaperone therapy，PCT），即指使用分子伴侣药物修复体内先天性突变引起的酶蛋白错误折叠（misfolding），从而通过修复酶分子功能障碍治疗遗传病。分子伴侣药物一般是一些小分子化合物，常采用口服给药。

不难理解，针对酶蛋白和小分子底物靶点的3种策略的药物或饮食疗法虽非病因治疗，但均属于遗传病的特效药治疗措施，需要长期持续给药或维持特殊饮食，这是药物疗法与一次性治愈的基因疗法的根本性区别。需要特别强调的是，基于上述3种基本原理的遗传病疗法具有普遍适用性，不仅适用于先天性酶缺陷症，也同样适用于其他非酶蛋白导致的遗传缺陷症，两者的显著差别是少量酶可在体内替代生效；而且，这些基本原理的应用已经拓展到新近发展的基因治疗领域。对于遗传病的药物治疗而言，由于遗传病的病理改变和发展的不可逆性，把握好及早治疗时机尤为关键。

（三）药物治疗案例

1. 酶替代疗法　ERP是迄今应用最广泛的遗传病经典治疗手段，也是临床上法布里病（Fabry disease，FD）的主要特效治疗手段。FD是由位于Xq22.1的 *GLA* 基因突变导致的一种罕见遗传性溶酶体贮积病，由于缺乏 α-半乳糖苷酶 A（α-galactosidase A，α-GalA）引发机体细胞中代谢产物酰基鞘氨醇三己糖苷（globotriaoslyceramide，Gb3）等的进行性蓄积，其毒性导致多器官损伤。若无特效药治疗，患者可因多器官衰竭致死或因神经系统受损而严重致残。目前已在欧美上市的治疗FD的酶替代药品有两种，分别是从人细胞系和从中国仓鼠卵巢细胞系生产的重组 α-半乳糖苷酶 A 注射药剂，药品名分别为 agalsidase alfa 和 agalsidase beta。采用该制剂进行长期ERP可取得减轻心、肾和皮肤病症的良好临床疗效。2018年，FD被列入我国首批罕见病目录中；2020年，我国批准 agalsidase alfa 为临床急需新药而入境使用。

2. 减少底物疗法　SRT是继ERP之后发展起来的遗传病主要治疗手段，也是用于戈谢病（Gaucher disease，GS）临床治疗的特效疗法。GS又称葡萄糖脑苷脂病，是由位于1q22的 *GBA* 基因突变导致的一种罕见遗传性溶酶体贮积病，由于缺乏 β-葡萄糖脑苷脂酶（β-glucocerebrosidase，GBA）引发代谢底物葡萄糖苷酰鞘氨醇（glucosylceramide，GlcCer）在肝、脾、骨骼和中枢神经系统的单核-巨噬细胞内蓄积而致病，临床表现广泛，包括严重贫血、肝脾大和骨坏死等（详见第九章）。目前，已在欧美上市的用于一线治疗的ERT药物有4款静脉注射剂，属于替代GBA的酶制剂；用于二线治疗的SRT药物为两款口服胶囊剂，即 Miglustat 和 Eliglustat，两者均为 GlcCer 合成酶抑制剂，通过抑制 GlcCer 合成而实现减少底物蓄积的治疗目的，即减少底物疗法。上述药物具有不同临床类型GS的适应证，主要用于治疗成年Ⅰ型戈谢病患者，其SRT在临床上均取得较好疗效。其中，Miglustat 用于针对ERP治疗无效的病例。上述药物已部分进入中国市场。

3. 药物伴侣疗法　PCT是一种通过修复缺陷代谢酶而治疗遗传病的小分子伴侣化合物靶向疗法，现已成为包括FD在内的某些 IEM 治疗的新型特效治疗手段。目前，欧美已批准上市的口服小分子药物伴侣 Migalastat hydrochloride（又名 Galafold）作为一线疗法用于治疗具有某些 *GLA* 基因突变的FD患者，其适应证包括269种致病突变导致的FD，涵盖了35%~50%的患病人群。从治病机制看，上述适应证患者的突变所导致的酶蛋白错误折叠可通过 Galafold 的分子伴侣作用将其修复，从而起到治疗效果。Galafold 为FD治疗从注射剂到口服药的转变提供了示范引领效应，是遗传病个体化用药的先行案例之一。目前，欧美制药企业尚有一批同类产品正在等待上市批复中，这类小分子口服特效药的新疗效值得期待。Galafold 有望通过快速审批通道进入中国市场。

二、个体化用药原理

(一) 基本概念

个体化用药是药物遗传学和药物基因组学的重要内容,药物遗传学术语由德国药理学家 F. Vogel 于 1959 年最先提出,用于阐述研究遗传变异与药物疗效及副作用关系的专业名词,涉及药理学与遗传学的学科融合,在此基础上发展起来的药物基因组学则主要用于阐述药物与基于基因组的多基因之间的关系,这两个术语常被互换使用(详见第十四章)。个体化用药的遗传学基础是鉴定在药物代谢中起重要作用的药物基因(pharmacogene)及其遗传变异对药物代谢的影响,主要聚焦于阐释遗传变异与药物反应的相互关系,药物反应的个体差异取决于药物基因的遗传变异,尤其是一些关键的药物代谢酶(a drug-metabolizing enzyme)的编码基因变异或遗传多态性。细胞色素 P450 2D6(CYP2D6)酶是临床上 20% 常用处方药的重要代谢酶,早期揭示的 CYP2D6 基因多态性影响药物代谢的引领性研究为个体化用药的临床实践奠定了基础。指引临床个体化用药的核心概念是基于遗传检测的基因型指导的用药(genotype-guided dosing)策略(图 16-1)。相关内容可参见第十四章。

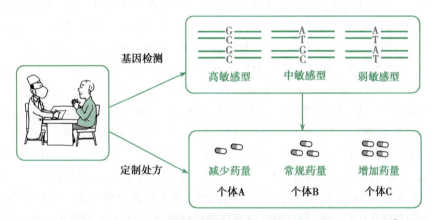

图 16-1 基因型指导的临床精准诊治模式

患者就医确诊后,医生依据药物目录提出药物基因的遗传检测申请,并依据检测结果制定基于基因型指导的用药方案。图中 DNA 链中 3 种不同的碱基分别代表药物基因的野生型(GG)、杂合型(AG)和纯合型(AA)基因型,据此基因型信息给予"量体裁衣"的差异化用药剂量的个体化治疗。

(二) 遗传学基础

与 IEM 治疗相同,个体化用药的发展也是建立在阐明相关药物代谢途径的研究基础之上的,调控人体药物反应的药物代谢酶是药物的药代动力学(pharmacokinetics)和药效动力学(pharmacodynamics)研究的关键所在,故为设计临床用药方案的主要研究对象。图 16-2 为临床上常用的香豆素类抗凝药华法林(Warfarin)的详细药物代谢途径,研究显示,影响华法林药物反应的基因主要有 3 个,包括两个主效基因 *CYP2C9* 和 *VKORC1* 以及 1 个微效基因 *CYP4F2*。从图 16-2 可以看出华法林在体内的代谢转化过程,以及通过抑制维生素 K(Vitamin K)氧化还原酶复合物(VKORC1)而掣肘维生素 K 循环代谢,进而通过抑制由谷氨酰羧化酶(γ-glutamyl carboxylase,GGCX)催化的凝血因子的活化反应起到抗凝的药效,这是理解华法林抗凝作用的基础。

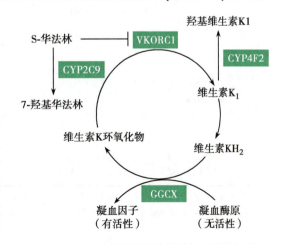

图 16-2 华法林的药物代谢途径及抗凝机制

华法林在 CYP2C9 作用下生成 7-羟基华法林而失活;同时,华法林还通过抑制 VKORC1 掣肘维生素 K 循环代谢,进而间接抑制凝血因子的活化,发挥抗凝作用。绿色方框标出了药物代谢酶,其中影响中国人华法林代谢的两个主效基因的常见突变为:CYP2C9-1075A>C(CYP2C9*3)和 VKORC1-1639G>A。

在理解了药物代谢途径的基础上,下一个涉及个体化用药的重要问题是阐明药物代谢酶的表型变化,特别是关键酶编码基因的遗传变异(基因型)与药物反应(表型)的关系。目前发现,许多药物基因可发生常见遗传变异或具有遗传多态性。如在不同种族或民族中,CYP2C9 不同位点的突变已达 40 多种,因此可组成许多种等位基因变异基因型,只有人群中常见的突变及其所构成的基因型才是临床指导个体化用药的重点检测对象。不同种族或民族人群中某些重要药物基因的突变发生率及分布已经被阐明,表 16-2 小结了华法林和氯吡格雷(Clopidogrel)的 3 个关键药物代谢酶(CYP2C9、VKORC1 和 CYP2C19)在中国人群中的常见基因突变信息。这 3 个药物代谢酶影响药物反应的基因型已被许多临床病例队列研究所证实,为建立安全有效的基因型指导的华法林和氯吡格雷的个体化用药模式奠定了基础。

(三)个体化用药案例

基于基因型指导的用药方式现已成为临床上处方药物的常规操作,表 16-2 为两种常用抗凝药的药物代谢酶、遗传变异基因型及其药物反应表型的药物遗传学信息。其中,华法林的两种代谢酶的药物反应个体差异各可分为 3 个等级,而氯吡格雷代谢酶的药物反应个体差异则可分为 5 个等级。以华法林为例,该药的临床适应证为需长期持续抗凝的患者,如用于预防心脏介入治疗术后患者的血栓栓塞症。华法林治疗可维持患者的血流通畅,其不良反应是抗凝过度可引起出血。因此,合理用药的疗效指标是在抗凝和出血之间取得平衡,但个体之间对华法林反应的敏感性存在明显差异。如图 16-2 所示,影响华法林个体药物反应的遗传因素主要有 3 个药物代谢酶。依据 2 个主效基因 CYP2C9 或 VKORC1 遗传变异的基因型检测结果,可将个体的华法林代谢划分为高敏感型(突变纯合子)、中敏感型(突变杂合子)和弱敏感型(野生纯合子)3 个表型等级,其给药剂量需依次增加,即高敏感型个体需减少药量,中敏感型个体为常规药量,弱敏感型个体需增加药量。临床研究证明,采用这一基因型指导的个体化用药方案,可很好地改善抗凝疗效和减少出血,且较临床上通过传统手段监测凝血等指标的用药方案显著提升了功效。

表 16-2　两种常见抗凝药的药物遗传学信息

药物名称	药物代谢酶	遗传变异(基因型)*	药物反应(表型)
华法林 (Warfarin)	CYP2C9	*1/*1	高敏感型
		*1/*3	中敏感型
		*3/*3	弱敏感型
	VKORC1	G/G	高敏感型
		A/G	中敏感型
		A/A	弱敏感型
氯吡格雷 (Clopidogrel)	CYP2C19	*17/*17	超敏感型
		*1/*17	次超敏感型
		*1/*1	高敏感型
		*1/*2,*1/*3	中敏感型
		*2/*2,*3/*3,*2/*3	弱敏感型

华法林:抗血小板聚集抗凝药;氯吡格雷:抑制凝血酶原活化抗凝药。* 中国人的常见突变:CYP2C9*3(1075A>C,rs1057910);VKORC1-1639G>A(rs9923231);CYP2C19*2(681G>A,rs4244285),CYP2C19*3(636G>A,rs4986893)和 CYP2C 19*17(c.-806C>T,rs12248560)。

第二节　基 因 治 疗

基因治疗的概念于 1972 年由美国著名生物学家 T. Friedmann 在他当年发表在 *Science* 上的题为 "基因治疗能否用于人类遗传病？" 的著名论文中首先提出，20 世纪 60~70 年代在细胞转化机制研究中的一些重要发现为这一科学命题提供了关键证据。如在体外实验中将含特定酶蛋白的病毒转染细胞后，可以使酶缺陷细胞获得稳定表达外源基因的细胞类型。随后经过 20 多年的研究，在一系列体外和体内实验中进一步获得了外源 DNA 进入哺乳动物细胞改变遗传缺陷和疾病表型的证据；同时，以逆转录病毒载体为代表的基因治疗递送工具的构建，以及磷酸钙介导技术等基因转移方法应运而生，在此基础上针对单基因病的基因治疗临床应用被提上了日程。1990 年，美国 NIH 的 W. Anderson 领导的团队成功完成了世界上首例单基因病的基因治疗，一位患有由腺苷脱氨酶缺乏导致的重症联合免疫缺陷症（severe combined immunodeficiency，SCID）的 4 岁女孩幸运地被成功治愈，从而揭开了基因治疗的新纪元。

基因治疗技术的发展经历了 20 世纪 90 年代治愈 SCID 带来的惊喜和初期热潮。1999—2003 年因临床试验中发生了患者对病毒载体免疫反应过度而致死，以及治疗后导致患者出现类白血病样症状事件，此后的 10 多年该领域的发展陷入低谷。基因治疗所采用的病毒载体的安全性和基因转移的有效性，是制约其临床应用的主要因素。经过近 20 多年的努力，随着基因载体和基因编辑（gene editing）这 2 类先进基因操作技术的发展和进步，特别是 CRISPR/Cas9 基因编辑这一革命性技术的面世，基因治疗的临床研究和应用再度迎来空前繁荣。目前，发展成熟的腺相关病毒（adeno-associated virus，AAV）载体、慢病毒载体（lentivirus vector，LV）和基因编辑 3 项工具，被公认为是具有良好临床应用潜力的基因治疗核心技术。上述先进技术及其衍生方法的逐步成熟推动了多款基因治疗产品获批上市，全球陆续上市的针对一些难治性肿瘤、免疫缺陷症和单基因病的基因治疗产品已达 20 多种，正在开展临床基因治疗试验的产品更是多达近 400 种，预示满足应用需求的基因治疗技术已趋成熟，难治性遗传病的基因治疗临床应用迎来了一个新的局面。以人类遗传病的临床应用为中心的基因治疗技术创建和发展的里程碑事件见图 16-3。

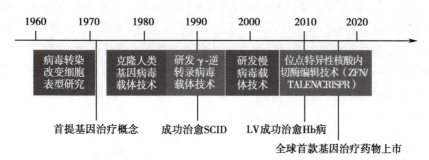

图 16-3　人类遗传病基因治疗技术发展的里程碑事件
方框左右边界对应时间轴的时间范围为框内所述事件的发生年代；对应于时间轴向下的纵线条指出了该时间点发生的相应事件。

一、基因治疗的概念

基因治疗是针对患病个体基因缺陷的生物治疗技术，这一技术起源于对单基因病治疗的应用构想。传统的基因治疗一般是指采用基因转移技术将外源正常基因导入患者被治疗的活细胞中，以实现纠正或补偿缺陷和异常基因的疾病治疗目标的临床治疗方法，其核心内涵是体细胞的基因替代疗法（gene replacement therapy），即用外源健康基因替代突变的致病基因，并强调基因治疗操作仅限于人的体细胞治疗（somatic cell therapy）。由于基因治疗可改变基因结构或/和功能，针对生殖细胞的技

NOTES

术操作可能带来人类基因改造的风险而危及后代,故传统的基因治疗伦理规范严格禁止其用于生殖细胞的治疗操作。

从本质上讲,基因治疗是针对遗传病因的治疗方法,其基本原理是通过基因递送用正常基因替代先天性缺陷基因,即所谓基因替代疗法。文末彩图 16-4 阐述了 LV 介导的基因治疗技术的流程及其原理。LV 是实现外源基因进入宿主细胞的递送工具,其基因组特性是单链 RNA,通过改造的复制缺陷型病毒序列的反转录拷贝 cDNA 可以用于制备载体-治疗基因重组体,用于替代缺陷基因的正常基因称为治疗基因(therapeutic gene),缺陷基因即导致遗传病发生的突变致病基因。治疗基因片段被克隆在病毒这一递送基因的载体上并进行包装制备出慢病毒颗粒,利用病毒的高效感染细胞的特性将治疗基因导入患者宿主细胞中,导入细胞中的病毒-治疗基因插入宿主染色体,从而可以持续稳定表达其编码产物来达到治疗疾病的目的。

慢病毒为单链 RNA 逆转录病毒(single-stranded RNA retrovirus),上方的病毒基因片段是反转录后的 cDNA 产物,通过 DNA 克隆技术去除病毒大部分含包装、复制及整合元件的基因序列,去除的空缺用治疗基因及调控元件片段填补,病毒-治疗基因载体与编码衣壳和复制蛋白的辅助质粒互补作用包装产生 RNA 病毒颗粒,后者与宿主细胞一块培养通过感染进入宿主细胞。进入细胞的病毒在宿主细胞的协助下通过逆转录生成 cDNA 片段,携带治疗基因的病毒 DNA 进一步进入细胞核且可整合插入宿主染色体中,实现稳定表达正常基因产物。

基因载体和基因编辑技术是开展基因治疗的关键和基础,上述以基因载体为代表的技术,本质上是一项基于 DNA 重组的基因递送技术(见第四章),即通过将治疗基因递送到被治疗的细胞内,并持续调控产生治疗基因的表达产物,从而替代细胞中的先天性缺陷基因并补偿基因缺陷导致的编码产物缺乏,这一技术只能实现单一的基因及其产物补偿或添加(gene addition)。基因编辑是指对基因组进行定点修饰的一项新技术(见第四章),基于基因编辑技术的基因治疗是将 DNA 编辑工具递送至细胞内,从而可实现针对靶基因的多种精细操作。因此,基因治疗定义的内涵已经演变成基因补偿或添加、基因切除(gene ablation)和基因矫正(gene correction)。此外,随着基于基因编辑的基因治疗技术的成熟和发展,使遗传治疗手段正在孕育出种系基因治疗(germline gene therapy,GGT)策略,即针对生殖细胞(精子和卵子)或植入前胚胎进行基因操作,在生命的起始阶段通过修复基因突变治疗疾病。病毒载体和基因编辑两项关键技术的特征及差异见图 16-5。目前,GGT 尚处于探索初期,其应用尚面临敏感的医学伦理问题(见第十八章),以及发展适宜新技术的挑战。对病毒载体和基因编辑技术进行比较,可见两者的主要区别有以下 3 点:①病毒载体技术直接递送治疗基因,而基因编辑技术则是递送剪辑工具;②病毒载体技术一般为基因替代或补偿治疗,而基因编辑技术除基因补偿外,还可实现基因切除和基因矫正;③由于基因编辑技术的精准操作,可使基因治疗的应用拓展到种系基因治疗。

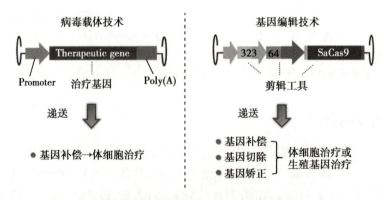

图 16-5   病毒载体和基因编辑技术的性能比较

AAV 为线状单链 DNA 作为病毒基因组,是一类无自主复制且无被膜的二十面体微小病毒。位于基因组末端的二个对称性反向重复序列(inverted terminal repeats,ITR)用弯钩状结构表示,ITR 之间的内核目的基因分别为治疗基因(左)和基因剪辑工具编码基因(右)。箭头序列表示促进下游基因表达的启动子元件;Poly(A)为基因 3′ 端的多聚腺苷酸加尾信号序列;323、64 和 SacCas9 分别表示 2 个单链引导(sgRNA1 和 2)和源自金黄色葡萄球菌的 Cas9 蛋白的编码基因。AAV-目的基因载体与包装质粒和腺病毒辅助质粒互补作用才能完成病毒颗粒的包装成为有效的递送载体工具。

二、基因治疗的工具

基因治疗是伴随 20 世纪 70 年代初起步的 DNA 重组技术而发展起来的新技术,其核心设计是构建病毒基因表达载体,用于基因治疗的基因重组载体包含病毒基因序列和治疗基因序列二部分结构。文末彩图 16-6 展示了用于 β-地贫基因治疗的基因重组载体的基本结构,该重组体由 LV 和人 β-珠蛋白基因(homo sapiens hemoglobin,beta,HBB)序列及其调控元件片段所构成,慢病毒的骨架来源于 RNA 逆转录病毒-人类免疫缺陷病毒 1 型表达载体。为阻止病毒自我复制,病毒载体序列的调控元件中去除了相应的关键复制元件;病毒载体中含预留的限制性酶切位点用于插入递送的治疗基因,插入基因片段大小受载体调控容量限制。病毒基因载体的作用是携带治疗基因进入宿主靶细胞,并负责调控治疗基因在细胞中高效稳定的表达。病毒进入人体宿主细胞的高效转染是由包装产生的病毒颗粒来实现的(图 16-4)。

用于基因治疗的慢病毒-HBB 基因重组体的结构由 3 部分功能元件组成:①病毒载体的调控元件,参与病毒复制、翻译和包装的重要元件,包括源于巨细胞病毒(cytomegalovirus,CMV)的启动子(CMV Promoter)、R 和 U5 组合为混合型 HIV-1 LTR 人类免疫缺陷病毒 1 型(human immunodeficiency virus type 1,HIV-1)的长末端重复序列(long-terminal repeat,LTR);Ψ 病毒包装信号(packaging signal);cPPT/FLAP 中央聚嘌呤序列(central polypurine tract,cPPT/FLAP);RRE 逆转录反应元件(reverse response element,RRE);ΔU3 缺失了 400-bp 病毒复制的元件;以及多聚腺苷酸(pA)加尾信号序列。②HBB 基因及其调控元件,包括 β-珠蛋白基因、HBB 基因启动子(β-Promoter)、HBB 基因增强子(Enhancer)、T87Q β-珠蛋白基因密码子 87 位 ACA-CAG(Thr → Glu)(用于标识载体表达的 β-珠蛋白链产物)。③HBB 基因远端调控元件,包括由 3 个高敏位点(HS-2、HS-3 和 4)组成的基因座调控区(locus control region,LCR),此为 HBB 基因正常开放表达所必需的调控元件。

在基因治疗技术的研发中,克服病毒载体这一外源性基因片段对人体的不良免疫反应,以及病毒载体可能介导的潜在致癌等安全性风险一直是技术研发所聚焦的核心。以逆转录病毒载体为代表的早期基因治疗实践为认识基因治疗的毒副作用积累了大量实验数据。经过 40 多年的技术发展,采用 LV 和 AAV 载体技术与 2010 年以来发展起来的 CRISPR/Cas9 基因编辑工具已成为目前公认的应用于基因治疗的关键技术,这些技术位基因治疗临床应用奠定了坚实的基础。表 16-3 比较了上述 2 种经典的病毒载体基因治疗技术性能及特点。

理想状况下,基于载体和基因编辑的基因治疗应为一次性给药,长期甚至终身受益。从上述基因治疗的基本原理不难理解,使基因治疗维持长期持续有效的技术基础是:①携带治疗基因的病毒载体

表 16-3　两种基因治疗病毒载体的技术性能比较

特性	基因治疗载体	
	腺相关病毒载体	慢病毒载体
病毒特质	非致病单链 DNA,4.7kb,天然复制缺陷	RNA 病毒,去包装、复制及整合原件
整合性	非整合(episome),安全,长时表达	半随机插入,较安全,持久表达
插入容量	5kb	8kb
宿主细胞	分裂和非分裂细胞,广泛,特异性强	分裂和非分裂细胞,广泛
免疫原性	低	低

可以通过整合在人体细胞染色体（如 LV）或非整合附加体 DNA（episomal DNA，AAV 载体）机制长期与宿主细胞共存；②基因编辑针对细胞中靶基因的定点修复是基于 DNA 分子共价键改造的永久性治疗；③病毒载体靶向的宿主细胞会选择具有无限更新能力的人体干细胞（如造血干细胞），可在源头上维持治疗细胞长期持续增殖。此外，即便是非分裂宿主细胞（如神经细胞和骨骼肌细胞），只要能在技术上保证足够多的病理细胞被治疗修复，同样也可以达成一次性治疗目标。

将治疗基因导入基因缺陷的宿主细胞内是实现基因治疗的基础，病毒载体递送技术经过多年的积累已趋于成熟，也是目前公认的高效基因转移体系，无论是转移治疗基因抑或是转移基因编辑工具均已有与之匹配的病毒载体解决方案。鉴于病毒载体存在免疫原性和潜在宿主基因组整合能力，研发病毒载体以外的其他递送工具，即非病毒载体基因转移技术也已经有了系统的研究积累，且新技术研发还在积极进行之中，这类技术包括物理和化学两种方法，物理法如电穿孔（electroporation）技术，化学法如纳米微粒（nanoparticle，NP）介导技术是目前认为较理想的两种基因转移方法。电穿孔技术是利用高压电脉冲使细胞膜产生疏水或亲水的瞬间微小孔洞，外源 DNA 通过大量瞬间膜孔而被导入细胞内。NP 介导技术则利用粒径在 10~500nm 的超微固态胶状粒子的物理化学特性，将基因或靶向药物分子包裹在纳米微粒中或静电吸附在其表面，细胞通过吞噬纳米微粒使基因或靶向药物分子进入细胞内。电穿孔和 NP 介导法都具有高效和低毒的技术特性，已成为应用于基因治疗领域产品研发和临床试验的重要工具。采用不含 DNA 的工程化病毒样颗粒（engineered DNA-free virus-like particles，eVLPs）递送基因编辑器的技术最近面世，这一新技术克服了携带物包装、释放和定位的瓶颈，是新一代更高效和安全的非病毒技术的代表。

三、基因治疗的策略

如图 16-2 所示，基因治疗一般是指通过基因递送技术将外源基因或基因修复工具转移到患者适当的宿主细胞中，从而实现缺陷基因的替代治疗或原位修复。广义而言，基因治疗还包括针对遗传病因在基因表达的不同水平所采取的治疗疾病的方法和措施，即针对靶基因的治疗可以根据导致遗传病发生的分子病理机制，采取不同于"基因替代"或"原位修复"的个性化技术策略。经过多年的研究积累，包括反义寡核苷酸（antisense oligonucleotide，AO）和小干扰 RNA（small-interfering RNA，siRNA）等在内的特异性小分子核酸片段，目前已经成为开展遗传病基因治疗的一类重要新型药物。这类小分子核酸片段的作用原理是通过核酸链互补作用，在基因表达的 DNA 转录、转录后或翻译水平，特异性封闭或抑制基因的表达，从而实现对突变靶基因所致病理性改变的逆转，这与通常意义的基因替代是完全不同的技术策略。尤其是这类基于 RNA 的基因治疗策略，其治疗 RNA 分子无免疫排斥且可采用避开了病毒载体缺陷的非病毒递送技术，代表了本领域未来发展的新方向，为基因治疗的临床应用提供了新选择。表 16-4 总结了目前已在临床上得到应用的 3 种主要的基因治疗技术策略的基本信息。

表 16-4　遗传病基因治疗的主要技术策略比较

比较内容	基因治疗技术策略		
	基因替代	定点修饰 *	基因封闭
技术特性	治疗基因转移，长期有效	突变基因矫正或原位修复，长期有效	特异性靶点核酸链互补，定期给药
递送分子	致病基因	基因编辑工具	shRNA，siRNA，AO
递送工具	LV（上市产品），AAV	AAV 载体（上市产品），eVLPs	LV，NP
实际案例	β-地中海贫血-HBB	视网膜色素变性-RPE65	SCA-BCL11A，杜氏肌营养不良-DMD

eVLPs：工程化无 DNA 病毒样颗粒（engineered DNA-free virus-like particles）；shRNA：短发夹 RNA（short hairpin RNA）；siRNA：小干扰 RNA（small-interfering RNA）；NP：纳米颗粒（nanoparticles）；RPEP65：视网膜色素上皮特异性蛋白 65（retinal pigment epithelium-specific protein 65）基因；SCA：镰状细胞贫血（sickle cell anemia）；DMD：进行性假肥大性肌营养不良（Duchenne muscular dystrophy）基因。* 定点修饰亦可实现"基因替代"。

NOTES

　　从临床应用的角度设计基因治疗给药途径或用药策略,不同于临床上常规采用的口服和肌肉或静脉注射给药方式,由于其涉及基因替代或基因修饰或基因封闭等特异性遗传病因学治疗,基因治疗的用药策略具有其自身的独特之处。从治病的原理上讲,最重要的是需将基因治疗的药物送达患者被治疗的有遗传缺陷的活细胞中;而用于治病的药物是病毒携带的治疗基因或基因编辑工具或与基因相互作用的小分子核酸。因此,保证向特定宿主细胞有效地靶向性给药是实现基因治疗的关键所在。经过几十年临床实践的摸索,目前已经成熟的满足基因转移的用药策略主要有体内(in vivo)注射和离体(ex vivo)回输两种途径,体内注射是指将基因治疗药物直接注射到被治疗的患病细胞内;而离体回输是指先从患者采集宿主细胞,取出的离体活细胞在体外扩增,并进行基因转移操作制备工程化的治疗细胞,接着将其回输患者体内,也称为离体扩增治疗细胞的过继回输(adoptive transfer)。体内注射和离体回输两种基因治疗给药途径的流程和原理详见文末彩图 16-7 和文末彩图 16-8。

四、视网膜色素变性上皮细胞 in vivo 基因治疗

　　视网膜色素变性(retinitis pigmentosa,RP)是一组临床上常见的遗传性致盲性眼底疾病,包含了大多数先天性视网膜疾病(inherited retinal disorder,IRD)。其遗传方式包括常染色体隐性、常染色体显性和 X-连锁隐性等不同的遗传方式。目前发现了至少 70 个位于不同染色体上的 RP 致病基因,其中 RPE65 基因位于 1p31.3,该基因突变可引起常染色体隐性遗传失明症。典型的临床表现为慢性进行性视野缺失,患者自幼就表现为夜盲症,光敏感性差,周边视力和清晰度丧失,并逐渐加重,最终可导致视力严重下降和完全失明。跟其他类型的 RP 一样,对于 RPE65 基因突变导致的先天性失明症,目前临床上尚无任何可以逆转遗传缺陷病因的药物治疗方案。因此,针对 RPE65 基因缺陷的基因治疗的面世可为患者带来光明的希望。

　　由于 IRD 对人类健康的严重影响且该病又缺乏任何有效治愈手段,探索其基因治疗临床新疗法一直是非常活跃的前沿研究领域。受益于近 20 多年来对众多导致 IRD 发生的致病基因的鉴定和致盲分子病理机制的研究成果,相应的基因治疗技术和临床应用也取得了显著的进展。由 RPE65 基因突变导致的 RP 虽然人群中发病率不高,但该病致盲致病机制的阐明为 IRD 的体内注射基因治疗提供了一个良好的范例。已经阐明 RPE65 基因表达具有视网膜上皮细胞(retinal pigment epithelium,RPE)特异性,该基因编码视觉循环通路中一个关键酶蛋白——RPE65,RPE65 酶在 RPE 中将全反式视黄酯转化为 11-顺式视黄醇,这一酶促反应奠定了正常视觉的代谢基础。根据这一发现,科学家研制的 AAV-RPE65 基因治疗药物用于治疗 RPE65 基因突变导致的 Leber 先天性黑矇和 RP。这一全球率先上市采用直接注射的 AAV 介导的眼病基因治疗,大大推动了一批针对不同基因引起的 IRD 同类靶向药物的研发,这些基因治疗目前正处于临床试验阶段,有望近期批准上市。对于眼部疾病而言,基因治疗体内局部注射给药是常用的方法,除针对 RPE 的局部注射外,当涉及内层视网膜细胞或更广泛的视网膜区域时,玻璃体腔注射(intravitreal injection,IVT injection)给药也是一种经常使用的方法。

　　文末彩图 16-7 展示了采用体内直接注射基因疗法治疗 RP 的技术操作和工作原理。体内直接注射治疗仅一个操作步骤,即将携带治疗基因的 AAV 通过精准定位直接注射在患者眼底的神经视网膜下的缝隙中,称为视网膜下注射(subretinal injection,SR injection)。为实现精准基因治疗,注射操作前还需涉及精细的玻璃体切割术。采用正常 RPE65 基因替代患者先天性缺陷基因是 AAV 介导的基因治疗策略,其应用前提是 RPE65 基因突变所致视力丧失的患者眼部仍保留有足够数量的存活视网膜上皮细胞。这样,注射治疗剂量的含 RPE65 基因的 AAV 病毒颗粒可通过与存活 RPE 表面的接触进入这一宿主细胞内,并通过自身调控机制在细胞中形成附加体 DNA 状态,故而不存在由于病毒插入细胞染色体中所引起的潜在安全隐患,附加体上的治疗基因重组体可长期维持 RPE65 蛋白酶的持续表达,从而达到部分恢复视觉功能的目的。

五、β-地中海贫血自体造血干细胞 *ex vivo* 基因治疗

β-地中海贫血（β-地贫）是由于 β-珠蛋白基因（HBB）突变导致的单基因病，该病的致病基因 *HBB* 位于 11p15.3。β-地贫为常染色体隐性遗传病，由同为 *HBB* 突变携带者的双亲将致病突变同时遗传给子代即可导致疾病发生，*HBB* 突变纯合子或复合杂合子患者红系造血细胞内由于严重缺乏 β-珠蛋白链，使珠蛋白比例失衡会导致无效造血，进而引起溶血性贫血（见第九章）。重型 β-地贫须常规输血和祛铁治疗维持生命，也称输血依赖性贫血（transfusion dependent thalassaemia，TDT），溶血和非正规输血产生的铁超载会损伤心、肝等重要脏器，引发严重并发症，许多患儿由于缺乏有效治疗而夭折。尽管骨髓移植治疗可以治愈该病，但代价昂贵，且多数患者因受制于组织配型不合难以施治。自体造血干细胞基因治疗可成为挽救 TDT 患者生命的重要方法。

像其他遗传病一样，发展 β-地贫的基因疗法也是建立在对其分子病理学机制深入研究的基础上。*HBB* 是世界上最早（1974 年）被基因定位的基因之一，也是最先被阐明分子病理学机制的人类遗传病，且本领域长期持续的研究已经积累了人体血红蛋白（hemoglobin，Hb）发育阶段特异性转换调控的知识。研究还发现了 Hb 转换调控关键基因 *BCL11A*，该基因产物是人 γ-珠蛋白基因（Homo sapiens hemoglobin，gamma，*HBG*）的转录阻遏物，γ- 与 α-珠蛋白链两两结合共同组成胎儿血红蛋白（fetal hemoglobin，HbF，α2γ2），BCL11A 是 HbF 合成的抑制因子；已阐明 HbF 在出生后重激活可以代替成人血红蛋白（adult hemoglobin，HbA）发挥携氧功能。据此，可针对 2 个基因靶点——*HBB* 和 *BCL11A* 基因建立 β-地贫基因治疗策略，一是采用 *HBB* 基因替代治疗；二是 *BCL11A* 基因抑制治疗，即通过抑制 *BCL11A* 基因使 *HBG* 基因重激活，即采用基因治疗策略让细胞合成 HbF，使之代替 *HBB* 基因突变导致的 HbA 缺乏。目前，国内外已经研发出 2 款针对上述靶点的 β-地贫基因疗法，分别是慢病毒载体 *HBB* 基因替代疗法和 *BCL11A* 基因编辑 *HBG* 重激活疗法。

对于 β-地贫而言，基因治疗需要解决的关键问题是有足够量的红系造血干细胞产生满足人体携氧需求的大量 Hb（Hb A 或替代 Hb A 的 HbF），并且可以长期持续维持稳定的高水平表达。有赖于长期对人体珠蛋白基因复杂表达调控的细胞和分子机制的深厚研究积累，骨髓来源的 CD34 阳性造血干细胞被选择为适宜的基因治疗宿主细胞。无论是慢病毒载体还是基因编辑基因治疗，均采用患者自体 CD34 阳性造血干细胞为对象来进行基因操作的，采用患者自体细胞开展基因治疗最大的优势是避开了免疫排斥反应这一重要技术应用瓶颈，使基因治疗的受益者更为广泛。比较上述针对不同基因靶点的 2 种治疗策略，两者针对造血干细胞治疗的离体回输策略是类似的。以下以基因编辑技术操作为例，详细阐述 β-地贫 *BCL11A* 基因抑制性基因治疗的流程和原理。

如图 16-8 所示，β-地贫 *ex vivo* 基因治疗的基本操作有 4 个主要步骤：①外周血单个核细胞（mononuclear cells，MNC）的采集（简称单采）。单采操作采用自动化血液成分分离机完成，通常在使用造血干细胞动员后实施操作，造血干细胞动员剂可以显著提高采集 MNC 的效率，普乐沙福（Plerixafor）联合粒细胞集落刺激因子（granulocyte colony-stimulating factor，G-CSF）是临床上广为应用的造血干细胞动员剂。②CD34 阳性造血干细胞分选和培养。采用亲和柱从 MNC 中分选得到临床应用级的基因治疗宿主细胞——自体 CD34 阳性造血干细胞，其操作须在满足良好生产规范（Good Manufacture Practice，GMP）要求的无菌净化生产车间实施。基因转移前通过培养可以扩增具有自我更新能力（self-renewing）的干细胞，但由于细胞体外扩增一般会减弱细胞的干性，为更好地维持细胞的干性，此步骤增加体外细胞培养并非必要的操作。③离体细胞的基因编辑。采用基因编辑技术对 CD34 阳性造血干细胞靶基因进行定点修饰，本案例为定点剪辑破坏位于 *BCL11A* 基因第 2 内含子的增强子序列，从而制备出抑制 *BCL11A* 基因表达的工程化治疗细胞。此步骤同样也是在 GMP 无菌净化车间实施完成。④治疗细胞回输患者。将制备的可重激活 *HBG* 基因的治疗细胞移植到骨髓中，故治疗细胞回输前须对患者进行常规清髓预处理，即采用 β-地贫骨髓移植类似的化疗方案清除骨髓中的内源性造血干细胞，为治疗性干细胞在骨髓中定植作好准备。通常使用白消安（Busulfan）进行预

处理治疗,随后将治疗剂量的 CD34 阳性治疗细胞通过静脉注射回输至患者体内,基因治疗即告完成。具有造血干细胞功能的工程化治疗细胞在患者骨髓成功植入后,通过细胞分化产生大量合成 HbF 的红细胞来实现治疗的目的。

Summary

Human genetic diseases have gone through the long journey from diagnosis to therapy for more than 100 years. For clinical practice of the treatment of genetic diseases, it is based on the cognition and understanding of the essential characteristics of human genetic disorders. In this chapter, taking a monogenic disease as the object description, we demonstrate and discuss the drug treatment and gene therapy for genetic disorders based on understanding of the treatment-related pathogenic metabolism pathway and etiologic genes. In the first section, our description is mainly focused on the drug treatment of inborn errors of metabolism (IEM) and individualized drug treatment through the use of a genotype-guided dosing. Among them, the following methodological principles of treatment are the focus of learning, including enzyme replacement therapy (ERP), substrate reduction therapy (SRT) and pharmacological chaperone therapy (PCT) involved in a drug treatment of IEM and the pharmacogenetic mechanisms referred to individualized medication. In the second section, we first address the working principle and technical method of gene therapy, in which we mainly introduce the three essential tools used for gene therapy in the research and the clinic. These include the virus vector technology consisting of two major viruses, adeno-associated virus (AAV) and lentivirus vector (LV) as well as CRISPR-Cas9 technology. It is well recognized that these three essential tools are the core technology of gene therapy with potential clinical applications, representing that gene therapy comes of age. On this basis, we further demonstrate how to realize the clinical treatment of various genetic diseases using two different gene therapy approaches, i.e., *in vivo* gene delivery using retinitis pigmentosa gene therapy as an example and *ex vivo* delivery using β-thalassemia gene therapy as an example, respectively.

（徐湘民）

思考题

1. 影响药物作用个体差异的遗传基因有哪些类型?
2. 目前基因治疗技术在临床上可以应用于哪些疾病?

扫码获取
数字内容

第十七章

遗传病的预防

要点

1. 遗传病是出生缺陷及其他疾病的主要病因,遗传病预防策略是依次从怀孕前、怀孕期、出生后进行"三级预防",避免和减少致死、严重致残的疾病威胁人类健康。

2. 遗传咨询是遗传病预防的基本医疗服务,需要遵循其方法、步骤和伦理原则。

3. 携带者筛查、产前筛查与产前诊断、植入前遗传学检测、新生儿疾病筛查是生育过程不同阶段的遗传病预防措施,高通量基因测序等先进技术的应用使各种遗传病可以得到有效预防。

遗传病常常累及全身多器官系统,表现为发育异常和功能异常。大多难以根治,即便某些遗传病能够得到治疗,终身治疗费用昂贵。目前仅有苯丙酮尿症、先天性甲状腺机能低下、G6PD 缺乏症、脊肌萎缩症、地中海贫血、血友病等数十种遗传病通过治疗和临床干预能够取得理想的疗效,但即使可治疗,代价也是十分高昂。因此,"预防为主"是防止遗传病造成人群健康损害的工作方针。发现高危人群的主要办法是进行遗传筛查(genetic screen),即在人群中对某些遗传病或致病基因变异进行的一项普查,以确定携带此基因型的个体,这种基因型可能是致病基因或疾病易感基因。遗传筛查包括携带者筛查(carrier screen)、产前筛查(prenatal screen)和新生儿筛查(neonatal screen)。对筛查发现的遗传病患者或携带者,以及防止遗传病给患儿产生严重的健康损害,从而减轻人群的疾病负担和遗传负荷。遗传病登记、遗传随访和遗传保健也是遗传病预防的工作环节。本章介绍遗传病预防的策略、方法原理、主要服务范畴和技术进展。

第一节　遗传病预防的策略和方法

一、遗传负荷与遗传病的疾病负担

遗传负荷(genetic load)是美国遗传学家 H·J·马勒在 1950 年提出的概念,是指群体中由于有害等位基因的存在而使得群体适应度下降的现象。适合度(fitness)是指某一基因型的个体能够生育下一代、有效保留其后代的比率。群体的遗传负荷可表示为:遗传负荷=最适基因型的适合度−群体的平均适合度/最适基因型的适合度。如果把最适基因型的适合度定为 1,那么:遗传负荷=1−群体的平均适合度。意即如果在一个群体中由于突变的不断积累,并且这些突变是有害的,群体就会出现适合度下降。由于实际上对人群造成遗传负荷的遗传病不止一种,因此,在临床和公共卫生研究中常常用遗传负荷一词泛指人群中累积的有害突变。在具体研究某一种遗传病时,用携带率和发病率来描述该病的流行情况。

疾病负担(burden of disease)是疾病(disease)、伤残(disability)和过早死亡(premature death)对整个社会经济及健康的压力。通常用疾病负担来表示某一种遗传病给家庭和社会带来的经济负担。世界卫生组织(WHO)及其他卫生健康组织均会定期对全球和地区内某一类疾病所产生的疾病负担作出评估。疾病负担=诊治该病所支付的直接医疗费用+因就诊而必须产生的间接费用+因劳动力丧失而产生的个人社会生产力损失。由于遗传病通常是先天性和终生性的疾病,许多遗传病所产生的疾病负担是巨大的。通过遗传病预防,降低这些疾病的发生率,减少和消除这些疾病对儿童的健康损害,则可以减少疾病负担,从而使患者、家庭和社会获益。

二、遗传病预防的策略和方法

对于致死性、致严重残疾和出生后难以通过治疗改善患者生存能力的遗传病,预防其发生和出生是最有效的解决方案。为减少出生缺陷及遗传病的发生,WHO 在 2010 年提出了以下的出生缺陷"三级预防策略"。

1. **一级预防** 是指通过健康教育、选择适宜生育年龄、遗传咨询、孕前保健、合理营养等孕前阶段综合干预的预防措施,目的是降低个体发生自发突变的风险,以及减少患病基因型胚胎的妊娠机会。在孕前和孕早期保健服务中提供增补叶酸、出生缺陷防控咨询、遗传咨询、携带者筛查、生育指导、植入前遗传学检测(preimplantation genetic testing,PGT)等措施,及时发现和减少遗传病胎儿的发生风险。

2. **二级预防** 是指通过孕期的产前筛查和产前诊断技术,发现并确诊胎儿的严重遗传病和先天缺陷,经过遗传咨询帮助孕妇和家属知情选择、实施后续干预措施,减少致死性和致严重残疾而目前无法治疗的严重遗传病胎儿出生。产前筛查的措施包括但不局限于:孕早期和孕中期母血清学产前筛查、遗传超声筛查、非侵入性产前检测(non-invasive prenatal test,NIPT,也称无创产前检测)。对于孕前没有做过常见隐性遗传病携带者筛查的孕妇,也可以在知情同意的前提下在产前筛查时同时进行携带者筛查。遗传病产前诊断的措施包括但不局限于:介入性手术采取胎儿来源的样本进行染色体核型分析、拷贝数变异测序、基因芯片检测、基因检测等实验室技术,以及胎儿超声、胎儿磁共振成像等医学影像检查。产前诊断的遗传咨询内容包括对产前诊断手术风险评估、适宜的实验室检查方法选择、检查结果所提示的疾病对胎儿发育的预后、可提供选择的治疗方案及治疗预后、下次生育的再发风险等全面信息。

3. **三级预防** 是指对新生儿疾病的早期筛查,早期诊断,及时治疗,避免或减轻疾病对患儿的健康损害程度,目的是通过对已出生的遗传病患儿及时治疗干预,减少疾病对患儿的健康损害,提高患儿的健康质量。新生儿疾病筛查可以对遗传代谢病、听力障碍、先天性心脏病等疾病进行筛查,及时发现和确诊,尽早采取治疗干预措施。

在图 17-1 中,一级预防经济安全、积极有效,是减少严重遗传病发生的关键环节;二级预防最高效,但是需要依赖于较高专业素质队伍和技术条件。随着遗传病治疗技术不断发展完善,三级预防也开始从生化代谢物筛查向新生儿基因筛查发展,以期尽早发现更多患病儿童,并在疾病产生严重的健康损害之前得到及时治疗。

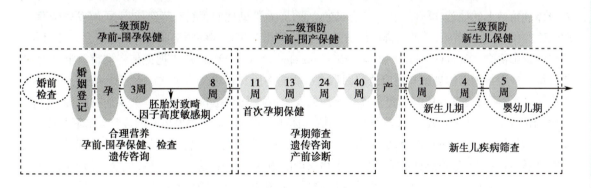

图 17-1 出生缺陷与遗传病的三级预防策略

三、遗传登记与罕见病登记

遗传登记(genetic registration)是在遗传普查、筛查、诊断与遗传咨询服务的基础上,对相应遗传病进行登记。根据不同的目的可分为以下几类:①临床遗传登记,目的在于观察某些遗传病的发病过程及不同治疗手段的效果等,又可使一些新的诊断和治疗手段及时提供给先证者亲属以便早期发现、诊断和治疗;②遗传流行病学登记,目的是为了了解某个群体中遗传病的发病率和流行规律,以便正确估计遗传因素、环境因素在遗传病发病中所起作用的大小,从而促进遗传病的预防工作;③跟踪遗传登记,目的是了解遗传咨询和相关医疗服务所产生的遗传病防治效果,对一个地区的遗传保健工作效能作出评估;④预防性遗传登记,通过对高风险孕产妇进行遗传咨询和产前咨询,减少遗传病的发病率和疾病负担。

遗传登记的内容要尽可能全面、真实、详细,应包括个人病史、发育史、婚育史、生育次数、亲属病情、系谱绘制、风险个体、近亲婚配、资料的统计整理等内容。遗传登记中还需注意一个重要问题:遗传登记是为遗传病家系服务,储存的数据均为有关家系的隐私,采集病史信息和登记均需要严格按照信息安全法相关要求保障被登记信息不被泄露。如需使用,必须遵守伦理学规范和个人信息保护相关法规,并取得知情同意。

罕见病登记(rare diseases registry)是针对人群中并不常见,发生率大约在1/10 000以下的罕见疾病,由医务人员提交疾病资料上报的病例注册登记。旨在对国家或地区内罕见病的诊断治疗积累数据资料和诊治经验,帮助临床和科研人员能够更快地对临床接诊到的罕见病患者作出诊治反应,从而实现对罕见病患者的精准诊治,同时也帮助罕见病患者组织更好地促进和支持聚焦于罕见病患者的临床研究。由于罕见病的总患病率仅占人口的5%以下,通过对罕见病的发生发展机制进行深入研究,还能为卫生健康政策制定者和医疗保障保险部门研究制定罕见病防治策略提供科学依据。美国、欧盟都先后建立了罕见病登记系统,Rare Diseases Registry Program(RaDaR)、European Platform on Rare Disease Registration(EU RD Platform)。"中国国家罕见病注册系统"在2020年建立和运行,已有超过50种5万例的罕见病注册登记。

由于绝大多数罕见病是以基因突变和致病性拷贝数变异为主因的遗传病,高通量基因测序技术为主的遗传检测在罕见病诊断和预防中发挥了重要作用。通过一级预防和二级预防的精准防控之后,罕见病会更加罕见。因此,罕见病登记将成为人类更好地认识和防治罕见病、帮助罕见病患者提高生存质量的捷径。

第二节　遗　传　咨　询

遗传咨询(genetic counseling)是由医学遗传科医师或其他的遗传咨询服务提供者解答遗传病患者及其亲属提出的有关病因、遗传方式、诊断、治疗及预防等问题的分析解答,包括估算患者子女发生该遗传病的概率,并提出预防和治疗的建议指导,以供患者及其亲属参考。遗传咨询的意义在于:减轻患者身体和精神上的痛苦,减轻患者及其亲属的心理压力,帮助他们正确对待遗传病、了解发病概率,采取正确的预防、治疗措施;降低人群遗传病的发生率,降低有害基因的频率及减少传递机会。美国全国遗传咨询师协会(National Society of Genetic Counselors,NSGC)于2006年把遗传咨询重新定义为:遗传咨询是一个帮助人们理解和适应遗传因素对疾病的作用及其对医学、心理和家庭影响的程序,这一程序包括:①通过对家族史的解释来评估疾病的发生或再发风险率;②进行有关疾病的遗传、实验室检测、治疗处理及预防的教育;③辅导促进知情选择和对所患疾病及再发风险的逐步认知和接受。在新定义的指导下,遗传咨询的范围将不断扩展,未来遗传咨询的内容将会更加广泛,包括遗传病生育风险、机体对药物治疗敏感性或对环境污染物反应的遗传多态性、肿瘤易患性,也会包括人的正常行为和生理特征等的咨询。随着分子生物学检测技术的进步,对遗传咨询医师的知识面及知识更新要求更高。遗传咨询医师不仅要向咨询者解释检查结果及其对诊断、治疗和预后的意义、疾病的遗传性与风险,商讨生育方面的选择,还要与患者及相关专业人士讨论在此过程中可能引起的伦理学问题。

一、遗传咨询的伦理原则

(一)尊重患者的健康权和知情权

尊重患者、怀孕夫妇,特别是孕妇对遗传学检查和产前诊断的态度和选择,如实向患者报告遗传学检查所见。对于发现与患者当前生存状态无关的遗传变异，告知后有可能导致患者处于不利的生存环境时，应暂不建议检查。如对儿童或青少年时期的正常男孩一般不应做 Y 染色体相关检查，假若检查发现该男孩携带小 Y 染色体或者 *AZF* 基因微缺失时，可能使他在结婚、择偶时遭受歧视。对于具有民事行为能力的人，是否接受遗传学检查、产前筛查和产前诊断等遗传学服务，应经过受检者的知情同意。同样，也尊重怀孕夫妇对遗传病胎儿的选择。

(二) 保护患者隐私和医疗秘密

准确诊断对疾病再发风险的推算和遗传咨询是重要的。为了做到准确的诊断，除了要向咨询者充分了解有关疾病资料、家族史外，咨询医师还须获得尽可能多的其他有记录的资料。未经受检者同意或受检者自行要求，不得将信息透露给除受检者以外的其他人。

(三) 非指令性原则

医师应按照医学指征给予遗传学检查和治疗的医学建议，而不应考虑夫妇对遗传学检查和其他医疗措施(如流产)的态度，但并不强求患者依从医师的建议进行检查和治疗;即在咨询者自愿的前提下提供遗传咨询和其他遗传学检查、治疗服务，尊重患者的自主决定权。

(四) 有益、无害原则

提供给患者的遗传学检测方法是科学、安全和对人体无害的。涉及胎儿遗传病产前诊断时，咨询医师应当向孕妇或夫妇双方公开所有的相关临床发现，服务只是用来提供给孕妇和家属有关胎儿患病风险的信息，遗传咨询应该先于产前诊断。

(五) 公正原则

公平分配服务资源，使最需要服务的人优先。遗传咨询医师在某些情况下可能无法得出准确的诊断，不能确认个体的基因携带者状况，或不能准确预测某些少见胎儿核型的表型。在这种情况下咨询医师应面对现实，如实将情况告知咨询者，取得咨询者谅解，并将咨询者转诊给上一级医疗机构经验丰富的专家。

二、遗传咨询的分类和服务对象

(一) 遗传咨询的分类

1. **回顾性遗传咨询** 指一个家庭出现了遗传病患者后，为了解疾病的发生、发展、治疗预后，以及防止再出生同种遗传病的后代而进行的咨询。例如，一对生育了一个遗传病患儿的夫妇来咨询第二胎的发病风险。目前国内广泛开展的大多是这类咨询。

2. **前瞻性遗传咨询** 又称预防性遗传咨询，是指医生在遗传普查的基础上对检出的有风险的个体(如携带者)或家庭进行生育指导，防止家庭首例遗传病患儿的出生。

3. **扩展的遗传咨询** 对于确诊的遗传病患者和携带者来说，直系亲属中可能存在同胞兄妹生育后代的需求、常染色体显性遗传病外显不全或者延迟显性的问题。在这些情况下，建议可能存在患病风险和有生育风险的直系亲属前来做遗传咨询，就是扩展的遗传咨询服务。通过进一步了解情况和必要时的遗传学检查，来帮助这些亲属降低生育风险和及时采取减少发病风险的预防措施。

(二) 遗传咨询医师

医学遗传科医师是遗传咨询服务的主要提供者，接受过医学遗传学专门培训的遗传咨询师和其他专科医师，也可通过遗传咨询能力认证考试后获得此项服务资格。他们对遗传疾病的基本理论有全面的认识与理解;掌握诊断各种遗传病的基本技术，包括临床诊断、酶学诊断、细胞遗传学诊断和基因诊断;熟练运用遗传学原理、理论对各种遗传病进行病因分析，确定遗传方式，区分是上代遗传还是新突变;需掌握某些遗传病群体资料，包括群体发病率、基因频率、携带者频率和突变率，对再发风险作出正确估计。

尽管目前在中国全面开展遗传咨询服务仍有很多困难，专业队伍培养工作正在逐渐加强。遗传咨询能力培训主要分为两类:遗传咨询师、医学遗传科医师。全国统一的住院医师规范化培训体系中已经设置医学遗传科专业，自 2014 年以来已经培养了数百名医学遗传科住院医师规范化培训学员。

因此,医学遗传科医师在中国正在向一个新兴的临床医学执业专业发展。

三、遗传咨询的对象、场景和步骤

(一)遗传咨询的对象和场景

1. 遗传咨询的对象　需要进行遗传咨询的人群有两种类型,一类是主动前来咨询的,这类人一般是因为一家中几个成员都患有某种遗传病,可能意识到自己或子女有患病风险;另一类是由咨询医师根据"遗传登记"信息,经其宣传、解释后,被动前来咨询的,此类人群一般属于散发的遗传病家庭,由于看不到发病的家族聚集,应注意根据疾病诊断找出其遗传规律,才能评估其患病或再发风险。归纳起来遗传咨询的咨询者,即服务对象有:孕前优生咨询的询问者;曾生育过遗传病患儿的夫妇;夫妇一方或双方或家系成员患某些遗传病或先天畸形;不明原因智力低下或先天畸形患儿、孤独症、体格发育迟滞患儿、性征发育异常患儿、肥胖患儿、新生儿筛查结果为阳性者;不明原因智力低下或先天畸形儿的父母;不明原因的反复流产、死胎或新生儿死亡史等情况的夫妇;婚后多年不孕不育的夫妇;35 岁以上的高龄孕妇;长期接触不良环境因素的育龄夫妇;孕期接触不良环境因素及患某些慢性病的孕妇;常规检查或常见遗传病筛查发现异常者;胎儿超声异常的孕妇;近亲婚配的咨询者;肿瘤和遗传因素明显的常见病咨询者。

2. 遗传咨询的场景　一般有以下 8 种场景。

场景 1:携带者筛查和产前筛查的咨询解答　帮助孕妇和其他受检者了解筛查的目标疾病(隐性遗传病、染色体非整倍体、开放性神经管缺陷、其他母胎疾病)及其危害,了解不同携带者筛查和产前筛查技术的局限性,筛查后可能还存在的剩余风险,并帮助咨询者作出适合于她/他的选择。筛查后根据筛查结果给予临床意义的合理解释,以及进一步检查、处置的建议。

场景 2:遗传病预防咨询　有遗传病家族史或遗传病患儿生育史、不明原因新生儿死亡史的夫妇,希望了解他们今后生育的再发风险以及预防方法。

场景 3:扩展的遗传咨询和随访　对除咨询者外的可能存在患病风险或者携带者的家系成员进行遗传咨询,帮助他们确认和预防生育风险。

场景 4:产前诊断的遗传咨询　对具备产前诊断指征的孕妇(如高龄、染色体异常患儿生育史、产前筛查高风险、单基因病携带者等)提供遗传咨询,帮助孕妇和家属理解高风险的意义,以及实施产前诊断的必要性,可能选择的介入性产前诊断手术和实验室检查、影像学检查,告知手术风险,签知情同意书。在产前诊断后提供遗传咨询时,针对胎儿被确诊为染色体异常或其他严重遗传病,为孕妇和丈夫讲解疾病的发生发展、出生后是否有治疗方法和预后知识,使他们从医学、社会心理学方面了解该疾病,知情选择是否继续妊娠。

场景 5:新生儿疾病筛查、诊断与治疗的遗传咨询　针对新生儿疾病筛查中发现和确诊的先天性听力障碍患儿、遗传代谢病患儿、先天性心脏病患儿,向家长讲解疾病的发生发展和预后知识,可选择的治疗方法及其优缺点,提供适合于患儿的治疗指导建议和康复训练指导建议。

场景 6:罕见病的遗传咨询　对于疑难复杂病例和罕见病患者,常常是超出了一名医师的知识能力范围,需要由医学遗传科医师、其他专科医师与遗传实验室人员共同组成多学科诊疗(multidisciplinary diagnosis and treatment,MDT)小组研讨病例的具体问题、DNA 测序和其他组学检测结果的生物信息分析、临床意义和可能需要进一步观察、检查的建议、可选择的治疗方法及其优缺点。

场景 7:肿瘤相关问题遗传咨询　针对儿童和成人肿瘤患者或监护人,或自己提出就诊需求的直系亲属,提供肿瘤的遗传易患性(基因)、靶向用药治疗敏感基因突变等遗传学检测的信息分析和咨询,配合肿瘤治疗的专科医师帮助患者选择适合的治疗方案,以取得满意疗效。

场景 8:药物代谢个体化医疗的遗传咨询　针对需要长期使用某种药物的代谢病患者或者手术后患者,提供药物代谢遗传多态性、代谢速率差异的遗传学检测结果解读和咨询,配合专科医师和药剂师帮助患者选择适合于患者基因型的适用药物和适合剂量,副作用最低并可能取得满意疗效的用药方案。

（二）遗传咨询的步骤

在遗传咨询过程中，咨询医师是起主导作用的，对咨询者来说，是一个解疑求助的简短的教育过程，遗传咨询原则上贯彻非指令性遗传咨询的原则。另外咨询医师要根据患者或患儿父母心理学上的变化进行必要的开导，使他们理智地面对现实，才能使咨询达到良好的效果。遗传咨询可遵循下列步骤：

1. 遗传咨询病史信息采集和病历填写　在遗传咨询门诊听取咨询者或患者的病情描述后，采集病史相关信息，认真填写详细的遗传咨询病历，并妥为保存，以备后续咨询用。遗传咨询病历中一般应包括：

（1）一般信息：包括姓名、性别、年龄、民族、婚姻状况、出生地、职业、就诊时间。

（2）现病史：内容包括起病时间、起病形式、可能的诱因及病因、主要症状、症状间的联系、症状的发生及发展变化、伴随症状、有助于鉴别诊断的其他症状，诊治经过，起病以来的一般情况。

（3）既往史：包括平素健康情况、手术史、预防接种史、输血史、药物过敏史。

（4）个人史：包括婚育史、月经史（女性）、工作环境、可能与疾病相关的生活习惯。

（5）家族史：用系谱的方法来描述和记录先证者和家人的相互关系及可能和诊断有关的临床特征，其他具有潜在意义的家族史也应该了解和记录。

2. 体格检查　包括：①生命体征及一般情况的检查；②头颈部检查；③胸部检查；④心血管检查；⑤腹部检查；⑥产科检查（若怀孕）；⑦盆腔检查；⑧脊柱、四肢、关节、肛门的检查；⑨神经系统检查。

3. 初步诊断或印象　根据患者的症状和体征，建议患者作辅助检查及必要的、有针对性的实验室检查。有时这类检查还需扩展到其一级亲属。一般在第二次或第三次咨询时作出初步诊断。在判定是否为遗传病时，咨询医师要排除一些干扰性因素，以明确诊断。

4. 对再发风险的估计　由于部分遗传病是致残、致愚的，甚至是致死的，故应对那些需要生育第二胎的咨询者作出再发风险的估计（估计方法详见下面内容）。

5. 进一步检查、确诊和治疗的建议　在初步诊断作出前或后建议做疾病诊断关键证据的生理、生化、影像、电生理检查和遗传学检查，以便确诊疾病。然后与咨询者商讨对策，包括结婚、避孕、绝育、人工流产、人工授精、产前诊断、根治或改善症状的积极治疗等方面的措施。此时应由咨询者选择由咨询医师提出的方案。

6. 随访和扩大咨询　为了明确咨询者提供信息的可靠性，观察遗传咨询的效果和总结经验教训，有时需要对咨询者进行随访，以便改进工作。如果从全社会或本地区降低遗传病发病率的目标出发，咨询医生还应主动追溯家属中其他成员是否患有该病，特别是查明家属中的携带者，这样可以扩大预防效果。

四、遗传咨询的技巧

遗传咨询离不开对遗传病患者家庭的系谱分析，绘制系谱图记录疾病在家族中的传递情况。在实际咨询工作中还需要一定的语言交流技巧，比如：

1. 倾听与交流　遗传咨询医师不同于其他专科医生之处在于需要在咨询过程中充分倾听患者述说、需求、焦虑所在，感知患者的心态，捕捉足够详尽的疾病和家系信息，建立足够信任的咨询关系，给予客观的咨询建议。遗传咨询医师在谈话时要避免对咨询者造成"居高临下"的气氛。

2. 用通俗语言解释　遗传病种类繁多，检测手段也越来越多，对于遗传咨询医师来说掌握这些知识都并非易事，何况患者。因此需要医师用通俗语言解释，在较短时间内，让患者充分认识到检测的优势及其局限性，作出恰当的选择。

遗传咨询医师应充分认识到可能存在的遗传异质性，才能在咨询过程中做到分析和建议不偏不倚，客观准确。

五、再发风险率估算与分析方法

遗传病再发风险估计是遗传咨询的核心内容，也是遗传咨询门诊有别于一般医疗门诊的主要特

NOTES

点。再发风险率(recurrence risk rate)又称为复发风险率,是指曾生育过一个或几个遗传病患儿,再生育该病患儿的概率。现在这一概念已经扩大到凡有信息可导致一对夫妇生育患儿(包括第一胎)的概率,但这一情况称生育风险较适当。

再发风险的估计一般遵循下列原则:染色体病和多基因病以其群体发病率为经验风险率,只有少数例外。单基因病则根据孟德尔规律作出再发风险的估计,但也常常会因外显不全、其他基因突变表型差异等干扰而增加咨询难度。

(一)染色体病的再发风险率估算

1. 散发性染色体数目异常的再发风险估计 染色体病一般为散发性,临床上较少见到一个家庭中同时出现2个或2个以上染色体病患者。染色体数目异常的发生原因主要是亲代生殖细胞在减数分裂中同源染色体不分离,因此再发风险率实际上就是经验风险率或称群体发病率。大多数三体综合征的发生与母龄呈正相关,即随着母亲年龄增大,三体综合征的再发风险率也随之增大。有人推测,这可能是由于35岁以上的妇女的卵巢开始退化,从而导致卵母细胞减数分裂中同源染色体不分离发生率较高之故。

2. 罗伯逊易位携带者的生育风险 但也有一些例外,如双亲之一为平衡易位或倒位携带者或嵌合体,生育子代就有较高的再发风险率。下面以易位型 Down 综合征为例说明。假如父亲或母亲的染色体核型是 45,XN,-14,-21,+t(14q;21q),如图17-2 的 1 所示,该易位携带者的生殖细胞与正常生殖细胞形成受精卵时,可产生6种不同的核型。其中 21 单体型和 14 单体型胚胎是致死的;14/21 易位型 14 三体综合征胚胎也很少能成活;能够成活的胎儿要么是 14/21 易位型 21-三体综合征,要么是平衡易位携带者,要么是正常个体,理论上各占 1/3。但实际上 14/21 易位型 21-三体综合征的出生率要低于上述理论值,原因可能与一些 21-三体综合征胚胎在孕早期自然流产有关。

若母亲是罗伯逊易位携带者,其生育染色体病子代风险要高于父亲是罗伯逊易位携带者,原因可能在于母亲的卵子发生过程与父亲的精子发生过程存在着适合度不同的机制。表 17-1 示不同情况下罗伯逊易位携带者生育 21-三体综合征的再发风险率。

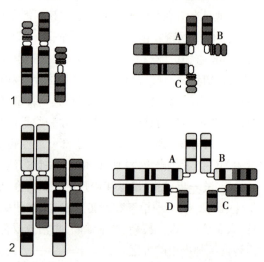

图17-2 两类染色体平衡易位在减数分裂中形成的三射体和四射体示意图

上图1中 A、B、C 分别表示 3 条染色体的着丝粒;上图2中 A、B、C、D 分别表示 4 条染色体的着丝粒,C 与 D 因同源染色体短臂联会配对而在空间上靠近。

3. 染色体平衡易位携带者的生育风险 若配子母细胞内携带两条非同源染色体的相互易位,在配子母细胞的减数分裂I联会阶段形成"四射体",到分裂中期各染色体跟随着丝粒分别移向细胞两极,如图 17-2 的 2 所示,分别分配到子细胞中,就可产生不同分离结局的单倍体生殖细胞。表 17-2 列出了以染色体平衡易位 t(2;5)(q21;q31)为例的减数分裂结果的经典预测,但由于男性与女性生殖母细胞的减数分裂I所需时间不同,在男女携带者之间的生育风险率有明显差异。由于部分染色体异常阻止了早期胚胎发育,从存活的子代中实际观察到的生育风险率和异常类型会少于预测数,观察总异常率约为 50%~70%。

4. 染色体倒位携带者的生育风险 染色体倒位在生殖细胞减数分裂时会在同源染色体联会过程中形成倒位环,如图 17-3,如果在倒位环区域内发生 1 次交换,则将产生 2 种新的重组染色体,分别含有相应的重复片段和缺失片段,分配到子细胞后产生基因组不平衡的异常配子,异常配子的比例在 0%~38% 不等。

NOTES

表 17-1 罗伯逊易位携带者生育 21-三体综合征的风险率 *

患者	核型		生育 DS 风险率
	父亲	母亲	
D/21 易位型	正常	携带者	0.10~0.15
	携带者	正常	0.05
21/21 易位型	正常	携带者	1.00
	携带者	正常	1.00
21/22 易位型	正常	携带者	0.10~0.15
	携带者	正常	0.05
21 三体型	正常	正常	0.01[#]
其他易位型或嵌合型	正常	正常	小 [#]

注:* 若父亲或母亲是涉及 21 号染色体的其他易位型携带者,则按表 17-2 分析。

[#] 此为不考虑母亲生育年龄,若母亲生育孕年龄≥38 岁,则再发风险率>0.01。

表 17-2 染色体平衡易位 t(2;5)(q21;q31)携带者可能产生的配子核型

分离类型	分离图解	配子染色体组成	可能的配子核型
2:2 相间分离	AB CD	正常	23,N
	AD CB	t(2;5)(q21;q31)	23,N,t(2;5)(q21;q31)
2:2 邻近 1 分离	AB CB	2,der(5)	23,N,der(5)t(2;5)(q21;q31)
	AD CD	der(2),5	23,N,der(2)t(2;5)(q21;q31)
2:2 邻近 2 分离	AB AD	2,der(2)	23,N,+der(2)t(2;5)(q21;q31),−5
	CD CB	5,der(5)	23,N,−2,+der(5)t(2;5)(q21;q31)
	AB AB*	2,2	23,N,+2,−5
	AD AD*	der(2),der(2)	23,N,der(2)t(2;5)(q21;q31),+der(2)t(2;5),−5
	CB CB*	der(5),der(5)	23,N,−2,der(5)t(2;5)(q21;q31),+der(5)t(2;5)
	CD CD*	5,5	23,N,−2,+5
3:1 分离 [#]	AB CD CB	2,5,der(5)	24,N,+der(5)t(2;5)(q21;q31)
	AD	der(2)	22,N,der(2)t(2;5)(q21;q31),−5
	AD CD CB	der(2),5,der(5)	24,N,t(2;5)(q21;q31),+5
	AB	2	22,N,−5
	AB AD CD	2,der(2),5	24,N,+der(2)t(2;5)(q21;q31)
	CB	der(5)	22,N,−2,der(5)t(2;5)(q21;q31)
	AB AD CB	2,der(2),der(5)	24,N,+2,t(2;5)(q21;q31)
	CD	5	22,N,−2

注:* 邻近−2 分离起码将产生两种不平衡配子类型出现(AB AD,CB CD),而要产生其余四种配子,必须要着粒与交换点之间的片段发生交换。

[#] 如果在着丝粒和交换点之间的片段发生交换段,则可产生 8 种分离类型。总共有 12 种含有三条染色体的配子,3 条染色体均来源于易位四价体。

N 代表任一性染色体。若为卵子,则 N 为 X 染色体;若为精子,则 N 既可能是 X 染色体,也可能是 Y 染色体。

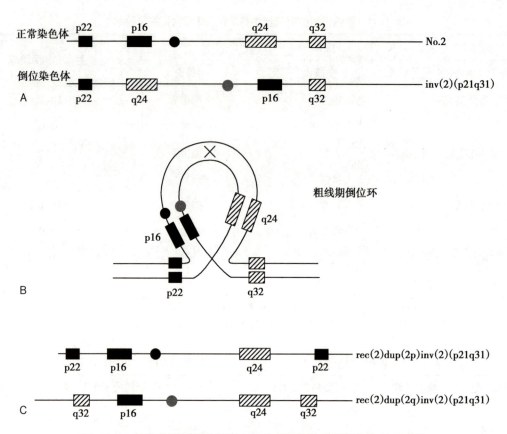

图 17-3　染色体臂间倒位携带者的生殖细胞产生重组染色体示意图
A. 正常及臂间倒位的染色体 2 号染色体；B. 减数分裂联会期形成的"倒位环"；C. 若倒位环内发生 1 次交换后形成 2 种新的重组染色体。

（二）单基因病的再发风险率估算

单基因病再发风险率可根据家系咨询提供的信息，并按遗传学规律加以估计。如果所获信息能肯定亲代的基因型，那么子代的再发风险率可按单基因不同遗传方式的传递规律加以估计。如果所获信息还不足以肯定亲代的基因型，那么子代的再发风险率可按 Bayes 逆概率定理加以估计。

1. 亲代基因型已推定时子代再发风险率的估计　一对夫妇的基因型如能通过他们本身或他们的父母、子女所患的遗传病加以推定，那么根据此遗传病的遗传方式就能计算出子代的再发风险率。

（1）常染色体显性遗传病：此类疾病的显性纯合子一般均在胎儿期死亡或幼年死亡，极少数能活到成年并有生育能力。因此，能结婚并生儿育女的主要是杂合子患者。夫妇一方患病时，子代每胎再发风险率是 1/2；夫妇双方均为患者时，子代再发风险率为 3/4；夫妇双方均正常时，子代再发风险率是 0。

（2）常染色体隐性遗传病：此类疾病的患者均为隐性纯合子。因此，一对表型正常的夫妇生了一个病孩，此时即可推定这对夫妇双方均为杂合子，他们子代再发风险率是 1/4，表型正常的子代是杂合子的可能性为 2/3，即（2/4）/（1/4 + 2/4）=2/3，完全正常的机会是 1/4；如夫妇一方为患者，另一方为显性纯合子，此时子代不会发病，但全部是杂合子；如夫妇一方为患者，另一方为杂合子时，子代发病机会是 1/2，携带者的机会也是 1/2。需要注意的是遗传异质性现象，如白化病夫妇或先天性耳聋夫妇生育了正常子代，这是因为这对夫妇的致病基因不在同一位点上，造成子代为双重杂合子（double heterozygote），但不构成隐性纯合子。图 17-4 示常染色体隐性遗传病家系中表型正常亲属是杂合子的概率。人体基因在同源染色体上成对存在，子代得到一个亲代一对等位基因中某个特定等位基因的机会是 1/2。如 AA×Aa 婚配，子 1 代是 Aa 杂合子的机会是 1/2，子 2 代也是 Aa 杂合子的机会是（1/2）（1/2）= 1/4。同理，Aa×Aa 婚配，前已述及表型正常子 1 代的杂合子机会为 2/3，子 2 代也是 Aa 杂合子的机会就应为（2/3）（1/2）= 1/3。

（3）X 连锁显性遗传病：此类疾病的发病率男女有别。当丈夫患病、妻子正常时，他们的儿子全部正常,而女儿全部是杂合子患者;当妻子有病、丈夫正常时,他们的儿子和女儿的发病机会均为1/2;当夫妇双方均为患者时,女儿全部得病,而儿子仅有1/2机会得病。

（4）X连锁隐性遗传病:此类疾病,女性患者为隐性纯合子,男性患者为半合子。在丈夫患病、妻子正常时,儿子全部正常,女儿全部是杂合子;在妻子是患者、丈夫正常时,儿子全部患病,即再发风险率为1,女儿全部是杂合子;在妻子为杂合子、丈夫正常时,儿子得病机会是1/2,女儿得病机会为0,但女儿有1/2机会成为杂合子;在丈夫为患者、妻子是杂合子时,儿子得病的机会是1/2,女儿得病机会也是1/2。图17-5示X连锁隐性遗传病家系男性亲属再发风险率和女性亲属杂合子概率。

2. Bayes逆概率定理的分析原理　如果亲代双方或一方的基因型未知,这时则要利用家系资料或其他有关数据,用Bayes逆概率定理来推算某个家系成员是患者或者携带者的概率。

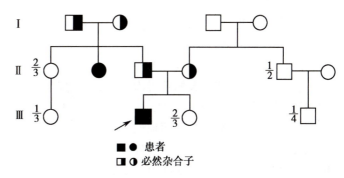

图 17-4　常染色体隐性遗传病家系中表型正常亲属是杂合子的概率

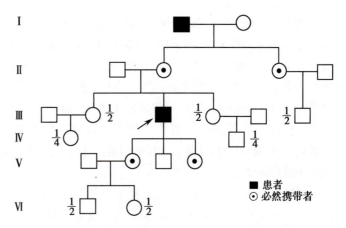

图 17-5　X连锁隐性遗传病家系中女性亲属是杂合子的概率

Bayes定理是概率论的基本定律之一,是一种确认两种相互排斥事件相对概率的理论。按照Bayes理论,遗传咨询中的概率计算包括下述几个层次:

（1）根据遗传规律算出携带者的概率,称为前概率（prior probability）。对同一遗传病的每一家系,每一组合的前概率都是固定不变的。

（2）从咨询者的子代发病情况等条件,算出条件概率（conditional probability）。

（3）将前概率和条件概率相乘,算出各自的联合概率（joint probability）。

（4）将所有联合概率相加作为分母,将每项联合概率作为分子,即可得出后概率（posterior probability）,又可称为总概率。由于后概率是除前概率外,还包括该家系的其他信息修正的概率,所以更接近真实的发病风险率。

3. X连锁隐性遗传病的生育风险计算　按孟德尔分离定律,男性患者(半合子)的全部女儿均为杂合子;若女性为杂合子,则子女中携带此基因的概率各为1/2;但男性若获得此基因(半合子)则可发病,女性为携带者。某些常见的X连锁遗传病,女性杂合不易测出,有时出现男方患病,儿子也罹患的情况(母亲为未测出的杂合子)。如果女性杂合子完全不能检测或测出机会很少时,可用Bayes定律来推测,例如图17-6是一例假肥大型肌营养不良（DMD）的系谱。从Ⅱ-1为患者、Ⅱ-2为肯定携带者(已生育一个患儿Ⅲ-1)来分析,Ⅰ-2是杂合子无疑。问题是Ⅱ-3是否为杂合子携带者? 由于Ⅰ-2是杂合子,故Ⅱ-3是携带者的前概率是1/2,她不是携带者的前概率也是1/2。她已生了3个儿子都正常,如果她是携带者,而3个儿子正常,则条件概率是$(1/2)^3=1/8$;如果她不是携带者,3个儿子正常,则条件概率为$1^3=1$。这样Ⅱ-3是携带者的合并概率为$1/2 \times 1=1/2$。由此她是携带者的后概率为:$(1/16)/[(1/16)+(1/2)]=1/9$,即由于Ⅱ-3已生育了3个正常男孩,她是携带者的概率由1/2降至1/9,而不是携带者的可能性是8/9。当然,若有实验室条件检测Ⅱ-3的DMD基因型,则可直接得出是否为携带者的结论,准确评估其生育Ⅲ-5 的再发风险。

4. 常染色体隐性遗传　按一般遗传学定律计算再发风险，即 1/4。如生育一个以上患儿再发风险仍为 1/4，但有时要作具体分析。例如：

（1）一对表兄妹拟结婚，而他们的亲属中有一个常染色体隐性遗传病患者，如系谱图 17-7 所示：Ⅲ-3 为患者，Ⅲ-2 外表正常，故有 2/3 的机会为杂合子，考虑到Ⅰ-1 和Ⅰ-2 一方为杂合子的可能性较大，在这种情况下，

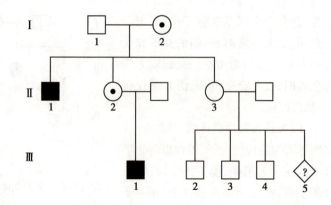

图 17-6　X 连锁隐性遗传病系谱中表型正常女性生育患儿的风险

Ⅱ-1 和Ⅲ-1 为携带者的概率分别为 1/2 和 1/4。Ⅲ-1 和Ⅲ-2 结婚生育第一胎为患儿的概率为 1/4×1/4×2/3=1/24。若表兄妹结婚亲属中未发现有某种常染色体隐性遗传病患者，则所生子女患病风险将根据该病在人群中发病率和近婚系数推算。当然，现在已经有全外显子组测序等基因组技术应用于临床，只需做Ⅲ-1、Ⅲ-2 和Ⅲ-3 的全外显子组测序，就基本能够诊断Ⅲ-3 患有什么遗传病、Ⅲ-1 和Ⅲ-2 是否携带该病的致病突变、Ⅲ-1 和Ⅲ-2 是否还携带可能造成生育纯合子的其他隐性遗传病致病突变。

（2）双方为某种常染色体隐性遗传病患者，结婚后生子女患该病的风险如何？按孟德尔分离律，他们的子女将全部为患者。但在某些疾病中，如遗传性耳聋，事实并非如此。据一项观察，6 对耳聋夫妇结婚，他们中仅一对为全部子女耳聋。这是由于疾病的遗传异质性造成，表型相同的耳聋夫妇，由于各自是不同的基因发生纯合或者双重杂合突变，所以他们的后代可以是不同基因的杂合子，两个基因中都

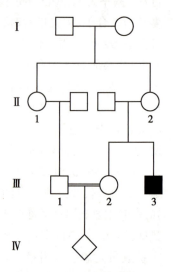

图 17-7　一个近亲结婚的常染色体隐性遗传病家系

至少有一个具备功能的等位基因，因而生育的孩子无耳聋。因此，对此类疾病患者的遗传咨询中应建议进行该病全部或者大多数已知基因的突变检测。

5. 常染色体显性遗传病的生育风险计算　在一般情况下，常染色体显性遗传病的再发风险为 1/2，即使已生育一个或多个患儿，再发风险仍为 1/2，但在下列情况下这一概率会有所变动。

（1）延迟显性：显性症状要在若干年后才表现。例如亨廷顿病（Huntington chorea，HC）是一种延迟显性的常染色体显性遗传病，携带此基因的杂合子一般发病较迟。图 17-8 中咨询者Ⅱ-2 的父亲为患者，母亲正常，则咨询者获得致病基因的概率为 1/2，未获得此基因的概率亦为 1/2。随着咨询者年龄的增长而不出现症状，表明她实际上获得致病基因的概率日益减少，而未获得致病基因的概率则越来越大。据统计，本病于 30 岁前发病约占 1/3。咨询者为 30 岁时，如果她携带有致病基因，她尚有 2/3 的机会发病，而如果她未携带此基因将不会发病。此咨询者患病的总概率或后概率可计算如表 17-3。

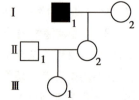

图 17-8　一个延迟显性常染色体显性遗传病家系

从表 17-3 可以看出：由于咨询者 30 岁仍未表现症状，故她是患者的风险由 50% 降至 40%，如果她 40 岁仍未发病，她患病的风险还会降低。

（2）外显不全：在外显不全的显性遗传病（即外显率低于 100%）中，子女患病概率为 1/2×K（K 为外显率）。例如视网膜母细胞瘤的遗传方式为常染色体显性遗传，其外显率为 70%，按公式计算，生育患儿的概率为 1/2×0.70=0.35（35%）；携带者（这里指携带显性基因而未表现病症的个体）的概率为 1/2（1－K），即 0.15（15%）。又例如父亲为患者，女儿表型正常，假设此基因的外显率为 90%，试问女

表 17-3　亨廷顿病患者女儿在 30 岁时为携带者的概率

概率	获得致病基因的概率	未获得致病基因的概率
前概率	1/2	1/2
条件概率（30 岁时）	1−0.33=0.67	1
合并概率	1/2 × 0.67=0.33	1/2 × 1=0.5
后概率	0.33/（0.33+0.50）=0.4	0.50/（0.33+0.50）=0.6
携带者风险	0.40	

儿的下一代患病风险有多大？此时有几种可能：女儿未携带此基因，前概率为 1/2；女儿携带此基因但未表现，则其合并概率为：1/2（前概率）× 1/10（条件概率）=1/20；她作为一个携带者的总概率（后概率）为：（1/20）/[（1/20）+（1/2）]=1/11，即此女儿为携带者的概率只有 1/11，而她的第一个子女（Ⅲ-1）未来的患病风险为：1/11 × 1/2 × 9/10=9/220，即约 4%。

（三）多基因病的再发风险率估计

多基因病是遗传因素和环境因素共同作用所致，故不能像单基因遗传病那样通过分离律和自由组合律来确切地算出其再发风险率，而只能通过群体发病率和家系中受累者的多少加以估计，这种估计概率称为经验风险率（empirical risk）。表 17-4 列举了一些常见多基因病的经验风险率。另外，根据 Edwards 公式，如某种多基因病的群体发病率在 0.1%~1%，遗传度在 70%~80%，这时患者一级亲属的发病率（q_r）为群体发病率（q_g）的平方根，即 $q_r=\sqrt{q_g}$。

表 17-4　常见多基因病的经验风险率　　　　　　　　　　　　　　　　　　单位:%

疾病	群体发病率	性别比（男：女）	父母正常两个孩子受累	一个亲代和一个孩子受累	一个亲代和二个孩子受累
无脑儿	0.20	1：2	2	—	—
腭裂	0.04	2：3	2	7	15
腭裂+唇裂	0.10	3：2	4	4	10
畸形足	0.10	2：1	3	3	10
多发先天性心脏病	0.50	—	1~4	1~4	
早发型糖尿病	0.20	1：1	3	3	10
髋关节脱位	0.07	1：6	4	4	10
癫痫（特发性）	0.50	1：1	5	5	10
巨结肠（Hirschsprung 病）	0.02				
男性先证者		4：1	2	—	—
女性先证者			8		
躁狂抑郁型精神病	0.40	2：3	5~10	5~10	—
智力障碍（特发性）	0.30~0.50	1：1	3~5	—	
胃幽门狭窄	0.30	5：1			
男先证者			2	4	12
女先证者			10	17	38
精神分裂症	1~2	1：1	14	16	
脊柱侧凸（特发性青年型）	0.20	1：6	7	5	—
脊柱裂	0.30	2：3	4	—	—

多基因病的发病还具有下列特点,即亲缘关系越近,再发风险率越大;家系中患病人数越多,再发风险率也越大;再有该病的遗传度越高,一级亲属的再发风险率也越高。近年来,由于一些多基因遗传数学模型的相继建立,计算机技术的应用,使多基因病再发风险率的估算更趋准确。高通量基因测序技术的发展使得对多基因病的基因组缺陷致病机制有了深入认识,发现常见多基因病存在着主效基因(major gene),但在来自不同家族的同一种病患者中主效基因可能不同。相信随着研究逐步深入,可望对多基因病的发生发展机制会有更深入的认识,对多基因病再发风险率估算和预防控制必将有更大的突破。

六、遗传保健

遗传保健(genetic health care)是遗传医学的一个组成部分,它不仅为遗传病患者提供服务,更重要的是为遗传病家系成员和人群中的遗传病高风险对象提供医学遗传学服务,即为遗传病患者提供最好的现代医学处理,为遗传病家系成员和人群中的遗传病患者和生育高风险者提供遗传咨询,通过婚前咨询、携带者筛查、出生前诊断、新生儿筛查、症状前诊断等各个环节的措施预防出生遗传病患儿,促进遗传病家系成员的健康素质,预防严重遗传病对儿童的健康损害。此外,遗传保健还包括合理补充叶酸和其他营养元素来降低生殖细胞和体细胞发生自发突变风险,以及研究采取符合基因与环境相互作用规律的健康促进措施。

第三节　携带者筛查

携带者(carrier)是指表型正常,但携带有致病的遗传变异(致病基因突变或染色体畸变)并能传递给后代的个体。一般包括:带有隐性致病基因的个体(杂合子);带有平衡易位或倒位染色体的个体。对于显性遗传病来说,携带者同时就是遗传病患者,其中,会有某些存在迟发外显和外显不全现象的显性遗传病,患者在发病前是表型正常的个体,可经基因检测发现而得到症状前诊断。携带者筛查(carrier screen)是指为防治某些常见遗传病,在孕前或者孕期采用经济实用、准确可靠的方法(基因检测或其他方法)对生育人群进行筛查。目的是发现携带者,给予适宜的生育指导和预防措施建议,避免生育严重遗传病患儿。

一、携带者筛查的意义和常用技术

(一) 携带者筛查的意义

携带者筛查是主动预防遗传病发生的有效措施。表现在:人群中许多隐性遗传病的发病率较低,但杂合子的比例却相当高,如遇到两个携带者婚配,及时检出这些隐性基因携带者,进行生育指导,预防的社会价值很大。染色体平衡易位或倒位携带者可有较大比例生育死胎或染色体病患儿,如母亲是染色体 t(14;21)(q11;q11)的平衡易位携带者,其子女中,正常儿、携带者和患儿各占 1/3,缺少一条染色体的胎儿不能存活而中途流产,所以及时检出有助于遗传咨询对该病的确诊和发病风险的推算。对显性遗传病的携带者,如能及时检出,更可以通过避免接触发病的诱因或中间环节,防止发病和延缓病情进展。对于地区性高发的某些遗传病,采取针对性的携带者筛查,对筛查阳性的携带者夫妇评估生育风险、提供植入前遗传诊断和产前诊断等预防干预服务,则可有效降低该病在活产婴儿中的发生率。我国自 2012 年开展地中海贫血防控试点项目以来,已经大幅降低了受检人群生育重型地中海贫血患儿的数量,可见携带者筛查对于减少高发地区的疾病负担有重要意义。

(二) 携带者筛查适用技术类型

1. 遗传学筛查　①单一基因突变热点检测:做一次特异性 DNA 片段检测以筛查 1 种疾病,如:检测相关的 *FMR1* 基因的(CGG)n 重复数量来筛查脆性 X 综合征的携带者;检测 *SMN1* 基因的第 7、第 8 外显子来筛查脊肌萎缩症的携带者;同时检测 α 和 β 珠蛋白基因上全部已知致病突变位点的地中海贫血基因新一代测序(next generation sequencing,NGS),等等。②扩展性携带者筛查(expanded carrier screening,ECS):利用 DNA 靶向捕获的 NGS 技术,一次检测可以同时进行 10 多种遗传病甚至数百种遗传病常见致病突变位点的携带者筛查。③外周血染色体检查:对于反复自然流产患者、原发性不孕症患者夫妇,进行外周血染色体检查可发现其中 2%~5% 的患者携带着染色体平衡易位、倒位或者其他类型的染色体异常,而他们自身并没有明显的生长发育异常和体格特征。对此类患者夫妇双方进行外周血染色体检查的诊断率虽然不高,但却是必不可少的病因学筛查。

2. 生物化学筛查　①通过对代谢底物、代谢产物和中间产物的检测来筛查遗传病患者,如串联质谱技术或荧光化学技术、化学发光技术筛查苯丙酮尿症、甲基丙二酸血症等遗传代谢病;②通过检测生物大分子的特异性改变来筛查遗传病,如通过检测分析血红蛋白类型构成比例的变化,可以区分 α 地中海贫血和 β 地中海贫血及其他异常血红蛋白病。

3. 血液细胞学筛查　通过检测细胞形态、大小的计量观察来筛查遗传病,如在血常规检查中发现红细胞平均体积(MCV)<80.0fl,或者/和红细胞平均血红蛋白含量(MCH)<27.0pg 时,就是小细胞低色素贫血特质,据此可筛查出大多数地中海贫血携带者和患者。

4. 电生理或医学影像手段的筛查　①先天性听力障碍的新生儿筛查:对新生儿进行耳声发射检查,可以初步筛查出先天性听力障碍可疑患儿,再经过脑干诱发电位检查、耳聋基因检测和头颅 CT 检查来确诊遗传性耳聋的新生儿,从而为聋儿听力治疗和语言训练找到最佳时间,避免患儿因聋致哑。②先天性心脏病的新生儿筛查:对新生儿进行手指血氧饱和度测定和心脏听诊,可以安全、简便地筛查出先天性心脏病、大血管畸形患儿,从而为先心病患儿获得早诊断、早治疗的时机。

二、扩展性携带者筛查

得益于高通量测序技术的临床应用发展,单基因病的携带者筛查也从一次检测一种疾病发展到一次高通量测序检测筛查多种疾病,后者就被称为扩展性携带者筛查(ECS)。相比于传统的单一疾病携带者筛查,ECS 的效率更高、成本更低,卫生经济学费效比更优。纳入携带者筛查的病种一般应满足 3 个条件:相对常见,若不治疗将造成严重健康损害;致死和严重致残,目前无根治方法;即使能够治疗,也代价高昂、需要天价药。如:重型地中海贫血、PKU、SMA、DMD、FXS 等病均属此类。而在成年期发病、外显率低、遗传变异频率高的疾病可不筛查。

目前临床可用于 ECS 服务有专门同时检测 α 地贫和 β 地贫全部已知突变的地贫基因筛查产品,有可同时检测包含地贫和其他 9 种相对常见的遗传病的携带者筛查产品,还有可同时检测 150~600 种遗传病的携带者筛查产品。2021 年 ACMG 推荐在孕前或孕期开展携带者筛查的操作性建议,即推荐在孕前或孕期常规针对携带率>1/200 的 113 种单基因病进行筛查(97 个 AR 疾病和 16 个 XL 疾病),其中耳聋仅推荐纳入 *GJB2* 和 *SLC26A4* 两个基因,而对近亲结婚者还应筛查携带率更低的疾病。

三、携带者筛查的就诊路径和处置策略

生育健康后代是每一个家庭的美好愿景,在育龄人群中开展携带者筛查是出生缺陷一级防控的有效措施。研究发现,正常人群中 78% 的个体至少携带一种突变,5.2% 的个体同时携带 2 种以上单基因病的基因突变。夫妻均为同一种病的携带者则生育单基因病患儿的风险急剧大幅增加。在各种出生缺陷中,单基因病比例高达 22.2%。可见对普通人群进行单基因病的携带者筛查是很有必要的。对有生育需求的夫妇,包括以下人群:表型正常,无遗传病家族史的育龄夫妇;有不良生育史的育龄夫妇;准备通过辅助生殖技术助孕的夫妇;过去没有做过携带者筛查的妊娠早期孕妇,以及其他场景下有筛查需求的就诊者。经过遗传咨询后,知情同意就可以进入文末彩图 17-9 所示的携带者筛查

流程。

　　受检者拿到携带者筛查结果后,对报告单提示的风险或者阴性结果中可能存在的剩余风险,可以向医学遗传医师或有遗传咨询资质的其他专科医师做遗传咨询,处置策略和建议见文末彩图 17-9,必要时采取进一步的诊断和预防措施。

第四节　产 前 筛 查

　　产前筛查(prenatal screen)又称为出生前筛查(antenatal screen),是指通过生化遗传学、细胞遗传学、分子遗传学技术对孕早、中期孕妇进行检查从而发现高风险胎儿的检测。产前筛查本身不是一种诊断手段,经过筛查得到的高风险病例必须再通过其他综合诊断方法作出正确的诊断。产前筛查适用于相对常见、疾病负担巨大、对健康危害大,并且已建立筛查手段的遗传病,主要包括以下几类:染色体病;特定酶缺陷所致的遗传性代谢病;能够进行 DNA 检测的遗传病;开放性神经管缺陷;有明显形态改变的先天畸形。

一、产前筛查的目标疾病

　　最早开展产前筛查的目标疾病是开放性神经管缺陷(open neural tube defects,ONTD),20 世纪 70 年代应用放射免疫检测技术定量测定孕中期(孕 15~20 周)孕妇血清甲胎蛋白(maternal serum AFP,MsAFP),进行胎儿 ONTD 的产前筛查,以 MsAFP≥2.5MoM(multiples of median,中位数倍数)为胎儿 ONTD 高风险的截断值,能够筛查出约 80% 的 ONTD。

　　1984 年伦敦的孕妇血清 AFP 筛查回顾性分析中发现在怀有唐氏综合征胎儿的孕妇中 MsAFP 均值低于分娩正常胎儿孕妇的 MsAFP 均值,由此发现了唐氏综合征、18-三体综合征这两种临床后果严重的非整倍体疾病妊娠孕妇存在着 AFP、HCG、Free-β-HCG、uE₃、Inhibin-A 等血清标志物的特征性变化,用一定的血清标记物组合方案检测可以相对准确地筛查出这两种非整倍体胎儿,从而在 20 世纪 80 年代末开始了孕妇血清学产前筛查,目标疾病是唐氏综合征、18-三体综合征和 ONTD。

　　自从卢煜明教授发现孕妇外周血浆内存在着胎儿游离 DNA 以来,随着高通量测序技术的发展,促成了以孕妇血浆胎儿游离 DNA 为核心信息来源的非侵入性产前检测(non-invasive prenatal test,NIPT),在其问世后短短几年时间就迅速进入临床应用,得以实现染色体病的精准预防。对于所有孕妇,NIPT 是目前筛查 21、18、13-三体综合征及其他染色体病的最敏感方法。改进后的 NIPT 还可同时筛查出较大片段的拷贝数变异(copy number variation,CNV)和某些已经父母亲基因型的单基因病及稀有血型。

　　血清学产前筛查对于双胎之一患染色体病的筛查能力有限,而 NIPT 对双胎之一染色体异常具有更高的筛查能力,但异常胎儿在宫内的定位仍需依靠超声检查定位。产前筛查阳性(高风险)的病例则还需要经过产前诊断(prenatal diagnosis)确诊,医师才能够对孕妇和家属提出遗传咨询以及相应的临床处置建议。对可治性胎儿疾病,可知情同意选择适当时机进行宫内治疗或者出生后治疗;对无法治疗的胎儿疾病,知情同意终止妊娠。对于致死性和严重致残疾病胎儿的选择性人工流产,一般应在孕 24 周以前完成引产手术,最迟不超过孕 28 周。

二、产前筛查的常用方法

(一)母亲血清学产前筛查

　　母亲血清学产前筛查是通过定量测定孕妇的甲胎蛋白(α-fetal protein,AFP)、人绒毛膜促性腺激素(human chorionic gonadotrophin,HCG)或人绒毛膜促性腺激素游离亚单位(free-β-HCG)、非结合雌三醇(unconjugated estriol,uE₃)、抑制素 A(inhibin-A)等血清标志物的浓度,综合孕妇的年龄、孕龄、体重等信息,对胎儿患有唐氏综合征(21-三体综合征)、18-三体综合征、ONTD 等目标疾病的风险进行分析计算,从而筛查出需要做介入性产前诊断的高风险孕妇。

在孕早期(孕 9 周~13 周 6 天)或者在孕中期(孕 15 周~20 周 6 天)采用二联、三联、四联血清标记物组合的不同血清学产前筛查方案,对目标疾病的筛查效能有一定差异,见表 17-5。在良好质量控制条件下,孕早期(孕 11 周~13 周 6 天)联合使用胎儿超声检查和母亲血清学产前筛查的"一站式风险联合评估"(one-stop combined assessment of risks,OSCAR)的筛查方案效能最高。

表 17-5　各种血清学产前筛查方案的筛查效能

筛查方案	假阳性率 5% 的检出率/%[a]		各检出率时假阳性率/%[b]	
	SURUSS	FASTER	85% 检出率	95% 检出率
中孕期三联筛查	77	70	14	32
中孕期四联筛查	83	80	7.3	22
早孕期联合筛查	86	87	3.8	18
血清学整合筛查	87	88	3.6	15
完全整合筛查	94	96	0.6	4

注:[a] 依据以下 2 项临床试验的统计结果,SURUSS:血清、尿液和超声筛查研究;FASTER:早孕期和中孕期的风险评估。
　　[b] 仅来源于 FASTER 临床试验的统计结果。

血清学产前筛查是一个综合了样本采集、实验室检测、风险值计算、高风险(阳性)病例通知召回、遗传咨询、高风险病例和部分低风险孕妇的妊娠结局随访等复杂医学流程的临床服务,需要一个紧密分工协作的团队合作完成。血清学产前筛查一般存在 5% 左右的假阳性率,而其阳性预测值仅为 1% 左右,大量的筛查高风险胎儿经过产前诊断后并无目标疾病。由于不经过产前诊断就无法辨别胎儿是否存在染色体病,过高的假阳性率会导致大量原本不需要做产前诊断的孕妇由于血清学产前筛查高风险而入产前诊断程序,因而会形成相对较高的预防成本,同时也使部分孕妇产生不必要的焦虑,以及极少数产前诊断病例发生正常胎儿的手术相关性流产。因此,及时召回阳性结果的孕妇做遗传咨询,建议产前诊断,及时发现唐氏综合征等严重遗传病胎儿,才能真正起到防止唐氏综合征、18-三体综合征和开放性神经管缺陷患儿出生的作用。

(二)孕妇血浆胎儿游离 DNA 产前检测

孕妇血浆胎儿游离 DNA 产前检测(NIPT)是应用高通量测序技术对孕妇外周血浆同分离出来的游离 DNA 片段进行大规模平行测序,从而评估胎儿常见染色体非整倍体异常风险的技术。检测原理见图 17-10。孕妇外周血浆中存在的胎儿游离 DNA 的片段长度在 51~166bp,是降解的基因组 DNA 碎片,随机而均匀分布,因而不需要再用超声波打断孕妇血浆游离 DNA 样本,直接为待测样本加生物条码标识和测序接头构建成测序文库后就可以上机测序。把测序结果按片段序列特异性对应其所属各染色体区带来计数,统计分析出测序量过多或过少的染色体片段,从而筛查出胎儿染色体数目异常和各染色体区带拷贝数异常的风险值。NIPT 对筛查唐氏综合征胎儿的阳性预测值可以达到 81% 左右,远远高于血清学产前筛查,但仍然存在较低比例的假阴性和假阳性筛查结果。可以认为 NIPT 是胎儿染色体病的"精准产前筛查技术"。胎儿是否患有非整倍体疾病或者基因组病,则还需要介入性产前诊断予以确诊。

筛查阳性结果应通过产前诊断确诊,筛查阴性结果也并不代表胎儿没有染色体病的风险。孕妇外周血中的胎儿游离 DNA 主要来源于胎盘滋养层细胞,并非胎儿体细胞,胎盘细胞的核型与胎儿体细胞的核型在少数情况下不一致。同时,孕妇外周血中存在着大量由母体凋亡细胞所产生的游离 DNA,母体细胞的染色体异常也可能干扰 NIPT 测序数据分析计算的准确性。与常染色体数目异常的筛查效能相比,NIPT 对性染色体数目异常的假阳性率稍高。对于过度肥胖的孕妇(如体

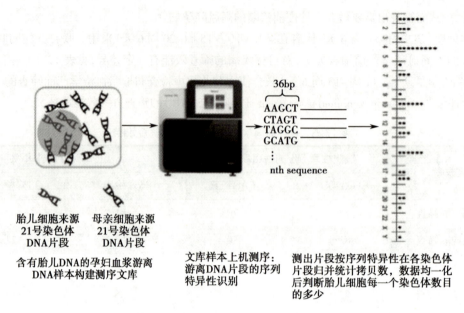

图 17-10   孕妇血浆胎儿游离 DNA 的高通量平行测序分析原理

重指数>40）或者合并自身免疫性疾病和恶性肿瘤的孕妇，NIPT 可能检测失败或者产生假阳性结果，准确性降低。

影响 NIPT 准确性的可能原因有：胎儿嵌合体、染色体异常嵌合胎盘、孕妇本人染色体非整倍体异常、孕妇本人携带 CNVs、器官/组织移植病史、孕妇存在恶性肿瘤等。此外，双胎之一胎儿停育、多胎妊娠、赠卵等也对 NIPT 的结果有影响。综合上述原因，不可夸大 NIPT 的作用，其阳性检测结果需要后续的遗传咨询和产前诊断的支持。

（三）正确选择血清学产前筛查与 NIPT 的适用情形

血清学产前筛查与 NIPT 属于不同技术原理的检测技术，有各自的优缺点和适用条件，各自适用于不同情形的孕妇。文末彩图 17-11 是医师在临床实践中帮助孕妇正确选择血清学产前筛查、NIPT 和产前诊断的临床路径。

三、产前筛查与产前诊断、胚胎植入前遗传学检测的选择与衔接

对于任何孕妇，首次围产保健时医师应对 35 岁以下同时无明显的产前诊断指征的孕妇推荐产前筛查。根据当地出生缺陷防控基本公共卫生政策指导，向孕妇建议血清学产前筛查、胎儿超声筛查或者 NIPT，具体应用路径见图 17-10。对于产前筛查高风险（筛查阳性）的孕妇，或者未做产前筛查就已经符合产前诊断诊断指征（适应证）的孕妇，则应建议介入性产前诊断，并需要告知孕妇及其丈夫产前诊断的必要性检测胎儿核型、CNV-seq 的必要性、局限性，对不同遗传病适用不同的实验室检测方法，估计的检测费用，取材后获得检测结果的时间。

遗传病由特定的基因型产生相应的独特或非特异性疾病表型特征和临床表现。当夫妇任一方或双方携带染色体结构异常时，不孕、反复流产、怀孕后胎儿畸形、死胎或生育染色体病和基因组病的后代风险较大。染色体易位携带者除了反复流产和胚胎停止发育外，还表现为原发或继发性闭经、不孕、第二性征发育差、智力低下、无精子症等。不明原因反复流产、辅助生殖胚胎移植反复失败病史的夫妻，或女方高龄也增加后代患染色体病和基因组病的风险。对于有遗传病生育史或家族史的夫妇，根据先证者及生育夫妇的染色体检查和基因检测结果，可以在适当的孕龄给予介入性产前诊断，检测胎儿染色体和遗传病基因型。若是未做过隐性遗传病携带者筛查、家族中没有出现过单基因病先证者，则很难发现夫妻生育单基因病患儿的风险。

对于怀孕前就发现有遗传病生育高风险的夫妻，医师可以建议由夫妻知情选择，通过植入前遗

NOTES

传学检测（PGT）选取不是致病基因型的胚胎植入子宫。PGT是在胚胎着床前阶段，通过囊胚显微活检术取得3~5个滋养外胚层细胞，扩增单细胞全基因组后进行遗传学检测，明确有无检测范围内的遗传病，挑选非患病基因型的胚胎进行移植，从而在源头上阻断该遗传病的发生，避免有染色体病、基因组病和所预防的单基因病的胚胎被移植后孕育严重遗传病患儿，可显著降低不良妊娠结局的风险。

在PGT治疗前，需要充分告知夫妻PGT与自然受孕、不同形式的介入性产前诊断和NIPT相比的价值；所选择的胚胎检测技术对目标疾病检测的特异性和敏感性、优缺点和局限性；PGT后需要产前诊断验证；因胚胎染色体不平衡的发生率极高，可能面临无可移植胚胎的风险。如文献报道，夫妻一方染色体相互易位，PGT结果显示有约30%的周期无正常或基因组平衡的胚胎移植。胚胎活检所获得的囊胚细胞DNA并不能反映整个胚胎的染色体状况。对胚胎的性别鉴定只允许用于与性别相关的遗传病，如X连锁遗传的佩利措伊斯-梅茨巴赫病、杜氏进行性肌营养不良等，明确胚胎性别有助于评估预后。我国制定了PGT专家共识，界定了PGT的适应证、禁忌证以及操作流程和规范，也明确提到PGT的禁忌证包括目前基因诊断或基因定位不明的遗传性疾病、非疾病性状的选择如性别、容貌、身高、肤色等。除医疗目的性别鉴定外，禁止非医学需要的胚胎性别选择。

PGT与产前诊断的相同点与不同之处：PGT属于出生缺陷一级防控措施，作用于尚未移植的胚胎；而产前诊断属于出生缺陷二级防控措施，是对已经怀孕后的胎儿进行遗传学检测，所用的检测技术也不局限于遗传学检测。二者的检测对象、检测时间不同，但服务目标是相同的，都是为了降低新生儿出生缺陷发生率。

四、遗传随访

遗传随访（genetic follow-up）是对已确诊的遗传病患者及其家属作定期的门诊检查或家访，以便动态观察患者及其家属各成员的变化情况，同时给予必要的医疗服务。随访又分短期随访和长期随访两种。短期随访一般为就诊后3个月，目的是保证患者及其亲属理解咨询过程中医生所提供的信息，理解减少或避免子代再发风险的方法，以及医生在第一次咨询过程中不能确定的问题。长期随访是指与患者及其亲属保持长期联系，时间可持续十年以上，能够及时发现患者及其家系成员的变动情况，包括地址变更、婚姻状况、生育情况、患者表型的变化以及新病例的发病情况等；如果家系中有高风险成员婚配，应及时进行婚姻和生育指导；有新的诊疗措施问世，也可及时提供给家系成员；长期随访还可以与患者及其家属保持沟通，为他们提供心理支持和遗传学诊治帮助。一般来讲，遗传登记的家系应进行长期随访。

对于特定的遗传学服务，包括携带者筛查、产前筛查、产前诊断、PGT、新生儿疾病筛查与治疗，也都有相应的随访要求，符合上述遗传随访的基本内容。

第五节 新生儿疾病筛查与治疗

新生儿筛查（neonatal screening）是指通过采样安全、简便和灵敏的实验室检测方法，针对那些出生时无异常表现、早期治疗收效明显且可防止不可逆性健康损害的疾病，进行新生儿全人群筛查。其目的是对患病的新生儿在临床症状尚未表现之前或表现轻微时进行筛查，筛查出症状前的遗传代谢病及先天性疾病患儿，进行早期诊断和治疗，最大限度地减少疾病对患儿造成继发性损害和智能发育迟缓，防止患儿生长发育受到严重影响；对患儿双亲提供有关疾病知识的教育和遗传咨询服务。因此，新生儿筛查具有重要的社会意义和经济效益。目前，国际上将苯丙酮酸尿症、半乳糖血症、先天性甲状腺功能减退和先天性肾上腺皮质增生症等遗传病作为新生儿疾病筛查的首选病种。我国大多数城市已建立了新生儿疾病筛查中心与服务网络，新生儿常规筛查的疾病有苯丙酮酸尿症（PKU）、先天性甲状腺功能减退（CH）和先天性听力障碍，南方地区还增加了G6PD缺乏症。

一、新生儿疾病筛查的筛查原则与目标疾病

根据社会经济条件、人文环境和技术条件,世界各国新生儿筛查的项目各不相同,但基本遵循着以下原则:①危害严重并且早期症状不明显;②人群中具备一定的发病率;③可以治疗并改善预后;④筛查方法简单可靠并进行实验室质控,易于对人群进行筛查。我国大部分地区的新生儿筛查病种仅为 PKU、CH 和先天性听力障碍,有些省市增加了葡萄糖 6 磷酸脱氢酶缺乏症(G6PD)、先天性肾上腺皮质增生症(CAH)、半乳糖血症(GAL)等病种,有些省市开展了可同时检测 40 多种遗传代谢病(inherited metabolic disorders,IMD)的串联质谱筛查,涉及氨基酸、有机酸、脂肪酸代谢异常的 IMD。美国医学遗传学与基因组学学会(American College of Medical Genetics and Genomics,ACMG)推荐了38 种可以采用串联质谱进行筛查的代谢性疾病,其中 18 种属于首要筛查项目,20 种属于次级筛查项目,见表 17-6。新生儿期是遗传代谢病得以及时诊断和处理、减轻疾病造成继发性损害的关键时期。

表 17-6　ACMG 新生儿筛查指南中应用串联质谱分析的筛查项目

	疾病类型	项目	英文
首要筛查项目	氨基酸代谢紊乱	同型半胱氨酸尿	homocystinuria
		酪氨酸血症I型	tyrosinemia type I
		苯丙酮尿症	phenylketonuria
	尿素循环障碍	精氨基琥珀酸血症	argininosuccinic aciduria
		瓜氨酸血症I型	citrullinemia type I
	有机酸尿症	枫糖尿病	maple syrup urine disease
		异戊酸血症	isovaleric aciduria
		戊二酸血症I型	glutaric aciduria type I
		甲基丙二酸尿症	methylmalonic aciduria
		丙酸尿症	propionic aciduria
		3-羟基-3-甲基戊二酸尿症	3hydroxy-3-methylglutaryl CoA lyase deficiency
		多发性羧酶缺乏症	multiple carboxylase deficiency
		β 酮硫解酶缺乏症	β-ketothiolase deficiency
	β 氧化缺陷	中链酰基辅酶 A 脱氢酶缺乏症	medium-chain acyl-CoA dehydrogenase deficiency
		极长链酰基辅酶 A 脱氢酶缺乏症	very long chain acyl-CoA dehydrogenase deficiency
		长链 L-3-羟基酰基-辅酶 A 脱氢酶缺乏症	long chain L-3-hydroxy acyl-CoA dehydrogenase deficiency
		三功能蛋白缺乏症	trifunctional protein deficiency
	β 氧化缺陷–肉毒碱转运体缺乏	肉毒碱摄取缺陷	carnitine uptake defect
次要筛查项目	氨基酸代谢紊乱	轻度高苯丙氨酸血症	mild hyperphenylalaninemia
		酪氨酸血症II型	tyrosinemia type II
	有机酸尿症	生物蝶呤辅因子缺陷	biopterin cofactor defects
		精氨酸血症	argininemia
		酪氨酸血症III型	tyrosinemia type III

续表

疾病类型	项目	英文
次要筛查项目	高蛋氨酸血症	hypermethioninemia
	瓜氨酸血症Ⅱ型-柠檬素缺陷	citrullinemia type Ⅱ citrin defect
	甲基丙二酸尿伴随高胱氨酸尿 Cbl C,D	methylmalonic aciduria with homocystinuria Cbl C,D
	异丁酰-辅酶A脱氢酶缺乏症	isobutyryl-CoA dehydrogenase deficiency
	2-甲基-3-羟基丁酸尿症	2-methyl 3-hydroxy butyric aciduria
	3-甲基丁酰辅酶A脱氢酶缺乏症	3-methylbutyryl-CoA dehydrogenase deficiency
	3-甲基戊烯二酸尿症	3-methylglutaconic aciduria
β氧化缺陷	短链酰基-辅酶A脱氢酶缺乏症	short chain acyl-CoA dehydrogenase deficiency
	戊二酸尿症Ⅱ型或多乙酰A脱氢酶缺乏症	glutaric aciduria type Ⅱ or Multiple acyl-CoA dehydrogenase deficiency
	中/短链L-3-羟基乙酰辅酶A脱氢酶缺乏症	medium/short chain L-3-hydroxy acyl-CoA dehydrogenase deficiency
	中链酮乙酰辅酶A硫解酶缺乏症	medium chain ketoacyl-CoA Thiolase deficiency
β氧化缺陷-肉毒碱转运体缺乏	棕榈酰肉毒碱转移酶Ⅱ型缺乏症	carnitine palmitoyl transferase deficiency type Ⅱ
	肉毒碱:乙酰肉毒碱转位酶缺乏症	carnitine:acylcarnitine translocase deficiency
	棕榈酰肉毒碱转移酶Ⅰ型缺乏症	carnitine palmitoyl transferase deficiency type Ⅰ
	双烯酰辅酶A还原酶缺乏症	dienoyl-CoA reductase deficiency

　　医生对遗传代谢病要有充分的认识和警惕,对怀疑可能有此类疾病的患者,应迅速进行相应常规检查,争取在疾病发作极期或代谢危象期及时留存样本,转送至有条件的实验室确定诊断。对猝死、不明原因死亡或部分高度怀疑遗传代谢病的死亡病例,应争取在死亡前或尸检时留取体液或组织样本送检,常可为确定最后诊断提供重要依据,并可为遗传咨询及产前诊断等提供有价值的信息。

二、常用的生化、免疫学检测技术

遗传代谢病的实验室检查

　　遗传代谢病的实验室检查主要包括血、尿常规生化分析,氨基酸定性或定量分析,有机酸、酰基肉碱、酰基甘氨酸分析,长链脂肪酸分析,嘌呤、嘧啶分析,碳水化合物、糖醇分析,寡糖、黏多糖分析,酶学分析和DNA分析等。通过对代谢底物、代谢产物和中间产物的检测来筛查遗传病患者,如串联质谱技术或荧光化学技术、化学发光技术筛查苯丙酮尿症、甲基丙二酸血症等遗传代谢病。尿液中的半乳糖、果糖、葡萄糖、木糖、4-羟基苯丙酮酸、草酸等还原物质均可用简单试验检出,有助于选择进一步的测试项目。其他常有的尿液筛查实验包括三氯化铁试验、2,4-二硝基苯肼试验(DNPH)、硝普盐试验和甲苯胺蓝试验等。常规的血液生化检测结果常可提示可能的疾病,如巨细胞性贫血提示维生素 B_{12} 和叶酸代谢障碍;空泡样淋巴细胞提示溶酶体累积病;甘油三酯增高提示糖原贮积症、脂蛋白病;铁、转铁蛋白和铜增高提示过氧化物酶体病;铜蓝蛋白降低提示肝豆状核变性、Menkes病等。

NOTES

1. 氨基酸分析　生理体液的氨基酸分析（定量测定）是诊断遗传代谢病的重要方法。体液中氨基酸水平受年龄、营养状况、生理变化、疾病及治疗情况等很多因素的影响。某些代谢产物从尿液中大量排出时可使尿液呈现特殊的颜色或气味，从而提示一些特定疾病，如尿黑酸尿症患者的尿液接触氧气后很快变成黑色；高铁血红蛋白或血红蛋白尿为红棕色；卟啉、吡唑酮、酚酞尿为红色；苯丙酮尿症患者的尿液和汗液有鼠尿臭味；枫糖尿症的尿液有焦糖味；异戊酸血症患者的尿液有特殊汗脚味；Ⅰ型酪氨酸血症的尿液有酸败黄油气味。应根据患者临床表现、病史及对疾病的初步诊断，考虑进行血、尿样本的氨基酸分析。

（1）血、尿氨基酸分析的适应证：①家族史中有确诊或高度怀疑为遗传代谢病患，有婴儿期死亡同胞；②有至少1项临床表现：新生儿期表现出喂养困难、呕吐、肌张力低下、惊厥或昏迷、呼吸困难、特殊面容或异常气味等，或者婴儿/儿童期表现出饮食不耐受、生长发育迟缓、共济失调、运动障碍、小头畸形、反复静脉血栓形成、肝病、肾脏疾患（家族性尿路结石、肾小管功能障碍）、眼部病变（晶状体脱位、视力障碍、白内障）、骨骼改变、毛发/皮肤异常等，或者青少年/成人期表现出智力低下、共济失调、神经精神症状、色素性视网膜炎、反复皮肤溃疡等。

（2）实验室检查：目前国内医院大都采用串联质谱技术（tandem mass spectrometry，MS/MS）进行氨基酸代谢物的定量分析。如代谢性酸中毒、阴离子间隙增加、高氨血症、低血糖、酮尿、尿液中有还原物质、血液中尿酸含量降低、尿中有大量结晶等。

氨基酸分析结果应根据患者年龄、饮食、营养、生理和病理情况综合判断。如新生儿在生后一周可排出大量牛磺酸；小于6个月的婴儿排出较多脯氨酸、羟脯氨酸和甘氨酸；人工喂养婴儿尿中可出现同型瓜氨酸。进食后必需氨基酸水平升高，空腹伴酮症时支链氨基酸增高。疾病情况下可能出现全氨基酸尿症，一种或多种血/尿氨基酸异常。某种氨基酸浓度异常可能提示几种不同的代谢性疾病。另外，由于地区、饮食习惯、实验室检测条件不同，进行氨基酸分析的实验室最好建立本地正常参考值。

2. 有机酸分析　人体内的有机酸种类繁多，除来源于氨基酸、碳水化合物、脂肪酸和类固醇等代谢过程外，还可通过饮食、药物等途径进入体内，也可由肠道内细菌代谢产生。尿液、血浆、脑脊液等体液均可供有机酸分析用，其中尿液最为常用。

（1）有机酸分析的适应证：①遗传代谢病高危筛查；②不明原因的代谢异常：代谢性酸中毒、高乳酸血症、阴离子间隙增加、低血糖、高氨血症、新生儿酮尿、血细胞减少等；③全身性毒性症状：气促、拒食、反复呕吐、生长障碍；④疑诊为有机酸或氨基酸病；⑤疑诊为脂肪酸氧化障碍或能量代谢障碍；⑥不明原因的肝肿大；⑦不能解释的神经系统或神经肌肉疾病；⑧癫痫样脑病；⑨神经影像学或神经生理学检查异常；⑩多系统反复发作/进行性损害。

（2）实验室检测：利用气相色谱或气相色谱-质谱联合技术（gas chromatography mass spectrometry，GC/MS）对体液中各种有机酸进行定量和定性分析，可以为体内各种代谢途径异常提供重要实验室参考资料，这是遗传代谢病高危筛查和诊断的重要手段。尿有机酸分析的样本应在疾病的急性发作期且未经治疗前采集。在临床症状缓解、分解代谢率降低之后，代谢物的产生显著减少，部分病例可能会出现漏诊，这种情况在脂肪酸氧化缺陷时尤为明显。因此，遗传代谢病的诊断往往不能依赖单次有机酸分析结果，常需结合病史、临床表现、常规生化检查等综合考虑，必要时应重复检查或进行其他相关检查。此外，分析结果时应注意饮食（如己二酸、酒石酸）、药物（丙戊酸）、中毒（乙二醇）、细菌（3-羟基丙酸、D-乳酸）、污染（棕榈酸、甘油）、早产（乳酸、己二酸）和窒息（乳酸、丙酮酸）等多种因素。

应用串联质谱技术测定滤纸血样本中的氨基酸和酰基肉碱谱，可在2~3分钟内对包括氨基酸病、有机酸血症和脂肪酸氧化缺陷的30余种遗传代谢病进行筛查，实现了一项实验检测多种疾病，其敏感、特异和高通量的特点使之成为新生儿群体筛查的革命性技术。串联质谱技术尚可用于复合脂类、胆汁酸、类固醇等的检测和相关疾病诊断。

3. 酰基肉碱检测　酰基肉碱是脂肪酸、有机酸代谢的中间代谢产物，许多脂肪酸和有机酸代谢异常往往伴有肉碱和酰基肉碱的改变,检测两者的水平可进行脂肪酸和有机酸代谢障碍的筛查和诊断。

酰基肉碱的检测方法包括高效液相色谱技术(HPLC)、串联质谱检测技术(MS/MS)和气相色谱/质谱检测技术(GC/MS)等,其中以 MS/MS 技术最为稳定和敏感,可迅速检测干血滤纸片中酰基肉碱含量,在症状出现前诊断线粒体脂肪酸氧化缺陷,适用于筛查诊断。应用 GC/MS 检测尿中另一代谢产物酰基甘氨酸亦可用于脂肪酸氧化缺陷的筛查诊断。

4. 酶活性检测 酶活性检查通过测定基因表达后翻译合成的酶蛋白活性,进行特异性的遗传代谢病的确诊。酶活性检测材料包括患者血清、红细胞、白细胞、皮肤成纤维细胞、肝脏组织等,采用微量的荧光底物或者人工合成的底物,用荧光分光光度计或者普通分光光度计进行检测。溶酶体贮积病是主要采用酶活性测定进行诊断的疾病之一。此外,也是诸如黏多糖贮积病分型的重要依据。目前,酶活性检测还广泛用于四氢生物蝶呤还原酶缺乏症、铜氧化酶缺乏症、生物素酶缺乏症等疾病的诊断。

5. DNA 检测 遗传代谢病的本质是基因突变导致蛋白功能缺陷。随着基因诊断技术的发展和完善,DNA 检测现已广泛应用于临床,日益成为遗传代谢病诊断和携带者筛查的重要手段。基因诊断克服了酶学诊断需要活细胞或者未衰减代谢产物的不足,但 DNA 检测不能完全取代酶学检测,因为某些遗传代谢病可能存在着遗传异质性而使单一基因的 DNA 检测不可能涵盖导致该病的所有可能的基因变异。

DNA 检测的样本一般来源于外周血淋巴细胞和其他组织细胞的 DNA,包括羊水细胞和绒毛膜绒毛细胞(产前诊断)、口腔黏膜细胞(咽拭子)、成纤维细胞(皮肤活检)。DNA 扩增技术和 DNA 测序,如聚合酶链反应(PCR)、高通量测序技术等,能够从少量细胞中扩增 DNA,然后分析寻找致病位点。相对于根据代谢物浓度测定进行诊断,DNA 检测不易受采样时患者的生理状态和环境的影响,因而分子诊断逐渐成为遗传代谢病诊断的金标准。高通量测序技术中的 NGS 技术目前已广泛应用于遗传代谢病的分子诊断,可以在一次实验中检测上百个基因甚至全部基因组,快速完成对受检个体的遗传变异检测,发现个体与受检疾病相关的 DNA 序列中单核苷酸多态性、缺失、重复和点突变,这是对传统 DNA 测序技术的革命性改变,其具有高通量、高灵敏度和低运行成本优势,使其具备了广阔的临床应用前景。此外,相对于全基因组测序,全外显子组测序(whole exome sequencing, WES),或者对一组临床表现相似而致病基因不同或一组特定疾病基因的基因组套靶向测序(target sequencing,panel sequencing)是一种有效、相对低价的测序策略,可为具有复杂临床表现的疾病快速确定基因型提供诊断依据,目前已经广泛应用于单基因病的分子诊断。需要注意的是,尽管上述两种技术具有不可比拟的优势,但 NGS 和 WES 技术在临床的应用时间较短,技术还在不断发展完善中。特别是面对海量的检测数据,如何对所发现的遗传变异进行准确解读依然是精准医学中需要解决的重要技术问题。但是,我们有理由相信,基因诊断技术必将使遗传代谢病诊治进入一个崭新时代。

6. 影像学、形态学检查 影像学检查[骨骼 X 线片、头颅 CT、MRI、磁共振波谱学(MRS)等]、神经影像学检查、骨髓涂片、组织病理学(肝、肌肉、皮肤、神经组织活检等)、脑电图、心电图、肌电图、视网膜电图等特殊检查常可为遗传代谢病的诊断提供有价值的信息,对细胞器病的诊断尤为重要。例如,通过对骨骼(长骨、脊柱等部位)的 X 线片检查可以协助诊断黏多糖贮积病、骨密度异常和其他骨代谢疾病;头颅 CT、MRI 或 MRS 的特征性变化有助于肾上腺脑白质营养不良、异染性脑白质营养不良、某些线粒体病的诊断。脑额叶或颞叶萎缩、胼胝体发育不良、广泛性大脑萎缩等也是遗传代谢病常见的神经影像学改变。

7. 细胞形态学检查 肝脏、骨髓以及肌肉等组织活检可对部分遗传代谢病的诊断提供有价值的信息。例如在 Gaucher 病患儿的骨髓、肝、脾穿刺样本中可能检测到 Gaucher 细胞;在 Niemann-Pick 患儿的骨髓涂片中可以找到典型的泡沫细胞等。

8. 电生理和其他理化手段的筛查 ①先天性听力障碍的新生儿筛查：对新生儿进行耳声发射检查，可以初步筛查出先天性听力障碍可疑患儿，再经过脑干诱发电位检查、耳聋基因检测和头颅 CT 检查来确诊遗传性耳聋的新生儿，从而为聋儿听力治疗和语言训练找到最佳时间，避免患儿因聋致哑。②先天性心脏病的新生儿筛查：对新生儿进行手指血氧饱和度检测和心脏听诊，可以安全、简便地筛查出先天性心脏病大血管畸形患儿，从而为先心病患儿获得早诊断、早治疗的时机。

各种检查结果易受疾病发展和治疗情况等因素影响，检测结果必须结合临床和常规实验室资料综合分析判断。对临床高度怀疑遗传代谢性缺陷的病例，如一次检查为阴性结果或可疑，应考虑在疾病表现更加明显时复查，最迟应在发作极期或代谢危象期重复检查。

三、新生儿基因筛查

新生儿基因筛查主要是采用 PCR 和 NGS 靶向捕获测序等遗传学技术，针对新生儿相对常见和具有一定临床干预价值的遗传病，以及危及生命或可能导致严重残疾、易于筛查或具有有效治疗或干预方案的疾病，如遗传性耳聋、遗传代谢病、遗传性血液病、神经肌肉疾病和遗传性免疫缺陷病等，进行目标基因测序的症状前筛查。可以一次检测筛查数十种至数百种疾病，提高遗传病的筛查效率，使患儿及时得到确诊和恰当治疗，减轻疾病对患儿的健康损害。

有学者对 4 986 名新生儿基于多重 PCR 技术和 NGS 靶向测序对 74 种疾病的新生儿基因筛查与生化筛查比较研究，评估两种方法的筛查结果，共有 113 名新生儿检测到等位基因双突变或半合子突变，其中 36 名新生儿基因测序和常规生化筛查均呈阳性，但在 77 名基因筛查阳性而生化筛查阴性的新生儿中有 4 名目前已确诊，包括 1 名甲基丙二酸血症、1 名原发性全身肉碱缺乏症和 2 名威尔逊病。提示基因测序可以比生化筛查多检出症状前的患病新生儿，新生儿基因筛查的优势可概括为：①对于需通过代谢产物检测明确诊断的疾病，基因测序可以在代谢产物积累之前发现患病风险，在症状前完成诊断，为疾病诊治、预后和遗传咨询提供依据；②对生化技术检测不能确诊或无法明确疾病分型者，基因测序可明确诊断和分型；③对生化技术不能筛查的遗传病，新生儿基因筛查可以早发现、早诊断，取得尽早治疗干预的时机；④降低生化筛查方法所致的假阳性或假阴性。

四、遗传代谢病诊断与跟踪治疗原则

新生儿筛查不仅仅是一种实验室检测，而是一项系统的公共卫生医疗服务，是一项集儿童保健组织领导、实验室检测技术、临床诊治、群众健康科普工作及社会经济条件多方面合作的工作。任何一个环节疏漏都会影响新生儿家长对新生儿筛查的认知和支持，延误诊治，导致患儿出现不可逆转的健康损害和法律纠纷。各级医务人员都应具有法律意识，确保各环节工作质量，包括样本的正确采集和及时寄送，并做好登记工作；严格遵守实验检测操作常规，参加全国的实验室质控系统；及时召回阳性病例确诊和随访治疗等，杜绝只筛查不治疗的错误做法。

为进一步减少 IMD 对儿童的健康损害，同时最大限度地节省医疗资源，宜在扩大新生儿筛查服务覆盖范围的基础上，结合我国实际情况适度增加新生儿筛查的病种。将部分危害严重，有一定的发病率，及时治疗后预后较好并且目前筛查技术可行的 IMD 纳入新生儿筛查范畴。如何将新生儿筛查与 IMD 患者治疗管理进行有机整合，建立一个包括公众健康教育、新生儿筛查、阳性病例召回、确诊、跟踪治疗、遗传咨询为一体的综合性服务体系是新生儿筛查的发展方向。

随着串联质谱技术在新生儿筛查中逐渐扩大的服务覆盖面，许多崭新的技术也层出不穷。比如近年来发展起来的大气压力质谱技术可以减少样本处理时间，纸喷雾质谱可用来定量分析，几乎消除了所有通常所需的样品制备步骤，可以实现样本随到随测。还有新研发的将数字化微流控技术与纳米级电喷射离子化串联质谱相结合的技术，使得在芯片上提取、衍生、分析代谢物成为可能。精准医学时代的到来，应用 NGS 技术的靶向捕获测序使我们看到了新生儿基因筛查的巨大潜力。可以想象，新生儿基因筛查也可能会成为新生儿筛查的一种新手段，新生儿筛查必将

发展成为出生缺陷三级预防更多疾病、更高效治疗的服务，造福亿万家庭，为儿童和人类健康提供强有力的保障。

Summary

In three level strategies of prevention and control of birth defects, "prevention first" is the most effective solution to reduce the challenge of genetic disorders. Genetic counseling is a highly professional clinical service that medical genetics physicians and other medical professionals give consultations to help patient and families to analyze their problems of genetic disorders, and reduce the occurrence risk in reproduction or onset of the disease. Constitutional chromosome abnormalities and gene mutants may greatly increase the risk of genetic variations in gametes that frequently produce inherited disorders and fetal developmental abnormalities. The carrier screen can find out mutation carriers of certain recessive genetic diseases in people with normal phenotype and without family history. Peripheral blood chromosome examination can discover carriers with balanced translocation and inversion from patients of repeated spontaneous abortion and infertility. Preimplantation genetic test can help couples with high risks of genetic disease to choose the embryo without genetic mutants and chromosome abnormalities. By using maternal serology, ultrasonography and non-invasive prenatal test technologies, the prenatal screen can assess whether the fetus is facing risks of serious genetic disease relatively common to pregnant women at the first and second trimesters. Prenatal diagnosis should be provided to high-risk pregnant women after genetic counseling. Medical intervention is decided by the couple who has a fetus with definite genetic disorder causing death and severe disabilities. Neonatal screen facilitates early diagnosis and treatment to certain inherited metabolic disorders, to prevent further health damages even early death of suffered newborns, so as to reduce the inherited disease harm to human health, and decrease the disease burden to the families and society. Genetic disorder registration, genetic follow-up and genetic health care also play important role in the prevention of genetic disease.

（朱宝生）

思考题

1. 遗传病的预防策略是什么？可以在什么阶段采取什么预防措施？
2. 遗传咨询在遗传病防治及健康促进中发挥什么作用？怎样发挥作用？

第十八章
遗传服务的伦理问题

要点

1. 遗传服务的概念、内容、特点和原则。
2. 遗传咨询时应遵循的伦理学原则。
3. 遗传检查的类型及应遵循的伦理学原则。
4. 生殖细胞基因治疗的伦理和社会问题。
5. 辅助生殖技术的种类及相应的伦理问题。
6. 干细胞、基因编辑和人类遗传资源利用中的伦理问题。

第一节　遗 传 服 务

一、遗传服务的概念、内容、特点和目的

(一) 遗传服务的概念

遗传服务(genetic service)是一种医学服务,是将遗传学知识和技术用于解决人类自身的医学问题,即生、老、病、死的问题。因此,它是一种面向社会的医学实践。

(二) 遗传服务的内容

在现阶段,遗传服务的内容主要包括以下几个方面:遗传咨询、遗传检测(如染色体核型分析、基因检测)、产前诊断、基因治疗和辅助生殖(人工授精、试管婴儿)等。这些遗传服务限于解决个体和后代的健康与生育问题,它仅仅是一种医学服务,可以称之为狭义的遗传服务,或简称为医学遗传服务。在未来,用遗传学手段延长人的寿命也可归入医学遗传服务之列。

除此以外,遗传服务还可扩大到社会生活的其他许多方面,可以称之为广义的遗传服务。例如,在健康和人寿保险、就业、升学,户籍管理和个人识别,保密、防盗和社会安全等许多领域,都可以使用遗传学技术进行鉴定和鉴别,并根据结果作出选择与决策。然而人们有理由担心,遗传信息应用不当可能导致基因歧视或种族歧视以及个人隐私的丧失,同时还担心现阶段这种预测的可靠性,以及被简单化和滥用的危险。广义的遗传服务及其引发的社会伦理问题不在本章讨论之列。本章讨论的只限于医学中的遗传服务。

(三) 遗传服务的特点

遗传服务虽是一种医学服务,但与一般的医学服务仍有很大不同。这是因为:①个体的遗传物质即其基因组终生不变,遗传物质异常引起的疾病即遗传病也具有终生性。②在现阶段,许多遗传病还缺乏有效的治疗措施。药物、手术等不能改变或矫正遗传物质的异常。例如染色体病迄今仍没有有效的治疗方案,而就大多数单基因病而言,治疗也多限于改善临床状况,根治还是未来的事。③由于遗传物质异常,通常可传递给下一代,这就使遗传咨询、遗传病的检查和处理不仅关系到患者本人,也牵涉其他家庭成员和亲属。④上述咨询和检查获得的遗传信息不仅涉及患者个人,对家庭其他成员,包括下一代的健康也具有预测意义,因而可能引发一系列心理的和伦理的问题。正是由于遗传病的终身性、难治性和可遗传性等特点,要求医务人员在提供遗传服务时,应充分考虑到该项服务对个人、家庭甚至社会可能产生的影响。

（四）遗传服务的目的

遗传服务的目的是帮助那些患有遗传缺陷的病人及其家属,使他们能尽可能像正常人一样生活和生育,帮助他们在有关生育和健康的问题上作出知情选择,使他们能得到相应的医疗服务(如诊断、治疗、康复或预防等方面)或社会保障,帮助他们适应其独特的境况,并了解有关新进展。

二、遗传服务遵循医学伦理学的一般原则

遗传服务应遵循医学伦理学的一般原则。这些原则的核心是尊重(respect),即尊重个人的自主权(autonomy)、知情同意权(informed consensus)以及隐私权(privacy)和保密(confidentiality)等。就遗传服务而言,要求和接受何种遗传服务,其后作出何种生育或人工流产的决定,都应由当事人自主决定;而遗传咨询和检查获得的信息和结果是否公开,也应由当事人自主决定。其他应遵循的医学伦理学原则还有:有益原则、无害原则、公义原则。

由于遗传服务在对象、方法和后果方面有一系列的特点,因此在遵循医学伦理学一般原则的同时,还应考虑遗传服务的特殊性,尤其是遗传病及其检测不仅涉及个人,还涉及家庭成员,而检测的结果和获得的信息对于后代和亲属也可能有重要意义,因而可能引发更多的伦理问题。1997 年 WHO 在日内瓦召开了"医学遗传学的伦理问题"会议,提出了《医学遗传学与遗传服务伦理问题的建议国际准则》,其内容如下:

1)公共资源平均分配给最需要的人(公义原则)。

2)遗传相关的所有问题中的自主选择权。在生育问题上妇女应该是重要的决策者(自主权)。

3)自愿接受服务,包括检验和治疗;避免政府社会或医生的压力(自主权)。

4)尊重人群的多样性,尊重观点属于少数派的人(自主权、非恶意)。

5)无论个人的知识水平如何,尊重他们的基本智慧(自主权)。

6)给大众、医学和其他一些卫生工作者、神职人员和其他一些宗教知识来源的人普及遗传学知识(善意)。

7)如果存在患者及其父母组成的团体,应与他们密切合作(自主权)。

8)防范在就业、保险和升学等问题上因遗传信息而出现的不公平的歧视或优待现象(非恶意)。

9)通过转诊网络与其他专业人员合作。如果可能的话,介绍患者及其家庭加入这种团体(善意、自主权)。

10)应用非歧视性语言,尊重患者的人格(自主权)。

11)及时提供应有的服务和后续治疗(非恶意、有利)。

12)禁绝医学上不需要的检查和治疗(非恶意)。

13)提供持续的质量控制服务,包括实验室操作(非恶意)。

另外,在讨论和贯彻遗传伦理学的原则时还应注意以下两点,即伦理观念的多样性和伦理观念总是处于发展过程中。①伦理观念的多样性:人们的伦理道德观念是由其所处的历史环境,包括社会经济条件、历史文化背景和宗教信仰决定的,因而也是随着社会的发展而发展变化的。因此,不同民族、社会在伦理道德观念上的差异是自然的,甚至是必然的。就遗传伦理学而言,当前各国在对遗传服务、计划生育与优生、产前诊断、胚胎干细胞研究和克隆技术的应用等一系列问题上的认识、态度和政策就有很大不同。此外,即使是同一社会,由于宗教信仰等不同,人们在对待遗传服务的态度上也可能不同。因此,要就诸如产前诊断的适用范围、产前诊断后人工流产的指征,辅助生殖措施应用过程中是否应该和如何进行供体选择等达成共识还有待时日。②遗传伦理学是发展的:既然人们的伦理道德观念是随着社会经济文化发展而变化的,遗传服务的技术和内容也是发展的,那么遗传伦理学的内涵、研究重点和观念也在变化中。每一次技术方面的突破,尤其是遗传学技术的重大突破,都可能产生新的遗传服务内容,同时也产生新的伦理道德问题或加剧原有伦理道德问题的困惑。例如,21世纪初人类基因组计划的完成和大规模高通量测序技术的进步,不仅带动了系统生物学和生物信息

学迅猛发展,也使与医学有关的遗传检查和基因诊断日益普及。当前遗传检查正从染色体病和单基因病为主的诊断检查过渡到心血管疾病、肿瘤等常见复杂疾病相关基因的检查。这一重要发展固然是临床遗传学的福音,但同时也使遗传选择和基因歧视问题更加突出;而大量个人遗传信息的获得也增加了保护隐私权、知情权的困难。可以设想,当胎儿全基因组测序变得非常容易和廉价时,父母和社会必将面临更加艰难的选择与伦理困惑,因为每个胎儿通过检查都可能发现一些致病的或"不良的"基因,而遗传工程技术的发展又可能诱惑人们追求完美无缺的婴儿。可见,随着新技术的不断出现,现有的伦理问题尚未解决,新的问题又将出现。遗传学家与医务人员对此应有充分的思想准备,及早开展对新技术引发的伦理学问题的探讨。

第二节　遗传咨询中的伦理问题

遗传咨询的目的是广泛应用现代医学及遗传学技术,降低遗传病的发病率,从根本上改善社会人口素质。

一、体察咨询者的心态

由于遗传病的难治性和可遗传性,许多咨询者前来咨询时心存顾虑。这种心态源于:①一种羞耻感。不少家庭对出现遗传病患者就好像出了什么丑事,甚至就像犯了罪一样,想方设法隐瞒。配偶双方有时甚至为此相互指责;②一种负罪感,尤其是生育了遗传病或先天畸形患儿的父母,他们认为是自己把疾病传给了子女,给他们带来了不幸。此外,还有一种对患病情况被宣扬出去的恐惧。

因此,咨询医师应该体察这种心情,并设法减轻咨询者的羞耻感、负罪感和恐惧。通常的做法是:①强调遗传病是疾病,不必有羞耻感;②强调不论遗传病患者本人还是他们的父母都没有任何过错;即使致病基因确由父母传递,但那是不以他们的意志为转移的;③强调患遗传病不是一种惩罚,更不是什么因果报应,父母无须与自己的任何行为或过失联系在一起,无须自责或互相指责,或有任何道德或伦理方面的思想负担。

二、遗传咨询时应遵循的伦理学原则

(一)尊重隐私权

遗传咨询不宜在有无关人员在场的环境中进行。为使个人隐私权得到充分尊重,咨询医师甚至可以与前来咨询的夫妇、亲子分别谈话。这是因为遗传病不像感染性或其他疾病,只涉及患者本人,而家系调查不可避免要涉及亲属,如父母、兄弟、姐妹。除了信任医师以外,咨询者可能不愿其他人,甚至自己的配偶知道自己和家人的情况。如一位母亲为了自己成年儿子的生育问题,要求医师代为详细了解儿媳一家的患病情况。这说明即使在家庭内部成员之间或亲属之间,对有关遗传方面的交流仍是敏感的。因此,咨询医师除了尊重咨询人的隐私权外,同时也应尊重有关亲属或成员的隐私权,为咨询获得的资料保守秘密,避免这些资料被他人、单位、雇主和保险公司等利用,以利于家庭的和谐与稳定。

(二)自愿和知情同意

遗传咨询本身应是自愿的。因此当咨询过程中需要对患者及其家系成员进行遗传学检查及临床化验时,应贯彻自愿,即知情同意(informed consent)的原则,以及对患者有益无害的原则。让患者及有关人员充分了解检查的目的与必要性,争取他们的主动配合。

(三)自主决定和非指令性的(non-directive)原则

遗传咨询和检查的结果有可能证实遗传病的存在,或计算出疾病的再发风险。如已证实或高度怀疑胎儿为21-三体综合征患者,或父母中一方是 D/G 易位携带者,此时咨询医师应当向父母详细介绍疾病的原因、后果和预后;再生育时不同核型的再发风险以及胎儿产前诊断的风险;各种可能的处理办法等。咨询医师不应代替父母作出任何处理的选择或决定,包括是否继续怀孕,是否作产前诊

NOTES

断，或是否人工流产等。咨询医师即使提出建议，都应是非指令性的，决定权在于咨询者。至于医师应否建议和表达明显的倾向性，因国情、人情不同，目前尚无共识。

第三节　遗传检查中的伦理问题

遗传检查包括分子遗传学检查和细胞遗传学检查。按进行的时间顺序又可分为产前检查（包括胚胎植入前检查）、患者的诊断性检查和预测性检查，而按检查的目的又可分为诊断性检查和科研性检查。

遗传检查应遵循尊重隐私、知情同意和对咨询者及相关成员有益无害的原则。就知情同意而言，考虑到患者的文化水平和科学知识，需要咨询医师极大的耐心和具有用深入浅出的语言解释复杂问题的能力。就有益无害的原则而言，需要咨询医师能抵抗各种名与利的诱惑，摒弃与患者治病防病本身非必需的各种检查。除非做遗传检查的目的是：对患者全面深入的遗传检查和临床数据积累可能加深对某种遗传病的认识，在未来有益于患者的诊治。遗传检查除应遵循上述原则外，还有以下几个特别值得注意的问题。

一、迟发遗传病的检查

分子遗传学技术提供了在任何年龄识别突变基因的方法，这似乎有利于疾病的预防。然而对于那些迟发遗传病如亨廷顿病（Huntington chorea）和成人多囊肾病（adult polycystic kidney disease, APKD），通过检查让患者在发病前就知道其是致病基因携带者，究竟是利大于弊还是弊大于利，值得商榷。

这些迟发遗传病目前尚无有效的根治手段，甚至也无防止受累者临床发病的有效措施。如果把阳性结果告诉检查者，那么，首先可能增加检查者的思想负担，使其生活处于阴影之中。其次，迟发遗传病的致病基因携带者常常在发病前已经结婚生育，并有可能已经把致病基因传递给了下一代。如果是这样，那么阳性检查结果可能引起携带者的负罪感和其他家庭问题。再者，如果检查结果外泄，还有可能导致携带者在婚育、升学、就业、医疗保险等方面受到歧视。

因此，在进行迟发遗传病的遗传检查时，首先应通过遗传咨询让受检人充分了解该病是否遗传、能否治疗以及传递的风险等，使之有充分思想准备接受检查结果。经过咨询后，检查者可能会改变初衷，放弃基因检测。其次，任何检查都应征得受检人的同意，咨询医师不应为了谋利或其他目的而进行指令性的检查。最后，应当为受检人的检查结果保守秘密。

二、儿童的遗传病检查

在遗传病家系中，如果风险成员是儿童，他们应否检查是一个十分困难的问题。这是因为，儿童可能由于年龄较小而无法实现知情同意的权利。而当检查的是无法治疗的疾病时，这种检查通常不仅对他们无益，还可能使他们遭受歧视。站在儿童的立场，迟发遗传病，尤其是无法治疗的遗传病的预测只能带来负面影响。对儿童遗传检查的结果可能导致家庭和社会的歧视，包括放弃治疗、不再抚养，尤其在经济困难的家庭，同时也剥夺了儿童将来自主决定的权利。

另一方面，父母可能希望对风险儿童进行预测，以便及早作出安排。而父母的再次生育即弟弟或妹妹的出生可能使患儿更加受到忽视或歧视。是优先考虑儿童的权利，还是优先考虑家长和社会的利益？咨询医师处于两难的境地。由此可见，在涉及遗传服务，尤其是遗传检查和随之而来的遗传选择时，个体、家庭和社会的利益并不总是协调一致的。因此，一些遗传咨询医师建议，把无法治疗的遗传病的预测检查留待风险儿童成年之后，由本人自行决定是否进行检查。

三、胚胎的遗传检查

（一）植入前的遗传检查

由于试管婴儿的日益普及和遗传检查技术，特别是植入前诊断技术的提高，在将胚胎植入子宫前

NOTES

即可采取早期胚胎的单个或少量细胞进行染色体或基因检测,从而避免植入有染色体异常或携带致病基因的胚胎。生殖伦理学人士认为,为了保证不携带某一个致病基因而毁弃大量胚胎有悖伦理。这种筛查如果不严格限用于患有严重遗传性疾病或肿瘤的夫妇的植入前胚胎,则将导致严重的伦理困惑并可能陷入按父母意愿"定做胎儿"的误区。

(二) 植入后的遗传检查

胚胎遗传检查的目的是避免患儿出生,但涉及的伦理问题更加复杂和严重。这除了涉及入选检查基因的标准外,还有一旦检查出疾病相关基因时应如何处理胚胎的问题。如①携带哪些疾病相关基因者可以人工流产;②多大胚龄的胚胎可以人工流产、弃置不用或销毁? ③谁有这方面的决定权? 另外一个关键的也是难以达成共识的生命科学和伦理科学的问题是,作为一个人,其生命从何时开始? 是从神经系统开始发育算起,还是神经系统发育到某一特定阶段后算起? 抑或应从胚胎有感知或自我感受算起? 如何得知胚胎是否有感知和感受? 这些问题比医学家曾经历过的、有关死亡判定标准的辩论要复杂得多。因为判断心跳停止、呼吸停止或脑死亡要客观和科学得多。

此外,出于政治经济、社会文化、宗教信仰等原因,人们对待胚胎的遗传检查的政策和态度也还可能不同,或不断发展改变。在一些国家,由于传统或宗教的原因,对胚胎遗传检查和人工流产持保守的态度;而在另一些国家,特别是发展中国家,由于人口的压力和许多家庭无力照看一个遗传病患儿等原因,可能对胚胎的遗传检查与人工流产持更积极的态度。

四、家庭风险成员的遗传检查

在遗传病家系中,除患者外,其他风险成员也可能自己要求检查,以了解自身是否是致病基因携带者。更多的情况是:遗传咨询尤其是家系调查时,要求未患病同胞和亲属提供标本进行染色体或基因分析。家庭风险成员遗传检查涉及的伦理学问题包括:咨询(受检)者的心理负担、对亲属的负罪感以及引起未患病同胞或其他风险成员对检查结果的恐慌,因为他们有可能被诊断为致病基因的携带者。因此,前面提到的自主决定、知情同意、保密和有益无害等原则,也完全适用于风险成员的遗传检查。对于迟发性遗传病,发现风险成员携带致病基因时,是否应将检查结果告诉本人也值得三思。因为其本人可能并未要求检查,或者对接受检查结果未做好思想准备。该风险成员有知情权,也有不知情权。

虽然家庭风险成员的遗传检查可能产生上面一些负面影响,但从家庭和社会的角度,为了预防遗传病患儿的出生,这样的检查又是有益的,甚至是必需的。例如,一个亨廷顿病患者的成年子女如检查结果证实为致病基因携带者,他可以选择不结婚,婚后不育,或采取产前诊断、异源人工授精等措施,以避免带有致病基因的胎儿出生,这对家庭和社会都有益。

五、一般个体的预测性基因检测

尽管目前许多关于基因和疾病相关性的研究还不够深入,仅仅表明某个基因与某种多基因病或性状有关,但这些只是可能有关的基因已被用于一般人群的复杂疾病、健康状况与寿命、生殖与发育,甚至智能与天赋的预测性检查。这类基因检测目前存在的伦理学问题包括:①不符合有益无害的伦理原则。因为预测本身科学性差,准确性更是可疑,难以对受检者有益。②不确定的检查结果或"阳性结果"还可能引起受检者的忧虑和恐慌,故有害无益。③目前这类检查大多收费高昂,是一种无益的经济负担。④从社会卫生资源的分配利用而言,不符合公平公正的伦理原则:一方面对许多迫切需要诊治的遗传病和肿瘤等患者因医保投入不足而不能获得应有的诊治,另一方面又将大量人力资金用于科学论据不足的昂贵检测。

对待一般个体和群体的基因预测性检查的正确做法是:①任何临床基因检测项目都应对其科学性、实用性、可验证性和局限性进行充分论证;②严格审批此类检查项目进入市场服务,尤其是由非医疗机构以盈利为目的的服务;③提高媒体在涉及遗传医学、人类基因组学进展方面的报道和科普文章的科学性;④加强基因功能、表达调控、基因相互作用、基因与性状、基因与疾病,尤其是多基因性状和疾病的研究,从而为未来科学的无遗传负荷个体的预测性基因检测奠定坚实基础。

第四节　基因治疗中的伦理问题

一、基因治疗的安全性与有效性

一部分遗传病如腺苷脱氨酶(adenosine deaminase,ADA)缺乏症、血友病 B、家族性高胆固醇血症,已经证明了体细胞基因治疗的有效性和安全性。但对大多数还处于实验治疗阶段的遗传病,这二者仍有待充分证明。在中国,基因治疗产品的注册审批和监管由国家药品监督管理局(NMPA)负责。2003 年,当时的国家食品药品监督管理局颁布了《人基因治疗研究和制剂质量控制技术指导原则》,该指导原则规定:目前我国的基因治疗仅限于体细胞。

二、生殖细胞基因治疗的伦理和社会问题

(一) 生殖细胞基因治疗的潜在优点

与体细胞基因治疗不同,生殖细胞基因治疗的潜在优点是:①引入基因可以一代代地传下去,治疗的效果带有终身性和可遗传性;②一些基因只在胚胎发育的特定时期才表达或起作用,这些基因异常引起的遗传病只有在胚胎发育期才能防治;③一些神经系统的遗传病治疗可能由于血脑屏障等原因,只有采用生殖细胞疗法在屏障形成以前才会奏效。

(二) 生殖细胞基因治疗的条件还未成熟

目前生殖细胞基因治疗的条件还未成熟,这既有技术上和认知上的原因,也有社会和伦理学上的原因。

1. 技术上的原因　目前人们对真核细胞基因表达的调控机制还不完全清楚,进行调控的手段还不成熟。因此,如何使导入基因能恰如其分地表达,还有待新的技术突破。

2. 认知上的原因　人们对基因之间相互作用和疾病之间的相互关系仍知之甚少。例如,导入基因是否会激活或抑制其他基因,包括肿瘤相关基因,从而引起意想不到的后果,目前还不能肯定。其次是致病基因相互关系常常出人意料。如,地中海贫血(地贫)有严重的后果,但奇怪的是引起该病的基因传播竟如此广泛,在某些地区甚至每 5 个人就有一个携带者。后来才知道,地贫的杂合子具有抗疟疾的能力,地贫和疟疾地理分布的一致性证实了这一点。同样,镰形红细胞贫血症、G6PD 缺乏症的基因携带者也具有上述优势。这些例子表明,在采取任何基因治疗措施时应十分慎重,尤其是采用生殖细胞基因治疗时。

3. 社会和伦理学方面的原因　除了治病以外,人们对应否为了其他目的而导入外源基因,从而改变或"改良"自身和后代的基因组结构尚未取得一致意见,涉及生殖细胞的基因治疗尚不允许开展。

三、基因治疗的指征和条件

目前,基因治疗的应用应限于:①遗传病治疗,尤其是严重的、现阶段难以治愈的遗传病,以及恶性肿瘤和艾滋病等难治性疾病;②治疗技术比较成熟,导入基因表达调控手段比较有效,且经动物实验证明治疗有效的疾病;③导入基因不会激活有害基因如原癌基因和抑制正常功能基因。

第五节　辅助生殖中的伦理问题

一、辅助生殖技术

辅助生殖技术(assisted reproduction technology,ART)包括人工体内受精(artificial insemination,

NOTES

AI)、体外受精（in vitro fertilization，IVF）和胚胎移植（即所谓试管婴儿）等。

各种辅助生殖技术所引起的伦理、法律和社会问题大致可以分为两类。第一类是由于采用了其他人的生殖细胞或生殖器官（如子宫）所引发的家庭伦理或法律问题。第二类是辅助生殖手段提供的遗传选择机会所引发的选择依据、选择标准和选择后果的问题。2001 年我国卫生部颁布实施了《人类辅助生殖技术管理办法》《人类精子库管理办法》和《实施人类辅助生殖技术的伦理原则》，并于 2003 年 6 月重新修订，这是我国开展辅助生殖的行政规范和依据。

二、人工授精的家庭伦理和社会问题

（一）家庭伦理问题

人工授精如果采用的是丈夫的精子，则不存在严重的伦理法律问题，最多只有性与生育分离的问题。但如果使用供体精子（artificial insemination by donor，AID）则有一系列的问题需要考虑和明确。有关精子库和人工授精的实施有明确的条例规定。而伦理方面目前已经比较明确的是：①供精者只是提供精子或遗传物质，不能成为孩子的父亲，以避免引起伦理和法律问题；②尽量维护受精者的家庭稳定和避免家庭伦理问题的发生，因而应为当事人即供精者和受精者保密并不应让孩子知道谁是供精者等，以利于孩子的健康成长；③不应过多地使用同一供体的精子。按中国卫生部门有关人类精子库管理办法规定，一名供精者最多只能提供精子给 5 名妇女受孕，一则避免产生众多的"同父异母"兄弟姐妹，二则避免同一供体精子的多次使用可能导致的群体中同一基因纯合的概率增加，后者既不利于群体的多样性，又可能使隐性遗传病发病率增高。不过，人工授精与自然受精相比始终是少数，负面影响的大小还需进一步评估。

（二）社会问题——供精者的选择

除家庭伦理问题外，另一个比较复杂和引起争议的社会问题是供精者的选择问题。希望自己的孩子健康、聪明是作为父母的普遍愿望。但认为通过选择精子供体就能生出漂亮或智力超常的儿童则是一种奢望。它并不符合遗传学原理，也未客观评价个人成长中遗传与环境因素的作用。现今"诺贝尔精子库"或"名人精子库"的宣传，大部分出于商业动机而误导了公众，不宜提倡。

（三）实施原则

出于上述伦理和家庭稳定方面的考虑，在实施人工授精中应当贯彻如下原则。①夫妇双方自愿，并提出申请；②相关医院严格控制指征，包括要求出具不孕症的证明等；③供精者知情同意，有妻室者还应征得妻子同意；④供精者与受精者互盲，与后代互盲；⑤实施人工授精操作的医务人员与供精者互盲，与后代互盲。所有这些保密要求主要是保护受精者的利益，并有利于孩子的健康成长。当然受精者也应对后代保密。

三、试管婴儿的伦理问题

试管婴儿的家庭伦理问题主要是由于孩子有多个父母而引起的。所谓多个父母是指：提供精子或卵子的遗传父母、出生后的养育父母、兼有两种身份的完全父母等。因此，试管婴儿的遗传背景为：①只与父亲有血缘关系；②只与母亲有血缘关系；③与父母均有血缘关系；④与父母双方均无血缘关系；⑤与母亲有孕产关系；⑥与母亲无孕产关系。以谁提供卵细胞、谁完成怀孕和生产、产后谁抚养可区分遗传母亲，孕产母亲和抚养母亲等。虽然传统观念认为有血缘关系，即遗传父母才是真正的父母，但从稳定家庭和有利人工授精技术的应用出发，大多数国家都主张抚养教育的父母才是真正的父母，并从法律上加以确认。从同样的考虑出发，大多数国家均主张对孩子保守遗传父母是谁的秘密，但也有少数国家（如澳大利亚、瑞典等）允许了解遗传父母的情况，从而有可能引起孩子与抚育父母之间关系的不稳定。

四、克隆人的伦理问题

克隆（clone）又称无性繁殖细胞系和无性繁殖系，是一个细胞或个体以无性方式重复分裂或繁殖所产生的一群细胞或一群个体，在不发生突变的情况下，具有完全相同的遗传结构。克隆人技术是指将人的一个体细胞的核取出，转移到另一个去核的卵细胞内（称为核转移技术），使之发育成胚胎。如将这个胚胎植入母体子宫内，将发育成新的个体。这个新个体的细胞核内的基因组与供体细胞核内的基因组是完全相同的。按目的的不同，克隆人技术又可分为生殖性克隆和治疗性克隆两类。

（一）生殖性克隆的伦理问题

所谓生殖性克隆（reproductive cloning）是指出于生殖目的，用克隆技术制造人类胚胎，然后将胚胎置入人类子宫发育成胎儿或婴儿的过程，即用无性繁殖手段制造出与供体细胞在核遗传上完全相同的人。

生殖性克隆将引起一系列复杂的生物学、伦理学和社会问题。如克隆人过程涉及人的价值和尊严问题；克隆人过程存在极大的技术风险和安全隐患；克隆人扰乱家庭关系，社会定位困难等。

欧洲理事会、美国、英国、德国等 23 个国家和地区明令禁止生殖性克隆。联合国教科文组织在 1997 年的《世界人类基因组与人权宣言》中明确规定"不允许与人类尊严相抵触的做法，比如人体的生殖性克隆"。联合国根据法国与德国的联合提议，已制定《禁止人的克隆生殖国际公约》。

（二）治疗性克隆的伦理问题

所谓治疗性克隆（therapeutic cloning），是指将克隆技术用于获得人的早期胚胎，从中分离多潜能干细胞，而后者可分化为皮肤、神经等各种组织，甚至器官，以供临床治疗和移植使用。因此，一部分科学家反对生殖性克隆，但赞成治疗性克隆。

但即便是治疗性克隆，也不能完全回避伦理学问题。这些问题包括：人的生命从什么时候开始？从受精开始？从神经系统发育的某一阶段开始？从胎儿有感知开始？其次，在什么阶段或期间他人（包括父母）有权终止其生命，如进行人工流产或作其他处置，以及在什么条件下可以将这种生命体加以利用？对于这些问题，由于宗教、文化和社会背景的差异，人们可能有完全不同的认识。

包括比利时、英国、法国、日本、韩国和中国在内的许多国家主张区别对待生殖性克隆和治疗性克隆，对后者应严加管理，但禁止与否由各国自行决定。美国等国家认为，用于治疗性克隆的胚胎已是新的生命，提取胚胎干细胞后摧毁胚胎与"杀人"无异；而主张准许治疗性克隆的国家则认为，早期胚胎还不是真正意义上的人，用于研究和治疗疾病并不违背伦理，何况其目的是为了治病救人。因此，双方争论的焦点在于治疗性克隆是否仍有悖伦理，而关键问题仍是人的生命始于何时。目前国际上对治疗性克隆规定了 3 条原则：①取得的材料，如卵子、体细胞等必须是自愿的，不能是骗来的或是买来的，提供者有知情权；②胚胎细胞保留时间不能超过 14 天，超过则有克隆人之嫌；③不能将克隆的胚胎细胞植入人体子宫。

第六节　遗传研究中的伦理问题

一、干细胞研究中的伦理问题

干细胞可分为胚胎干细胞和成体干细胞。胚胎干细胞的主要来源包括：体外受精用于治疗不孕症后遗留的早期胚胎；通过体细胞核移植技术产生的早期胚胎和被选择性中止发育的早期胚胎。成体干细胞可以通过婴儿的脐带、脐带血和成人的组织（如骨髓）获得。干细胞研究主要集中在干细胞相关的基础研究、疾病模型构建、新型药物研发、干细胞的临床治疗研究等。

美国国家科学院《关于人类胚胎干细胞研究指南》指出，胚胎干细胞的来源以及用胚胎干细胞、人类成体干细胞、胎儿干细胞或胚胎生殖细胞、非胚胎来源的多能干细胞进行的研究，经过审查允许后才能开展。2016年,国际干细胞研究学会(International Society for Stem Cell Research,ISSCR)颁布了《干细胞研究及其临床转化指南》,该指南要求干细胞研究要尊重受试者、透明和社会公正。

2004年,我国颁布了《人胚胎干细胞研究伦理指导原则》。该指导原则规定,禁止进行生殖性克隆人的任何研究,而且所指的人胚胎干细胞包括:人胚胎来源的干细胞、生殖细胞起源的干细胞和通过核移植所获得的干细胞。2015年,我国出台了《干细胞临床研究管理办法》,要求临床干细胞研究必须遵循科学、规范、公开、符合伦理、充分保护受试者权益的原则,并要求机构伦理委员会对干细胞临床研究进行独立的伦理审查。

二、基因编辑技术相关的伦理问题

基因编辑(genome editing)又被称为生物剪刀或基因手术刀,是一种在DNA水平上对基因序列进行改造的技术。基因编辑技术包括:锌指核酸酶(zinc finger nuclease,ZFN)技术、类转录激活因子样效应核酸酶(transcription activator-like effector nuclease,TALEN)技术和成簇规律间隔短回文重复(clustered regulatory interspaced short polindromic repeat,CRISPR)技术等。基因编辑技术在动植物改良、基因功能研究、疾病动物模型构建、药物靶点筛查和基因治疗等领域有着广阔的应用前景。

我国2003年颁布的《人胚胎干细胞研究伦理指导原则》并不禁止将基因编辑技术应用于人类胚胎的研究,但是使用的胚胎不得超过14天的培养期,并禁止将基因编辑胚胎用于生殖用途。

三、人类遗传资源研究利用的伦理问题

人类遗传资源包括人类遗传资源材料和人类遗传资源信息。人类遗传资源材料是指含有人体基因组、基因等遗传物质的器官、组织、细胞等遗传材料;人类遗传资源信息是指利用人类遗传材料产生的数据等信息资料。人类遗传资源不仅是重要的科技研发资源和基础,也蕴藏着巨大的经济价值、社会价值,是生物产业发展的基石,也是关乎国家安全的战略性资源。

为了有效保护和合理利用我国人类遗传资源,维护公众健康、国家安全和社会公共利益,2019年,我国国务院颁布了《中华人民共和国人类遗传资源管理条例》。该条例规定:采集、保藏、利用、对外提供我国人类遗传资源:①不得危害我国公众健康、国家安全和社会公共利益;②应当符合伦理原则,并按照国家有关规定进行伦理审查;③应当尊重人类遗传资源提供者的隐私权,取得其事先知情同意,并保护其合法权益;④应当遵守国务院科学技术行政部门制定的技术规范。同时,该条例还规定:①外国组织、个人及其设立或者实际控制的机构不得在我国境内采集、保藏我国人类遗传资源,不得向境外提供我国人类遗传资源;②禁止买卖人类遗传资源,但为科学研究依法提供或者使用人类遗传资源并支付或者收取合理成本费用,不视为买卖。违反本条例规定,侵害他人合法权益的,依法承担民事责任;构成犯罪的,依法追究刑事责任。

总体来讲,人类遗传资源研究利用应遵循以下伦理原则。

1. 医学目的原则   人类遗传资源研究利用应以促进人类健康为最根本的医学目的,而非其他用途。

2. 维护受试者权益原则   受试者权益包括人身安全、隐私权、惠益分享等。人类遗传资源的提供者享有资源的最初始权利,即收益和处分的权利。收益权,是指从人类遗传资源的研究中获得利益;处分权,是指有提供或者不提供以及如何提供人类遗传资源样本的权利。

3. 知情同意原则   应当事先告知人类遗传资源提供者采集目的、采集用途、对健康可能产生的影响、个人隐私保护措施及其享有的自愿参与和随时无条件退出的权利,征得人类遗传资源提供者书面同意。

4. 保密原则   对涉及公众健康、国家安全及社会公共利益的我国重要遗传家系、特定地区人类遗传资源的数据信息要有一定程度的保密要求。同时确保人类遗传资源提供者个人隐私信息得到妥善保护。

Summary

Genetic service is an atypical medical service which combines genetics and genetic technology to solve the basic problems of medicine that can be summarized as "birth, aging and death". The area of genetics service includes: genetic counseling, genetic examination, gene therapy and assisted reproduction. During the course of genetic service, one should take not only the effect on individual but also the influence on the family and even society. The purpose of genetic service is to assist the individuals with genetic defect and their family so that they can live and breed like normal people, much as possible; to help them make informed decision on reproductive and health-related problems and to provide aid for them to be fully aware of their unique situation.

To genetic service, not only general medical ethics, such as autonomy, informed consent, privacy, and secrecy need to be obeyed, but also the uniqueness of genetic service must be contemplated that could raise more ethical questions. Moreover, ethics is rather diverse and constantly developing.

Due to the technological and sociological reasons as well as cognitive and ethical problems, the germ-line gene therapy is forbidden currently. The ethical problems raised by assisted reproductive technologies can be divided into two types. The first is the family ethical issue caused by the use of reproductive organs （such as the uterus） or germ cells of another individual without sociological relationship. The second is the selection basis, selection criteria and selection consequences caused by the genetic selection opportunities provided by assisted reproduction.

（马长艳）

思考题

1. 遗传服务为什么与一般的医学服务不同?
2. 谈谈你对建立"诺贝尔精子库"的看法。

NOTES

推 荐 阅 读

［1］ NUSSBAUM RL, MCINNES RR, WILLARD HF. Thompson & Thompson's Genetics in Medicine. 8th ed. Elsevier, 2016.

［2］ TURNPENNY P, ELLARD S. Emery's Element of Medical Genetics. 15th ed. Elsevier. 2017.

［3］ LEWIS R. Human Genetics: Concepts and applications. 12th ed. McGraw-Hill Education, 2018.

［4］ LYNN B. JORDE, JOHN C. CAREY, MICHAEL J. Medical Genetics. 6th ed. Elsevier, 2020.

［5］ 陈竺. 医学遗传学. 3 版. 北京：人民卫生出版社, 2015.

［6］ 左伋. 医学遗传学. 7 版. 北京：人民卫生出版社, 2018.

［7］ 杜传书. 医学遗传学. 3 版. 北京：人民卫生出版社, 2014.

［8］ Report of a WHO Meeting on Ethical Issues in Medical Genetics. Proposed international guidelines on ethical issues in medical genetics and genetic services. World Health Organization, 1998.

［9］ PATCH C, MIDDLETON A. Genetic counselling in the era of genomic medicine. Br Med Bull. 2018, 126 (1): 27-36.

［10］ WOLF DP, MITALIPOV PA, MITALIPOV SM. Principles of and strategies for germline gene therapy. Nat Med. 2019, 25 (6): 890-897.

［11］ ZHENG CG, LIU M, DU J, et al. Molecular spectrum of α-and β-globin gene mutations detected in the population of Guangxi Zhuang Autonomous Region, People's Republic of China. Hemoglobin, 2011, 35 (1): 28-39.

［12］ MOHAMMAD P. Genetic regulatory variation in populations informs transcriptome analysis in rare disease. Science, 2019, 366 (6463): 351-356.

［13］ FUENTES-PARDO, AP, RUZZANTE, DE. Whole-genome sequencing approaches for conservation biology: Advantages, limitations and practical recommendations. Mol Ecol, 2017, 26: 5369-5406.

［14］ ALLIS CD, JENUWEIN T. The molecular hallmarks of epigenetic control. Nature Reviews Genetics, 2016, 17: 487-500.

［15］ MCGOWAN-JORDAN J. ISCN2020 (An International System for Human Cytogenetic Nomenclature, 2020), Karger, 2020.

［16］ PADMANABHAN S, DOMINICZAK AF. Genomics of hypertension: the road to precision medicine. Nat Rev Cardiol, 2020, 18 (4): 235-250.

［17］ VAURA F, KAUKO A, SUVILA K, HAVULINNA AS, et al. Polygenic risk scores predict hypertension onset and cardiovascular risk. Hypertension, 2021, 77 (4): 1119-1127.

［18］ LEVY PA. Inborn errors of metabolism: part 1: overview. Pediatr Rev, 2009, 30 (4): 131-137.

［19］ SAUDUBRAY JM, GARCIA-CAZORLAÀ. Inborn errors of metabolism overview: pathophysiology, manifestations, evaluation, and management. Pediatr Clin North Am, 2018, 65 (2): 179-208.

［20］ FRANGOUL H, ALTSHULERL D, CAPPELLINI MD, et al. CRISPR-Cas9 Gene Editing for Sickle Cell Disease and β-Thalassemia. N Engl J Med, 2021, 384 (3): 252-260.

［21］SCHEFFLER,I. E. Mitochondria,2nd Edition. John Wiley & Sons,Inc.,2007.

［22］STEWART,J.B. Current progress with mammalian models of mitochondrial DNA disease. J Inherit Metab Dis, 2021,44:325.

［23］AMAYA-URIBE L,ROJAS M,AZIZI G,et al. Primary immunodeficiency and autoimmunity:A comprehensive review. Journal of Autoimmunity,2019,99:52-72.

［24］ANGELOZZI M,LEFEBVRE V. SOXopathies:growing family of developmental disorders due to SOX mutations. Trends Genet,2019,35:658-671.

［25］MALIK S,GRZESCHIK K-H. Synpolydactyly:clinical and molecular advances. Clin Genet,2008,73: 113-120.

［26］TOURé A,MARTINEZ G,KHERRAF ZE,et al. The genetic architecture of morphological abnormalities of the sperm tail. Hum Genet,2021,140:21-42.

［27］RICHARD S,AZIZ N,BAL S,et al. Standards and guidelines for the interpretation of sequence variants:a joint consensus recommendation of the American College of Medical Genetics and Genomics and the Association for Molecular Pathology. Genetics in Medicine,2015,17(5):405-424.

［28］BAIKER CIS,GROENEWEG G,MAITLAND-VAN DER ZEE AH,et al. Pharmacogenomic testing in paediatrics:clinical implementation strategies. Br J Clin Pharmacol,2022,88(10):4297-4310.

［29］DUARTE JD,CAVALLARI LH. Pharmacogenetics to guide cardiovascular drug therapy. Nat Rev Cardiol, 2021,18(9):649-665.

［30］FERRARI G,THRASHER AJ,AIUTI A. Gene therapy using haematopoietic stem and progenitor cells. Nat Rev Genet,2021,22(4):216-234.

中英文名词对照索引

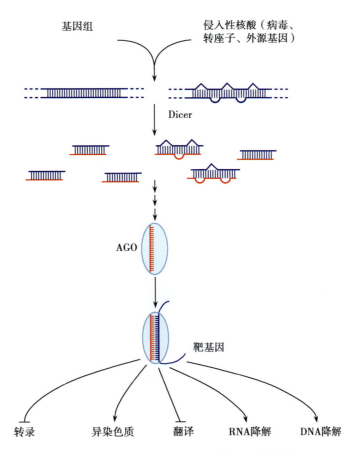

彩图 3-2　miRNA 和 siRNA 来源及功能途径

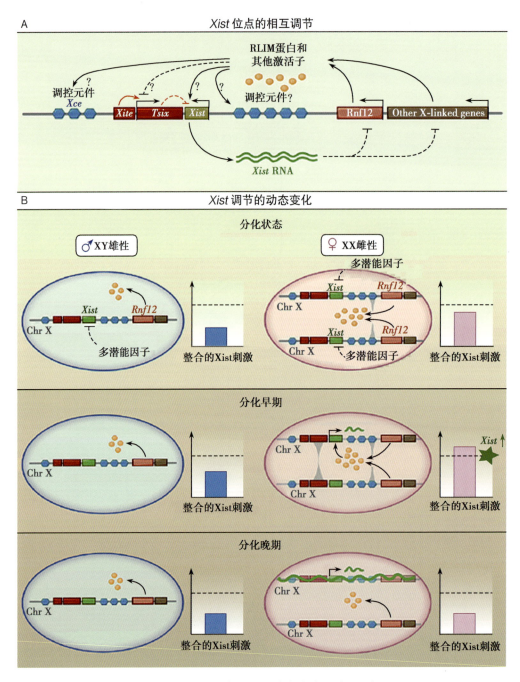

彩图 3-6 Xist 位点介导 X 染色体失活过程示意图

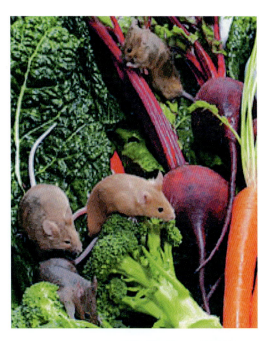

彩图 3-7　富甲基饲料对孕鼠后代表型的影响

聚合酶链式反应：PCR

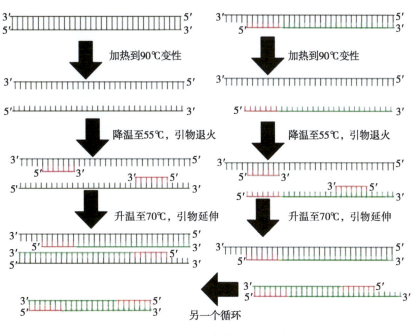

彩图 4-5　聚合酶链式反应技术

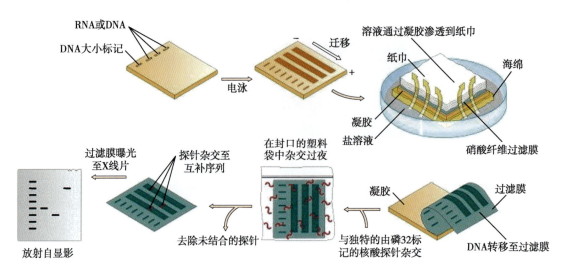

RNA或DNA
DNA大小标记

迁移

溶液通过凝胶渗透到纸巾

纸巾

海绵

电泳

凝胶
盐溶液

硝酸纤维过滤膜

过滤膜曝光
至X线片

探针杂交至
互补序列

在封口的塑料
袋中杂交过夜

凝胶

DNA转移至过滤膜

放射自显影

去除未结合的探针

与独特的由磷32标
记的核酸探针杂交

彩图 4-6　核酸杂交技术

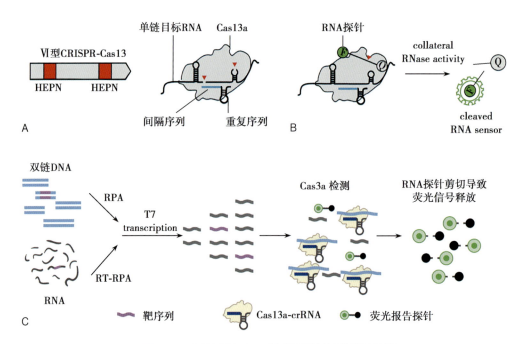

单链目标RNA　Cas13a

RNA探针

collateral
RNase activity

Ⅵ型CRISPR-Cas13

HEPN　　HEPN

间隔序列　　重复序列

A

B

cleaved
RNA sensor

双链DNA

RPA

T7
transcription

Cas3a 检测

RNA探针剪切导致
荧光信号释放

RT-RPA

RNA

C

靶序列　　　Cas13a-crRNA　　　荧光报告探针

彩图 4-7　CRISPR-Cas 技术用于基因诊断的原理

A. CRISPR-Cas13 RNA 靶向复合物的组成。CRISPR-Cas13 酶由 crRNA 启动,crRNA 由一个直接重复序列(DR)和一个与目标 RNA 互补的间隔序列组成。RNA 裂解由 Cas13 中的两个高等真核和原核核酸酶域(HEPN)介导。B. 通过 CRISPR-Cas13 的 RNase 活性产生荧光报告信号。CRISPR-Cas13-RNA 复合物通过与互补的目标 RNA 结合而被激活。CRISPR-Cas13 的激活进一步触发非特异性 RNA 探针的裂解。RNA 探针在完整时其荧光被淬灭,当被 CRISPR-Cas13 复合物裂解时发出荧光。C. SHERLOCK 检测法。SHERLOCK 检测法的步骤示意图,抽提待测样本 DNA 或 RNA;扩增目标 DNA 或 RNA,通过 T7 转录为 RNA;RNA 与 Cas13:crRNA 复合物结合;Cas13 激活并裂解荧光 RNA 探针。

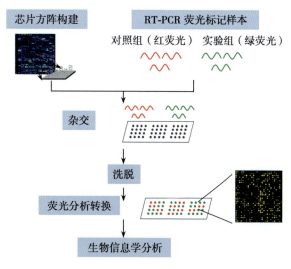

彩图 4-8　基因芯片技术路线图

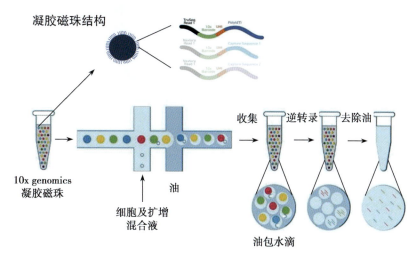

彩图 4-10　10x Genomics 的单细胞 RNA-seq 建库流程

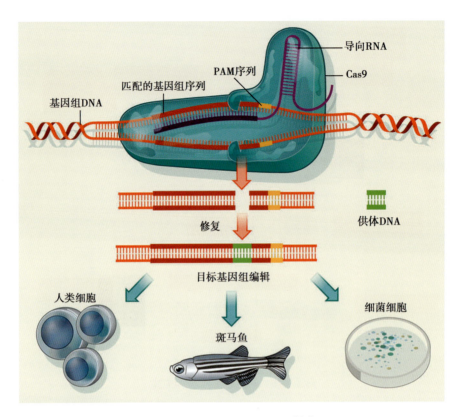

彩图 4-11　CRISPR/Cas9 技术

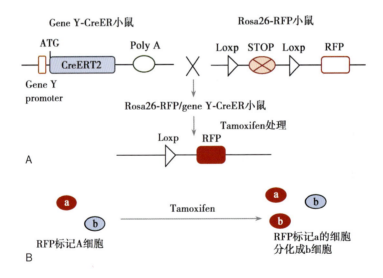

彩图 4-13　细胞谱系研究小鼠模型构建示意图

A. 利用含有 Y 基因启动子调控的 CreERT 转基因小鼠与 Rosa26-LSL-RFP(红色荧光蛋白)小鼠交配,产生后代小鼠同时含有 Rosa26-RFP 和 Gene Y-CreER。用 Tamoxifen 处理后,在 Y 基因特异性表达的细胞中便可产生 Cre 酶,Cre 酶切除两个 Loxp 位点之间的终止密码子 "STOP" 后导致 RFP 基因表达,产生红色荧光蛋白。即在子代小鼠中表达 Y 基因的特定类型细胞被 RFP 永久标记上报告荧光;B. 如果被 RFP 标记上的细胞 a 具有干性,可分化为细胞 b,那么就可见到细胞 b 也带有红色荧光。反之,如果细胞 b 带有红色荧光,则提示它来源于细胞 a。

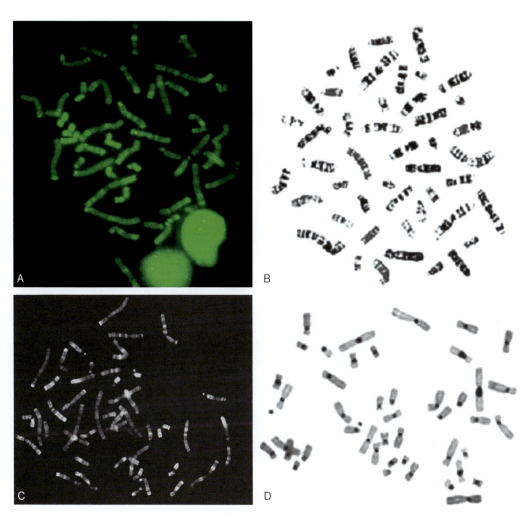

彩图 5-7　显带染色体
A. Q 显带；B. G 显带；C. R 显带；D. C 显带（女性）。

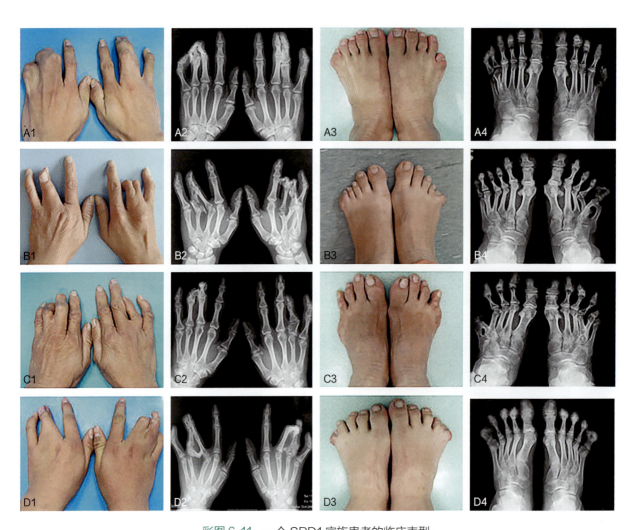

彩图 6-11   一个 SPD1 家族患者的临床表型

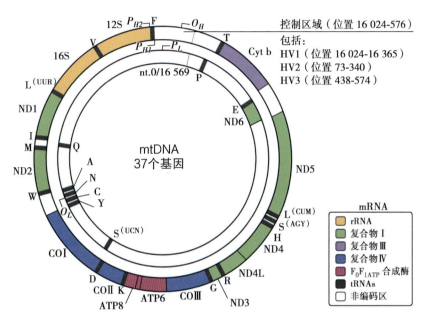

彩图 10-3　线粒体 DNA 结构模式图

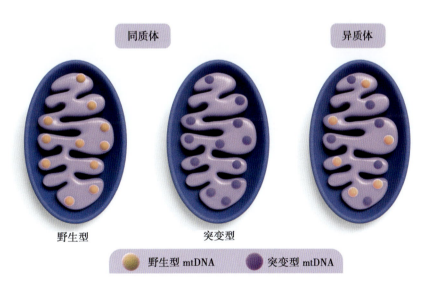

彩图 10-4　mtDNA 的异质性示意图

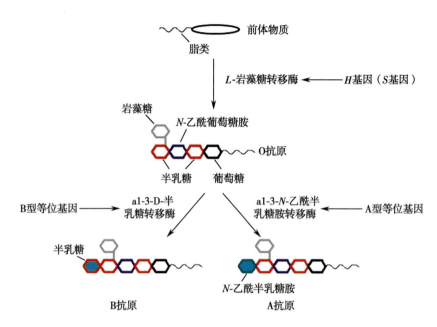

彩图 12-1   ABO 抗原的形成

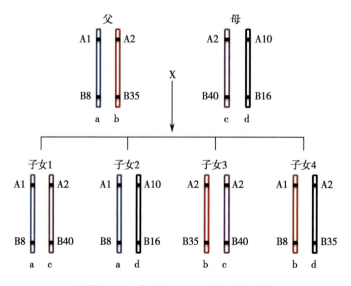

彩图 12-4   家系中 HLA 单倍型的遗传

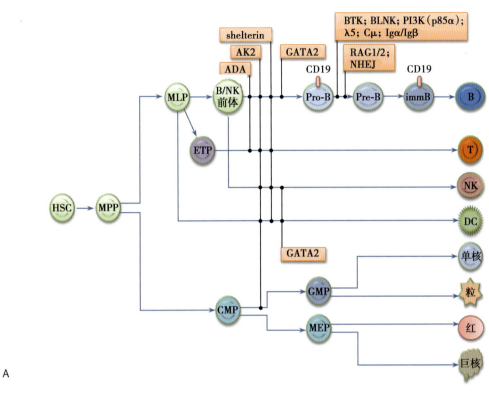

A

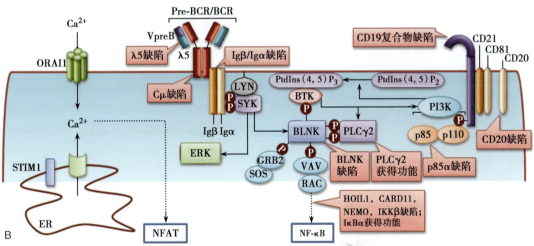

B

彩图 12-5　原发性抗体缺陷的发生机制

B 细胞发育和 BCR 信号相关基因突变引起原发性抗体缺陷。

A. B 细胞发育途径上的基因突变对发育的影响;B. BCR 信号通路的遗传性缺陷。

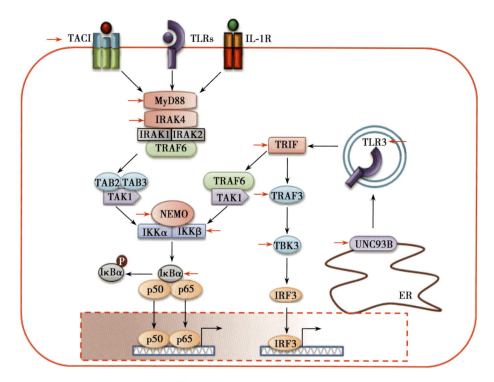

彩图 12-6   固有免疫缺陷的机制
TLR 信号通路的部分基因突变引起原发性固有免疫缺陷。

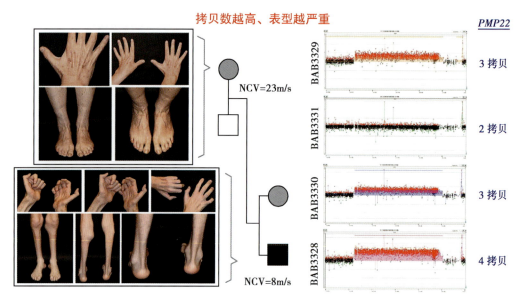

彩图 13-7   携带 4 拷贝 *PMP22* 基因的患者表型比携带 3 拷贝的患者更加严重
改编自 *American Journal of Human Genetics* 2014, 94:462-469。

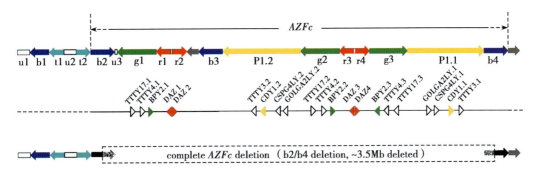

彩图 13-8　*AZFc* 区域内重复序列上的基因家族

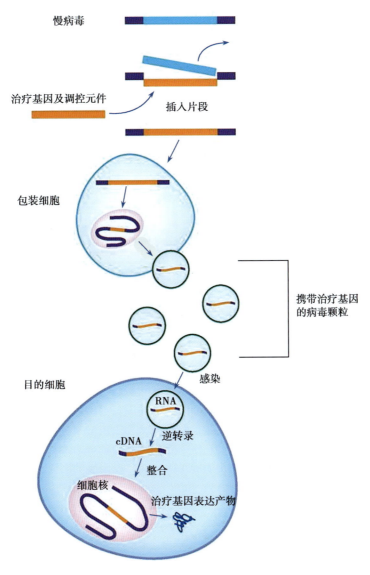

彩图 16-4　慢病毒载体介导的基因治疗的技术原理

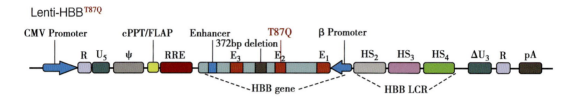

彩图 16-6   β-地贫基因治疗慢病毒载体的基本结构

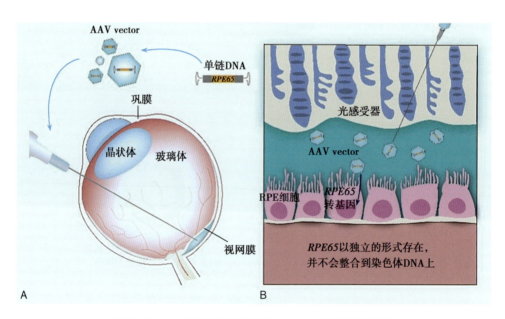

彩图 16-7   RP 腺相关病毒载体 *in vivo* 基因治疗流程

A. 体内直接注射基因治疗的基本操作流程。左图为采用特殊注射器进行精准定位注射的示意图，注射针头直接穿过眼球直达患者眼底神经视网膜下，注射的药物液体使视网膜下产生一个假间隙，注射液将 AAV-RPE65 基因治疗药物直接递送到此处。B. AAV-RPE65 基因治疗的工作原理。彩色节状连接竖条表示视网膜上的光感受器（photoreceptors），浅粉红色带突出绒毛的细胞表示 RPE，内含线状单链 DNA 的六边形表示 AAV-RPE65 基因治疗载体，从上至下基因治疗的过程分别为 AAV-RPE65 注射给药→ AAV-RPE65 导入宿主细胞（细胞放大图）→ RPE65 蛋白酶表达和视觉功能修复。

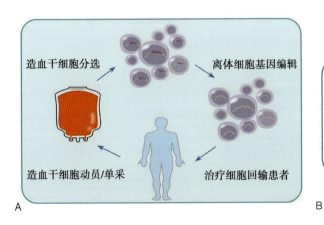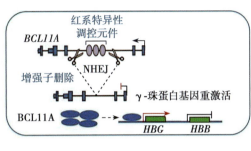

彩图 16-8　β-地贫慢病毒载体 *ex vivo* 基因治疗流程

A. 离体回输基因治疗的 4 步基本操作流程。B. 基因编辑-*BCL11A* 抑制基因治疗的工作原理。上半部分为 *BCL11A* 基因的组织结构，左向箭头示转录方向，第 2 内含子中的椭圆形顺式元件为基因增强子序列，基因剪辑后通过非同源性末端接合（non-homologous end joining，NHEJ）去除增强子序列，从而下调 *BCL11A* 基因表达，BCL11A 蛋白作为 *HBG* 基因转录阻遏物的作用因此而被削弱，即 *BCL11A* 基因去阻遏使 *HBG* 基因表达重激活（红色右向箭头表示），从而合成可以起携氧代偿作用的 HbF，后者替代人体细胞中因 *HBB* 基因突变导致的 HbA 缺陷。

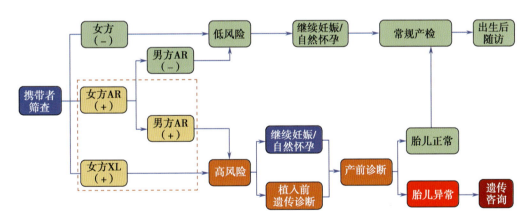

彩图 17-9　携带者筛查的就诊路径和处置策略

蓝色为未受干预，绿色为筛查后低风险，橙色为筛查后高风险，红色为确诊异常。AR：常染色体隐性遗传基因；XL：X 连锁隐性遗传基因。

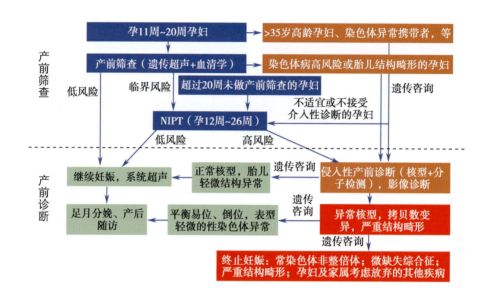

彩图 17-11　染色体病的产前筛查、产前诊断与遗传咨询临床路径
蓝色为未受干预,绿色为筛查后低风险,橙色为高风险,红色为确诊异常。无创产前诊断指 NIPT。